北京市哲学社科研究基地项目
北京市中医文化研究基地课题

张瑞贤　赵海亮　梁飞　庞益富　编著

中国佛药集论

中华佛医文化丛书

编委主任　释星云
总主编　李良松

学苑出版社

《中华佛医文化丛书》
内容简介

　　儒释道是中国传统文化的三大支柱，在中医药学的发展史上产生了重大的影响。同时，佛门医药又具有鲜明的特征，在其2600年的发展历程中，曾被广泛用于生理、心理、精神等多方面疾病的治疗。有关佛教与中医学相互关系的研究，目前还比较薄弱。根据我们统计，在5000多部佛教经籍中，有453部专论或涉论医药，有4000多部佛经涉及医理与养生；在8000多部中医药文献中，有588种（641部）书名与佛学有关；历代的僧医著作共79部；历代的居士医著共330部；历代各种医著共涉及203条佛教名词术语。在历代的近10万首中医方剂中，方名直接跟佛教有关者共2183首，间接与佛教有关者1600多首；历代由寺院或僧人传出的医方共615首；由历代居士创立的方剂有809首；在历代中医方剂中，共涉及457条佛教的名词术语。在5000种中药里，有317种中药与佛教直接或间接有关。无论是过去、现在还是未来，佛医的养生、养心、瑜伽、禅定、食疗、香疗及独具特色的方药与诊疗方法，对人类的健康事业发挥出了积极作用。因此，博大精深的佛门医药文化值得我们进一步深入研究和探讨。

　　为了深入研究佛教经籍中的医学史料，全面探讨佛教文化与医学的内在关系，我们对佛教大藏经、历代文史典籍和地方志的佛医文献进行了系统的分析和研究，将佛医之学系统化、规范化。同时，对于佛医学的理论体系、学术框架、临床特征、文献史料等诸多方面也作了开创性的论述。因此，本套丛书在我国传统医药文化的研究和整理领域，是一套高水平、高层次的学术论著，本套丛书的出版，必将为佛学与中医的研究和发展开拓广阔的空间。

《中华佛医文化丛书》
编委会

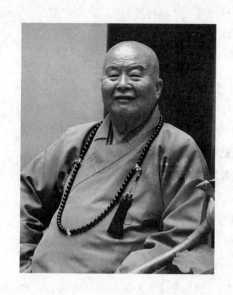

编委会主任简介

　　星云大师（1927-），俗名李国深，农历七月二十二日出生，原籍江苏江都，为临济正宗第四十八代传人。国际著名佛学大师，佛光山开山宗长，国际佛光会世界总会会长，南京大学中华文化研究院名誉院长。1967年创建佛光山，以弘扬"人间佛教"为宗风，佛光山寺第一、二、三任住持。先后在世界各地创建200余所道场；创办9所美术馆、26所图书馆、3家出版社、12所书局、50余所"中华"学校、16所佛教丛林学院。著作等身，对佛教制度化、现代化、人间化、国际化的发展，厥功至伟！

　　2013年2月25日，星云法师作为中国台湾宗教界代表，随同国民党荣誉主席连战出访北京，受到了习近平主席的会见。在这次会面中，他亲自写了"登高望远"四个字送给习主席，在海峡两岸传为佳话。在2013年博鳌亚洲论坛上，星云大师对"中国梦"和"诚信的力量"作了精辟的诠释，告诉人们如何在现代社会的喧嚣中得到心灵的宁静。星云大师指出，中国梦就是"人人都能享受中国给他的富裕和关爱"。

　　大师著作等身，撰有《释迦牟尼佛传》、《星云大师讲演集》、《佛教丛书》、《佛光教科书》、《往事百语》、《佛光祈愿文》、《迷悟之间》、《当代人心思潮》、《人间佛教系列》、《人间佛教语录》等，并翻译成英、日、德、法、西、韩、泰、葡等十余种语言，流通世界各地。其倡导编纂的《佛光大藏经》、《佛光大辞典》、《中国佛教白话经典宝藏》、《中国佛教学术论典》、《中国佛教文化论丛》等大型工具用书，已成为国际上研究佛教文化必备的重要工具用书和参考文献。

大师教化宏广，计有来自世界各地之出家弟子千余人，全球信众则达百万之多；一生弘扬人间佛教，倡导"地球人"思想，对欢喜与融和、同体与共生、尊重与包容、平等与和平、自然与生命、圆满与自在、公是与公非、发心与发展、自觉与行佛等理念多有发扬。1991年成立国际佛光会，被推为世界总会会长；于五大洲成立170余个国家、地区协会，成为全球华人最大的社团，实践"佛光普照三千界，法水长流五大洲"的理想。2003年通过联合国审查，正式加入"联合国非政府组织"（NGO）。

大师除屡获国家各级颁奖表扬外，国际上亦德风远播，举其荦荦大者如：1978年荣膺美国东方大学荣誉博士学位；1995年获全印度佛教大会颁发佛宝奖；1998年获美国西来大学荣誉博士学位；2003年获泰国朱拉隆功大学及智利圣多玛斯大学荣誉博士学位；2004年获韩国东国大学及泰国玛古德大学荣誉博士学位；2006年获澳洲葛雷菲斯大学荣誉博士学位。

大师对佛教人才的培养和佛教事业的发展殚思竭虑、呕心沥血，为佛教文化的传承、发展和中兴做出了巨大的贡献，其卓越的功绩在海峡两岸及世界各地受到了高度的评价和赞誉。

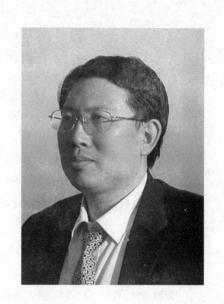

总主编简介

　　李良松，1963 年 4 月生，博士、博士后、教授，中医文化与佛教医药专家，现代佛医理论体系的开拓者和创立者。现任北京中医药大学国学院副院长、中医药文化研究院副院长、研究员（教授），（中国香港）中华佛医研究院院长、首席专家，（中国台湾）中国医药大学访问学者，（嵩山少林寺）国际佛医高峰论坛专家委员会主任及中国宗教经济研究会佛教医药专业委员会主任。先后就学、毕业于福建省建阳卫生学校（中医专业）、成都中医学院、中国中医科学院、北京行政学院、北京大学、北京林业大学、（中国台湾）中国医药大学等院校，师从中国科学院资深院士、中国中医科学院首席科学家陈可冀教授和中国台湾中医针灸泰斗、（中国台湾）中国医药大学最杰出的专家林昭庚教授等著名医学大家。曾获第三届中国青年科技奖；当选福建省首届"十大杰出青年"；曾为福建省第八、九届青联常委，曾先后 3 次获福建省"新长征突击手"称号，获中国百名杰出青年中医称号。其先进事迹被拍成优秀知识分子专题电教片《寸草报春晖——拓荒曲》。

　　多年来，先后编写出版了《中国传统文化与医学》、《甲骨文化与中医学》、《中医文化探津》、《文明与健康的圣火——奥运健康纵横谈》、《香药本草》、《佛教医籍总目提要》、《陈立夫与中医药学》、《佛陀医案》、《佛医释疑》、《佛医知识问答》等专著 25 部，主编《中国佛教医药丛书》(12 册)、《佛医秘典》(6 部)，与少林寺方丈释永信联袂主编 101 部、7000 多万字的佛医巨著《中国佛教医药全书》，发表《商周青铜器上的医学铭文探析》、《从〈四库全书〉看中医典籍文化的传承和发展》、《殷商甲骨病案探释》、《佛教与基督教医学史观的比较研究》、《北京永定河流域药用植物及其生物量研究》等学术论文 67 篇。

他集禅、医、诗于一身，对甲骨、金文、陶文及历代的各类典籍文献也有较深的研究。他主持了房山石经中的医药养生经籍研究等多项省市级以上的科研项目。

此外，他还著有《唐诗情怀》，并在著述之余，写下了古体诗、现代诗歌及词曲共 500 多首，已出版诗集 3 部。

总序一

佛教及佛学是对世界文明进步具有重大影响的举世闻名的三大宗教及处世哲学思想之一。在倡导尊重文化思想多样性的今天，更有其自身的重要价值和地位，其影响已远远超过两汉时期传入到我国初创时的境况。千百年来，佛教和佛学经历过包括传入、信仰、吸收、冲突、矛盾、容忍、适应及融汇等种种境遇的磨练，已在中国现实社会及文化等多个层面都产生了巨大的影响。它与我国儒学及道学等都深深地融入到中国民众的心中，对整个中国乃至全球，产生了莫大的影响。

佛教与佛学提倡普度众生、大慈大悲、救苦救难、得大自在等宗旨。对佛学深有研究的唐代著名医学家孙思邈提倡的"大医精诚"等，对当今医药学界也都具有十分值得借鉴和自律的意义。佛医在医疗上应用了多种内治和外治的方法，流传到我国的包括著名的耆婆万病丸等多种医方、金针拨白内障手术，以及天竺香、熏陆香等多种芳香温通药物。佛医饮食方面重甘淡、少肥厚，对于当今心脑血管病及代谢病高发的现实状况，具有深刻的借鉴和指导意义。1981年，我参加世界卫生组织（WHO）组织的中国医师参观访问印度医学的活动，两周时间访问了印度南北多个城市，包括释迦牟尼故居、多所印度传统医学医院，参观了印度草药疗法、各类瑜伽疗法、油疗、泥疗及沙疗等各种治疗方法，大多是佛学界通用的疗法，感触很深。最近著名的《美国心脏病学杂志》(Journal of American College of Cardiology, 2013, 6 (11) : 1177-1182) 还发表了一篇用瑜伽疗法减少阵发性房颤的发作次数并改善生活质量的论文 (题为 "Effect of Yoga on arrhythmia burden, anxiety, depression and quality of life in paroxismal atrial fibrillation: the Yoga My Heart Study), 很受启发, 不可忽视。

北京中医药大学李良松教授有很好的文史功底, 对佛教及佛医有深入的研究, 是现代我国研究这门学问的佼佼者, 他与少林寺方丈释永信大和尚联合主编了大型类书《中国佛教医药全书》, 厘清了佛教、佛学及佛医的发展历程及特色, 贡献巨大。今良松教授又组织有关专家编写这套《中华佛医文化丛书》, 涉及佛医发展史、佛医概论、佛医饮食文化、佛医针灸疗法、少林医方, 以及敦煌佛医等, 洋洋 30 余卷, 精彩纷呈, 是我们进一步深入研究和弘扬佛医的重要载体。良松教授邀我为序, 爰以此序祝其成功。

陈可冀
2013 年端午节前夕于北京西郊

陈可冀, 中国科学院院士、中国中医科学院首席科学家

总序二

　　李良松同志主编的《中华佛医文化丛书》是一项宏伟的系统工程。佛教医学是一个全新的研究课题，研究这样的课题无疑有很大难度。研究中国佛教医学当然和印度医学的传入中国有关，但这方面的历史资料多已散失。在《隋书·经籍志》中著录有印度和西域医药书十余种，其中有龙树菩萨医药书三种：《龙树菩萨药方》四卷；《龙树菩萨和香方》二卷；《龙树菩萨养性方》一卷。《宋史·艺文志》著录有《龙树眼论》一种。佛经书目中多不著录医药书，只有《龙树菩萨和香方》见于《历代宝记》、《开元录·元魏录》中，《开元录》并有小注谓："凡五十法，今以非三藏，故不录之。"可见佛经目录不著录医药图书是由于宗教的原因。现在这些书都已不存，或与未入藏有关。在《隋书·经籍志》中也著录有中国僧人所作的医药书，如释昙鸾所撰的《论气治疗方》一卷，《疗百病杂丸方》三卷；沙门行矩所撰《诸药异名》八卷；释僧匡所撰《针灸经》一卷；释道洪所撰《寒石散对疗》一卷以及释莫满所撰《单复要验方》二卷等等，涉及医药学的许多方面。可惜这些医药书多已散失。这样就为我们今天研究中国佛教医学增加了许多困难。李良松等同志知难而上，这点颇值得大家学习，希望不久能见到他们的研究成果出版，这将对我国医药学的发展很有意义。

　　谈到中国佛教医学，自然离不开禅宗这一重要宗派。禅宗是中国化的佛教，可以说它在许多方面都吸收了儒道两家思想，同时又反过来影响着儒道两家的发展。从中国医学的观点看，人的身心是一个整体。就个人说，求得自我心身内外的和谐是健康的第一要义。人之所以生病，很重要原因是由于身心失调，而身心失调往往又因有所"执著"而引起。我认为，禅宗除对人类社会有其他重要意义（如哲学上的、文学上的、信仰上的等等）之外，在"养生"问题上，破除"执著"，实最应重视。人要保养其身心，就要调节好自己的生理和心理两个方面。如何调节好自己的身心，禅宗并不要求你去故意做什么，而是在日常生活中能自自然然、平平常常地生活。"春看百花秋看月，夏有凉风冬有雪，若无闲事挂心头，便是人间好时节。"如果人能顺其自然，春天看百花开放，秋天赏月色美景，夏日享凉风暂至，冬日观大雪纷飞，一切听其自然，自在无碍，便"日日是好日"，"夜夜是良宵"。如何才能做到在日常生活中使自我身心平和宁静，自在无碍呢？《坛经》中说："我此法门，从上以来，顿渐皆立，无念为宗，无相为体，无住为本。""无相"，是说对一切现象不要去执著（离相），因为一般人往往执著现象以为实体，这是"取相著相"。"取相著相"障碍自性，如云雾覆盖明净的天空一样。如果能"于相离相"则可顿见性体的本来清净，就像云雾扫除干净而现明净的天空。所谓"无住"，是说人的自性本来是念念不住，前念、今念、后念是相继不断的，如果一旦停止在某一物上，那么就不能是念念不住而是念念即住了，这样"心"就被束缚住了，"心不住法即流通，住即被缚"。如果能对一切事物念念不住，过而不留，这样身心就不会被束缚。"无念"不是"百物不思，念尽除却"，不是对任何事物都不思量，而是在接触事物时，心不受外境的影响，"不予境上生心"。"念"是心的作用，心所对的是境，一般人在境上起念，如境美好，那么就在境上起念，而有贪；如境不好，那么就在境上起念，而有嗔。因此一般人的"念"是依境而起，随境变迁，这样的"念"是"妄念"，经常为境所役使，而不得自在。如果能"于诸境上心不染"，这样就可以不受外境干扰，虽处尘世，却可无染无杂，来去自由，自性常清净，心性平和而百病不入。因此，照我看禅宗的养生要在养性，这点与印度医学或有若干关系，如果前面提到的《龙树菩萨养性方》仍存，将对我们研究佛教养生学会有帮助。

　　李良松同志是研究中国医药学颇有成就的中青年学者，他不仅孜孜不倦地著书立说，而且热心于从事发扬中国传统文化的事业。现在他开拓了中国医药学研究的一个新领域，我认为他主编的《中华佛医文化丛书》定会受到广大读者欢迎。

汤一介

乙亥年冬于北京中关园

汤一介，著名国学大师、北京大学教授、博士生导师、中国文化书院院长

总前言

佛教是世界三大宗教之一，也是我国流传最广、影响最大的一门宗教。自汉代以来，佛教以其博大精深的理论和对宇宙观、自然观以及人生哲学的独到论述，赢得了历代僧侣和民众的信仰。

在数十万卷的佛经和佛教著作中，包含了大量的医学史料和医学思想。历代医僧和居士在行医济世的同时，也为我们留下了丰富的医疗经验和独特的方药。从西晋至清末，寺院一直是战伤救护和疾病收容的重要场所，在骨伤和创伤外科发展史上具有重要的影响。同时，随着佛教的东传，古印度和西域的医药学也流传到中原大地，如佛教的眼科、西域的药物等，都是伴随着佛教而传入的。因此，我们现在所说的佛教医学，是由经藏医学（以佛经所记载的医药学为主体）、寺院医学和居士医学三大部分组成。

佛教医学有自己的理论体系、学术思想、诊疗方法和临床经验，同时还有自己独特的方药和养生哲学，是一门真正意义上的传统医学。有人担心，确立佛教医学的学术地位之后，会不会接踵而来出现"道教医学"、"儒家医学"、"法家医学"、"兵家医学"之类的名目，把中国传统医学切割得四分五裂。其实，这是没有必要的忧虑。因为无论是"道教医学"，还是"儒家医学"，或称作其他名目的医学，它们拥有共同的哲学体系和文化背景，都是中国传统医学的一部分，都属于中医药学的范畴，并非指自成体系，与中医药学并驾齐驱的一门传统医学。因此，这些中医支系的形成，只能不断丰富和完善祖国医药学的伟大宝库，而不会产生离经叛道的效应。而佛教医学，则并非中医药学所能囊括和涵盖，当属于广义的中医学。我们所说的佛教医学，是指以古印度"医方明"为基础，以佛教理论为指导，参鉴和吸收中医药学的理论和临床特色，自成体系的一门医学。当然，佛教医学和中医药学在1000多年的相互渗透、影响与糅合过程中，有许多诊疗方法和临床方药已很难截然分开，但由于理论体系和指导思想上的差异，在施医诊治、处方用药等方面还是有所不同的。我给佛医学下的定义是：佛医学是指以"四大"、"三学"等佛学理论为指导，以悟证论证、调理心神、注重饮食为特征，以启迪无上智慧、改善思想境界、追求永恒真理为目标，最终达到人体内外环境全面协调的医药学体系。

佛教是一门医治人们心灵和肉体创伤的思想体系，与医药学有着千丝万缕的联系。正如香港法住文化书院院长霍韬晦教授所说："一切宗教都是广义的医学。"综观佛教经籍，可见及《佛说佛医经》、《佛说胞胎经》、《佛说咒时气病经》、《佛说咒齿经》、《佛说咒目经》、《佛说咒小儿经》、《禅秘要诀》、《易筋经》、《佛说疗痔病经》、《除一切疾病陀罗尼经》、《治禅病秘要经》、《修习止观坐禅法要》、《啰嚩拏说救疗小儿疾病经》、《延寿经》和《佛说医喻经》等医药养生著作。在中国，寺院医学和居士医学是佛教医药的主体。寺院创造和传承的医方、经验、诊疗方法和医僧的医药论著，在历史上产生了不可磨灭的重大影响，是世界上最丰富的佛教医药宝藏之一。古往今来，涌现出许多医术高超、医德高尚、临床经验丰富的僧医。其中卓有建树者，有西晋的于法开，东晋的支法存，南北朝的惠义、僧深和昙鸾，隋朝的释智宣和梅深师，唐朝的义净、鉴真、普济和波利，五代的高昙，宋代的文宥、法坚和奉真，元代的拳衡和普映等。同时，历代有不少的居士，研究佛经、撰述医药著作，在理论上、临床上做出了突出的贡献。这些医林人物有：刘完素、李中梓、殷仲春、喻嘉言、王肯堂、慎柔、慎斋、程国彭、张锡纯、丁福保等。

长期以来，由于种种原因，佛教医学没有引起人们的足够重视，佛经中的医学史料、医学思想和寺院中的诊疗经验、实用方药很少有人问津。甚至有一些人把佛教医药视为封建迷信，不明真相，妄加指责，致使这项研究工作长期得不到展开。

为了开拓佛教医药领域，发掘佛教医药宝藏，弘扬佛教医药文化，普及佛教医药知识，我们组织编写了这套《中华佛医文化丛书》。本丛书是1996年前后出版的《中国佛教医学丛书》的升级版，并从原先的12册扩充到36册，且以全新的风格和视角重新组织专家编写。这36部著作分别是：《慧眼看佛医》、《佛陀医案》、《佛陀医话》、《佛医观止》、《医门佛典》、《佛医学概论》、《佛医针灸学》、《佛医诊疗学》、《佛医发展史》、《少林医方秘法》、《敦煌佛医论要》、《唐密医宗要诀》、《佛医知识问答》、《药师文化探论》、《佛医养生秘诀》、《佛医人物传略》、《佛教瑜伽入门》、《石经养生精略》、《中国佛药通论》、《中国佛医方剂类编》、《佛医心法概要》、《藏传佛教医药》、《佛教精神医学》、《中国寺院医学》、《佛医饮食疗法》、《禅武医药文化》、《佛教医籍总目提要》、《佛香与健康》、《佛医古方书八种》、《释迦牟尼佛医踪探秘》、《佛医文物探论》、《佛医人类学》、《养心境界——心经大智慧解读》、《佛医与民族医药》、《佛医美容要诀》、《比较佛医学》。本丛书提倡"百花齐放，百家争鸣"，只要言之成理，持之有据，自成一家之说，能够反映佛教医学的特色，都予以尊重和采纳。我们主张"文责自负"，以宽阔的胸怀来看待佛教医药文化。同时，对于至今尚无结论的一系列佛教医药学术问题，我们主张以实事求是的科学态度来对待，不回避、不附会、不任意拔高或贬低。即使对某些现在还不能解释的内容，也作为一种文化现象予以披露。诚然，由于佛教医学是一门崭新的研究领域，它所涉及的佛学和医学的许多学术问题，还有待于今后进一步开拓、研究和探索，但本丛书的出版，无疑为学术界提供了一份比较完整的答卷。

在本丛书的编写过程中，得到了出版社领导的全力支持，得到了所有作者的配合与协作。我的恩师星云大师、陈可冀院士、林昭庚教授分别担任了本丛书的编委主任和名誉主编，为本丛书增添了更加绚丽的异彩。此外，本丛书学术顾问、副主编和编委都是海峡两岸的知名学者，是佛医让我们的心更加紧密地连在一体。

　　佛教医学博大而精深，非博览佛学典籍不能知其理，非精研医学文献不能识其奥。面对着浩繁的佛教经籍和无数的名山古刹，我似乎看到了一种超越时空的智慧光芒。让我们驻足于这片不染的净土，去领悟那普救众生的伟大情怀。

李良松

2013 年 4 月 21 日于北京

编者的话

　　儒释道是中华文化的三大巨臂，承载了中华文明光辉灿烂的历史，是民族思想、民族精神的重要体现形式。为此，本书从弘扬民族医药文化的视角出发，将佛学与中医药学的关系、佛学文献中的医学史料和医学思想进行全面的总结、归纳和探讨。现就本书的一些选材标准和编写原则以及编写者的观点在此做一说明：

　　一、佛医是佛教文化与中国传统医药文化相互影响、相互糅合的产物。长期以来，由于种种原因，佛教医学没有引起人们的足够重视，佛经中的医学史料、医学思想和寺院中的诊疗经验、实用方药很少有人问津。甚至有一些人把佛教医药视为封建迷信，不明真相，妄加指责，致使这项研究工作长期得不到展开。因此对佛医系列课题的研究是一项前无古人的学术工程，我们本着挖掘、整理和保护中国传统医药文化遗产的初衷，本着为专业人员提供研究民族医药文化新视角、新思维的目的，在文献资料的取舍和词语的把握上，不掺杂作者的观点，而是尽量保持文化典籍的原貌，包括其中的佛教哲学思想、认知方法和思维模式等，以保持佛医原本的完整性，供专业人员使用和参考。

　　二、由于本套丛书参编作者的专业背景不同，他们的观点和见解也可能存在较大的差异。因此，只要不背离法律与道德的精神、不宣传封建愚昧的思想、不违反科学与文化的法则，我们都将予以最大的包容，本着文责自负的原则，充分体现出"百花齐放，百家争鸣"。

三、由于本书所涉及的佛教医典多为引用第一手材料，故书中出现了一定数量的古体字、异体字、通假字和避讳字。为了尊重原著，我们大多保持佛教经籍之原貌。同时，对于涉及医药词汇较多的佛医经典，我们将分别在相关的著作中予以阐述。

我们提倡正信，反对迷信；崇尚科学，摒弃愚昧；弘扬文化，传承文明；思想宽容，学术民主。这也是我们编写本套丛书的目标和宗旨。

编著者

目　录

3

13

中国佛药集论

绪　论

佛教由释迦牟尼（公元前565 — 公元前485年）创始于古印度，于汉明帝期间（公元58 —75年）经西域传入我国中原，自此以后佛教在中国得到了广泛传播，逐渐与本土文化流派儒、道两家形成三足鼎立之势，成为中国传统文化中的重要组成部分，并广泛渗入中国文化和社会生活的各个方面，在医学、哲学、文学、音乐、绘画、建筑、舞蹈等领域产生了积极的影响。其中非常重要的一个方面，同样作为解决人们身心痛苦的慈悲法门，自创始和东传之初，佛学就与医学产生了密切的联系，并在流传过程中逐渐产生了"佛医学"这个交叉融合的专门学问，成为中国医学领域内一个独具特色的分支。

"佛医学"的产生主要来源于两个方面：一方面是佛教东传之初便随之而来的部分印度医学，这部分印度医学及其与本土医学相融合的结果，形成了具有异域特色的佛医学（以下简称"异域佛医学"）；另一方面是中国历代出家僧人、佛家弟子及笃信佛教的医家将佛教文化融入本土医学的研究和实践中，形成了具有佛教色彩的佛医学（以下简称"本土佛医学"）。由这两部分组成的佛医学在中医学中占有一席之地，对中医学发展具有重要影响。

佛教自创始之初就与医学结下了不解之缘。佛教的宗旨就是解除人们在人生中的各种痛苦，其基本教义是"四谛"，即苦谛、集谛、灭谛、道谛。苦谛是观察世俗世界人生而得出的结论，人生的体验归结为一个苦字，包括生、老、病、死、怨憎会、爱别离、求不得、五阴炽盛等八苦。所有八苦中，让人们最直接、最强烈地体验到的莫过于身心疾病和生老病死的痛苦。集谛分析造成人生痛苦的原因，是由于贪、嗔、痴等错误言行造成的，即身、语、意三业。灭谛是要断除造成苦果的原因，达到解脱的境界。道谛就是达到解脱境界的道路和方法。四谛内在的逻辑关系，正是一个病情观察、病因分析到制定和实施治疗方案的过程①。所以佛教常常以医喻佛，如佛经中常有"佛为大医王""佛为药师"等说法，如《杂阿含经》中论述"尔时世尊，告诸比丘，有四法成就，名曰大医王。所应王之，具王之分，何等为四？一者善知病；二者善知病源；三者善知病对治；四者善知治病，已当来，更不动发"②。南朝萧子良说："佛为医王，法为良药，僧为看病者，为诸众生治生死患，令得解脱。"③

同时，佛教讲究以大慈大悲的精神救拔众生脱离苦海，这个过程自然而然也包括帮助众生脱离身体疾病痛苦，因此佛教自创始之初就包含了许多医学内容，包括吸收古印度医学内容及以佛教教义阐述的医学内容。正如医史学家耿鉴庭所言："医佛之因缘，既接于天竺之方药，更接于释典之义理。或曰：佛渡人以出世，医救人以寿康，其义理一乎？余曰：均俱慈悲之心，而普济众生，法门不二。"④ 这种慈悲救世的共同宗旨正是"佛医学"产生的内在因素。

据考证，"在《大藏经》中，专论医理或涉论医理的经书约400部，既有医药卫生、生理病理之记录，也有心理幻术、修心养性的载述，内容博异丰盈，独具释家之特色。""佛经中共出现了医药卫生方面的名词术语达4600多条，既有生理解剖、脏腑经络方面的名词，也有医疗、药学、心理、病名和医事杂论方面的术语，内容涉猎之广，就是一般的医学词典也望尘莫及。"⑤

佛经东传进入中国之初，来华传教的僧侣大多精通医药学，如早期来华僧人安世高通晓"外国典籍及七曜五行，医方异术乃至鸟兽之声，无不综达"①。来华著名高僧佛图澄精通医术，"时有痼疾，世莫能治

① 耿列周，耿引循.《佛学与中医学》.福建科技出版社，1993

② 《大正藏·卷2》.《杂阿含经》卷第十五

③ 唐·释道宣，《大藏经·卷52》.《净住子净行法门》三十一《发吉庄严门》，见唐释道宣撰《广弘明集》卷二十七上

④ 耿列周，耿引循.《佛学与中医学·序》.福建科技出版社，1993

⑤ 李良松 郭洪涛.《中国传统文化与医学》厦门大学出版社，1990

⑥ 南朝梁·释慧皎.《高僧传》卷一

者，澄为医疗，应时而瘳损"②。支法存"本是胡人，妙善医术，遂成巨富"③。这些来华高僧在传教译经的同时，也为人们诊疗疾病，不仅对弘扬佛教起到积极作用，同时也将佛医学传入中国。

在佛医学理论中将疾病分为四大不调、饮食不调、座禅不调、业病、魔病、鬼病等。各种疾病有不同的治法。前二类疾病的治疗是以医药治疗为主，其他也有相应的对治方法。在医学理论方面，佛医学提出"四大"理论。《佛医经》中论述："人身有四病，一者地、二者水、三者火、四者风。风增气起，或增热起，水增寒起，土增力起。本从四病，起四百四病，土属鼻，水属口，火属眼，风属耳。"《佛说五王经》中指出："人由四大和合而成，一大不调，百一病生，四大不调，四百四病同时俱作。"在医学分科方面，《南海寄归内法传》卷三《先体病源》曰："言八医者：一论所有诸疮，二论针刺首疾，三论身患，四论鬼瘴，五论恶揭陀药，六论童子病，七论常年方，八论足身力。"《大般若波罗蜜多经》云："人身心各有四病，即风病、热病、痰病、杂病及贪病、嗔病、痴病、愠病。此八者为众病之纲，人身诸疾，均由此衍裁，即所谓人之四百四病。"在治法方面，《南本大般涅槃经》云："为治众生一切病苦，种种方药，随病予之，所谓吐下、涂身、灌鼻，若熏、若洗、若丸、若散一切诸药。"在病因方面，《佛说佛医经》说："人得病有十因缘：一者久坐不饭，二者食无贷，三者忧愁，四者疲极，五者淫逸，六者嗔恚，七者忍大便，八者忍小便，九者制上风，十者制下风，从是十因缘生病。"在病名上，佛经中所见及的病名实际多达一千多种，四百四病的分类命名乃是虚指。

佛医学中印度医学擅长医学专科技术，如眼科技术、某些外科技术、禅定与气功术、禁咒术、摄生保健习惯等等，大大充实了中医药学的宝库，成为中医药学的重要内容。

佛医学初传我国时也带来不少异域医方，虽然这些著作皆已失传，但部分方子被保留在《千金方》《外台秘要》等医书中，如敦煌卷子S5598

---

① 南朝梁·释慧皎.《高僧传》卷九
② 唐·释道世.《法苑珠林》卷九十四

中有"毗杀门天王奉宣和尚神妙补心丸"与元代危亦林的《世医得效方》中的"天王补心丹"药味基本相同，所治疾病、功效等亦一致，仅从方名上也可看出其继承性。其他如多种托名耆婆的方子，大致可以确定为佛教传入时随之传入的。

随佛教入华的佛医学中，也包括很多药物学方面的内容。如佛经中记载的草类、木类、动物类等生药达数千种，其中常用药物约320种，这些外来药物的性味功用逐渐被我国中医界所认识和运用，成为中药的重要组成部分[①]，常见的如木香、丁香、龙胆、豆蔻、诃黎勒、乳香、郁金、阿魏等等，大大丰富了我国中药学的内容。

佛教传入我国以后，随着佛教的中国化，佛医学也中国化了。一方面是僧人习医，另一方面是医者信佛，佛教教义和异域佛医学理论与中国本土中医学相互融合、吸收，在医学研究和实践过程中逐渐形成了本土化的、具有佛教色彩的中医学，即佛医学的第二个分支。

在南朝陶弘景的著作《补阙肘后百一方》中已有"四大成病"的论述："人用四大成身，一大辄有一百一病。"《法苑珠林》中有一节关于医学的论述，即为佛医学与中医学相融合的产物，其论曰："夫人有四肢五藏，一觉一寐呼吸吐纳精气往来，流而为荣卫，彰而为气色，发而为声音，此人之常数也，阳用其精，阴用其形，天人所同也，及其失也，蒸则生热，否则生寒，结而为瘤赘，陷而为痈疽，奔而为之惴，竭而为焦，故良医道之以针石，救之以药，济圣人和之以德，辅之以人事，故体有可愈之疾，天地有可消之灾也。"佛医学中的眼科医术对中医影响很大，如《外台秘要》所引用的不少眼科技术和方药均标明"于西国胡僧处授"，"西域法……"等。我国现存最早的骨伤科专著《仙授理伤续断秘方》，对我国后世骨伤科发展影响很大。其作者就是一位僧人——唐代蔺道人，相传为少林寺僧，伤科少林寺派，则是骨伤科的一个重要流派，其伤科经验秘方据记载有上千年的历史。僧人善治妇产科疾病可以追溯到晋代，晋僧于法开"祖述耆婆，妙通医术"，曾治妇人难产[①]，后来逐渐出现寺院

---

① 薛公忱.《儒道佛与中医药学》.中国书店出版社，2002

② 南朝梁·释慧皎.《高僧传》卷四《于法开传》

办女科，其中以浙江萧山竹林寺女科最为著名，问世女科方书近40种[②]，对妇产科的经、带、胎、产均提出了独创的见解。

在佛医学的药性理论方面，被我国医家广泛接受的比如《大集经》中古代印度名医耆婆"天下所有，无非是药"的观点。唐代著名医学家孙思邈在《千金翼方》中转载了这一观点："论曰：有天竺大医者耆婆云：天下物类，皆是灵药。万物之中，无一物而非药者。斯乃大医也。故《神农本草》举其大纲，未尽其理。亦犹咎由创律。但述五刑，岂卒其事？且令后学者因事典法，触类长之无穷竭，则神农之意从可知矣。所以述录药名品，欲令学徒知无物之非药耳。"（《千金翼方·药名》）佛医学的这一观点对于医家充分利用各类中药的作用治疗疾病产生不小的启发和激励作用。

不少僧医还根据自己的临床用药经验进行了总结。如少林寺的德禅大师就有他的用药经验[③]：

中风不语，细辛牙皂。痰气壅盛，木香南星。
咽喉肿痛，甘草桔梗。小便频数，车前木通。
缺乏津液，玄参麦冬。腰痛耳鸣，骨脂杜仲。
伤寒头痛，白芷川芎。上肢疼痛，羌活防风。
下肢疼痛，独活血藤。周身疼痛，羌独茯苓。
胃寒冷痛，良姜效能。湿热胃痛，黄芩芍生。
伤寒头痛，羌活白芍。湿热痢疾，黄连头翁。
五更泄泻，白术茯苓。百疮脓毒，连翘银花。
风寒外感，荆芥防风。表实无汗，麻黄姜葱。
表虚自汗，桂枝防风。热毒疮疡，公英地丁。
脾胃虚弱，白术山药。发汗表阳，桂枝麻黄。
大便下血，槐花地榆。小便出血，茅根藕节。
久咳痰迷，紫苏青皮。小儿惊风，朱砂全虫。
胸腹膨胀，神曲木香。肋胁刺痛，瓜蒌薤白。
肝胆湿热，白芍枳壳。小儿黄疸，栀子茵陈。

---

① 耿列周，耿引循.《佛学与中医学》. 福建科技出版社，1993
② 《少林寺秘方集锦·下部内科杂病验方·德禅大和尚用药经验》。

寒热来往，柴胡黄芩。痢疾腹痛，槟榔木香。

下腹隐痛，香附金铃。血瘀痞块，莪术三棱。

经络不通，当归川芎。咳嗽吐痰，陈夏速煎。

两便不行，二丑木通。亡阴脉绝，人参单服。

血瘀癥瘕，虻虫水蛭。春夏疟疾，常山柴胡。

腰腿困痛，牛膝防风。四肢麻木，木瓜桃红。

男左气虚，当归熟地。女右气虚，太参白术。

乳汁不通，山甲不留。妇人经闭，红花虻虫。

经期紊乱，香附归芎。行经腹痛，坤草归芩。

妇女崩漏，三七极灵。

少林寺的伤科"用药歌诀"如①：

归尾兼生地，槟榔赤芍宜。四味堪为主，加减任调移。

乳香并没药，碎补以辅之。头上加羌活，防风白芷随。

胸中加枳壳，枳实又云皮。腕下用桔梗，菖蒲厚朴治。

背上用乌药，灵仙妙可施。两手要续断，五加连桂枝。

两胁柴胡进，胆草紫荆皮。大茴与故纸，杜仲入腰支。

小茴与木香，肚痛不须疑。大便若阻隔，大黄枳实推。

小便如闭塞，车前木通提。假使实见肿，泽兰效最奇。

倘然伤一腿，牛膝木瓜知。全身有丹方，饮酒贵满卮。

苎麻烧存性，桃仁何累累。红花少不得，血竭也难离。

此方真是好，编成一首诗。庸夫不肯传，师乃心有私。

佛教"戒杀生"的理念对于中医也有一定影响。从梁武帝提倡素食起，不食肉食成了佛教徒的一个戒条。在药学方面，孙思邈提出："杀生求生，去生更远，吾今此方所以不用生命为药者，良由此也。"这也是佛医学的一个重要理念。

以擅长妇产科而闻名的竹林寺女科在妇女用药上极为慎重，他们提出的"妊娠药物禁忌"与通行的提法略有不同：①

---

① 《少林寺伤科秘方》卷一。

② 《竹林女科证治》卷二。

"蚖（青）斑（螯）水蛭及虻虫，乌头附子配天雄。

野葛水银并巴豆，牛膝薏苡与蜈蚣。

三棱代赭芫花麝，大戟蛇蜕莪（术）雌（黄）雄（黄）。

牙硝芒硝牡丹桂（桂枝、肉桂），槐花牵牛皂角同。

半夏南星与通草，瞿麦干姜桃仁通（木通）。

硇砂干漆蟹甲爪，地胆茅根及蓖麻。

常山商陆并牛黄，藜芦胡粉金银箔。

王不留行鬼箭羽，神曲葵子与大黄。"

同时还提出"妊娠宜服药饵"的观点，突破传统观念，通过一禁一宜，科学合理地达到保护孕妇和胎儿健康，保证安全分娩的目的。其论曰："胎前产后药能起死回生，世人鉴误治之失，遂言：胎产不必服药，迷乱人意。愈者株守强忍，以致失于调养，气血亏损，诸证蜂起，卒致难治。安可因噎而废食乎？若知保养，随时调治，气充血盈，胎安产易，其所以安全母子者，药饵之功正不浅也。"②

竹林寺女科在产后用药方面也有独到见解，提出"产后用药十误"，指导临床用药有很高价值：③

一、产后误用乌药、木香耗气顺气药，反增满闷，虽陈皮用，不可至五分以上，慎用。

二、误用青皮、山楂、枳壳、陈皮消食药，多损胃减食，不进饮食。戒。

三、身热误用黄芪、黄连、栀子、黄柏，损胃增热，致不进饮食。

四、四日内未服生化汤化消血块，勿先用人参、芪、术，致块不除。

五、不可轻用生地黄，以滞血路，勿独用枳壳、枳实、牛膝以消块。

六、不可用大黄、芒硝以通大便，起泻以成膨胀。

七、不可用三棱、蓬术、牛膝等以行血块，新血亦损。

八、俗用山楂一味煎汁，以攻血块，致成危症，每每不知。

九、勿用济坤丸二三丸，以下胞胎。

---

① 《竹林女科证治》卷二。

② 《宁坤秘笈》卷中。

十、勿信《产宝百问》及《妇人良方》。

世人多用《妇人良方》及《百问》之书内成方以医产妇，专用芎、归、白芍、生地，误人甚矣。

由于本土医学特色不同及藏传佛教与汉传佛教之异，我国藏传佛教传播地如西藏、青海、甘肃和内蒙古等地区所产生的佛医学和佛药学有着与汉地不同的特点，形成了具有藏、蒙民族特色的佛医学和佛药学分支（以下简称"藏传佛医学""藏传佛药学"）。关于藏传佛医学和藏传佛药学的发展源流兹不赘述，本书关于佛药的具体论述将包括藏传佛药在内。

从上述关于佛教与中医学的源流阐述可知，佛医学包括异域佛医学和本土佛医学两部分内容，其中所涉及的药物学内容，即佛药学，同样也包括伴随佛教传入而从异域引入的药物学内容，以及中国本土医僧或信佛医家所特别发展演绎出的药物学内容。本书论述佛药的范围界定，乃是统指上述两者，并且包括汉传佛教和藏传佛教两者在其传播地所形成的佛药学。

具体到采录文献的范围界定上，本书论述的佛药文献涵盖如下三大类别：

（1）在佛教汉传地区及藏传地区（包括西藏、青海、四川、甘肃、内蒙古）流传的，涉及医学内容的佛教典籍、历代论著及其他佛学文献。

（2）历代佛家弟子（出家比丘、比丘尼及在家修行的居士）、藏传佛教人士（喇嘛和活佛），以及笃信佛教的医家所撰写的医学著作、方书等医药文献。

（3）历代文史资料、笔记杂书等文献中涉及佛教医学内容的记载。

本书收载各味药物的具体论述，每味药物按药物名称、别名、性味、归经、功能主治、附方以及论述等七个方面阐述。因文献资料所限，各项内容有则收，无则缺。所载每条均在末尾标明文献出处以便查找。个别来自藏药、蒙药的附方由于原始文献缺少汉译本故暂缺文献出处。

本书所收方剂剂量保持文献原貌，后附古今度量衡比较表，以供参考。

第一章　根类药

小蓟

【性味】甘，凉。

【归经】入肝、脾经。

【功能】凉血，祛瘀，止血。

【主治】吐血，衄血，尿血，血淋，便血，血崩，创伤出血，疔疮，痈毒。

【附方】《梅师方》治卒吐血及泻鲜血。取小蓟叶捣绞取汁，温服。（《证类本草·卷九》大小蓟根）

《梅师方》卒泻鲜血，小蓟叶捣汁，温服一升。（《医部全录·卷二百七十六》小蓟叶）

治击伤少腹尿血方：小蓟炭30克，白茅根30克，三七0.9克，瞿麦30克，冬葵子15克，血余炭15克，生甘草6克。服法：以上7味药，水煎一碗，加童尿一小杯内服（另冲三七粉）。（《少林寺秘方集锦、上部、少林寺跌打损伤方、止血方》）

治伤后尿血秘方：小蓟炭、白茅根、瞿麦各一两，血余炭、冬葵子各五钱，三七粉三分，生甘草二钱，水煎加童便一杯内服，如腹痛者加失笑散三分冲服。（《少林寺伤科秘方·卷八》）

人参

【性味】甘，微苦；温。

【归经】入脾、肺经。

【功能】大补元气，固脱生津，安神。

【主治】劳伤虚损，食少，倦怠，反胃吐食，大便滑泄，虚咳喘促，自汗暴脱，惊悸，健忘，眩晕头痛，阴痿，尿频，消渴，妇女崩漏，小儿慢惊及久虚不复，一切气血津液不足之证。

【附方】《佛说停厨经》：阿难如来，偈句五方如来。若暂闻者，当得升天，何况受持？依法忆念。凡作此法，若在家，若出爱，先于佛前发愿，休歇攀缘，净其身意，令无散乱；观其心意，亦莫昏沉；舌住长腭，不得作声。念闻思之五方，并说诱乃或一遍。口生津液，轻轻咽之，令出入息调，持得所物三日已，小斋寂寞，常当服人参茯苓枣汤助之，或吃一茶碗，啖薄饼。至三日后，小便微赤，欲有睡。过七日后，定成不疑。此法作时，或清斋一日，日中初后，约随时不饥渴、寒暑之患。疾自后自除，身上宿疾并皆除。（《敦煌古医籍考释》）

深师疗肝气实，目赤若黄，胁下急，小便难，泻肝汤方：人参、甘草各三两（炙），生姜五两，黄芩二两，半夏一升，去滓，分为二服，羸人三服，忌海藻、菘菜、羊肉饧。（《外台秘要·卷十六》）

又深师温脾汤，疗脾胃中冷结实，头痛壮热，但苦下痢，或冷滞赤白如鱼脑方，人参一两半，干姜、附子（炮）各二两，大黄三两，右四味切，以水六升，煮取一升半，分为三服，忌猪肉、冷水。（《外台秘要·卷十六》）

《僧深方》五邪汤，治风邪入人体中，鬼语妄有所说，闷乱，恍惚不足，意志不定，发来径有时方：人参三两，茯苓三两，茯神三两，白术三两，菖蒲三两。凡五物，水一斗，煮取二升半，去滓，先食，服八合，日三。（《医心方·卷三》）

《僧深方》泻肝汤，治肝气实，目赤若黄，胁下急，小便难方：人参三两，生姜五两，黄芩二两，半夏一升（洗），甘草二两，大枣十四枚。凡六物，切，水五升，煮半夏令三沸，纳药，后纳差，煎取二升，去滓，分二服，羸人三服。（《医心方·卷六》）

《僧深方》云：解散人参汤，常用治心噤或寒噤不解：人参二两，干姜一两，甘草三两，茯苓一两，瓜蒌二两，白术一两，枳实一两。凡七物，水六升，煮取二升五合，分三服。（《医心方·卷二十》）

《僧深方》解散人参汤，治散发作冷热不适方：人参二两，白术二

两，枳实二两，瓜蒌二两，干姜二两，百草二两。凡六物，以水八升，煮取二升半，分三服。（《医心方·卷二十》）

治男子五劳七伤，肾气虚备，精神耗减，行步艰辛，饮食无味，眼昏耳焦，面色黧黑，皮肤枯燥，女人血海虚冷，月经不调，脏寒少子，下部秽恶。又治诸痔瘘疮，肠风泻血，诸风诸气，并皆疗之。人参、黄芪各一两半、附子（炮）、川椒（去目，并闭口者，少许出汗），苁蓉（酒浸，焙）各四两，川乌（炮）、茯苓（白）、甘草、白术各一两，菟丝子（酒浸）、覆盆子、天南星（汤洗，姜汁制焙）、防风（去芦）、白附子、何首乌各二两，牛膝（去芦，酒浸二宿）四两，狗脊（去毛）、赤小豆、骨碎补（去毛）、乌药、羌活、草薢各二两，木鳖子（去壳）、地龙（去土）各三两。上为细末，煮煎面糊为丸，如梧桐子大。每服三十丸加至四十丸，空心，温酒吞下。此方陶隐居编入《道藏经》，云：是时有人母幼年得风气疾后作发挛结疼痹，久不能起，百治不瘥，卧床五十余年，脂肉消尽，止有筋骨。乃于居士处得此方，依方修合，日进二服，乃至五百余服是母病顿除，发白再黑，齿落更生。至八十岁颜色如二十岁人，筋力倍壮，耳听目明。时有老奴，常偷服其药，严冬御稀葛，履霜雪，无寒色，负荷倍重于常时，行步如飞，疑为鬼物所凭，遂打杀埋于水傍沙中。久复为怪，而里俗且日云：丸奴婢死为鬼，但折其胫，令不得动作。遂掘出，折其胫，见其骨尽实，如金黄色，折其臀亦然，其效颇异。隐居云：此奴若不杀，成地仙矣。（《太平圣惠和剂局方·卷一·经进地仙丹》）

治风虚劳损，热毒，脚弱疼痛，或不随，下焦虚冷，胸中微有客热，心虚惊悸，不得眠，食少，失气味，日夜数过，心烦迫，不得卧，小便不利，又时复下。湘东王至江州，王在岭南病悉如此，极困笃，余作此汤令服，即得力。病似此者，服无不瘥，随宜增损。人参、黄芪、甘草、芍药、麦门冬、肉苁蓉、干地黄、赤石脂、茯神、地骨白皮、当归、远志、磁石、枳实、防风、龙骨各一两，桂心、芎䓖各二两，生姜四两，五味子三合，半夏一升，大枣三十枚，白羊肾一具。右二十三味㕮咀，以水二斗，煮羊肾取汁一斗二升，内诸药，煮取四升，分为五服。不利下者，除龙骨、赤石脂。小便涩，以赤茯苓代茯神，加白术三两。多热，加黄芩一两。遗弱，加桑螵蛸二十枚。胡洽方无黄芪、苁蓉、赤石脂、地骨皮、磁石、枳实、防风、龙骨、半夏，有黄芩，上十五味。（《医部全录·卷一百九十二·深师增损肾沥汤》）

西方药味与东夏不同，互有互无事非一概，且如人参、茯苓、当归、远志、乌头、附子、麻黄、细辛。若斯之流神州上药，察问西国咸不见有。西方则多足诃黎勒，北道则时有郁金香，西边乃阿魏丰饶，南海则少出龙脑。三种豆蔻皆在杜和罗，两色丁香咸在生掘伦国，唯斯色类是唐所须。自余药物不足收采。（《大藏经·卷五十四·南海寄归内法传卷第三》）

消风散：人参、防风、川芎、川朴、僵虫、桔梗、独活、半夏、肉桂各一钱，羌活、蝉蜕、当归各一钱五分，南星、白芷各二钱，黄芩三钱，柴胡七分，甘草五分，水煎服。（《少林寺伤科秘方·卷八》）

冷汤：治瘴毒内寒外热，咽嗌间烦躁不解，人参半两，大枣五个，甘草三寸，淡竹叶十四片，大附子（去皮），一钱。右锉散，清水煎放冷服。（《岭南卫生方·卷之中》）

破证夺命散：治伤寒瘴疾，阴阳证候不明，或误投药，致病乘困，烦躁发渴，及妇人胎前产后受热瘴等疾。好人参（去芦）一两，右水二盏，于银石器内，煎至一盏，以新水沉之取冷，一服而尽，若鼻上有汗滴尤妙。（《岭南卫生方·卷之中》）

异功散：瘴疟后，调胃进食，顺气化痰，不冷不燥，功效尤多。人参（去芦）、茯苓（去皮）、白术（面炒）、陈皮各等分，甘草（炒）减半，右㕮咀，每服二钱，水一盏，生姜五片，枣二个，煎七分，温服。若胸膈痞闷，不嗜饮食，脾胃虚寒，素有痰饮，去甘草，加枳实半夏等分，名六君子汤，如前煎服。（《岭南卫生方·卷之中》）

六和汤：治夏月冒暑伏热，心脾不调，霍乱吐泻，或疟或痢，或咳嗽，广南夏月瘴疾，冷热未分，烦躁口渴，正宜服之。人参（去芦）、缩砂仁、甘草（炙）、杏仁（去皮尖）、半夏（汤洗七次）各一两，白扁豆（姜汁略炒）、赤茯苓（去皮）、藿香叶（拂去尘）、木瓜各二两，香薷（去梗）、厚朴（姜汁制）各四两。右十一味锉散，每服四钱，水一盏半，生姜三片，枣子一枚，煎至八分去滓，不拘时候服。热燥者冷服，肚痛泄泻者温服。夏月无疾亦宜服。（《岭南卫生方·卷之中》）

吐泻后补治方：人参、白术各半两。右锉细，入无灰酒半升，以瓦瓶盛之，于慢火中煨半日许，候酒熟服，每服一小盏，五日乃止。（《岭南卫生方·卷之中》）

齿缝出血：人参、赤茯苓、麦门冬各二钱。水一钟，煎七分，食前温服，日再。苏东坡得此，自谓神奇。后生小子多患此病，予累试之，累如所言。（《本草纲目·卷十二》）

治中汤：颂曰：张仲景治胸痹，心中痞坚，留气结胸，胸满，胁下逆气抢心，治中汤主之。即理中汤，人参、术、干姜、甘草各三两。四味以水八升，煮三升，每服一升，日三服，随证加减。此方自晋宋以后至唐名医，治心腹病者，无不用之，或作汤，或蜜丸，或为散，皆有奇效。胡洽居士治霍乱，谓之温中汤。（《本草纲目·卷十二·人参》）

昔有一儿痘形俱黑色，在日中视之则黑，以灯照之真红映内，偶遇一僧，不服药以保元汤（人参、黄芪、炙甘草、肉桂、糯米、人乳）浴之，即转红活，后至台辅。（《续名医类案·卷二十六》）

又深师疗疟丸神方：人参三分，铅丹三分，天雄十分熬。右三味，捣合下筛蜜合，初服二丸如梧子，临发服二丸，中当温热，四肢淫淫痹为知，服药忌饱饭食，疟断后食如常，万不失一。（《外台秘要·卷五》）

此症手足麻痹，乃腹中虚冷，血气衰甚，用人参四物汤治之：人参一钱，白芍一钱，当归二钱，川芎八钱，姜三片，枣三枚。水煎服，即愈。（《宁坤秘笈·卷上》）

治十月胎证，五福饮：人参二三钱，熟地黄三四钱，当归二三钱，白术（蜜炙）一钱五分，炙甘草一钱，水一钟，煎七分，食前温服。

治半产，圣愈汤：人参、川芎、当归、熟地黄（酒蒸）、生地黄（酒洗）、黄芪（蜜炙）各一钱，水煎服。

治半产，姜附四君汤：人参、白术（蜜炙）、茯苓、炙甘草各一钱，干姜（炮）、附子（制熟）各五分，水煎服。

治妊娠中寒，回阳救产汤：人参、当归（酒洗）各一两，肉桂、干姜

（炒）、炙甘草各一钱，白术（蜜制黄）。水二钟。煎七分服。

治妊娠中寒，全生救难汤：人参、白术（蜜炙黄）各一两，附子（炮）一钱，炙甘草五分。水二钟，煎七分，待微冷服。

治产后太阳感风转气，救产汤：人参、麦冬（去心）、白术（蜜炙）、当归、川芎、荆芥、桂枝，水煎服。

治产后少阴感风，平喘祛寒散：人参、麦冬（去心）、肉桂、白术、（蜜炙）、吴茱萸（炮）。水煎，微冷顿服。

治产后少阴感风，开青散黑汤：人参、白术（蜜炙）、当归、附子（制）、肉桂。水煎服。

治产后风寒发厥，安产汤：人参、附子（制），水煎服。（《竹林女科证治·卷三·人参》）

吐泻后，补治方：人参、白术（各半两）。上锉细，入无灰酒半升，以瓦瓶盛之，于慢火中煨半日许，候酒熟服，每服一小盏，五日乃止。（《岭南卫生方·卷之中》）

复脉汤：人参30克，炙黄芪9克，白术9克，附子3克。服法：水煎服，效果良好。功效：补气，回阳，复脉。（《少林寺秘方集锦·上部·少林寺跌打损伤方·武伤急救方》）

治伤后血晕方：人参30克，附子9克，水煎服。（少林寺秘方集锦·上部·少林寺跌打损伤方·止血方》）

治血虚脱发方：脱发者原因甚多。症见面色苍白，少气无力，脉沉、缓、迟，舌苔白腻，宜服少林生发补血汤。方药：人参15克，炙黄芪30克，干生地9克，桑椹30克，茯苓9克，当归9克，旱莲草12克，女贞子6克，山楂30克，神曲9克，何首乌（蒸9次）12克，炙甘草6克。上诸味药加龙泉水1500毫升，煎至250毫升，分2次服完。每日2次，连服15剂可愈。忌猪肉及动物油类。（《少林寺秘方集锦·下部·内科杂病验方·内科杂病方》）

治脚跟痛方：人参、炙甘草各1.5克，黄芪1.5克，陈皮、升麻、柴胡、白术各0.9克，牛膝、木瓜各4.5克，水煎服。（《少林寺秘方集锦·下部·内科杂病验方·内科杂病方》）

少林大补方：人参15克，当归15克，熟地30克，黄芪30克，赤芍、白芍各9克，白术15克，大枣3枚，云茯苓9克，炙甘草9克。水煎服。连服5剂。功能：补气养血。主治损伤所致的面黄肌瘦，气短心跳，四肢无力，头晕目眩等。（《少林寺秘方集锦·下部·内科杂病验方·少林延寿方》）

十九问：胎前血漏何以治之？答曰：孕妇因劳役、喜怒触动胎气故耳。宜服后方：人参四分，阿胶珠六分，焦地榆六分，艾叶（醋炒）五分，当归八分，川芎七分，白芍（炒）五分，生地六分，茯苓六分，荆芥（炒）六分，黄芩五分，香附（炒）六分，砂仁六分，甘草八分。水煎服。（《法门寺妇科胎前产后良方注评》）

伤后补体秘方：人参、山药、当归各五钱，炙黄芪、白术各三钱，生地、熟地各二钱五分，山萸肉、龙眼肉各四钱，大枣三枚，同煎，每日早晚两服。又方：八珍汤同黑母鸡共煮吃肉喝汤一碗，三只（鸡），三剂，亦可速复身体健康，其间禁生冷、猪肉、房事。（《少林寺伤科秘方·卷二·少林伤科拟定秘方》）

跌打胁破肠出治方：凡人因跌打胁破肠出者，急以油煎人参、枸杞，淋之，连食羊肾粥十日即愈。同用冷水喷面更妙。（《少林寺伤科秘方·卷八》）

治肚脐受伤秘方：症见汗下如雨，四肢麻木、腹痛吐泻、两气不接者：人参、红花、乌药、龙骨、枳实、甘草各一钱，木香、丁香各五分，酒炖服。（《少林寺伤科秘方·卷八》）

【论述】王纶曰：凡酒色过度，损伤肺肾真阴，阴虚火动，劳嗽吐血、咳血等证，勿用之。盖人参入手太阴能补火，故肺受火邪者忌之。若误服参、甘温之剂，则病日增；服之过多，则死不可治。盖甘温助气，气属阳，阳旺则阴愈消；惟宜苦甘寒之药，生血降火。世人不识，往往服参为补，而死者多矣。（《本草纲目·卷十二·人参》）

三七

【性味】甘，微苦；温。

【归经】入肝、胃、大肠经。

【功能】止血，散瘀，消肿，定痛。

【主治】吐血，咳血，衄血，便血，血痢，崩漏，癥瘕，产后血晕，恶露不下，跌仆瘀血，外伤出血，痈疮疼痛。

【附方】治产后厥阴感风平肝救血汤：当归、麦冬（去心）各一两，川芎五钱，三七（研）一钱。水煎服。（《竹林女科证治·卷三》）

治伤处皮破方 方药：三七粉9克，血余炭1.5克，麝香0.3克，白芷15克，花粉1.5克。上药共研成细粉敷于患处，可止血、止痛。也可内服，每次1克，治疗内出血。（《少林寺秘方集锦·上部·少林寺跌打损伤方·止血方》）

治草镰伤颈方：被草镰割伤，当即出血者，取三七、马灯草等份，研成细粉撒于患处，可立即止血，然后用生肌解毒膏敷贴，包扎。重者配以当归24克，川芎9克，赤芍2克，乳香（醋制）6克，没药（醋制）6克，红花9克，生地9克，金银花15克，连翘15克，生甘草6克，水煎。用童便一杯兑服或用黄酒冲下。病久大便干者加大黄9克，芒硝9克（冲服）。（《少林寺秘方集锦·上部·少林寺跌打损伤方·跌打损伤方》）

治双鼻衄血方：三七4.5克（研末、冲服）；再用小蓟叶（鲜者）数片，揉烂塞入双鼻孔内，并用冷水浴前额部即效。（《少林寺秘方集锦·下部·内科杂病验方·内科杂病方》）

治棍打前额头痛秘方：三七、白矾、五倍子各等份，共研为细末，用生香油调涂患处。（《少林寺伤科秘方·卷九》）

治伤处皮破秘方：三七粉三钱，白芷五钱，血余炭、天花粉各五分，麝香一分。共研细末，敷于患处，亦可内服。（《少林寺伤科秘方·卷九》）

治点伤右腿肚子一脉秘方（丑时点中）：田三七、生地、车前子、归尾、牛膝各三钱，牡丹皮、泽兰、木瓜、五加皮、红花、栀子、甘草、薏

米、香附各三钱，桃仁一钱半。（《少林寺伤科秘方·卷三·治点伤诸穴秘方》）

治点伤右脚内突一脉秘方（丑时点中）：田三七、红花、归尾各一钱半，乳香（去油）、没药（去油）、五加皮、牛膝、木瓜、桔梗、赤芍、川断、石鳖、自然铜（醋淬七次）各二钱，泽兰各一钱。（《少林寺伤科秘方·卷三·治点伤诸穴秘方》）

治点伤右上胁一脉秘方（寅时点中）：田三七七分，茯神、甘草、桑白皮、木通、苏木、赤芍、羌活、红花、沉香、独活、乳香（去油）、没药（去油）、桂枝各一钱，木香、青皮、薄荷、川芎各二钱，陈皮、枳壳各一钱半。（《少林寺伤科秘方·卷三·治点伤诸穴秘方》）

少林止血散：三七三钱，头发灰三钱，白及五钱，马灯草八钱。共研末装瓷瓶内备用。（《少林寺伤科秘方·卷八》）

治点伤净瓶穴秘方：脐左肚角血碗之下，乍热咳嗽吐血服用下方：参三七、血竭、苍术、脚樟、紫草茸、甘草各一钱，红花、生地、苡仁、乳香、没药各一钱五分，木香、升麻各八分，桃仁七个，藕节做引，炖服。（《少林寺伤科秘方·卷三·治点伤诸穴秘方》）

治伤后两便出血方：参三七30克，羊蹄根15克，山楂炭30克，马灯草9克，蒲黄炭24克，共研细末，每服9～15克，日服3次。（《少林寺秘方集锦上部·少林寺跌打损伤方·少林单方、偏方》）

广木香

【别名】藏文名：如达。

【性味】辛、苦，温；腻、糙、轻。

【功能】调和机能，温胃，行气，止痛，破结，生肌。

【主治】培根、聚滞，腹胀，血病，脉病，肺病，嘶哑，吐泻，疮口不敛。

【附方】广木香、余甘子、牛黄、不石榴、瞿麦、豆蔻、荜茇加冰糖其研细末，主治胃痉挛呕吐，嗳气，痧症。

【论述】《月王药诊》中说："驱虫、生精。"

《四部医典》中说："医治龙病、轿病、腹胀、肺病、喉蛾、鼻息肉等。"

《铁鬘》中说："广木香有两种功效，去腐、镇癫。"

川木香

【别名】布嘎木拉。

【性味】苦、辛，温。

【功能】长肉，理气，止痛。

【主治】风湿疼痛，消化不良。

【附方】川木香、蒲公英、野菊花、胡连、漏芦花、丹参、白花龙胆，共研细末，主治肝区疼痛，胃痛，胸胁疼痛，木保热等。

【论述】《如意宝树》中说："川木香能使干瘦者生肌脂。"

《四部医典》中说："医治热性的培根病。"

山豆根

【性味】苦，寒。

【归经】入心、肺、大肠三经。

【功能】清火，解毒，消肿，止痛。

【主治】喉痈，喉风，喉痹，牙龈肿痛，喘满热咳，黄疸下痢，痔疾，热肿，秃疮，疥癣。蛇、虫、犬咬伤。

【附方】治点伤正额窝脉秘方（卯时点中）：山豆根、制半夏、桔梗、元参各二钱，桂枝、莪术、碎补、沉香、甘草各一钱，丁香七分，苏木一钱半。（《少林寺伤科秘方·卷三·治点伤诸穴秘方》）

治点伤正头颈脉秘方（午时点中）：山豆根、白扁豆、乳香（去油）、没药（去油）、白芷、菖蒲各二钱，木香、木耳、川芎、升麻、防风各一钱半，藁本二钱，荆芥一钱，丁香、甘草各七分。（《少林寺伤科秘方·卷三·治点伤诸穴秘方》）

狗脊

【性味】苦、甘，温。

【归经】入肝、肾经。

【功能】补肝肾、除风湿、健腰脚、利关节。

【主治】腰背酸痛，膝痛脚弱，寒湿周痹，失溺，尿频，遗精，白带。

【附方】治产后膀胱落下　狗脊汤：金毛狗脊、黄连、五倍子、水杨根、枯白矾各一钱。共为末，水煎汤熏洗，一二日愈。（《竹林女科证治·卷三》）

治腰痛方：金毛狗脊30克，山药15克，鸡血藤30克，桑寄生24克，杜仲9克，公丁香0.9克，当归9克，上药加龙泉水1500毫升，煎取500毫升，日两次。（《少林寺秘方集锦·下部·内科杂病验方·内科杂病方》）

抹药方：狗脊、骨碎补、苏木各一两，千年健、过江龙、青木香、寻骨风、槟榔、红花、三棱、莪术、漆渣各五钱，枳壳八钱，乌药二钱，参三七、花蕊石各二钱，马钱子二十个（油炸去毛），桃仁十四粒，共为细末，备用。胁下伤加柴胡、龙胆草、青皮、细辛、牙皂、桔梗各三钱，脚上伤加半夏一钱半，手上伤加桂枝，腰伤加杜仲、破故纸，年未过四十者加乳香、没药、骨碎补、乌药、羌活、防风、槟榔、红枣肉，年过四十者加熟地、白芍、茯苓、甘草、泽泻、山药、枣皮、远志、黄芪。（《少林寺伤科秘方·卷五·少林伤科全身用药方》）

川乌头

【性味】辛，热，有毒。

【归经】入脾、命门经。

【功能】祛风湿、散风邪，温经，止痛。

【主治】风寒湿痹，历节风痛，四肢拘挛，半身不遂，头风头痛，心腹冷痛，阴疽肿毒。

【附方】深师疗风瘙身体瘾疹，粉散方：乌头（炮）、桔梗、细辛、白术各一两，右四味捣筛，以铅朱为色粉四升和令调，以粉身。

（《外台秘要·卷十五》）

《僧深方》治恶疮肉脱出方：乌头末，以敷疮中，恶肉立去，佳。（《医心方·卷七》）

《梅师方》治蛇虫螫人，以射罔涂螫处，频易。

又方治妇人血风虚冷，月候不匀，或即脚手心烦热，或头面浮肿顽麻。川乌头一斤，清油四两，盐四两，一处铛内熬令裂，如桑椹色为度，去皮脐，五灵脂四两，合一处为末，入臼中捣令匀后，蒸饼丸如梧桐子大。空心温服，盐汤下二十丸，亦治丈夫风疾。

又方补益元藏，取饮食，壮筋骨。二虎丸：乌头、附子各四两，酽醋浸三宿，取出切作片子，穿一小坑，以炭火烧令通赤，用好醋三升，同药倾入热坑子内，盆合之，经一宿取出，去砂土，用好青盐四两，研与前药同炒，令赤黄色，杵为末，醋、面糊丸如梧子大。空心冷酒下十五丸，盐汤亦得，妇人亦宜。

又梅师方疗瘫缓风，手足軃曳，口眼㖞斜，语言謇涩，履步不正，神验。乌龙丹：川乌头（去皮脐了）、五灵脂各五两，右为末，入龙脑、麝香研令细匀，滴水丸如弹子大。每服一丸，先以生姜汁研化，次暖酒调服之，一日两服，空心、晚食前服。治一人只三十丸，服得五、七丸，便觉抬得手，移得步，十丸可以自梳头。（《证类本草·卷十·乌头（射罔）》）

传法寺净眼僧能用药煮乌头，施人治百病。（《唐宋文献散见医方证治集·卷七）》

川芎

【性味】辛，温。

【归经】入肝、胆经。

【功能】行气开郁，祛风燥湿，活血止痛。

【主治】风冷头痛旋晕，胁痛腹疼，寒痹筋挛，经闭，难产，产后瘀阻块痛，痈疽疮疡。

【附方】耆婆方治男女老小一切风病。病风之状：头重痛，眼暗，四肢沉重，不举不随，头闷、心闷、烦躁，手足疼痛，肿气不能多食，嗔怒，忧思健忘，多梦寤，昏昏只欲睡卧，懒起，面目失色，房事转弱，渐自瘦，不能劳动，劳动万病即发。万病并主之，方：人参、白薇、防风、防己、芎劳、秦艽、独活，老小各一两，少壮二两。右七味，切，以水一斗二升，煮取二升，分为六服。一方以水六升，煮取一升半，分为三服。服之相去十里，分六服者相去卅里令了，勘无相恶，宜六服之，延年益智聪慧。汤服讫。散服：方寸匕；酒服：酒三斗，渍之一宿，少少饮之；煎服：少少服之；丸服：蜜和为丸，丸如大豆，一服十四丸，并用酒服之。其分两一依前法，恒遂四时。常合服，使人不生万病。（《医心方·卷三》）

芎苏散：治伤寒瘅疾，头疼身热，烦渴引饮，其脉洪实。川芎（去芦）七钱，紫苏（去梗）、茯苓（去皮）、柴胡（去芦）、干葛各半两，半夏（汤泡七次）六钱，陈皮（去白）三钱半，桔梗（生）二钱半，枳壳（炒，穰）、甘草（炙）各三钱。右十味咬咀，每服三钱，生姜三片，枣子一个煎服。（《岭南卫生方·卷之中》）

治胎衣不下　川芎汤方：川芎二钱，当归一钱，益平草二钱。取汁和老酒煎服即下。（《宁坤秘笈·卷上·》）

治跌仆伤胎　救急散：川芎（研末）一两，每取二钱，酒调下，日二三服。（《竹林女科证治·卷二·》）

治点伤海角穴方：川芎3克，陈皮3克，砂仁3克，白芷4.5克，当归4.5克，大黄3克，甘草0.7克。上药加陈酒、童便煎后，连服3剂。（《少林寺秘方集锦·上部·少林寺跌打损伤方·点穴致伤救治方》）

治点伤华盖穴方：川芎6克，当归尾9克，延胡索6克，木香6克，青皮6克，乌药6克，桃仁6克，远志6克，三棱4.5克，莪术4.5克，骨碎补6克，赤芍6克，苏木6克，枳壳6克，良姜6克。水煎，内服。（《少林寺秘方集锦·上部·少林寺跌打损伤方·点穴致伤救治方》）

点穴急治总方：川芎6克，当归尾9克，延胡索6克，木香9克，青皮6克，乌药6克，桃仁6克，远志6克，三棱4.5克，莪术6克，骨碎补6克，赤芍6克，苏木6克。大便不通者，加生川军6克；小便不通者，加车前子9

克；胃口不开者加厚朴、砂仁各6克。加水两碗煎至半碗，用陈酒冲服。（《少林寺秘方集锦·上部·少林寺跌打损伤方·少林药案》）

治全身关节疼痛方：川芎9克，当归9克，独活9克，羌活6克，乳香（醋制）4.5克，没药（醋制）4.5克，生甘草4.5克。水、酒各半煎服。（《少林寺秘方集锦·下部·内科杂病验方·内科杂病方》）

治点伤童骨左右两穴秘方：川芎、木瓜、独活、杜仲、肉桂、脚樟、青木香、乳香、白苏皮、桑树根为引，酒煎服。（《少林寺伤科秘方·卷三·治点伤诸穴秘方》）

十四问：产后腰痛何以治之？答曰：芎归肾气汤主之：川芎一钱，当归一钱，丹皮五分，杜仲（炒）七分，川牛膝七分，补骨脂八分，续断五分，香附八分，茯苓八分，陈皮四分，甘草五分，水煎服。（《法门寺妇科胎前产后良方注评》）

治点伤百会穴方：川芎6克，当归6克，赤芍3克，升麻2.4克，防风2.4克，红花1.2克，乳香（去油）1.2克，陈皮1.5克，甘草0.6克。水煎服。（《少林寺秘方集锦·上部·少林寺跌打损伤方·点致伤救治方》）

治点伤左耳尾根脉秘方（辰时点中）：川芎、防风、荆芥各二钱，羌黄、白芷、丹皮、莪术、－各一钱半，细辛八分，儿茶、红花、血竭各一钱，生地三钱。（《少林寺伤科秘方·卷三·治点伤诸穴秘方》）

治点伤左头上云晴脉秘方：川芎、白芷、乳香（去油）、没药（去油）、升麻、藁本、荆芥、红花、归尾各二钱，地榆、防风、归身各一钱半，细辛八分。（《少林寺伤科秘方·卷三·治点伤诸穴秘方》）

安髓散：川芎、香附、白附子、甘草、白芷、相草、牡蛎各一两，共为细末，每服二钱，用清茶调服。（《少林寺伤科秘方·卷八》）

【论述】芎䓖，一名香果，一名山鞠䓖，《本草》一名胡䓖（以戎地者为佳，故名）。古人因其根节状如马衔，谓之马衔芎䓖；后世因其状如雀脑，谓之雀脑芎。其出关中者呼为京芎，亦曰西芎。出蜀中者为川芎，出天台者为台芎，出江南者为芜䓖，皆因地而名也。《金光明经》谓之莫迦。清明后宿根生苗，分而横埋之，宜松肥土，节节生根，浇宜退牲水。叶香似芹而微细窄，有丫叉纹似白芷叶而细，又似胡荽叶而微壮，丛生细茎，七八月间开碎白花，如蛇床子，花根下始结芎劳，坚瘦黑黄色。关中出者形块重实为雀脑芎，最有力，九月十月采者佳；三四月虚恶不堪用。凡用，以块大、内中色白不油，嚼之微辛甘者佳。他种不入药，止可为末煎汤沐浴耳。味辛温无毒，治中风入脑，头痛寒痹，除脑中冷痛，面上油风，一切风气，劳损血病，止泻痢、燥湿、行气、开郁。今人用此最多，头面风不可缺，须以他药佐之，不可单服。《益部方物略记》：芎，蜀中处处有之。成都九月九日药市，芎与大黄如积，香溢千里，或言其大若胡桃者不可用，多莳于园槛，叶落时可用作羹。蜀少寒，茎叶不萎。今医家最贵川芎、川大黄云。（《广群芳谱·卷九十五·芎》）

《龙木论》补肝圆方：芎劳、藁本、五味子、细辛各一两，羌活、知母各一两半，茺蔚子二两，右为末，炼蜜为丸，梧桐子大。空心茶下十圆。（《幼幼新书·卷三十三》）

白茅根

【别名】藏文名者日哇。

【性味】甘，涩，平，寒。

【归经】入肺、胃、小肠经。

【功能】凉血，清热，解毒，利尿，止血，滋补。

【主治】热病烦渴，吐血，衄血，肺热喘急，胃热哕逆，淋证，小便不利，黄疸，尿闭、尿淋、水肿，大出血、慢性病症等。

【附方】《僧深方》茅根二把，以水四升，煮取二升，服之。治小儿大便血方。（《医心方·卷二十五·茅根》）

又深师疗伤肺唾血方：茅根，右一味捣筛为散，服方寸匕，日三，亦可绞取汁饮之，主热渴。（《外台秘要·卷九·茅根》）

甘草

【别名】藏文名兴阿日。

【性味】甘，凉，平。

【归经】入脾、胃、肺经。

【功能】和中缓急、润肺、调和诸药，止咳、滋补、止吐、止渴，解毒。

【主治】炙用治脾胃虚弱，食少腹痛便溏，劳倦发热，肺痿咳嗽心悸、惊痫；生用治咽喉肿痛，痈疽疮疡，解药毒及食物中毒。肺痨、肺热咳嗽，吐血，口渴，各种中毒。"白脉"病，咽喉肿痛。

【附方】《梅师方》治初得痢，冷热赤白及霍乱。甘草一两（炙），豆蔻七个（锉），以水三升，煎取一升分服。（《证类本草·卷六·甘草》）

深师疗伤寒，病哕不止，甘草汤方，兼主无行：甘草三两（炙），橘皮三两。右二味，切，以水五升，煮取一升，去滓，顿服之，日三四服，取差，忌海藻、菘菜。（《外台秘要·卷二》）

又深师疗久上气咳，亦疗伤寒后咳嗽方：甘草二两（炙），大枣二十枚，右二味，以水七升，煮取二升，分再服，数用验，忌海藻、菘菜等。（《外台秘要·卷十》）

（谢道人疗眼暴肿痛）又方甘草一两（炙），粟米三合，甘竹茹鸡子大，芦根五两。右四味切，以水八升，煮取二升七合，分为三服，忌海藻、菘菜。（《外台秘要·卷二十一》）

《僧深方》解散甘草汤治散发烦闷不解方：甘草一两半，茯苓一两，生姜一两。凡三物，以水三升，煮取一升半，分三服。（《医心方·卷十八》）

《僧深方》服散家痰闷，胸心下有阻痰客热者，吐之方：甘草五两，以酒五升，煮取二升半，分再服。欲吐者，便快荡去（《医心方·卷二十》）

治伤寒体热头痛，及风壅痰嗽、咯血等疾：甘草（炙）六两，人参、桔梗（微炒）、青皮（去瓤）、白芷、干葛、白术各三两，干姜（炮）五钱半。右为细末。每服二钱，水一盏，生姜二片，枣二个，煎七分，通口进。如伤寒，入豆豉同煎热进，大有神效，不计时候。（一方无甘草）（《太平圣惠和剂局方·卷二·僧伽应梦人参散》）

药有五种，甘味物中除甘草、蜜、沙糖、酥油，余甘味是时量。辛味药中除姜、椒、荜茇、诃梨勒，余辛味是时量。一切味温物非食作终身

药。（《大藏经·卷四十·四分律删繁补阙行事钞卷下》）

解百药毒方：油煎大甘草（成寸），油煎柏叶（蒸过方煎，如向上者不用）。上二味，觉中毒急咀嚼，常服亦得。（《岭南卫生方·卷中》）

解百药毒方：油煎大甘草（成寸）、油煎柏叶（蒸过方煎，如向上者不用），右二味，觉中毒急咀嚼，常服亦得。（《岭南卫生方·卷之中》）

此乃椒、姜、鸡肉热物入脾，大肠太热变成痢也。初起二日用甘莲汤立效：甘草五钱，川莲一钱（炒），干姜一钱。水煎温服。（《宁坤秘笈·卷上》）

少林三仙散：生甘草（去外皮）60克，川黄连60克，冰片3克。制法：冰片单研成细粉，再将黄连、甘草碾成细粉，混合均匀即成。用法：内服3~4.5克，可用醋调成糊状敷于患处，效果较好。功能：清热解毒，消肿止痛。主治：毒疮溃烂，流脓流水，局部红肿疼痛及各肿痛疔毒等。（《少林寺秘方集锦·上部·少林寺跌打损伤方·跌打损伤方》）

治点伤左乳下行气一脉秘方（子时点中）：甘草七分，川断、石菖蒲、碎补、制川乌、制草乌各一钱半，五加皮、枳壳、田三七、穿山甲、降香、元胡、桔梗、当归、杜仲各二钱。（《少林寺伤科秘方·卷三·治点伤诸穴秘方》）

治点伤左胁下一脉秘方：炙甘草、田三七、陈皮、赤芍、荔枝核、血竭、秦艽、黄芪、白芷各二钱，白术一钱半，白芥子、桃仁各一钱。（《少林寺伤科秘方·卷三·治点伤诸穴秘方》）

甘草、仁檀、拳参、麝香，共研细末煎汤，主治肺热咳嗽、胸闷、气喘。

【论述】《月王药诊》中说："治疗肺病，热症。"

《四部医典》中说："治肺病，脉病。"

《铁鬘》中说："甘草性平，化味凉。"

《甘露之滴》中说："甘草性平，功效祛痰，治肺病，喉疹，干渴。"

17

甘松

【别名】藏文名榜宝依。

【性味】甘、辛；芳香，凉。

【归经】入脾、胃经。

【功能】理气止痛，醒脾健胃，清热解毒，尤能清旧热，消肌肿。

【主治】胃痛，胸腹胀满，头痛，噫病，脚气，陈久热证，中毒性发烧。

【论述】《四部医典》中说："甘松医治久热、解热毒。"

《金光明经》谓之苦弥哆。苏颂曰：蜀州郡及辽州皆有之，丛生山野，叶细如茅草。根极繁密，八月采之作汤浴钏身香，治恶气卒心腹痛满，下气，理元气，去气郁。（《广群芳谱·卷九十五·甘松香》）

当归

【别名】藏文名当棍。

【性味】甘、辛、苦，温。

【归经】入心、肝、脾经。

【功能】补血和血，调经止痛，润燥滑肠。清心，解毒，活血调经，止痛，祛"龙"。

【主治】月经不调，经闭腹痛，癥瘕结聚，崩漏；血虚头痛，眩晕，痿痹；肠燥便难，赤痢后重，痈疽、疮疡，跌仆损伤。心热，主脉"龙"症，闭经，痛经，月经不调，外伤。

【附方】《梅师方》治胎动下血，心腹疼，死生不知，服此汤，活即安，死即下。用当归四两，芎九两，细锉，以酒三升，水四升，煎取三升，分服。

支太医方治妇人百病，诸虚不足。当归四两，地黄二两，为末，蜜和丸如梧子大，食前米饮下十五丸。（《证类本草·卷八·当归》）

四物汤，妇女之宝也。洛阳李敏求赴官东吴，其妻牙疼，每发呻吟宛转，至不能堪忍。令婢辈钗股置牙间，少顷银色辄变黑，毒气所攻，痛楚可知也。沿路累易医，殊无效。嘉禾僧慧海为制一汤，服之半月，所苦良已。后因食热面又作，坐间煮汤以进，一服而愈，其神速若此。视药之标题，初不著名，但云凉血活血而已。敏求报之重，徐以情叩之，始知是四物汤。盖血活而凉，何由致壅滞以生痰。（《唐宋文献散见医方证治·卷八》）

凡久病，用补脾、补命门之药，皆燥剂，须用当归身以润肝，恐燥能起肝火故也。（《慎柔五书·卷一》）

凡病久呕，用补脾下气之药，其中须用当归钱许，以润下枯。盖气在上，久而不下，下无津液，故用润之。然脾胃虚而呕者，又忌当归。（《慎柔五书·卷一》）

秀州进士陆宁，忽得疾吐血不止，气促惊颤，狂躁跳跃，双目直视，至深夜欲拔户而出，如是两夜。诸医遍用古方，极治不瘥，举家哀诉所供观音。梦投一方。当归根末，用益智一两，生米二钱，青皮半两调服。觉取笔记，明日疗治病愈（辛志）。（《续名医类案·卷十二·观音方》）

经来胁内一块如杯大，其色淡黄，宜治块为先，用四物元胡汤治之：当归、川芎、白芍各八分，元胡一钱，熟地一钱五分，姜三片。酒煎。加沉香三分，食后服。（《宁坤秘笈·卷上》）

治跌仆伤胎　佛手散：当归六钱，川芎四钱，水煎，入热酒少许和服。（《竹林女科证治·卷二》）

治胎死腹中　决津煎：当归三钱，熟地黄、牛膝各二钱，泽泻一钱五分，乌药、肉桂各一钱，水二钟，煎七分，食前服。（《竹林女科证治·卷二》）

治滑胎　滑胎煎：当归、熟地黄各三钱，山药（姜汁炒）、杜仲（炒）各二钱，枳壳（面炒）、川芎各七分。水煎，食前温服。（《竹林女科证治·卷三》）

九月养胎　顺胎饮：当归二钱、白术（蜜炙）一钱五分，黄芩（酒炒）、苏梗、白芍（酒炒）、大腹皮（酒炒）各一钱。水煎服。八日进一服。（《竹林女科证治·卷二》）

治初月胎证　罩胎煎：当归、白芍（酒炒）各一钱半，枳壳（麸炒）二钱，砂仁一钱，炙甘草五分。水煎，空心服。（《竹林女科证

治·卷二》）

治十月胎证　福胎饮：当归一两（酒洗）、枳壳（麸炒）、川芎各三钱，益母草二钱，黄芪五钱。水煎服。临盆将产，服此最炒。（《竹林女科证治·卷二》）

治胎漏　四炒散：当归二钱，川芎、白术（蜜炙）、黄芩各一钱。水煎，食远服。如未效加阿胶（炒珠）一钱。（《竹林女科证治·卷二》）

治难产　加味芎归汤：当归一两，血余（即壮妇头发，如鸡子大一团洗净，瓦上炙存性），川芎七钱，龟板一个（酥炙）。水煎服。约人行五里许即生。（《竹林女科证治·卷三》）

治难产　归芪汤：当归一两，黄芪五钱，川芎三钱，益母草二钱，枳壳（麸炒）一钱，水一钟半，煎七分服。（《竹林女科证治·卷三》）

治产后乍寒乍热　殿胞煎：当归五七钱，川芎、炙甘草、茯苓各一钱，肉桂五七分或一钱，水煎服。（《竹林女科证治·卷三》）

治产后血晕　芎归汤：当归、川芎各五钱，水煎，连服数剂。（《竹林女科证治·卷三》）

治击伤七窍出血方：当归炭、血余炭、栀子炭、黄柏炭、大黄炭各9克，生地30克，三七1.5克（冲服），水煎服。（《少林寺秘方集锦·上部·少林寺跌打损伤方·止血方》）

治击伤少腹疼痛方：当归15克，川芎6克，香附9克，延胡索9克，木香4.5克，赤芍9克，桃仁6克，丹参30克，五灵脂6克，生蒲黄4.5克。以上各药水煎服。（《少林寺秘方集锦·上部·少林寺跌打损伤方·跌打损伤方》）

治拳击额角头痛方：当归30克，川芎9克，白芍9克，野山羊角（研末冲服）9克，细辛3克，红花15克，桃仁9克，甘草3克。水煎服。（《少林寺秘方集锦·上部·少林寺跌打损伤方·跌打损伤方》）

治拳击下腹隐痛方：当归15克，红花9克，虻虫（去足翅）1.5克，生蒲黄6克，五灵脂（醋制）6克。水煎服。（《少林寺秘方集锦·上部·少林寺跌打损伤方·跌打损伤方》）

治棍伤腰痛方：当归30克，红花9克，川芎9克，自然铜（醋淬7次）6

克，川牛膝15克，鸡血藤30克，苏木9克，大黄9克。水煎服。（《少林寺秘方集锦·上部·少林寺跌打损伤方·跌打损伤方》）

治鞭伤肩部肿痛方：当归15克，川芎9克，生蒲黄3克，川椒0.6克，红花9克，泽兰9克，桃仁9克。水煎后加童便一杯，内服。（《少林寺秘方集锦·上部·少林寺跌打损伤方·跌打损伤方》）

治推倒摔伤方：当归15克，川芎9克，桂心1.5克，红花9克，牛膝15克，甘草6克，乳香（醋制）、没药（醋制）各4.5克。取水1000毫升，白酒250毫升，与上药同煎内服。（《少林寺秘方集锦·上部·少林寺跌打损伤方·跌打损伤方》）

治拳棒致伤红肿方：当归15克，川芎9克，红花9克，陈皮6克，木香4.5克，枳壳6克，桃仁9克，木通6克，乳香（醋制）4.5克，没药（醋制）4.5克，甘草6克。水服，取黄酒30毫升冲服。适用于瘀血内积者。（《少林寺秘方集锦·上部·少林寺跌打损伤方·跌打损伤方》）

治伤处溃破成疮方：当归、川芎、乳香（醋制）、没药（醋制）各4.5克，白芷9克，延胡索12克，甘草6克，赤芍9克，金银花9克，连翘15克，公英30克。水煎服，用黄酒30毫升冲下更佳。（《少林寺秘方集锦·上部·少林寺跌打损伤方·跌打损伤方》）

治摔伤方：当归15克，川芎9克，红花9克，桃仁9克，三七（研末、冲服）3克，赤芍15克，生地6克，木香1.5克。水煎服。（《少林寺秘方集锦·上部·少林寺跌打损伤方·跌打损伤方》）

少林愈骨汤：当归24克，川芎9克，金银花4.5克，白芷9克，天花粉30克，透骨草15克，生甘草3克。水煎服。治疗金伤中毒，溃破流脓，日久不愈。（《少林寺秘方集锦·上部少林寺跌打损伤方·跌打损伤方》）

金伤愈灵丹：当归9克，川芎9克，自然铜（醋淬7次）15克，没药（醋制）6克，乳香（醋制）6克，豹骨6克，苏木9克，土鳖虫9克，穿山甲6克，生甘草6克，虻虫4.5克，失笑散15克。先将前12种药研成细末，再与失笑散调匀，另用蜜300克加适量米泔水调和药粉，制成如豌豆大小的丸，装盒，用蜡封固，备用。成人每服5~7丸，用黄酒30毫升送下。解毒祛腐、消肿止痛、生肌收敛。主要用于治疗金疮肿毒，成疮溃破，日

久不愈者均有良效。（《少林寺秘方集锦·上部·少林寺跌打损伤方·跌打损伤方》）

少林壮筋续骨丹：当归60克，川芎30克，白芍30克，熟地30克，杜仲30克，五加皮60克，骨碎补90克，桂枝30克，三七30克，虎骨30克，补骨脂60克。菟丝子60克，党参60克，木瓜30克，刘寄奴60克，土鳖虫90克，黄芪30克，川断60克。以上18味药研细过箩，取适量砂糖水泛药粉制成水丸如豌豆大，晾干，装瓶务用。每次服9～12克，用黄酒冲服，日服2次。补气养血，壮筋续骨，祛瘀活络，温补肾室，主治骨折和损伤日久不愈，气血双虚，头目眩晕，四肢无力，腰腿疼痛等症。（《少林寺秘方集锦·上部·少林寺跌打损伤方·跌打损伤方》）

少林当归饮：当归24克，红花9克，泽兰24克，牡丹皮9克，桃9克，苏木6克。水、酒各1000毫升煎，药取500毫升，内服。头伤者加藁本9克；手伤者加桂枝6克；腰伤者加杜仲9克，白芥子6克，牛膝12克。水煎服，效果好。活血祛瘀，消肿止痛。主治外伤内瘀及一切跌打损伤所致的局部红肿疼痛。（《少林寺秘方集锦·上部·少林寺跌打损伤方·跌打损伤方》）

二问：胎前保养宜用何药？答曰：以安胎为主。宜服紫苏饮、四物汤加减：当归一钱，川芎八分，白芍（炒）七分，香附（炒）一钱，枳壳（炒）八分，苏梗六分，前胡八分，知母八分，黄芩八分，砂仁一钱，陈皮六分，甘草三分，水煎服。（《法门寺妇科胎前产后良方注评》）

十五问：胎前内伤凝血作痛何以治之？答曰：以安胎为主，宜服后药：当归八分，川芎八分，乌药六分，香附六分，枳壳（炒）五分，苏梗五分，陈皮四分，木香五分，厚朴（醋炒）四分，砂仁（炒）八分，甘草四分，水煎服。（《法门寺妇科胎前产后良方注评》）

十六问：胎前忽患耳聋何以治之？答曰：此因暴怒，肝火上冲，宜服后药：当归八分，川芎八分，白芍六分，生地六分，菖蒲八分，香附八分，黄芩六分，柴胡六分，砂仁六分，茯苓五分，陈皮四分，苏梗五分，白术五分，甘草五分，水煎服。（《法门寺妇科胎前产后良方注评》）

二十四问：胎前烦闷不食何以治之？答曰：此子烦也。宜服后方：当归六分，芍药六分，生地六分，白术四分，茯苓六分，黄芩五分，麦冬六分，香附六分，陈皮七分，枳壳（炒）八分。水煎服。（《法门寺妇科胎前产后良方注评》）

二十七问：有胎而月经仍来，何以治之？答曰：若气血虚者，宜服后方：当归（炒）一钱，川芎八分，白芍六分，熟地一钱，白术（炒）八分，茯苓七分，人参七分，焦杜仲八分，盐知母六分，黄芩（炒）五分，香附（炒）八分，甘草五分，水煎服。（《法门寺妇科胎前产后良方注评》）

三十问：胎前大便不通或大便不适何以治之？答曰：此大肠热也。宜服后药：当归（炒）六分，生地六分，黄芩八分，知母六分，前胡六分，麻仁八分，郁李仁四分，枳壳（炒）八分，栀子（炒）八分，茯苓八分，陈皮五分，甘草四分，灯心引，水煎服。（《法门寺妇科胎前产后良方注评》）

三十一问：胎未下而胞水先下，何以治之？答曰：宜服此药治之：当归一钱，枳壳（炒）六分，乳香八分，发灰一钱，川芎一钱，芍药八分，木香四分，甘草五分，猪心血和服。（《法门寺妇科胎前产后良方注评》）

七问：产后汗出不止何以治之？答曰：此由气虚不能固表，而津液妄泄也，宜服后方：当归八分，香附六分，浮小麦一钱，麻黄根八分，枣仁六分，远志六分，丹皮六分，益母草八分，陈皮（炒）四分，干姜六分，甘草五分，水煎服。（《法门寺妇科胎前产后良方注评》）

十问：产后恶露不断何以治之？答曰：可用益荣汤治之：当归一钱，川芎一钱，生地五分，香附八分，荆芥六分，焦杜仲八分，续断七分，山茱肉八分，茯苓八分，陈皮三分，甘草五分，水煎服。（《法门寺妇科胎前产后良方注评》）

十一问：产后肌体羸瘦，日发寒热，何以治之？答曰：此元气未复也，宜服后方：当归一钱，川芎一钱，熟地八分，人参六分，山药六分，白术（炒）六分，茯苓八分，陈皮（炒）四分，丹皮四分，香附八分，甘草五分，水煎服。（《法门寺妇科胎前产后良方注评》）

十九问：产后玉门不闭，何以治之？答曰：此气血俱虚，不能收敛故也。宜服：当归一钱，川芎一钱，人参八分，茯苓八分，生地八分，肉桂八分，丹皮五分，香附八分，荆芥五分，甘草五分，大枣引，水煎服。（《法门寺妇科胎前产后良方注评》）

二十三问：产后不寐何以治之？答曰：此心血虚也，当用后方补之：当归一钱，生地八分，远志八分，酸枣仁（炒）六分，人参五分，麦冬五分，元肉三个，知母六分，茯苓八分，甘草五分，水煎服。（《法门寺妇科胎前产后良方注评》）

三十问：产后四肢浮肿何以治之？答曰：宜用后方：当归八分，川芎八分，茯苓八分，香附八分，泽泻五分，泽兰五分，陈皮五分，乌药六分，水煎服。（《法门寺妇科胎前产后良方注评》）

三十二问：产后遍身疼痛何以治之？答曰：可服后方：当归一钱，川芎八分，赤芍五分，生地八分，丹皮六分，香附七分，茯苓六分，陈皮四分，续断五分，秦艽五分，红花五分，木香五分，甘草六分，水煎服。（《法门寺妇科胎前产后良方注评》）

少林展筋丹：当归60克，川芎60克，红花45克，桃仁45克，自然铜（醋淬7次）90克，土鳖虫60克，马钱子（油制去毛）90克，血竭90克，姜黄30克，白芷60克，木香30克，陈皮30克，沉香15克，小茴香1.5克，参三七60克，乳香（醋制）90克，没药（醋制）90克，赤芍90克，香附（醋炒）90克，儿茶90克，鸡血藤120克，麝香30克，川乌（制）30克，凤仙花60克，麻黄60克，朱砂9克，冰片3克。先将麝香、冰片、血竭、朱砂、儿茶、自然铜分别单研成粉，再将余21种药碾成细粉，取清泉水煮生甘草与药粉泛丸如梧桐子大，阴干，装瓶，密封备用。成人每次4.5克，用黄酒冲下，日服2次。舒筋活血，消肿止痛，解毒医疮。主治一切跌打损伤，血瘀作痛，筋伤骨损，肢体拘挛，行动困难，恶疮肿毒等。（《少林寺秘方集锦·上部·少林寺跌打损伤方·跌打损伤方》）

少林冬用行军散：当归30克，川芎30克，荆芥30克，防风30克，麻黄15克，白芷30克，桂枝12克，独活15克，羌活15克，川椒4.5克，干姜3克，甘草9克。以上12味药共碾成细粉，调匀，备用。每服1.5克，日服2~3

次。散寒祛风，舒筋止痛。感受风寒，恶寒发烧，头痛鼻塞，全身疼痛，四肢拘挛，腰酸腿痛等。（《少林寺秘方集锦·上部·少林寺跌打损伤方·跌打损伤方》）

少林八阵丹：当归30克，桃仁30克，乳香（醋制）15克，没药（醋制）15克，血竭12克，金银花21克，穿山甲9克，自然铜（醋淬7次）6克，丹皮18克，白芷12克，川黄连12克，白芍18克，大、小蓟各15克，枳壳12克，广木香6克，丁香3克，生甘草12克。以上18种药共碾成细粉，取米泔水泛丸如豌豆大，阴干即可。成人每次服1～3克，日服2次，用黄酒冲服。破瘀软坚，理气止痛，解毒，排脓生肌。跌打损伤，血瘀作痛，或破或未破恶疮肿毒，久不收口等有良效。（《少林寺秘方集锦·上部·少林寺跌打损伤方·跌打损伤方》）

少林接骨丹：当归30克，生地30克，赤芍30克，丹皮18克，羊蹄30克，大黄30克，黄柏30克，蛴螬30个，土虱100个，透骨草60克，自然铜（醋淬7次）30克，麝香30克。麝香单研，蛴螬先洗净，然后打碎，捣烂土虱。再将余药碾成细粉，与全料药粉混合均匀。取红花30克用酒、水各半煎汁，待凉后，泛药粉为丸如绿豆大，阴干备用。2～3克，日服2次。（《少林寺秘方集锦·上部·少林寺跌打损伤方·跌打损伤方》）

接骨汤：当归9克，红花9克，桃仁9克，炒大黄9克，野菊花30克，牡丹皮12克，羊蹄9克，土鳖虫（去头、足）6克，自然铜（醋淬7次）4.5克，生甘草6克。水煎服。（《少林寺秘方集锦·上部·少林寺跌打损伤方·跌打损伤方》）

保将酒：当归60克，川芎24克，苏木24克，红花30克，乳香（醋制）15克，没药（醋制）15克，白芷15克，桂枝9克，黄芪30克，木瓜24克，川断15克，桑寄生30克，补骨脂15克，桑枝2克，熟地30克，川郁金9克，桃仁30克，赤芍30克，透骨草30克，鹿角24克，白术30克，太子参5克，木香9克。上药捣成粗末置于瓷罐内，取上等白酒2740毫升，倒入罐内封口，然后用草泥封固，放能风干燥处，每天震摇瓷罐3次，酿制35天即可。滤出酒汁，将药渣用白布包绞尽汁，与前药合并，即成保将酒，密封备用。成人每日3次，每次内服30毫升。饮后速喝温开水一杯（以加快药效），卧床休息。若局部未溃者，可取少量外擦患处。活血祛瘀，逐腐生新，消肿止痛，舒筋活络。拳械击伤，跌打损伤，瘀血青肿，骨断筋伤，腰腿疼痛。（《少林寺秘方集锦·上部·少林寺跌打损伤方·少林药酒》）

少林大补酒：当归30克，川芎30克，木瓜24克，红花24克，牛膝30克，鹿胶24克，黄芪30克，白术30克，党参30克，桂枝9克，千年健9克，丹参30克，杞果15克，巴戟天15克，大芸15克，锁阳15克，熟地30克，祁蛇15克，海马15克，鳖甲15克，山楂30克，麦芽24克，陈皮15克，肉桂6克，女贞子30克，菟丝子24克，蒸首乌30克，百合30克，草薢15克，潼蒺藜15克，威灵仙15克，制乳香9克，制没药9克，桑寄生24克，夜交藤15克，鸡血藤30克，升麻15克，知母24克，白果15克，益智仁15克，龟板15克，白酒3升。以上44种药切成碎块，放入瓷缸内，加白酒，封口，切勿漏气，最好用黄泥封固。每日震摇1次，酿制3个月后，滤出药酒汁。将其药渣用白布包绞挤压尽汁合入前汁，再用三到五层细纱布过滤澄清后，装入瓷缸内密封备用。成人每日2次，每次15～20毫升内服。补血益气，壮腰健肾，通经活络，开胃消食。面色苍白，心跳气短，四肢无力，关节不利；食积、寒积、气积、血积；肾虚肢软，头晕目眩，小便清长，大便溏泻；内伤和外伤所致的病久体弱，中风闭证，半身不遂，中气下陷及脱肛等。小量久服可以延年益寿。（《少林寺秘方集锦·上部·少林寺跌打损伤方·少林药酒》）

少林白衣菩萨膏：当归头30克，赤、白芍各30克，红花30克，黑丹皮30克，乳香（醋制）45克，没药（醋制）45克，穿山甲45克，生牡蛎45克，地鳖虫45克，儿茶45克，广木香15克，南丁香6克，轻粉30克，红粉30克，生甘草21克，桃树皮60克，柳树枝60克，桂枝30克，麝香30克，铅丹300克，冰片9克，香油1200克。以上共22种药，先将麝香、冰片、红粉、广丹、儿茶、乳香、没药，分别研细单包备用。再将当归头、赤芍、白芍等15种草药切成碎块，置油锅内用文火炸成炭，滤出药油，继续用文火炼膏。使油面的浓烟逐渐转青，又转成白烟，药油达到滴油成珠时，离火下丹（边下丹边用竹竿搅拌，严防广丹沉淀焦化），然后将药油倾入冷水中浸泡15天，每天换水两次，宜去火毒。最后把油膏稍加温，兑入麝香、冰片等6种药粉，搓匀即成。9厘米1贴，膏重9克，7厘米1贴膏重6克，5厘米1贴摊膏3.5克。每10贴装一盒，备用。敷于患处。能活血祛瘀，消肿止痛，接骨续筋。跌打损伤，脱臼骨折，跌仆闪腰，血瘀肿痛等。（《少林寺秘方集锦·上部·少林寺跌打损伤方·少林膏药》）

少林万应膏：当归30克，白芷30克，乳香（醋制）15克，没药（醋制）15克，金银花30克，赤芍30克，儿茶15克，红花30克，防风15克，荆芥15克，虎骨9克，全虫9克，天麻9克，木瓜30克，苏木9克，刘寄奴9克，血竭6克，穿山甲12克，檀香12克，䗪虫6克，马钱子12克，桂枝12克，千年健9克，川牛膝30克，鸡血藤30克，桑枝30克，自然铜6克，汉防己18克，石楠藤18克，青风藤18克，川乌12克，草乌12克，川断30克，木香12克，延胡索30克，苍术12克，秦艽30克，蛇床子12克，白鲜皮15克，苦参12克，老鹳草15克，苍耳子15克，白花蛇30克，天花粉30克，地丁15克，蒲公英30克，大黄30克，川黄连30克，黄柏15克，桃仁15克，三棱15克，莪术15克，雄黄13克，明矾15克，麝香6克，冰片9克，广丹600克，香油3公斤。以上57味药，先将麝香、雄黄、明矾、血竭、冰片、自然铜、儿茶、乳香、没药分别单研成细粉。再把当归、白芷等48种药投油锅内，用文火炸枯成炭，滤出药油，徐徐炼熬药油。使其滴油成珠时，离火下入广丹（边下丹，边用竹棍搅匀，以防丹沉底焦化），每300克药油下丹90克。下丹完毕，将药油倒入冷水盆中浸泡15天，每天换水两次，以去尽火毒，再将药膏切成小块，拧尽水珠，隔水加温熔化，兑入麝香、冰片等8味细料，揉搓均匀，即成膏药。摊膏8厘米1贴膏重9克，5厘米1贴膏重6克，3厘米1贴膏重3克。活血祛瘀，消肿止痛，舒筋活络，除风散寒，镇痉杀虫止痒，破积消癥，续筋接骨。主治血瘀肿痛，闪腰岔气，腰腿疼痛，四肢麻木，关节不利，手足痉挛，半身不遂，风湿寒痹，步履艰难，抽搐震颤，口眼㖞斜，骨折脱臼，风邪皮痒，腹中癥瘕，以及血积、气积、硬坚疼痛。（《少林寺秘方集锦·上部·少林寺跌打损伤方·少林膏药》）

治点伤乔宾穴（即筑宾）方：当归6克，川芎9克，白芍4.5克，天麻1.5克，白芷3克，肉桂3克，三七（研末、冲服）6克，甘草6克，寻骨风6克。以上9味药共研细末，用黄酒冲服，每日2次，每次3～6克。（《少林

寺秘方集锦·上部·少林寺跌打损伤方·点穴致伤救治方》)

治点伤太阳穴方：当归6克，红花4.5克，黄芪4.5克，白芷4.5克，升麻4.5克，橘红4.5克，荆芥5.4克，肉桂3克，川芎5.4克，甘草3.6克。水煎后加童便一杯，陈酒1.5克，内服。（《少林寺秘方集锦·上部·少林寺跌打损伤方·点穴致伤救治方》)

治点伤命脉穴（即太渊）方：当归尾9克，紫草4.5克，苏木4.5克，红花4.5克，肉桂3克，陈皮3克，枳壳3克，石斛1.5克，甘草1.5克。上药取水、酒各半，煎后加童便一杯内服，效果良好。（《少林寺秘方集锦·上部·少林寺跌打损伤方·点穴致伤救治方》)

治点伤脉宗穴（即内关）方：当归尾3克，川断3克，桃仁3克，枳壳4.5克，刘寄奴3克，红花3克，甘草0.6克，藕节9克，骨碎补9克，山羊血0.9克（冲服）。水煎服，每日1剂。连服3剂。（《少林寺秘方集锦·上部·少林寺跌打损伤方·点穴致伤救治方》)

治点伤痰突穴方：当归3克，川芎3克，红花3克，大腹皮3克，骨碎补3克，荆芥2.4克，杏仁2.4克，紫草2.4克，苏叶2.4克，黑木耳炭4.5克，灯心草0.9克。以上药取水、酒各半煎服。（《少林寺秘方集锦·上部·少林寺跌打损伤方·点穴致伤救治方》)

治点伤肺苗穴（即俞府）方：归尾4.5克，红花2.4克，陈皮2.4克，杏仁2.4克，白芥子3克，没药（去油）1.2克，独活1.5克，石斛1.5克，苏叶1.5克，甘草1.5克。以上药，取水、酒各半煎服。（《少林寺秘方集锦·上部·少林寺跌打损伤方·点穴致伤救治方》)

治点伤腕心穴（即大陵）方：当归尾3克，陈皮3克，川断3克，白芥子3克，大黄9克，红花1.5克，羌活1.5克，二丑4.5克，甘草1.2克，苏叶4.5克，灯心草0.9克。取水、酒各半煎服，每日1剂，连服3剂。（《少林寺秘方集锦·上部·少林寺跌打损伤方·点穴致伤救治方》)

治点伤血仓穴（即膈俞）方：当归3克，续断3克，石斛3克，生地3克，红花1.5克，陈皮1.5克，羌活1.5克，赤芍2.4克，甘草0.6克。水、酒各半，煎后加童便一杯内服。（《少林寺秘方集锦·上部·少林寺跌打损伤方·点穴致伤救治方》)

治点伤胆疳穴（即胆俞）方：当归3克，桃仁10粒，橘红1.5克，甘草0.6克，灯草0.3克，取水、酒各半煎服。（《少林寺秘方集锦·上部·少林寺跌打损伤方·点穴致伤救治方》）

少林寺秘传药案：当归尾、川芎、生地、续断各6克，苏木、乳香（去油）、没药（去油）、木通、乌药、泽兰各3克，桃仁（去皮、尖）14粒，甘草2.4克，木香2.1克，生姜3片。水煎后，加童便、老酒各一杯内服。（《少林寺秘方集锦·上部·少林寺跌打损伤方·少林药案》）

舒筋丹：当归90克，红花90克，赤芍90克，舒筋草、木瓜、川牛膝各90克，防风60克，木香、陈皮各30克，白芷60克，马钱子（油炸、去毛）6克，小茴香15克。将上12种药碾成细粉，用黄赤粉打成稀粥，调药粉制丸如梧桐子大，晾干备用。每服3～4.5克，用黄酒冲服。活血，散瘀，调达三气即宗气、元气、卫气，舒筋利节，散滞解郁。主要用于初练功所致的腰腿疼痛、损伤筋节、四肢酸困和全身不适。（《少林寺秘方集锦·上部·少林寺跌打损伤方·少林练功药方》）

练功畅通气血散：当归、陈皮、木香、蕤仁、甘草各3克，生地、熟地、白术、黄芪各6克，山药15克，小茴香1.5克，沉香0.6克。诸药碾成细末为散，练功前每次6～9克，用黄酒冲服。（《少林寺秘方集锦·上部·少林寺跌打损伤方·少林练功药方》）

治面无血色方：当归24克，阿胶9克，何首乌9克，黄精24克，熟地、生地各9克，白术12克，黄芪12克，大枣3枚，甘草4.5克，饴糖30克。上药以清泉水1500毫升，煎取500毫升，加饴糖搅化。每日2次，连服10剂。（《少林寺秘方集锦·下部·内科杂病验方内科杂病方》）

治头痛方：当归15克，川芎3克，藁本9克，羌活6克，白芷9克，防风6克，甘草6克，苍耳子4.5克。诸药加入1500毫升，煎至500毫升，每日2次。（《少林寺秘方集锦·下部·内科杂病验方·内科杂病方》）

治小儿全身干痒方：当归、生地、黄芪各9克，赤芍6克，红花2.4克，赤石脂（醋煅）6克，白鲜皮4.5克，蛇床子0.9克，生甘草1.5克。以泉水2500毫升，煎至1500毫升，熏洗，每获良效。若能配合针刺足三里、曲池、中脘、环跳，效果更好。（《少林寺秘方集锦·下部·内科杂病验

方·内科杂病方》)

治点伤太阳三么穴秘方：归尾、桃仁、大黄、杜仲、破故纸、青皮、羌活、独活、肉桂、功劳叶、章子、千里马，姜引，酒炖服。（《少林寺伤科秘方·卷三·治点伤诸穴秘方》）

治点伤眼角穴秘方：当归、茯苓、川芎、茜草、地鳖虫各五钱，制川乌三钱，青木香二钱，肉桂、甘草各一钱，参三七五分，共为细末，酒下三分。（《少林寺伤科秘方·卷三·治点伤诸穴秘方》）

治点伤驾梁穴秘方：当归、生地、川芎、白芷、寻骨风、天麻、白芍、肉桂、参三七、甘草共为末，葱引酒下三分。（《少林寺伤科秘方·卷三·治点伤诸穴秘方》）

治点伤将台穴秘方：当归、川芎、防风、寻骨风、白术、黄芪、甘草共为末酒下。（《少林寺伤科秘方·卷三·治点伤诸穴秘方》）

治点伤气门穴秘方：近背在胁内期门之下，当归尾、白芍、血竭、莪术各一钱，柴胡、青皮、红花、紫草、桃仁、化红、川贝、木通、甘草各八分，生地五分，丁香三枚，广香三分，童便引酒煎服。（《少林寺伤科秘方·卷三·治点伤诸穴秘方》）

治点伤血关穴秘方：即血瘦，归尾、生地、桃仁、红花、青皮、桔梗、乳香、没药。水煎服。（《少林寺伤科秘方·卷三》）

治点伤背漏穴秘方：匀咳黄肿四肢无力，下中潮热，服此方：当归、狗脊、泽兰、乳香、没药各一钱五分，桑寄生、骨碎补、川芎、地榆、槟榔、续断、紫苏、秦艽、黑枣引酒煎服，再用平胃散：苍术、厚朴、黄芪、砂仁、杞子、香附、菟丝子各一钱，陈皮八分，黄芩六分，共为末，蜜丸，酒送下三钱，忌葱蒜。（《少林寺伤科秘方·卷三·治点伤诸穴秘方》）

治点伤骑裆穴秘方：当归、白芍、乳香、没药、元胡、黄芪、升麻、熟附、小茴、茯苓、茯神、血竭、沉香、甘草，红枣三枚引。（《少林寺伤科秘方·卷三·治点伤诸穴秘方》）

治点伤马穴秘方：当归尾、丹皮各五钱，五加皮、苡仁、川牛膝、杯牛膝各七钱，参三七、棱麻各二钱，肉桂一钱，共为末酒下。（《少林寺

伤科秘方·卷三·治点伤诸穴秘方》）

治点伤关元穴秘方：归尾、赤苓、参三七、泽泻、广木香、栀仁、自然铜、肉桂、车前、桃仁、三棱、蓬术、甘草，灯心引，酒煎服。（《少林寺伤科秘方·卷三·治点伤诸穴秘方》）

治点伤粪门穴秘方：归尾、大黄、五味、独活、参三七、肉桂、五灵脂、生地、甘草，共为末酒下。（《少林寺伤科秘方·卷三·治点伤诸穴秘方》）

治点伤左乳行气一脉秘方（卯时点中）：当归、苏木、没药（去油），各二钱，枳壳、菖蒲、木通各三钱，桂枝、茯神、陈皮、田三七各一钱，甘草七分，红花、大腹皮各一钱半。（《少林寺伤科秘方·卷三·治点伤诸穴秘方》）

治点伤右手中指脉秘方（巳时点中）：当归三钱，杜仲、桂根、碎补、赤芍、制草乌、没药（去油）各二钱，菖蒲、红花、五加皮、乳香（去油）各一钱半，泽兰一钱，田三七、甘草各七分，制川乌一钱。（《少林寺伤科秘方·卷三·治点伤诸穴秘方》）

少林寺秘传内外伤主方：当归尾、川芎、生地、续断各二钱，苏木、乳香（去油）、没药（去油）、木通、乌药、泽兰各一钱，桃仁（去皮尖）十四粒，甘草八分，木香七分，生姜三片，水煎加童便老酒各一杯。（《少林寺伤科秘方·卷四·少林伤科主方加减方》）

上部汤药方：当归、川芎、赤芍、生地、羌活、独活、丹皮、黄芩、梧梗、桂枝、泽兰、桃仁、槟榔，生姜引，水煎，酒兑服。（《少林寺伤科秘方·卷五·少林伤科全身用药方》）

中部汤药方：归尾、赤芍、生地、羌活、丹皮、桃仁、紫荆皮、苏木、苏梗、麝香、大茴、小茴、杜仲、红花（有红不用）、儿茶、元胡、草乌（少用），水煎，兑酒服。（《少林寺伤科秘方·卷五·少林伤科全身用药方》）

下部汤药方：归尾、赤芍、生地、羌活、丹皮、桃仁、紫荆皮、黄芩、西香、木香、木瓜、茯苓、骨碎补、防己、川芎、牛膝、参三七、甜瓜皮、南星，水酒兑服。（《少林寺伤科秘方·卷五·少林伤科全身

用药方》）

全身跌打丹：当归、川芎、白芍、陈皮、橘皮、茯苓、半夏、山药、泽兰、羌活、独活、荆芥、防风、细辛、白芷、青皮、枳壳、山楂、神曲、槟榔、大黄、黄柏、大茴、小茴、西香、木香、麝香、元胡、木瓜、甜瓜皮、干姜、杜仲、续断、骨碎补、虎骨、猴骨、乳香、没药、参三七、甘草、自然铜、乌药、川乌、草乌、血竭、地鳖虫、朱砂、琥珀、穿山甲、花粉、苡仁、车前子、木通、狗脊、菖蒲、南藤（即公丁藤）、儿茶、秦艽、红花、五爪龙（俗名五叶藤）、寻骨风、赤芍。以上诸药各等份共为细末。（《少林寺伤科秘方·卷五·少林伤科全身用药方》）

全身跌打损伤方：当归、虎骨、猴骨、参三七、白芷、乌药、山羊血、桃仁、木香、母丁香、茜草各一两，乳香、没药各八钱，赤芍、血竭、牛膝、菖蒲、木通、五加皮、小茴、杞子、元参、五灵脂、南蛇、薄荷、寻骨风各五钱，川芎、泽泻、肉桂、桂皮、藁本、郁金、蔓荆子、麝香各三钱，荆芥、羌活、升麻、枳壳、花粉、杜仲、木瓜、细辛、槟榔、桂枝、儿茶、厚朴、破故纸、三棱、自然铜、草乌各二钱，地鳖虫四十九个，共为末，酒兑服。（《少林寺伤科秘方·卷五·少林伤科全身用药方》）

全身跌打酒药方：当归、木瓜、虎骨、杜仲、菟丝子、破故纸、杞子、牛膝各一两，乳香、没药各八钱，白芍、山药、丹皮、麦冬、桂枝、知母、元胡、川芎、紫荆皮、丁香、威灵仙各五钱，甜瓜皮、陈皮、儿茶、独活、参三七、乌药各三钱，朱砂、麝香各二钱，地鳖虫五个，血竭三钱，以上诸药共研细末，放瓶内入好酒，十斤煮三柱香，浸七日，每服一杯。（《少林寺伤科秘方·卷五·少林伤科全身用药方》）

妇人跌损方：当归、川芎、生地、白芍、益母草、红花、杜仲、白术、牛膝、羌活、独活、黄芩、黄芪、香附、茯苓、续断、虎骨、南星各等份，用酒煎服。（《少林寺伤科秘方·卷五·少林伤科全身用药方》）

接骨神方：当归、五加皮、乳香（去油）、苏木各三钱，自然铜（酢淬7次，研成细末）三钱，土鳖虫（焙干）七个，共入瓷瓶内，加酒三斤浸泡，饮三四次其骨自合，不必吃完，恐生多骨。（《少林寺伤科秘损伤立效散：专治跌打内伤并闪锉风气及一切疼痛，用当归二钱，通草一钱，桃仁、穿山甲各二钱，怀牛膝一钱，大黄一钱五分，青皮一钱，骨碎补（去毛）、乳香（去油）、没药（去油）、杜仲各二钱，白芷一钱五分，苏子一钱，红花一钱五分，降香、甘草各一钱，血竭三钱，三七一钱半，地鳖虫二钱，石楠枝头三钱，共研为细末备用，也可取童便一杯加水煎服，重者二剂可愈，若用散，重者服五钱，轻者三钱，并用童便和老酒各一杯送下甚效。（《少林寺伤科秘方·卷八》）

治跌仆重伤秘方：凡跌仆重伤，不能言语，大小便俱用，鼻有一丝气者，服此方神效。药为：当归、草乌、没药、乳香、血竭、半两钱（醋淬数十次）、自然铜（醋淬七次）各等份共为末，每用两三分，黄酒冲服，伤重极者两三服即愈。五日忌荤，如出血多，神气虚极者不可服。（《少林寺伤科秘方·卷八》）

跌打损伤奇方：此药只可服一剂不可多服，归尾、乳香、没药、五加皮各五钱，生地、乌药、红花、泽兰、苏木、赤芍、元胡各四钱，桃仁、川断各三钱，木通、木香各二钱，细辛八分，肉桂（去皮）二钱，上药用秤称足，取童便一碗，老酒两碗，共煎一碗，冲活命丹一厘服，再将药渣用水两碗，煎剩一碗，仍冲活命丹一厘服。（《少林寺伤科秘方·卷八》）

治跌伤效方：归身、白术、炙黄芪、川断（酒炒）、白芍、白茯苓、骨碎补（酒炒）各三钱，人参、川芎各二钱，熟地一钱，炙甘草八分，水煎服。（《少林寺伤科秘方·卷八》）

治伤后七窍出血秘方：当归炭、血余炭、栀子炭、黄柏炭各三钱，三七粉（冲服）五分，生地一两，水煎服。（《少林寺伤科秘方·卷八》）

跌打损伤炒方：治一切跌打损伤，遍身青肿瘀停作痛及坠扑内伤。用归尾一两三钱，乳香（去油）、没药（去油）、辰砂（水飞）、血竭（瓦上醋炒）、儿茶（研末，瓦上焙）各一钱五分，明雄黄五钱，冰片、麝香各一分七厘，共研为细末，瓷瓶收贮，每服五分，重者两服好酒送下。（《少林寺伤科秘方·卷八》）

治跌伤腰痛秘方：归尾（酒洗）、故纸（酒炒）、杜仲（酒炒断

丝）、地骨皮（酒洗），共末，用猪腰一对，劈开纳入药粉蒸熟吃。（《少林寺伤科秘方·卷八》）

治两手受伤秘方：凡两手受伤出血肿痛者，归尾、赤芍、川芎、生地、红花、秦艽、细辛、质汗、桂枝、木香各八分，骨碎补三钱，柴胡二钱，水、酒各半煎服。若制末，加乳香、没药、自然铜、虎骨、地鳖虫各五钱，水煎服。（《少林寺伤科秘方·卷八》）

治两胁骨断秘方：当归、赤芍、红花、生地、桃仁、五加皮、木香、桂枝、杜仲、破故纸、寻骨风、小茴香各一两，参三七、血竭、肉桂、牛膝各一钱，虎骨、乳香（醋制）、没药（醋制）、柴胡、桔梗、骨碎补各五钱，自然铜（醋淬7次）、三棱、川乌（制）、甘草各八分，地鳖虫五个，左伤者加柴胡，右伤者加桔梗、百合，好酒兑服。（《少林寺伤科秘方·卷八》）

治眼角受伤出血秘方：当归、茯苓、川芎、茜草、地鳖虫各五钱，川乌制三钱，青木香二钱，肉桂、甘草各一钱，参三七五分，共末，酒送服，每服三分。（《少林寺伤科秘方·卷八》）

治伤后四肢痛疼秘方：当归、红花、川芎各五钱，羌活、独活、荆芥、防风各二钱，透骨草一钱半，生甘草八分，水、酒各半煎服。连服十剂即愈。（《少林寺伤科秘方·卷八》）

治伤后心虚气喘方：当归、熟地、白芍（酒炒）、白术各五钱，炙黄芪六钱，百合、五味子各一钱半，大枣三枚，饴糖二两，水煎服。（《少林寺伤科秘方·卷八》）

接骨膏：治骨碎筋断，有断喉者合上方治之立效。当归一两五钱，川芎一两，骨碎补一两，川乌（火煨）八钱，木瓜二钱，乳香（去油）、没药（去油）各五钱，黄胶香一两，老古钱（酒制7次）七个，共研细末，香油二两，熬膏用油纸摊贴。（《少林寺伤科秘方·卷七》）

加减活血上痛散：当归、穿山甲、木瓜、牛膝各三钱，乳香、没药各二钱，独活、羌活、枳壳各一钱五分，小茴、甘草、淮乌、川芎、白芷、人参、大茴、血竭各一钱，肉桂八分，麝香一分，生姜三片，水煎，酒冲服。（《少林寺伤科秘方·卷八》）

少林夺命丹：治跌仆重伤，不能言语，大小便俱闭，鼻有一丝气者，服此药神效也。当归、制草乌、没药、乳香、血竭、自然铜（醋淬七次），上药各等份，共为细末，用二三两黄油送下极效。伤重者两三服即愈。如神气虚极者，切不可服。（《少林寺伤科秘方·卷八》）

金伤愈灵丹：当归、川芎、苏木、土鳖虫各三钱，自然铜（醋淬7次）五钱，乳香（醋制）、豹骨、穿山甲、甘草各二钱，虻虫一钱半，失笑散五钱，共末，用米泔水调丸，如豌豆大，每服五丸，伤重者服七丸，黄酒送下。此药对损伤疼痛或伤后成疮久不收口均不神效。亦可用于无名肿毒者，取药粉用醋调成糊，涂患处，再加内服五六丸甚佳。（《少林寺伤科秘方·卷八》）

少林壮筋接骨丹：治跌损骨折百日不愈，用当归、五加皮、补骨脂、菟丝子、党参、刘寄奴、川断各二两，川芎、白芍、熟地、杜仲、桂枝、三七、虎骨、木瓜、黄芪各一两，骨碎补、土鳖虫各三两。右药共研成细末，以砂糖水泛丸，如豌豆大，晾干，每服三钱，重者四钱，黄酒送下甚效也。（《少林寺伤科秘方·卷八》）

治棍伤腰痛秘方：当归、鸡血藤各一两，红花、川芎、苏木、大黄各三钱，自然铜（醋淬7次）二钱，川牛膝五钱，水煎服。（《少林寺伤科秘方·卷九》）

治鞭伤肩部肿痛秘方：当归五钱，川芎、红花、桃仁、泽兰各三钱，生蒲黄一钱，花椒二分，水煎加童便一杯服。（《少林寺伤科秘方·卷九》）

治拳打右胁疼痛秘方：当归五钱，乳香（去油）、没药（去油）各一钱半，赤芍、苏木各三钱，红花三钱，自然铜（醋淬7次）五分，郁金二钱，血竭五分，甘草一钱半，加童便一杯，水煎服。（《少林寺伤科秘方·卷九》）

治摔伤秘方：当归、牛膝各五钱，川芎、红花各三钱，甘草二钱，乳香（去油）、没药（去油）各一钱半，桂心五分，水煎服。（《少林寺伤科秘方·卷九》）

治拳棒打伤红肿秘方：当归五钱，川芎、红花、桃仁各三钱，陈皮、

枳壳、木通、甘草各二钱，乳香（醋制）、没药（醋制）各一钱半，水煎，兑黄酒服。（《少林寺伤科秘方·卷九》）

治伤处溃破成疮秘方：当归、川芎、乳香（醋制）、没药（醋制）各一钱半，白芷、赤芍、金银花各三钱，延胡索四钱，连翘五钱，甘草二钱，蒲公英一两，水煎服。（《少林寺伤科秘方·卷九》）

治跌打碰伤秘方：当归五钱，川芎、红花、桃仁各三钱，赤芍五钱，生地二钱，三七一钱，木香五分，水煎服。（《少林寺伤科秘方·卷九》）

治铲伤肩膀秘方：当归、穿山甲各三钱，皂角刺、黄柏、金银花、连翘、浙贝母、白芷、地丁、生甘草、没药（醋制）、乳香（醋制）各二钱，水煎汤，用黄酒一两冲服。（《少林寺伤科秘方·卷九》）

少林当归饮：当归、泽兰各八钱，牡丹皮、桃仁各三钱，苏木二钱，水煎服。此方治跌打损伤、内瘀血块等症，若头伤者加藁本三钱，手伤者加桂枝二钱，腰伤者加杜仲三钱，白芥子二钱，牛膝四钱，水煎服。（《少林寺伤科秘方·卷九》）

治小儿全身生疮秘方：当归五钱，赤芍、荆芥、防风各二钱，生甘草一钱半，白鲜皮、茯苓各三钱半，苍耳二钱，水煎服。另用硫黄、雄黄、冰片研为细末，用好酒调涂患处。（《少林寺伤科秘方·卷十》）

支太医方：治妇人百病，诸虚不足。当归四两，地黄二两，为末，蜜丸如梧子大，食前米饮下十五丸。（《证类本草·卷八》）

治吐血不止方：当归18克，生白芍9克，阿胶12克，白及9克，红花3克，桔梗8克，炒枳壳6克，田三七3克，生地30克，黑荆芥12克，百草霜9克，红糖30克。水煎服。一般2剂即愈。（《少林寺秘方集锦·上部·少林寺跌打损伤方·武伤急救方》）

【论述】《四部医典》中说："消炎，散疗疖。"

干地黄

【性味】甘，苦、凉。

【归经】入心、肝、肾经。

【功能】滋阴、养血。

【主治】阴虚发热、消渴、吐血、衄血、血崩、月经不调、胎动不安、阴伤便秘。

【附方】《耆婆方》治人唾血及水涎不能食方：干地黄、人参、蒲黄等分为散，以饮服一钱匕，日二，腹痛者加芍药八分。（《医心方·卷五》）

治五旬以上经证益阴煎：干地黄、知母（酒炒）、黄柏（酒炒）、龟板（炙）、砂仁、炙甘草各一钱。水煎，食前服。（《竹林女科证治·卷一》）

青木香

【别名】藏文名：玛努巴达日。

【性味】辛、苦、甘，平，寒，效腻、燥、锐。

【归经】入肺、胃经。

【功能】行气、解毒、消肿，祛风、升胃温、消食，解郁、止痛。

【主治】胸腹胀痛、痧证、肠炎下痢、疝气、蛇咬毒、痈肿、疔疮、皮肤、瘙痒或湿烂，"龙"病，发烧，胸肋痛。

【附方】青木香、宽筋藤、玫瑰花、金色诃子、珍珠干、山奈、头骨炭（制）、龙骨、木鳖子、当药共研细末，煎汤主治龙、赤巴合并性头痛，脑刺痛。

【论述】《四部医典》中说："医治龙病，血病，清热等。"

《铁鬘》中说："青木香性温功效大，治培根寒症。"

岩白菜

【别名】藏文名：嘎都日。

【性味】味涩、辛、甘，性凉，效锐。

【功能】消肿，解毒，退热，止咳，收敛。

【主治】时疫，肺病，感冒咳嗽，喉痛音嘶，胃痛泻痢，黑脉病，四肢肿胀，瘙痒及疱疹。

【论述】《铁鬘》中说："性凉效锐。"

《甘露点滴》中说："温、燥。愈感冒，治四肢痛肿。"

《四部医典》中说："愈合创伤。"

商陆

【别名】藏文名：白宝。

【性味】苦，寒。有毒。

【归经】入脾、膀胱经。

【功能】通二便，泻水，散结，清热，解毒。

【主治】水肿，胀满，脚气，喉痹，痈肿，恶疮，口臭，呕逆。

【附方】《梅师方》治水肿不能服药。商陆一升，羊肉六两，以水一斗煮取六升，去滓，和肉、葱、豉作臛，如常法食之，商陆白者妙。（《证类本草·卷十一·商陆》）

《僧深方》治通身水肿，大小便不利方：常陆根三升，薄切，赤小豆一斗，凡二物，水一斛，煮取一斗，稍饮汁，食豆，以小便利为度。（《医心方·卷十》）

《僧深方》者风水肿、癥癖，常陆酒方：常陆根一升，切，凡一物，以淳酒二斗渍三宿，服一升当下，下者减从半升起，日三，不堪酒者以意减之。（《医心方·卷十》）

狼毒

【别名】藏文名：塔日奴。

【性味】苦，辛，平，湿，有毒。

【归经】手太阴，兼少阴经气分。

【功能】逐水祛痰，破积，杀虫，下泻，消肿，燥黄水。

【主治】水肿腹胀，痰食虫积，心腹疼痛，气喘，疥癣，痔瘘，时疫，癣疹。

【附方】深师疗干湿癣神方，取狼毒末，以苦酒研之如墨法，先洗刮令伤，以敷之，不用大涂，恐坏人肉。（《外台秘要·卷三十》）

【论述】《月王药诊》中说："狼毒能下泻。"

《四部医典》中说："狼毒能泻寒热病症。"

《如意宝树》中说："狼毒性糙，温，功效托引，化性重，狼毒根治皮肤炭疽。"

紫草

【别名】藏文名：吉毛格。

【性味】甘，苦；凉。

【功能】清肺热，解毒、止血、和血。

【主治】肺炎，肺痈，咯血。

【附方】紫草、诃子、金甘子、毛诃子、紫草茸、沙参、茜草、枇杷叶配伍煎汤，主治肺热，肾热，膀胱热。

【论述】《如意宝树》中说："紫草清肺热、止吐血。"

紫茉莉

【别名】藏文名：阿夏干达。

【性味】甘、辛，温，效轻、燥。

【功能】增胃温，暖肾，生肌，长气力，利尿，排石，敛黄水。

【主治】胃寒，肾寒，下身寒，阳痿，浮肿，腰痛，关节痛，"黄水"病。

【附方】紫茉莉、黄柏、马兜铃、诃子、白云香共研细末，煎汤，治疗皮肌间黄水病、各种皮肤病。

【论述】《四部医典》中说："紫茉莉治疗下半身寒症、黄水病。"

《如意宝树》中说："引黄水，壮阳，生下身温。"

《铁鬘》中说："紫茉莉温、平、生气力。"

瑞香狼毒

【别名】藏文名热九格。

【性味】辛、苦，平。有毒。

【功能】消炎症，止溃疡，消肿。

【主治】疫疠，外用治疖疮，顽癣，溃疡。

【论述】《月王药诊》中说："瑞香狼毒能泻。"

《四部医典》中说："医治疖疮、消炎。"

《如意宝树》中说："瑞香狼毒外敷消肿，治各种顽癣。内服治疠病，消炎。"

藏药草乌

【别名】藏文名榜嘎那格宝。

【性味】苦，凉。有大毒。

【功能】退烧，止痛，缓下。

【主治】感冒，风湿痛。

【论述】《月王药诊》中说："消炎，干黄水，止痛。"

熟地黄

【性味】甘，微温。

【归经】入肝、肾经。

【功能】滋阴，补血。

【主治】阴虚血少，腰膝痿弱，劳嗽骨蒸遗精，崩漏，月经不调，消渴，溲数，耳聋，目昏。

【附方】治形瘦血郁经闭　芩连四物汤：熟地黄、当归、赤芍、川芎各一钱，黄芩、黄连（姜制）各五分，姜为引。（《竹林女科证治·卷一》）

治胎漏　二妙散：熟地黄（炒）、干姜（炮）各二钱，为末，米饮调服。（《竹林女科证治·卷二》）

治产后喘促　贞元饮：熟地黄七八钱，炙甘草一二钱，当归二三钱。水煎温服。（《竹林女科证治·卷三》）

治五旬以上经证　吴茱萸汤：熟地黄、当归、白芍、川芎、吴茱萸（滚水泡）、人参各一。姜三片，枣二枚，水煎服。（《竹林女科证治·卷一》）

治手脚冰冷方：熟地30克，附子4.5克，淫羊藿2.5克，黄芪30克，炙

甘草1.5克。水煎服。（《少林寺秘方集锦·下部·内科杂病验方·内科杂病方》）

伤后补养方：熟地21克，炙黄芪、全当归10克，焦白术6克，生薏仁15克，炒枣仁9克，川牛膝6克，川芎4.5克，桂圆3个。水煎服。功能：养血补气，壮肾健骨。主治损伤所致的气血双虚、面色苍白、心跳气短，以及腰酸腿痛、关节强直、屈伸不利等。

鲜地黄

【性味】甘、苦，寒。

【功能】清热、凉血、生津。

【主治】温病伤阴，大便烦渴，舌绛、神昏、斑疹、吐血、衄血；虚劳骨蒸、咳血、消渴、便秘。

【附方】《耆婆方》治人客热方：生地黄根一握，净洗，捣绞取汁，纳少许蜜，少少服之。（《医心方·卷三》）

《梅师方》治堕损筋骨，蹉跌骨碎破。捣生地黄熨热，裹三日夜。数易。若血聚，以针决之。

又方治吐血深效方：生地黄汁一生二合，白胶香二两，以瓷器盛入甑蒸，令胶消服。

又方治乳痈，捣生地黄汁傅之，热即易之，无不见效也。（《证类本草·卷六·地黄》）

地黄薄荷汤：治伤寒热瘴，头疼足热，发渴烦躁，其脉洪实，不呕不泻。生地黄根，生薄荷叶，右二味，不以多少净洗，砂钵内捣烂，取自然汁，入麝香少许，井花水调下，如觉心间顿凉不须再服。（《岭南卫生方·卷之中》）

治胎漏　二黄散：生地黄、熟地黄各等分，为末，每三钱，白术（蜜炙）、枳壳（麸炒）各一钱，煎汤调下。（《竹林女科证治·卷二·》）

治头伤方　方药：生地45克，人参6克，龙脑1.2克，龙齿15克，象皮15克，黄芪30克。共研细末，每服3克，每日三次。（《少林寺秘方集锦·上部·少林寺跌打损伤方·跌打损伤方》）

治点伤神关穴（即神门）方：生地9克，三七3克（研末、冲服），血竭3克，茯苓9克，赤芍9克，当归6克，陈皮6克，甘草1.5克，葱白3段。以上药加水、酒各半煎服。（《少林寺秘方集锦·上部·少林寺跌打损伤方·点穴致伤救治方》）

治点伤肾俞穴方：生地9克，乌药6克，黄柏6克，红花3克，苏木9克，紫草9克，制乳香9克，木瓜3克，杜仲9克，甘草1.5克。水煎服，每日一剂，若加入童便内服效果更好。（《少林寺秘方集锦·上部·少林寺跌打损伤方·点穴致伤救治方》）

治小便急痛灼热尿血方：生地30克，白茅根30根，车前子（布包）21克，小蓟炭9克，冬瓜皮9克。水煎浓汁，代茶饮。（《少林寺秘方集锦·下部·内科杂病验方·内科杂病方》）

治心悸方：生地、熟地各15克，炒枣仁、石菖蒲各9克，白芍、制何首乌各12克，五味子6克，炙甘草6克，朱砂1.5克（水飞，另包，冲服）。上药加清泉水1500毫升，煎取500毫升，每日2次立效。

治牙床出血方：生地15克，白茅根30克，生栀子9克，当归9克，白及4.5克，三七4.5克（研末、冲服）。水煎服，连服3剂，良效。（《少林寺秘方集锦·下部·内科杂病验方·内科杂病方》）

治面生黑痣方：生地30克，红花9克，桑枝15克，桃仁6克，泽兰8克，当归9克，刘寄奴12克，荆芥4.5克，防风4.5克，白蒺藜15克。水、酒各半煎服，连服8剂，显效。（《少林寺秘方集锦·下部·内科杂病验方·内科杂病方》）

少林长寿方　方药：鲜生地30克，鲜何首乌（酒蒸三次阴干）24克，鸡头根30克，土黄芪30克，水槿花15克。另加上等蜂糖500克。制法：将上5味药置砂锅内，加嵩山水、龙泉水2000毫升，用文火慢熬18个小时（可以酌情加水），除去药渣，用白纱布滤三遍，更换砂锅熬至500毫升即可。另外将蜂糖倒入一个砂锅内煮沸，除去泡沫和杂质，加入药汁搅匀，然后装入瓶内，密闭备用。服法：每天早晚2次，每次服15~20克，久服不限。功能：补气养血，乌发悦颜，开胃消食，生津止渴，久服可以延年益寿。治气血双虚，头晕眼花，疲倦无力。心跳气短、面色苍白，自汗

盗汗，腰腿酸软，发须早白，面斑黑痣等。（《少林寺秘方集锦·下部·内科杂病验方·少林寺素喜法师秘方选》）

少林补血汤：鲜生地60克，当归30克，嵩山参30克，白术12克，大枣5枚，炙甘草6克。水煎成药汁，加冰糖60克，水煎。连服三剂良效。主治：血虚、气短、心慌、头晕眼花、四肢无力等。（《少林寺秘方集锦·下部·内科杂病验方·少林延寿方》）

治点伤六宫穴秘方：生地、参三七、血竭、云苓皮、茯苓、赤芍、归尾、陈皮、甘草、葱引，酒煎服。（《少林寺伤科秘方·卷三·治点伤诸穴秘方》）

治点伤背心穴秘方（背中间也）：生地、五味、伤风、独活、木香各一钱，乳香、没药各一钱二分，共为末，葱引，酒下三分。（《少林寺伤科秘方·卷三·治点伤诸穴秘方》）

治点伤肾俞穴秘方：脊背第十五椎命门穴之下：生地9克、破故纸9克、乌药6克、黄柏6克、牡蛎9克、元胡索9克、小茴3克、泽兰4.5克、红花3克、紫草9克、苏木9克、乳香9克、木瓜3克、杜仲9克，甘草1.5克不加引，水煎服。（《少林寺伤科秘方·卷三·治点伤诸穴秘方》）

治点伤退遍穴秘方：生地、苏梗、桂皮、小茴、细辛、麝香、茜草各9克，共为末。葱引酒下。

治点伤右前甲心脉秘方（子时点中）生地、郁金、苏木、泽兰、香附、赤芍、桔梗、穿山甲、桑枝、甘草各二钱，丹参、乳香（醋制）、没药（醋制）、枳壳各三钱，归尾一钱半，田三七一钱。

治点伤左上胁一脉（寅时点中）秘方生地、薄荷、川芎、自然铜（醋淬7次）各三钱，五加皮、姜黄、川断、泽兰、田三七、赤芍、白芥子、香附、碎补、陈皮、白茯苓、乳香（去油）、没药（去油）各二钱，甘草、枳壳各一钱。

治点伤左脚胆脉秘方（卯时点中）生地、川朴、枳壳各二钱，大黄、桃仁、牛膝、木瓜、赤芍、陈皮、青皮各一钱，郁李、枳实、红花各一钱半，猪胆适量冲服。

治点伤左手掌心一脉秘方（寅时点中）生地、归尾各三钱，碎补、赤芍、川断、乳香（去油）、没药（去油）各一钱半，红药、五加皮、地榆各二钱，木香、甘草各一钱，丁香三分。

治点伤右耳尾根脉秘方（辰时点中）　生地四钱，赤芍、菖蒲、红花各二钱，苏木、姜黄、白芷、细辛、栀子各一钱，川芎二钱，丹皮、归尾、防风、乳香（去油）各一钱半，田三七、甘草各七分。

治点伤右手小指其脉（巳时点中）秘方　生地、桂枝、桔梗、川芎、白芷各二钱，苏木、莪术、红花、羌活、自然铜（醋淬7次）、甘草各一钱，白芍（酒炒）一钱半，苏子一钱半，松节、五加皮各一钱。（《少林寺伤科秘方·卷三·治点伤诸穴秘方》）

治点伤左耳孔鬼脉秘方（午时点中）：生地、木耳、防风、荆芥、桂枝各二钱，没药（去油）、川芎、栀子、苏木各三钱，天麻、田三七、丹皮各一钱，细辛八分，菖蒲二钱。

治点伤左凤尾脉秘方（未时点中）：生地、红花、归尾、血竭、栀子、儿茶、川芎、白芷各二钱，荆芥、大黄各一钱，防风一钱半，甘草一钱。

治点伤右手正腕络脉秘方（未时点中）：生地、桂枝、红花、碎补、松节各二钱，赤芍、泽兰、五加皮、乳香（去油）各一钱半，田三七、甘草各五分，独活、归尾各一钱，蜈蚣一条。

治点伤左脚其脉秘方（　时点中）　生地、薏仁、牛膝、桔梗、木瓜、石鳖、碎补、泽兰各二钱，红花一钱半，田三七、甘草各一钱，海马一对。（《少林寺伤科秘方·卷三·治点伤诸穴秘方》）

治点伤正膀胱秘方（亥时点中）：生地三钱，红花、赤芍、桃仁、血竭、郁金、木通、乳香（去油）、白芥子、泽兰、自然铜（醋淬7次）、大黄各二钱，甘草一钱，田三七九分。（《少林寺伤科秘方·卷三·治点伤诸穴秘方》）

治金枪伤流血过多秘方：凡金枪流血过多必发渴，切不可饮水，饮则立亡。用生地、当归、麦冬、元参各三两，人参二两，甘草、制没药、制乳香、刘寄奴、花蕊石各三钱，三七根（末）、续断、白术各五钱，地榆一两，连服四剂即愈。（《少林寺伤科秘方·卷六·少林金枪伤诸治秘方》）

治头部受伤秘方：生地一两半，黄芪一两，龙齿、象皮各五钱，人参二

钱，龙脑三分六厘，共研细末，每服一钱。（《少林寺伤科秘方·卷九》）

治外伤出血不止秘方：主治一切外伤引之吐血不止，亦有良效，生地一两，当归六钱，阿胶（温化）四钱，生白芍、百草霜各麸钱，白及三钱，田三七、红花各一钱，枳壳二钱，荆芥炭四钱，红糖一两，水煎加童便一杯服。（《少林寺伤科秘方·卷八》）

地黄丸：唐丞相李恭公扈从在蜀中，日患眼，或涩或生翳膜，或即疼痛，或见黑花如豆大，累累数十不断，或见如飞虫翅羽，百方治之不效。僧智深云：相公此病缘受风毒，夫五脏实则泻其子，虚则补其母，母能令子实，子能令母虚。肾是肝之母，今肾受风毒，故令肝虚，肝虚则目中恍惚，五脏亦然。脚气消渴诸风等，皆内肾虚也。地黄丸悉主之。生干地黄一斤，熟干地黄一斤，确斗去苗四两，防风去芦四两，枳壳 炒四两，牛膝酒浸，杏仁去皮尖麸炒黄为末入瓦器内去油。上为细末，不犯铁器，炼蜜为丸如桐子大。空心以豆淋酒下五十丸。豆淋酒法：黑豆半斤，净炼簸炒令烟出，以酒三斤浸之。不用黑豆。用此酒煮独活，即是紫汤也。（《秘传眼科龙木论·卷之七·诸家秘要名方》）

《梅师方》吐血不止，生地黄汁一升二合，白胶香二两，以瓷器盛，入瓶蒸，令胶消服之。（《医部全录·卷二百七十五》）

漏芦

【性味】苦，咸，寒。

【功能】清热解毒、消肿排脓、下乳、通筋脉。

【主治】痈疽发背、乳房肿痛、乳汁不通、瘰疬恶疮、湿痹筋脉拘挛、骨节疼痛、热毒血痢、烂疮出血。

【附方】治乳少　漏芦汤：漏芦二两，蛇蜕一条，土瓜根一两。上为末，酒调服二钱。（《竹林女科证治·卷三》）

九问：产后乳汁缺少何以治之？答曰：涌泉汤治之：漏芦一钱，瞿麦八分，茯苓八分，当归一钱，川芎一钱，三棱五分，生地八分，白芍（炒）六分，泽泻六分，香附六分，甘草四分，黄酒引，水煎服。（《法门寺妇科胎前后良方注评》）

蓬莪术

【性味】苦，辛，温。

【归经】入肝、脾经。

【功能】行气破血，消积，止痛。

【主治】心腹胀痛，癥瘕，积聚，宿食不消，妇女血瘀经闭，跌打损伤作痛。

【附方】红丸子：治食疟。食疟乃痰呕恶心，腹满寒热，右手寸关脉弦实，或沉滑，要之瘴疟多因食积、气痞、痰结。此药消食、下气、化痰，寓广者正宜服之。但矾红阿魏难得好者，又阿魏虽为下积消胀之妙药，却不宜常服，及不宜于妊妇、虚人、老人，所以易简方，去矾红、阿魏最宜常服用以治疟。黄丹为衣最妙，若食积癥癖痞胀，得真阿魏却甚良。然亦在修合之臻志，用好米醋煮陈米粉为丸，自洗米至作糊，不著水，纯使醋为妙。蓬莪术（煨）、荆三棱（水浸软，切片）、橘皮（拣净）、青皮（去白）各五两，胡椒（去屑）、干姜（炮）各三两，阿魏、矾红各一两。右为细末，醋糊为丸梧子大，矾红为衣，治疟疾，每服六十丸，不拘时候，生姜橘皮汤下，大病后饮食难化，及中脘停酸，用姜汤下。心腹胀满，紫苏汤下，酒疸食疸。遍身皆黄，大麦煎汤下，酒食积，面黄腹胀，或时干呕，煨姜汤下。脾气刺痛，菖蒲汤下。两胁引乳作痛沉香汤下。（《岭南卫生方·卷之中》）

此症经来一半又觉口渴，小肠痛，此因伤食生冷，血滞不行，有余血在内，不可用补剂，只宜凉药，若补用莪术散，热去经尽，痛止热退。莪术、三棱、红花、牛膝、苏子各一钱。水煎空心服。（《宁坤秘笈·卷上》）

治经来潮热气痛　莪术汤：莪术、三棱、红花、牛膝，水煎空心服。（《竹林妇科证治·卷一》）

蒺藜根

【主治】打动牙疼。

【附方】……女人怀孕至第四月胎藏不安者，当用蒺藜草根并枝叶等，伏钵罗花并及茎干乖分用之，以水相和研令极细，后用乳汁同煎令熟，候冷服之，此药能安胎藏止息疼痛，患者服之而得安乐。

……女人怀孕至第七月胎藏不安者，当用蒺藜草枝叶并根，捣筛为末，用乳糖及蜜为丸，用肉越服之，后以肉汁飧饭食之，或食绿豆粥饭。此药及饭能安胎藏。……（《大藏经·卷三十二·迦叶仙人说医女人经》）

湖竹根

【附方】治点伤玄机穴（即旋玑）方：湖竹根、锦鸡树根、狮子头草（兰根）、槿漆树根（去心）、天荞麦根（去皮）各1.5克。以上药用陈醋煎妥，呃逆、呕吐者加生姜汁1匙趁热服。（《少林寺秘方集锦·上部·少林寺跌打损伤方·点穴致伤救治方》）

蓖麻根

【性味】淡，微温。

【功能】镇静解痉，祛风散瘀。

【主治】破伤风，癫风湿疼痛，跌打瘀痛，瘰疬。

【附方】……女人怀孕至第九月胎藏不安者，当用蓖麻根迦俱緑药舍罗钵㪍尼药、没哩贺底药，各等分，冷水相和研令极细，入乳汁同煎候服之，此药能安胎藏止息疼痛……（《大藏经·卷三十二·迦叶仙人说医女人经》）

葶根

【附方】治妊娠痛小品葶根汤：生地黄、葶根各二两，当归、白芍、阿胶（炒成珠）、甘草各一两。水三钟，煎二钟，去渣入胶化开，每服一钟。（《竹林女科证治·卷二》）

葛上亭长

【性味】辛，微温，有毒。

【功能】逐瘀破积。

【主治】经闭癥瘕，积聚，瘘肿。

【附方】深师疗淋，用葛上亭长折断腹，腹中有白子如小米，取三二分安白板上阴干，二三日收之，若有人患十年淋服三枚，八九年以还服时以水如枣著小杯中，用爪研之当扁扁见于水中，仰面吞之，勿令近牙齿间，药虽微，下喉自觉至下焦淋所，有倾药作大烦急不可堪，饮干麦饭汁，则药热止也，若无干麦饮但水亦可耳，老少服三分之一当下淋疾职浓血连连而去者，或如指头，或青或黄不拘男女皆愈，若药不快淋不下以意节度更增服之，此虫五六月为亭长，头赤身黑，七月为斑蝥，九月为地胆，随时变耳。（《续名医类案·卷二十》）

葛根

【性味】甘平，辛。

【归经】入脾、胃经。

【功能】升阳解肌，透疹止泻，除烦止渴。

【主治】伤寒，热头痛，项强，烦热消渴，泄泻，痢疾，瘾疹不透，高血压，心绞痛，耳聋。

【附方】深师疗伤寒一日至三日，应汗者，作此汤方：葛根半斤，乌梅十四枚，葱白一握，豉一升，绵裹。右四味，切，以水九升，煮取三升，分为三服，初一服便厚覆取汗，汗出粉之。（《外台秘要·卷一》）

《梅师方》治金中经脉，伤及诸大脉皆血出，多不可止，血冷则杀人。用生葛根一锉，以水九升，煎取三升，分作三服。

又方治虎伤人疮。取生葛根煮浓汁，洗疮。兼捣葛末，水方寸匕，日夜五六服。

又方治伤寒初患二三日，头痛壮热。葛根五两，香豉一升细锉，以童子上便六升，煎取二升，分三服，取汗。触风，食葱豉粥。

又方治热毒下血，或因吃热物发动。用生葛根二斤，捣取汁一升，并藕汁一升，相和服。（《证类本草·卷八·葛根》）

紫菀

【性味】苦，温。

【归经】入肺经。

【功能】温肺，下气，消痰，止嗽。

【主治】风寒咳嗽气喘，虚劳咳吐脓血，喉痹小便不利。

【附方】《僧深方》紫菀丸，治咳嗽上气，喘息多唾方：紫菀、款冬花、细辛、甘皮（一名橘皮）、干姜各二两，右五物，丸如梧子，三丸，先食服，日三。（《医心方·卷九》）

棉花根

【功能】补虚，平喘，调经。

【主治】体虚咳喘，疝气崩带，子宫脱垂。

【附方】治老年哮喘方：棉花根剥下的外皮125克，加入清水5公斤于锅内熬制，以棉花根皮成紫红色为度，过滤药液。再将此药液熬缩至3.5公斤，放白糖1公斤搅匀，冷后装瓶内。每次服2服勺，每天3次。（《少林寺秘方集锦·下部·内科杂病验方·少林寺还俗僧徐祗法秘藏方选》）

黄芪

【性味】甘，微温。

【归经】入肺、脾经。

【功能】生用，益卫固表，利水消肿，托毒，生肌。炙用补中益气。

【主治】生用治疗自汗，盗汗，血痹，浮肿，痈疽不溃或溃久不敛。炙用治疗内伤劳倦，脾虚泄泻脱肛，气虚血脱，崩带及一切气衰血虚之证。

【附方】《梅师方》补肺排脓。以黄芪六两，锉碎，以水三升，煎取一升，去滓服。（《证类本草·卷七·黄芪》）

有汗，用黄芪蜜炙，无汗，煨用；胃虚，米泔水炒用；表畏寒，酒炒；嘈杂，乳汁制；表虚，芪多。（《慎柔五书·卷三》）

治三十二三岁经证，养生汤：黄芪二钱，当归、白芍、甘草各一钱，水

煎，不拘时服。此方补脾养血，可称神剂。（《竹林女科证治·卷一》）

治胎漏　开黄芪汤：黄芪二两，糯米一合。水煎服。（《竹林女科证治·卷二》）

治全身浮肿方：黄芪30克，白术12克，桂枝6克，山药18克，人参6克，大腹皮9克，当归18克，熟地9克，枣皮18克，大枣3枚。以龙泉水1500毫升加入上药中煎取500毫升，1次服尽，日服2次。（少林寺秘方集锦·下部·内科杂病方》）

治半身不遂方：黄芪（炙）30克，当归15克，地龙9克，红花9克，桃仁9克，杜仲（盐水炒）9克，鸡血藤15克，熟地9克，人参6克，木瓜9克，虎骨（炙）6克，桂枝9克，千年健12克，嵩山乌蛇（炙）1条，甘草9克。共研细末，取蜂蜜调丸，如弹子大（每丸约9克重），每日1次，每服1丸，连服1~3个月。（《少林寺秘方集锦·下部·内科杂病验方·内科杂病方》）

治全身浮肿方：炙黄芪120克，浮小麦30克，麻黄根30克，白术12克，防风7.5克，当归15克，熟地9克，人参6克。药中加水1500毫升煎至500毫升，加冰糖30克，搅拌溶化后温服，5剂显效。（《少林寺秘方集锦·下部·内科杂病验方·内科杂病方》）

少林嵩参膏：黄芪160克，嵩山参460克，白芍460克，玉竹180克，生地620克，枸杞子620克，大山楂620克，大麦芽620克，知母肉460克，蒸首乌460克，天门冬460克，阿胶460克，白术460克，山茱萸620克，龙眼肉620克，淡竹叶310克，酸枣仁250克，柏子仁250克，冰糖5公斤。制法：以上诸药（除阿胶外）捣成粗末，置铜锅内，加清水17公斤，用文火煎熬3个小时（可以添加水），然后滤出药汁，用纱布将药渣全部包住，绞取药汁。将三次绞汁所得药液混合，再过滤三次，置于铜锅内继续用文火浓缩至4.5~5公斤（浓缩时需常用铜勺搅底，严防药汁焦结），离火加入冰糖，待溶化降温后分装，密封备用。服法：成人每次内服15~30克，宜久服；小儿酌情减量。禁忌：服药期间禁食猪肉、大蒜、辣椒、绿豆、鱼、虾等腥物。功能：补气养血，益肝明目，滋肾悦颜。主治面色苍白，气短心悸，唇焦口燥，精神倦怠，四肢无力，不思饮食，肾虚腰痛，头晕

目眩，耳鸣耳聋，发白，健忘。（《少林寺秘方集锦·下部·内科杂病验方·少林延寿方》）

少林复原汤（乌鸡汤）：黄芪30克，当归30克，黑母乌鸡1只。先将母鸡杀死，去毛、五脏及头足，再将黄芪、当归2味药装入白纱布内扎口，把鸡置砂锅中加水煮熬3小时后即可。吃鸡肉、喝药汤，治大病后体虚无力，面色苍白，气短心跳等，每10天吃1只鸡，连吃3只，疗效甚好。（《少林寺秘方集锦·下部·内科杂病验方·少林延寿方》）

黄芩

【性味】苦，寒。

【归经】入心、肺、胆、大肠经。

【功能】泻实火，除湿热，止血，安胎。

【主治】壮热烦渴，肺热咳嗽，痰热泻痢，黄疸，热淋，吐，崩，漏，目赤肿痛，胎动不安，痈肿疔疮。

【附方】又深师疗黄芩汤疗伤寒六七日，发汗不解，呕逆不利，小便不利，胸胁痞满，微热而烦方：黄芩、桂心各三两，茯苓四两，前胡八两，半夏半升（洗）。右五味，切，以水一斗二升，分为六服，日三服，夜三服，间食生姜粥，投取小便利为差，忌羊肉饧、生葱、酢物。（《外台秘要·卷一》）

深师黄芩人参汤：疗伤寒吐下后，内外有热，烦渴不安方：黄芩、人参、甘草、桂心、生姜各三两，大枣十五枚擘破，右六味切，以水八升煮取三升，分三服、徐徐服，忌菘菜、海藻、生葱等物。（《外台秘要·卷二》）

深师疗鼻衄，去五脏热气结所为，或吐血者方：黄芩四两，右一味，切，以水五升，煮取二升，分三服，亦疗妇人漏下血。（外台秘要·卷三》）

《僧深方》治胸胁有热，胃中支满，呕吐下利方：黄芩二两，人参一两，甘草一两，桂心一两，凡四物，水八升，煮取四升，分四服，日三夜一。（《医心方·卷十一》）

《僧深方》云：解散失节度，口中发疮方：黄芩三两，升麻二两，石

51

膏五两（末）凡三物，以水六升，煮取三升，去滓，极冷，以嗽口中，日可十过（《医心方·卷二十》）

《僧深方》阴肿痛方：黄芩一分，矾石一分，甘草二分，下筛，如枣核绵裹，纳阴中。（《医心方·卷二十一》）

《梅师方》治火丹。杵黄芩末，水调傅之。（《证类本草·卷八》）

治五旬以后经证：五旬以后，月经复行，或漏下不止，腰腹疼痛者，如有热宜子芩丸：条芩二两（醋浸一日，纸裹煨，又浸又煨七次），当归（酒炒）、香附（醋炒）各一两。上为末，醋和丸。空心酒下五十丸。（《竹林女科证治·卷一》）

治瘦人赤带多热　三补丸：黄芩（酒炒）、黄柏（酒炒）、香附（醋炒）各等分，蒸饼为丸。（《竹林女科证治·卷一》）

治八月胎证　束胎丸：条芩（酒炒，勿太熟，春冬用五钱，秋七两，夏一两），白术（蜜炙）三两，陈皮二两，茯苓七钱五分。为末，糊丸，每服五十丸，白汤下。（《竹林妇科证治·卷二》）

治胎气上逼　芩术汤：子芩三钱，白术（蜜炙）一钱五分，上加阿胶（炒珠）一钱，水煎服。（《竹林女科证治·卷二》）

治胎动　四圣散：条芩、白术（蜜炙）、砂仁（炒）、阿胶（炒珠）。上各等分，研极细末，每服二钱，蕲艾煎汤调服（《竹林女科证治·卷二》）

治胎漏　加味三补丸：黄芩（酒炒）、黄连（酒炒）、黄柏（酒炒）、香附（制）、白芍（酒炒）各一钱。水煎，温服。（《竹林女科证治·卷二》）

治胎漏　防风黄芩丸：黄芩（炒黑）、防风等分，为末，酒丸，米饮送下二钱。（《竹林女科证治·卷二》）

治妊娠腹痛　芩芍汤：黄芩、白芍、白术（蜜炙）各一钱，肉桂五分。水煎，食前温服。（《竹林女科证治·卷二》）

治伤口溃破久不生新方　方药：黄芩6克，白芷6克，天花粉9克，轻粉0.6克，乳香（醋制）、没药（醋制）各4.5克，金银花4.5克，连翘6克，麝香0.6克，血竭9克，降香6克，龙骨6克，生南星6克，蛇含石6克。以上诸药分别研成细粉，调匀，装瓶密封备用。用时取适量撒于患处包扎。（《少林寺秘方集锦·上部·少林寺跌打损伤秘方·跌打损方》）

麻黄根

【性味】甘，平，无毒。

【主治】体虚自汗、盗汗。

【附方】《僧深方》治大虚，汗出欲死，若白汗出不止方：麻黄根二两，凡一物，以清酒三升，微火煮得一升五合，去滓，尽服之。（《医心方·卷十三》）

竹根

【附方】《僧深方》治短气欲绝，不足以息、烦扰，益气止烦　竹根汤方：竹根一斤，麦门冬一升，甘草二两，大枣十枚，粳米一升，小麦一升，凡六物，水一斗，煮麦、米熟去之，纳药，煮取二升七合，服八合，日三，不能饮，以绵滴口中。（《医心方·卷九》）

麻根

【性味】甘、寒。

【功能】清热、止血、解毒、散瘀。

【归经】足厥阴血分，手、足太阴经。

【主治】热病大渴，大狂，血淋，癃闭，吐血、下血，赤白带下，丹毒、痛、肿、跌打损伤、蛇虫咬伤。

【附方】《梅师方》治诸痈疽发背，或发乳房、初起微赤，不急治之即死。速消方：捣苎根傅之，数易。

又方治妊娠忽下黄汁如胶，或如小豆汁。苎根切二升，去黑皮，以银一斤，水九升，煎取四升。每取四升。每服入酒半升或一升煎药，取一升，分作二服。（《证类本草·卷十一·苎根》）

续断

【性味】苦，辛，微温。

【归经】入肝、肾经。

【功能】补肝肾，续筋骨，调血脉。

【主治】腰背酸痛，足膝无力，胎漏崩漏，带下遗精，跌打损伤，金疮，痔漏，痈疽疮肿。

【附方】治点伤右手背一脉秘方（子时点中）：川断、碎补、田三七、地榆、桂枝各三钱，自然铜（醋淬7次）、丁香、木香各一钱，大麦芽二钱半。（《少林寺伤科秘方·卷三·治点伤诸穴秘方》）

治点伤正心窝脉秘方（辰时点中）　药方：川断、五加皮、杜仲各四钱，桔梗、甘草各一钱，枳壳、制草乌各一钱，山楂肉、碎补、田三七各二钱，菖蒲三钱。（《少林寺伤科秘方·卷三·治点伤诸穴秘方》）

常山

【性味】苦，辛，寒，有毒。

【归经】入肝、脾经。

【功能】除痰，截疟。

【主治】疟疾，瘰疬。

【附方】又深师疗疟结实积热，烦扰迷冒，寒热但多，绵惙困笃，常山大黄汤方：常山三两，甘草三两（炙），前胡二两，大黄三两。右四味切，以水一斗，煮取三升半，下大黄，煎取三升，分澄令冷，初服七合，中服八合，比欲发服九合。王文州大子因疟危困，服此皆愈，忌海藻、菘菜、生葱、生菜等。（《外台秘要·卷五》）

又疗三十年疟，常山汤方：常山三两，黄连三两，右二右味切，以酒一斗宿渍之，向晚以瓦釜煮取六升，一服八合，比发时，令得三服，有热当吐，有冷当下，服之进千百无一不断，亦可半合，无服全剂者，忌猪肉、冷水、生葱、生菜。（《外台秘要·卷五》）

《耆婆方》治瘴疟要方：蜀恒山三两，甘草二两，光明砂一两，三种捣筛，以蜜和丸如梧子，未发前服三丸，发时服二丸，发后服一丸，于后

三日更一服，三日慎食。（《医心方·卷十四》）

截瘴散，治瘴疾，或先寒后热，或先热后寒，或三日两日而发，或间日连日而作。常山（鸡骨样者良）、茯神（去皮木）、肉桂（去粗皮）各等分，甘草（减半）。右为锉散，每服秤半两，用时酒一大半碗浸一宿，于当发日早晨，空心冷服，服后未须吃热物、热汤，滓再浸，临发时再服。忌葱、蒜、韭、羊肉、鱼、腥、鲊、面、生冷、果子一切毒物，避风寒，戒房事。一方，治证同前：常山三寸，甘草二寸，槟榔、乌梅各二个。右为散，当发绝早，以酒半碗，于银瓷铫内煎，俟放冷空心服，临发时又煎服，忌口如前，已上两方须是经两三日发后方服。（《岭南卫生方·卷之中》）

瘴疟丹：治癖疟食疟，癖疟者，胸胁间有气癖一块，或因喜怒而得，或因积聚而得之。食疟者，因饮食伤脾而为疟也。常山、缩砂仁、三棱、莪术各等分，右四味，同炒为末，姜汁打糊丸，如梧桐子大，当发前一日，冷酒吞三十丸，次早又服瘴疟方，此为妙。（《岭南卫生方·卷之中》）

【论述】凡用吐法，妄施恶劣之药，并各种丸药，伤从脏腑者，医之罪也。吐法，止可用清芬之气，透入经络，引起疟邪。如酒浸常山，不用火煎之类。其胆矾、信石等丸，吞入腹中，黏著不行，搅乱肠胃脏腑，究竟无益，戒之！戒之！（《医门法律·卷五·律三条》）

秦艽

【性味】苦，辛，平。

【归经】入肝、胃、胆经。

【功能】祛风除湿，和血舒筋，清热利尿。

【主治】风湿痹痛，筋骨拘挛，黄疸，便血骨蒸潮热，小儿疳积，小便不利。

【附方】《耆婆方》治一切风，用日月散方：秦艽八分，独活八分，二味切，捣筛为散，以酒服一方寸匕，日二。还遂四时也四季作服之，春散、夏汤、秋丸、冬酒四季煎膏。（《医心方·卷三》）

又云：治男女老小一切风病。方：人参、白鲜、防风、防己、芎䓖、

秦艽、独活，（老小各一两，小壮二两）右七味，切，以水一斗二升，煮取二升，分为六服。（《医心方·卷三》）

《耆婆方》治人一切风气风眩病，三光散方：秦艽十二分，茯神十二分，独活八分。三味，切，捣筛为散，以酒服方寸匕，日三，依日月法。

又云：治人风气，风眩，头面病，四时散方：秦艽、独活、茯神、薯蓣。四味，切，捣筛。为散。以酒服一方寸匕。依日月法。春各四分，夏各二分，秋冬八分，冬各十二分。

又云：治人风气，风眩，头面风病，五脏散方：秦艽、独活、茯神、薯蓣、山茱萸。分两依四时散。五味，切，捣筛为散，以酒服一方寸匕，日二，依日月散法。（《医心方·卷三》）

《耆婆方》治肾气虚，则梦使人见舟船溺人，冬时梦见伏水中，及在水行，若有恐畏，恶人见。肾气盛，则梦见腰脊两解，不属不连，厥气客于小腹，则梦聚邑街衢方：秦艽、石斛、泽泻、防风、人参各一分，茯苓、黄芩、干地黄、远志各八分。十味，切，捣筛为散，以酒服方寸匕，日二。（《医心方·卷六》）

《龙木论》治小儿斑疮入眼外障。此眼初患时，不论大小须患斑疮。一度疮子患时，觉入眼中，即须将息慎忌。若不忌口将息，即便疼痛泪出，赤涩，怕日难开，肿便翳如银色，此为热气在肝，上冲入眼，肝膈壅毒，致成障翳。宜用秦皮汤洗之。然后服凉肝圆。亦不宜镰洗出血，点药挑拨。疼痛定后，即点退翳药，亦得。立效。

秦皮汤方：秦皮二两，秦艽、细辛、防风各一两，甘草半两，右为末。水二盏，散二钱。煎至三五沸，淋洗眼，立效。（《幼幼新书·卷十八》）

敷药方：秦艽、川椒、葱叶各一两，肉桂、鸡心瓣各五钱，生姜二钱，共捣研烂调砂糖敷涂患处立效。（《少林寺伤科秘方·卷五·少林伤科全身用药方》）

柴胡

【性味】苦，凉。

【归经】入肝、胆经。

【功能】和解表里，疏肝，升阳。

【主治】寒热往来，胸满胁痛，口苦耳聋，头痛目眩，疟疾，下利，脱肛，月经不调。

【附方】 僧继洪《澹寮方》治虚劳发热：柴胡、人参等分。每服三钱，姜、枣同水煎服。（《本草纲目·卷十三·柴胡》）

治妊娠伤寒 黄龙汤：柴胡二钱，黄芩一钱五分，人参、甘草各一钱，生姜三片，大枣二枚。水煎服。（《竹林女科证治·卷二·柴胡》）

治产后外感发热 三柴胡饮：柴胡二三钱，白芍一钱五分，炙甘草、陈皮各一钱，生姜三五片，当归二钱。水煎，温服。（《竹林女科证治·卷三·柴胡》）

治产后外感发热 四柴胡饮：柴胡一二钱，炙甘草一钱，生姜三五片，当归二三钱，人参二三钱。水煎，温服。（《竹林女科证治·卷三·柴胡》）

治产后外感发热 一柴胡饮：柴胡二三钱，黄芩、生地黄、陈皮各一钱五分，白芍二钱，甘草八分。水煎，温服。（《竹林女科证治·卷三·柴胡》）

治黄疸方：柴胡500克，鲜柳叶500克，茵陈240克，大枣180克，白糖500克。置大砂锅内加泉水1500毫升，煎熬成流膏，兑入白糖500克，装入瓶内。早晚各取15毫升服之，效果佳。（《少林寺秘方集锦·下部·内科杂病验方·内科杂病方》）

治双目失明方：柴胡4.5克，生地9克，白蒺藜30克，木贼草30克，草决明6克，青葙子9克，川黄连9克，当归15克，密蒙花4.5克，以上诸药水煎服。（《少林寺秘方集锦·下部·内科杂病验方·内科杂病方》）

治双目视物不清方：两眼不红不痛，但视物不清者用柴胡9克，生地9克，栀子4.5克，黄连9克，白菊花12克，白蒺藜30克，青葙子30克，草决明9克，石决明（打碎）4.5克，木贼30克，生甘草4.5克。以上诸味药，用水1500毫升，煎取250毫升。每日2次，连服10剂。禁忌：大蒜、猪肉、辣椒。（《少林寺秘方集锦·下部·内科杂病验方·内科杂病方》）

十一问：前疟疾何以治之？答曰：以清脾汤主之：柴胡八分，草果八分，白术八分，黄芩六分，茯苓六分，川朴六分，青皮八分，姜枣引，水煎服。（《法门寺妇科胎前产后良方注评》）

治点伤精灵穴秘方：柴胡、胆草、五加皮、桂枝、怀牛膝、羌活、细辛、五味、川芎、木香、丁香、陈皮、红花、甘草、地鳖虫、虎骨，共为末酒送下。（《少林寺伤科秘方·卷三·治点伤诸穴秘方》）

射干

【性味】苦，寒，有毒。

【归经】入肺、肝经。

【功能】降火，解毒，散血，消痰。

【主治】喉痹咽痛，咳逆上气，痰涎壅盛，瘰疬结核，疟母，妇女经闭，痈肿疮毒。

【附方】治喉痹失音方：射干9克，儿茶4.5克，桔梗9克，薄荷9克（后下），牛蒡子9克，胖大海15克，金银花15克，连翘15克，甘草6克。取清泉水1500毫升加入上药中，煎至500毫升。每日2次。（《少林寺秘方集锦·下部·内科杂病验方·内科杂病方》）

党参

【性味】甘，平。

【归经】入手、足太阴经气分。

【功能】补中，益气，生津。

【主治】脾胃虚弱，气血两亏，体倦无力，食少，口渴，久泻，脱肛。

【附方】愚鲁汤：治伤寒瘴疾，头疼发热，其脉洪实。北柴胡（去芦），南人参（去芦），右等分㕮咀，每服三钱，姜三片，枣一枚，热服无时。（《岭南卫生方·卷之中》）

李待制柴胡散：治寒热。柴胡（去芦）一两，半夏（汤洗）一分，桂心（去粗皮）二钱，白芍药一钱，甘草（炙）一钱半，右为细末，加姜七片，枣一个，水煎温服。寒热欲退，便止此药。（《岭南卫生方·卷之中》）

少林裕公酒：党参90克，黄芪500克，生地180克，熟地180克，山茱萸180克，杜仲180克，当归尾180克，何首乌250克，百合180克，麦冬18克，柏子仁180克，薏苡仁90克，龙齿90克，石斛90克，白芍90克，橘红90克，杞果270克，鸡血藤270克，黑豆180克，鹿肾30克，狗肾30克，驴肾30克，紫河车90克，桂枝60克，附子30克，肉桂30克，菟丝子250克，益智仁210克，山楂250克，松子仁60克，大麦芽210克，旱莲草210克，龙眼肉210克，全虫60克，蜈蚣30克，赤芍药180克，红花60克，天麻180克，灵芝草120克，银耳60克，草决明120克，菊花120克，白术、木槿花各60克，地丁60克，制法：以上44种药，先将硬药材打碎，然后把全部药物切成碎片，放进瓷缸内，倒入上等白酒20升，加盖，然后用黄蜡封固（切勿露气），埋于地下1~1.5米处，约100天许，把瓷缸挖出，滤过药酒，再砸药渣，用白纱布包绞挤压尽汁，合入滤出的酒汁中。再滤三次，澄清后装瓶，每瓶250毫升，密封，备用。服法：每服15~20毫升。功能：补气活血，益肝滋肾，乌发固齿，祛斑悦颜，壮筋强骨，久服能健体防病，益寿延年。主治：面黄肌瘦，头晕目眩，气短心跳，四肢无力，发须早白，血虚脱发，面生痣斑，耳鸣耳聋，牙齿松动。并对一切慢性疾病均有一定效果。（《少林寺秘方集锦·上部·少林寺跌打损伤方·少林药酒》）

韭根

【性味】辛，温。

【功能】温中，行气，散痢。

【主治】胸痹，食积腹胀，赤白带下，吐血，衄血，癣疮，跌打损伤。

【附方】《僧深方》取韭根烧，粉疮，良。（《医心方·卷二十一》）

胡黄连

【性味】苦，寒。

【归经】入肝、胃、大肠经。

【功能】清热，凉血，燥湿。

【主治】疳疾，惊，泻痢，劳热骨蒸，自汗盗汗，吐血，衄血，火眼痔瘘，疮疡。

【论述】胡黄连，一名割孤露泽（《本草纲目》云：其性味功用似黄连，故名。割孤露泽，梵语也）。生波斯国海南地，仿南海秦陇间亦有之。初生似芦苗，若夏枯草，根头似乌嘴，干则似杨柳枯枝，心黑外黄，折之内似鸲鹆眼，尘出如烟者良。八月上旬采，气苦平无毒，治骨蒸痨热，三消，五心，类热，妇人胎蒸虚惊冷热，泄痢，厚肠胃，益颜色。（《广群芳谱·卷九十四·胡黄连》）

独活

【性味】辛，苦，温。

【归经】入肾、膀胱经。

【功能】祛风，胜湿，散寒，止痛。

【主治】风寒湿痹，腰膝酸痛，手脚挛痛，头痛，齿痛。

【附方】《耆婆方》治风齿疼痛不可忍验方：独活一两，细辛二分，椒一勺，当归一分，四味，以好酒大升半，微火煮令减半，稍稍含之吐出，更含，以瘥为度。（《医心方·卷五》）

《僧深方》治产后中风口噤方：独活八两，葛根六两，甘草二两，生姜六两，水七升，煮取三升，分四服。（《医心方·卷二十三》）

十二问：产后腿脚无力，不能动履，何以治之？答曰：独活寄生汤主之：独活八分，桑寄生八分，牛膝八分，木瓜六分，薏米八分，秦艽六分，续断八分，当归尾八分，生地六分，茯苓八分，芍药（炒）五分，焦杜仲八分，甘草一五，水煎服。（《法门寺妇科前产后良方注评》）

治长年腿痛方：独活9克，当归12克，秦艽9克，木瓜9克，威灵仙9

克，制川乌、制草乌各4.5克，虎胫肾4.5克，桃仁9克，红花4.5克，甘草6克。水煎服，良效。（《少林寺秘方集锦·下部·内科病验方·内科杂病方》）

南沙参

【性味】甘，微，苦，凉。

【归经】入肺、肝经。

【功能】养阴清肺，祛痰止咳。

【主治】肺热燥咳，虚痨久咳，阴伤咽干喉痛。

【附方】治点伤命宫穴（即命门）方：沙参9克，当归6克，红花3克，枳壳3克，菟丝子9克，厚朴3克，血竭6克，细辛1.5克，寸冬6克，五灵脂9克，自然铜6克，生姜3片。另加七厘散1.8克冲服。（《少林寺秘方集锦·上部·少林寺跌打损伤方·点穴致伤救治方》）

治入夜盗汗方：沙参12克，玄参12克，麦冬6克，鳖甲15克，地骨皮12克，白术6克，茯苓6克，防风4.5克，石斛9克，紫河车30克，枣3枚。水煎服10剂，效佳。（《少林寺秘方集锦·下部内科杂病验方·内科杂病方》）

南瓜根

【性味】平，淡，无毒。

【功能】利热，通乳汁。

【主治】淋病，黄疸，痢疾，乳汁不通。

【附方】奇效止痢汤：南瓜根3枚，黄瓜藤3尺，红茶1把，红糖30克。水煎服。（《少林寺秘方集锦·下部内科杂病验方·内科杂病方》）

前胡

【性味】苦，辛，凉。

【归经】入肺、脾经。

【功能】宣散，风热，下气，消痰。

【主治】风热头痛，痰热咳喘，呕逆，胸膈满闷。

【附方】又深师疗新久咳嗽，前胡丸：前胡六分，乌头（炮）二枚，桔梗、干姜各二分，桂心八分，蜀椒八分（汗），右六味捣筛，蜜和如樱桃大，一丸含化，稍稍咽之，日三。又疗久咳，昼夜不得卧，咽中水鸡声欲死者，疗之良，忌猪肉、冷水、生葱。（《外台秘要·卷九》）

治小儿百日咳方：前胡6克，人参9克，射干4.5克，百部3克，桔梗2.1克，米壳1.5克，陈皮1.5克，黄芩4.5克，生甘草1.5克。以龙泉水1000毫升煎至250毫升，分2次服。（《少林寺秘方集锦·下部·内科杂病验方·内科杂病方》）

苏子降气汤：治男子虚阳上攻，气不升降，上盛下虚，膈壅痰响，咽喉不利，咳嗽虚烦，引饮头昏，腰痛脚弱，肢体倦怠，腹肚疗刺。冷热气泻，大便风秘，涩滞不通。前胡（去苗）、厚朴（去皮，姜汁制）、甘草（炙）、当归各二两，肉桂（去粗皮）、陈皮（去白）各三两，半夏（汤洗）五两。右七味㕮咀，并苏子（但苏子极难得真的，细而香者方妙，五两，炒），共成八味，每服四钱，水一盏半，姜五片，枣一个，煎六分去滓服不拘时候。（《岭南卫生方·卷之中》）

参苏饮：治伤寒发热，头疼体痛及瘴疟壮热，其脉弦紧，按之不绝，热而头痛。前胡（去芦）、人参（去芦）、紫苏叶、茯苓（去皮）、半夏（汤洗）、干葛各三分，枳壳（煨，去穰）、陈皮（去白）、桔梗（去芦）、甘草各半两，右㕮咀，每服四钱，水一盏半，生姜七片，枣子一个，煎至六分去滓，不以时候服。兼治痰气上壅，咽喉不利，哮呷有声，气急短急，上盛下虚，宜加木香半两，目睛痛，加川芎煎服。（《岭南卫生方·卷之中》）

泽泻

【性味】甘，寒。

【归经】入肾、滂胱经。

【功能】利水，渗湿，泻热。

【主治】小便不利，水肿胀满，呕吐，泻痢，痰饮，脚气，淋病，尿血。

【附方】治小便带方：泽泻30克，车前子（另包）20克，龙骨30克，牡蛎30克，滑石40克，云茯苓18克，猪苓10克，栀子15克，白茅根（鲜

者）80克，水煎服，连服3剂可愈。（《少林寺秘方集锦·下部·内科杂病验方·少林寺还俗僧徐袛法秘藏方》）

细辛

【性味】辛，温。

【归经】入肺、肾经。

【功能】祛风，散寒，行水，开窍。

【主治】风冷头痛，鼻渊，齿痛，痰饮咳逆，风湿痹痛。

【附方】（谢道人疗眼暴肿痛）又方细辛、蕤核仁、卢盐各一两，决明子二两，右四味切，以地骨汁煮取一升半，去滓，更以蜜一升半合煎，取一升半，与前方同（洗眼）。（《外台秘要·卷二十一》）

《深师方》又疗肝气之少，眼视肮肮，面亏目青，眼中眵泪，不见光明，调肝散方，细辛、柏实各二两，蕤仁、甘草（炙）各一两，羊肝一具（去脂膜，炙干），右五味捣为散，以酒服方匕甚良，忌同前（肉、五辛、生菜等）。（《外台秘要·卷二十一》）

《耆婆方》治卅年咳嗽方：细辛、紫菀、麻黄、甘草、干姜各四分，五味为散，白饮服一方寸匕，日三。（《医心方·卷九·细》）

少林平风丹：辽细辛9克，生白附子21克，全虫18克，天麻18克，白芷18克，生南星18克，羌活18克，防风21克，珍珠（豆腐制）0.6克，生甘草30克。制法：先将珍珠单研成极细粉末，然后用余9味药碾成细粉与珍珠粉掺匀，取适量冷开水泛丸如绿豆大，装瓶备用。服法：每服5~7粒。功能：除风解痉，解毒消肿。主治：跌仆损伤所致的破伤风症，见角弓反张，震颤抽风，牙关紧闭，神志恍惚等。对于金伤红肿、脓毒疮疡亦有一定效果。（《少林寺秘方集锦·上部·少林寺跌打损伤方·跌·打损伤方》）

苦参

【性味】苦、寒。

【归经】入肝、肾、大肠、小肠经。

【功能】清热、燥湿、杀虫。

【主治】热毒血痢，肠风下血，黄疸，赤白下，小儿肺炎，疳积，痔漏，脱肛，皮肤瘙痒，疥癞恶疮，阴疮湿痒，瘰疬，烫伤。

【附方】《梅师方》治饮食中毒，鱼、肉、菜等。苦参三两。以苦酒一升，三五沸，去滓服，吐出即愈。或取煮犀角汁一长，亦佳。

又方治伤寒四五日，头痛壮热，胸中烦痛，苦参五两，乌梅二十枚（细锉），以水二升，煎取一升，分取。（《证类本草·卷八·苦参》）

又方 治食狗肉不消，心下坚，或腹胀，口干，发热，妄语，煮芦根饮之。

又方 杏仁一升，去皮，水三升，煎沸，去滓取汁，为三服，下肉为度。（《肘后备急方·卷七》）

目痢汤：苦参15克，川黄连6克，黄柏9克，阿胶15克，炙甘草4.5克。水煎服。（《少林寺秘方集锦·下部·内科杂病验方·内科杂病方》）

阿儿只

【论述】阿儿只出西域，状如苦参，主打仆伤损，妇人损胎，又治鱼鼠疮。（《广群芳谱·卷九十九·阿儿只》）

茉莉根

【性味】苦，温，有毒。

【功能】麻醉，止痛。

【主治】跌损筋骨，龋齿，头顶痛，失眠。

【论述】茉莉一名抹厉，一名末丽，一名抹丽（谓能掩众花也。《本草》云末得本梵语，无正字，随人会意而已），佛书名华，原出波斯，移杆南海。《晋书》"都人簪柰花"是也。则此花入中国久矣。弱茎繁枝，叶如茶而大，绿色团尖，夏秋开小白花，花皆暮开，其香清婉柔淑，风味殊胜。花有草本者，有木本者，有重叶者，惟宝珠小荷花最贵，此花出自暖地，性畏寒喜肥，壅以鸡粪，灌以猪汤，或鸡鹅毛汤，或米泔，开花不绝。六月六日以治鱼水一灌，愈茂。故曰：清兰花，浊茉莉，勿安床头，恐引蜈蚣，一种红者色甚艳，但无香耳，又有朱茉莉，其色粉红，有千叶者，初开花时心如珠，出自四川。《增广东志》：雷琼二州有绿茉莉，本如莴萝，有黄茉莉，名黄馨。原花：气味辛热。无毒。蒸液作面脂头泽，长发润燥香肌；根；气味热。有毒。（《广群芳谱·卷四十三·茉莉》）

时珍曰：嵇含草木状作末利，洛阳各国记作抹厉，佛经作抹利，王龟龄集作没利，洪迈集作末丽。时珍曰：末利波斯，移植南海，今滇、广人栽莳之。（《本草纲目·卷十四·茉莉》）

青风藤

【性味】苦，平。

【功能】祛风湿，得小便。

【主治】风湿痹痛，鹤膝风，水肿，脚气。

【附方】五藤酒：青风藤、海风藤、夜交藤、石楠藤、鸡血藤各30克，当归45克，红花、桃仁各6克，血竭、丁香各1.5克，白酒1000毫升。制法：先将五藤草药切成极短小段，与余药装入瓷缸内，倒入白酒1000毫升，封盖密闭。然后，将缸摆在地下，每10天振摇1次，3个月去渣取酒备用。服法：每日2次，每次15~20毫升。功能：舒筋活血、祛风止痛、散瘀消肿。治风湿寒痹，腰腿疼痛，四肢麻木，关节不利等。（《少林寺秘方集锦·下部·内杂病验方·少林寺素喜法师秘方选》）

麦门冬

【性味】甘、微苦，寒。

【归经】入肺、胃、心经。

【功能】养阴润肺，清心除烦，益胃生津。

【主治】肺燥干咳，吐血，咯血，肺痿，肺痈，虚劳烦热，消渴，热病津伤，咽干口噪，便秘。

【附方】《深师方》又疗伤寒下后，除热止渴，五味麦门冬汤方：麦冬（去心）、五味子、人参、甘草（炙）、石膏（碎）各一两。右五味，捣筛，三指撮，水一升二合，煮令沸，得四合，尽服，忌海藻、菘菜。

（《外台秘要·卷二》）

《耆婆方》治热病困苦者方：生麦门冬小一升，去心捣碎，熬，纳井花水绞取一升半，及冷分三服，热甚者吐即瘥。（《医心方·卷十四》）

《耆婆方》温病后目黄方：麦门冬叶三握，以水一升，煮取三升，去滓，少少饮之，自瘥。（《医心方·卷十四》）

凡虚劳之证，大抵心下引胁俱疼，盖滞血不消，新血无以养之。尤宜用膏子加韭汁、桃仁泥。呼吸少气，懒言语，无力动作。目无精光，面色白，皆兼气虚。用麦冬、人参各三钱，陈皮、桔梗、炙甘草各半两，五味子二十一粒，为极细末，水浸油饼为丸，如鸡豆子大。每服一丸，细嚼津唾咽下，各补气丸。（《医门法律·卷六·虚劳脉论》）

阿魏

【别名】藏文名：兴更。

【性味】苦，辛，温，腻、燥、热。

【归经】入肝、脾、胃经。

【功能】消积，杀虫，开欲，温中，消食，杀虫，镇"龙"，赊"培根"，止刺痛。

【主治】癥瘕痞块，虫积，肉积，心腹冷痛，疟疾，痢疾，用于"龙"性心病，心刺痛，头痛和牙痛，虫病等。

【附方】州潭远病疟半年，故人窦藏叟授方，用真阿魏、好丹砂各一两，研浆米糊和丸皂子大，每空心人参汤化服一丸。即愈。世人治疟。惟常山、砒霜毒物，多有所损，此方平易，人所不知。草窗周密云，此方治疟以无根水下，治痢以黄连木香汤下。疟痢多起于积滞故耳。（《续名医类案·卷七》）

阿魏散，治骨蒸传尸劳，寒热羸弱，喘嗽，方亦载续夷坚志，阿魏三钱（研），青蒿一握（细切)，向东桃枝一握（细锉），甘草如病人中指许大（男左女右），童便三升半，先以童便，隔夜浸药，明早煎一大升，空心温服，服时分为三次，次服调槟榔末三钱，如人行十里许时再一服，丈夫病用妇人煎，妇人病用丈夫煎，合药时忌孝子、孕妇、病人，及腥秽之物，勿令鸡犬见，服药后忌油腻、湿面、诸冷硬物，服一二剂吐出虫，或泄泻，更不须服余半，若未吐利，即当尽服之，或吐或利出虫，皆如人发马尾之状病瘥，即吐利后虚羸，魂魄不安，以茯苓汤补之，茯苓、茯神各一钱，人参三钱，远志（去心）三钱，龙骨二钱，防风二钱，甘草三钱，麦冬（去心）四钱，犀角五钱锉为末，生干地黄四钱，大枣七枚，水二大升，煎八分，分三服温下，如人行五里许时更一服，谨避风寒，若未安隔一日再作一剂，以上二方，须连服之。（《续名医类案·卷十一》）

【论述】气味：辛平，无毒。主治：主杀诸小虫，去臭气，破癥积，下恶气，除邪鬼蛊毒。核曰：出西番，及昆仑，今云南长河中亦有。与舶上者气味虽相似，只无黄色耳。苗叶根茎，酷似白芷，或如草，或如木，此风土不同，禀质则异。咸属草类，非有草木两种也。同根捣汁，暴令干者次之。体气极臭，婆罗门谓之熏渠，又谓之哈昔泥。故西国持咒人则禁食。戎人则尝啖，谓能止臭，犹巴人之负矾也。（《本草乘雅半偈·卷九·阿魏》）

阿魏木出伽国，即北竺也，伽呼为形虞，亦出波斯国，呼为阿虞截，树长八九丈，皮色青黄，三月生叶，似鼠耳，无花实。断其枝，汁如饴，久乃坚凝，名阿魏。拂林国僧弯所说同。摩伽陀国僧提婆言：取其汁如米豆屑，合成阿魏。《本草纲目》：阿魏一名熏渠，一名哈昔泥。夷人自称曰阿。此物极臭，阿之所谓也。经谓之央匮，蒙古人谓之哈昔泥，元时食用以和料，其根名稳展，以淹羊肉，甚香美。苏恭曰：生西番及昆仑，苗叶根茎酷似白芷，捣根汁日煎作饼者为上，截根穿暴干者为次，体性极臭而能止臭。又婆罗门云：熏渠即是阿魏，服根汁暴之如胶，或截根日干并极臭。西国持咒人禁食之。常食用之，云去臭气。陈承曰：今江浙人家亦种之，枝叶香气皆同，而差淡薄，但无汁膏。李时珍曰：阿魏有草木二种，草者出西域，可晒可煎，木者出南番，取其脂汁，校《一统志》所载有此二种，云出火州及沙鹿海牙国者，草高尺许，根株独立，枝叶如盖，臭气逼人。生取其汁熬作膏，名阿魏。出三佛齐及暹罗国者，树不甚高，土人纳竹筒于树内，脂满其中。冬月破筒取之。其树低小如枸杞牡荆之类。西南风土不同，故或如草如木也。气味辛平，无毒，杀诸小虫，去臭气，破癥积，下恶气，除邪鬼蛊毒，治风邪鬼疰，心腹中冷，传尸冷气。辟瘟治疟，霍乱、心腹痛、肾气、瘟瘴，御一切菜毒，解自死，牛羊马肉诸毒，消肉积。（《广群芳谱·卷一百·阿魏》）

《四部医典》中说："驱虫，医治寒性疾病，心风病"。

《计算日月之轮》中说："阿魏性重、热，生培根，治疗重急龙病有良效。"

《明释三十章》中说："阿魏化味辛，开胃；治培根、龙的合并症，止痛，生赤巴。"

返魂香

【论述】时珍曰：张华博物志云：武帝时西域月氏国，度弱水贡此香三枚，大如燕卵，黑如桑棋。值长安大疫，西使请烧一枚群之，言中病者闻之即起，香闻百里，数日不歇。（《本草纲目·卷三十四·返魂香》）

远志

【性味】苦、辛，温。

【归经】入心、肾经。

【功能】安神益智，祛痰，解郁。

【主治】惊悸健忘，梦遗，失眠，咳嗽多痰，痈疽疮肿。

【附方】治健忘方：远志肉9克，何首乌9克，山茱萸15克。枸杞子15克，天灵盖（打碎）9克，沙苑蒺藜15克，大枣3枚。以水1500毫升煎取500毫升，1次服尽，连服4剂。（《少林寺秘方集锦·下部·内科杂病验方·内科杂病方》）

治妊娠仲定志丸：人参、远志（制）各一两，蒲黄二两，茯苓三两。上为末，蜜丸，白汤下。（《竹林女科证治·卷二》）

加减十三味方：远志（去心）4.5克，刘寄奴6克，肉桂4.5克，广陈皮6克，杜仲6克，当归9克，延胡索6克，砂仁6克，五加皮9克，五灵脂6克，生蒲黄6克，枳壳4.5克，泽兰9克，水煎服。功能：破瘀生新，活血行气，消肿散结，滋肾壮腰。用于治疗一切跌仆损伤所致的红肿疼痛，瘀血

积聚，骨折脱臼，腰腿疼痛等。（《少林寺秘方集锦·上部·少林寺跌打损伤方·少林药案》）

赤芍药

【性味】酸、苦，凉。

【归经】入肝、脾经。

【功能】行瘀，止痛，凉血，消肿。

【主治】瘀滞经闭，疝瘕积聚，腹痛，胁痛，衄血，血痢，肠风下血，目赤，痈肿。

【附方】罗王助功酒：赤芍药1500克，全当归1000克，生地黄1500克，川芎1000克，怀牛膝1500克，藏红花90克，木瓜90克，木香90克，槐枝60克，陈皮90克，苏木90克，凤仙透骨草60克，柳枝60克，山鹰爪2对，百合60克，黄芪1000克，桃枝60克，白酒10升。将上药碾成粗末，倒入瓷缸内，加白酒10升，封口，外用黄泥缠封，埋入地下1~1.5米深，100天后取出滤出药酒汁，再用白布包药渣绞尽汁，与前药酒汁合并，如此反复过滤，沉淀。把药酒按每瓶250毫升装入瓷瓶内，并用黄蜡封固即成。每服15~30毫升，日服2~3次。活血化瘀，通经活络，散结止痛，益气壮骨。跌打损伤，伤处红肿，血瘀作痛；四肢麻木，半身不遂，全身乏力，气短倦怠。（《少林寺秘方集锦·上部·少林寺跌打损伤方·少林药酒》）

治伤处青肿秘方：赤芍五钱，当归五钱，红花二钱，桃仁、木香、甘草各一钱，自然铜（醋淬7次）三分，水煎配黄酒送下。（《少林寺伤科秘方·卷九》）

治点伤气海穴秘方：气海穴在关元之上。赤芍、归尾、红花、破故纸、牛膝、红硝、红曲、紫草、刘寄奴、肉桂、甘草、杉木皮引，酒煎服。（《少林寺伤科秘方·卷三·治点伤诸穴秘方》）

补骨脂

【性味】辛，温。

【归经】入肾经。

【功能】补肾助阳。

【主治】肾虚冷泻，遗尿，滑精，小便频数，阳痿，腰膝冷痛，虚寒，喘嗽。

【附方】治妊娠腰痛通气散：补骨脂（瓦上炒）一两，研末，空心先嚼胡桃肉一个，酒调下。（《竹林女科证治·卷二》）

治点伤封门穴秘方：此下窍也，伤重昏倒，要拿活，服七叶一枝花，后用：破故纸、桔梗、丹皮、红花、木通、木瓜、参三七、大茴、独活、乳香、没药、甘草各一钱，肉桂八分，茯苓一钱五分，灶心土引酒炖服。再用后药：活石、朱砂、人中白各八分，龙骨、乌药、山茱萸各二钱，水煎服，冲七厘散更炒！（《少林寺伤科秘方·卷三·治点伤诸穴药方》）

【论述】曰：补骨脂，即婆固脂，俗讹为破故纸者是也。出波斯国，及岭南诸州，今岭外山坂间亦有之。（《本草乘雅半偈·卷十·补骨脂》）

苍术

【性味】辛、苦，温。

【归经】入脾、胃经。

【功能】健脾，燥湿，解郁，辟秽。

【主治】温盛困脾，倦怠嗜卧，脘痞腹胀，食欲不振，呕吐，泄泻，痢疾，疟疾，痰饮，水肿，时气感冒，风寒湿痹，足痿，夜盲。

【附方】神术汤：治伤寒头痛身热等证。苍术（去皮，米泔浸三日，麸炒，四两，藁本（去芦）、川芎各一两，甘草（炒）半两，右㕮咀，每服三钱，水一盏半，生姜三片，同煎七分，去滓热服，不拘时候，神效不可具述。（《岭南卫生方·卷之中》）

治形肥痰滞经闭　苍附导痰丸：苍术、香附（童便制）、枳壳（麸炒）各二两，陈皮、茯苓各一两五钱，胆星、甘草各一两。共为末，姜汁

和神曲丸，淡姜汤下。（《竹林女科证治·卷一·苍术》）

治胃痛腹胀方：苍术20克，山楂20克，大曲40克，麦芽30克，乳香10克，大腹皮20克，生姜20克。水煎服。（《少林寺秘方集锦·下部·内科杂病验方·少林寺还俗僧徐祗法秘藏方选》）

治点伤舌咽穴秘方　服千胃散：苍术、陈皮、厚朴、甘草、五加皮、香附、砂仁。（《少林寺伤科秘方·卷三·治点伤诸穴秘方》）

保安万灵丹：专治破伤风寒热发噤入里内陷者用。茅苍术八两，全蝎、石斛、天麻、当归、炙甘草、川芎、羌活、荆芥、防风、麻黄、细辛、川乌（制）、草乌（制）、何首乌各一两，明雄黄与朱砂为衣，以葱白煎汤，趁热化开，通口服尽，卧床盖被出汗为效，如前方，再服。（《少林寺伤科秘方·卷八》）

白术

【性味】苦，甘，温。

【归经】入脾、胃经。

【功能】补脾，益胃，燥湿，和中。

【主治】脾胃气弱，不思饮食，倦怠少气，虚胀，泄泻，痰饮，水肿，黄疸，湿痹，小便不利，头晕，自汗，胎气不安。

【附方】吃草方：白术（五两，十两亦得）。上件药炼蜜为丸，丸如弹子大。（《敦煌古医籍考释·辟古诸方第一种·甲本》）

又倍术丸，疗五饮酒癖方：白术一斤；桂心、干姜各半斤。右三味捣筛；蜜和丸如梧子，饮服十丸，稍加之，取下先食服之，日再，忌桃、李、雀肉、生葱。（《外台秘要·卷八》）

深师疗发白及秃落　茯苓术散方：白术一斤，茯苓、泽泻、猪苓各四两，桂心半斤，右五味捣散，服一刀圭，日三食后服之，三十日发黑。（《外台秘要·卷三十三》）

《僧深方》治五饮酒方：术一斤，桂半斤，干姜半斤，三物，治下筛，和蜜月丸如梧子，服十丸，不知稍增，初服当取下，先食服，日再。（《医心方·卷九·术）

　　《梅师方》治心下有水。白术三两，泽泻五两，以水三升，煎取一升半分服。（《证类本草·卷六·术》）

　　术，一作秫，有两种。《本草》云：古方二术通用，后人方有苍、白之分。白术，枹蓟也。《尔雅》云：扬枹蓟。注云：似蓟而肥大。《本草》云：扬州之域，多种白术，其状如枹，故有枹蓟之名，今人为谓之吴术是也。一名天蓟，一名山姜，一名山芥（《本草》云：以其叶似蓟而味似姜、芥也）一名山连，一名马蓟。《本草》西域谓之乞力伽。苏颂曰：白术生杭越舒宣州，高出岗上，叶叶相对，上有毛，方茎，茎端生花，淡紫、碧、红数色，根作桠生，二三月、八九月采，曝干，用以大块紫花为胜。吴越有之，嫩苗可茹，叶梢大而有毛，根如指大，状如鼓槌，亦有大如拳者。彼人剖开曝干，谓之削术，亦曰片术。白而肥者为浙术，俗名云头术，其力胜。歙术，俗名狗头术，甚燥白，胜于浙术；瘦而黄者为幕阜山术，其力劣，味苦而甘，性温厚气薄，除湿益燥，温中补气，强脾胃，生津液，止胃中及肌肤热，解四肢困倦，佐黄芩安胎清热，在气主气，在血主血，有汗则止，无汗则发。苍术，山蓟也，一名山精，一名仙术，一名赤术，处处山中有之。苗高二三尺，其叶抱茎而生，叶似棠梨叶，其脚下叶有三五叉，皆有锯齿小刺，根如老姜，苍黑色，肉白有油膏，以茅山、嵩山者为佳。味甘而辛烈，性温而燥，除湿发汗，健脾安胃，治湿痰留饮，驱灾邪气，消痃癖气块，妇人冷气癥瘕，山瘴气，温疾。总之，二术所治，大略相近，除湿解郁，发汗驱邪，苍术为要；补中焦，益胎元，健脾胃，消湿痰，益脾，白术为良。《南方草木状》药有乞力伽，术也，濒海所产，一根有至数斤者。刘涓子取以作煎令可丸，饵之长生。《抱朴子》：南阳文氏，汉末逃难华山中，饥困欲死，有人数之食术，遂不饥，数十年乃还乡里，颜色更少，气力转胜。《水南翰记》：范文正公所居宅，必先浚井，纳青术数斤于其中，以辟瘟气。制用：白术以米泔浸一宿入药，一法东壁土炒用；苍术性燥，须糯米泔浸洗，再换泔浸二日，浸去油，去粗皮，切片焙干用，亦有用脂麻同炒以制其燥者，以术作饮，甚甘香。（《广群芳谱·卷九十三·术》）

　　若经动之时五更泄泻如儿尿，此乃肾虚，不必治脾，用调中汤三五贴

即安：人参、白术各八分，五味子、甘草各三分，干姜五分，姜三片。水煎，空心服即愈。（《宁坤秘笈·卷上》）

治胎漏　加枳壳汤：白术（蜜炙）、熟地黄各一钱，生地黄、枳壳（麸炒）、黄芩（炒）各五分。水煎服。（《竹林女科证治·卷二》）

治恶阻白术散：白术（蜜炙）二钱，人参一钱，丁香六分，甘草三分，姜三片。水煎服。（《竹林女科证治·卷二》）

治子痫　白术汤：白术（蜜炙）、当归、黄芩各三钱。水煎，食前服。（《竹林女科证治·卷二》）

治妊娠泄泻　白术散：白术（蜜炙）一钱，人参五分，甘草（炙）、丁香各二分，姜三片。水煎服。（《竹林女科证治·卷二》）

二十三问：胎前足腿浮肿何以治之？答曰：此子肿出，宜服后方：白术（炒）八分，茯苓六分，木瓜八分，秦艽八分，泽兰八分，乌药四分，黄芩五分，陈皮四分，当归六分，白芍五分，香附（炒）六分，枳壳五分，甘草五分，水煎服。（《法门寺妇科胎前产后良方注评》）

二十六问：胎前证何以治之？答曰：此子痫也。宜服后方：白术（炒）五分，菖蒲八分，黄芩五分，荆芥（炒）八分，枣仁七分，茯神七分，当归六分，生地六分，川芎七分，芍药六分，香附（炒）七分，甘草七分，水煎服。（《法门寺妇科胎前产后良方注评》）

二十九问：胎前泄泻何以治之？答曰：白术调中汤治之：白术（炒）八分，茯苓八分，芍药（炒）六分，厚朴（炒）六分，姜黄连六分，山药（炒）八分，陈皮（炒）五分，泽泻六分，山楂肉八分，砂仁（炒）八分，人参五分，甘草四分，水煎服。（《法门寺妇科胎前产后良方注评》）

接骨炒灵丹白术、香根，用酒糟捣烂敷之即愈。（《少林寺伤科秘方·卷七》）

【论述】山蓟、枬桴、桴蓟、马蓟、山姜、山连、吃力伽。集解：稽食南方草木状云：药有吃力伽即术也。（《本草纲目·卷十二·术》）

芦根

【性味】甘，寒。

【归经】入肺、胃经。

【功能】清热，生津，除烦，止呕。

【主治】热病烦渴，胃热呕吐，噎膈，反胃，肺痿，肺痈，并解河豚鱼毒。

【附方】《耆婆服乳方》云：若发热渴者，以生芦根一握，粟米一合，煮米熟饮之甚良。（《医心方·卷十八》）

《梅师方》食狗肉不消，心下坚，或胀口干，忽发热妄语。煮芦根饮之。（《证类本草·卷十一·芦根》）

羌活

【性味】辛，苦，温。

【归经】入膀胱、肾经。

【功能】散表寒，祛风湿，利关节。

【主治】感冒风寒，头痛无汗，风寒湿痹，项强筋急，骨节酸疼，风水浮肿，痈疽疮毒。

【附方】治点伤风尾穴方：羌活3克，乌药3克，制半夏4.5克，红花3克，钟乳石9克，血竭3克，槟榔4.5克，木香3克，小茴香3克，补骨脂9克，丹皮1.5克，木通3克，桃仁克，胡椒3克，生姜2片。以上药，水、酒各半煎后加童便一杯，1次服下。（《少林寺秘方集锦·上部·少林寺跌打损伤方·点穴致伤救治方》）

二十问：胎前伤寒何以治之？答曰：以安胎为主，兼以发散风寒。宜服后方：羌活八分，苏梗八分，柴胡六分，黄芩四分，陈皮四分，枳壳五分，川芎八分，香附六分，干葛五分，防风五分，山楂肉六分，甘草八分，生姜、葱白引，水煎温服，取微汗。（《法门寺妇科胎前产后良方注评》）

跌打损伤秘方：羌活、天麻、防风、白芷、白附子、制南星各三钱焙

干，为末，每服五钱，加童便、老酒各一杯，煎再冲七厘散或活命丹一厘服，立效。（《少林寺伤科秘方·卷八》）

治刀箭伤出血秘方：羌活焙干，研末敷之，甚效，或用羌活、防风二味咬咀烂与白砂糖调合，敷患处立效。（《少林寺伤科秘方·卷六·少林刀枪伤秘方》）

防己

【性味】苦，寒。

【归经】入膀胱、脾、肾经。

【功能】行水，泻下，焦湿热。

【主治】水肿臌胀，湿热脚气，手足挛痛，癣疥疮肿。

【附方】深师疗风湿，脉浮身重，汗出恶风方：汉防己四两，白术三两，蜀黄芪五分，甘草二两（炙），大枣十二枚（擘），生姜三两，右六味咬咀，以水六升，煮取二升，分为三服。服汤后坐被中，欲解汗出，如虫行皮中，忌桃、李、雀肉、海藻、菘菜。（《外台秘要·卷十九》）

深师疗皮水如肿，水气在皮肤中，四肢集集动，木防己汤方：木防己三两，黄芪三两，桂心三两，茯苓六两，甘草二两（炙），右五味切，以水六升，煮取二升，分再服，忌海藻、菘菜、生葱、酢物。（《外台秘要·卷二十》）

治子肿防己汤：防己、赤茯苓、桑白皮、紫苏叶各一钱，木香（不见火）五分，姜三片。水煎服。（《竹林女科证治·卷二》）

防风

【性味】辛、甘，温。

【归经】入膀胱、肺、脾经。

【功能】发表，祛风，胜湿，止痛。

【主治】外感风寒，头痛，目眩，项强，风寒湿痹，骨节酸痛，四肢挛急，破伤风。

【附方】深师疗风，多汗恶风，四味防风散方：防风五分，泽泻、牡

蛎（熬）、桂心各三分，右药捣下筛为散，先食酒服方寸匕，日再，忌生葱。（《外台秘要·卷十五》）

又疗风，汗出少气方：防风七分，白术九分，牡蛎（三分熬），右三味捣筛为散，以酒服方寸匕，日三，增至二三匕，恶风倍防风，少气倍术，汗出舌肿倍牡蛎，忌桃、李、雀肉、胡荽、火蒜、青鱼、酢等物。（《外台秘要·卷十五》）

《僧深方》治风汗出少气方：防风十分（一方三两），白术六分（一方三两），牡蛎三分（一方三两），凡三物，治筛，以酒服方寸匕，日三。（《医心方·卷十三》）

《耆婆方》治妇人月节来腹痛血气方：防风二两，生姜六两，厚朴三两（炙），甘草二两，术二两，枳实二两（炙），桔梗一两。七味，切，以水六升，煮取一升半，去滓，分为三服。（《医心方·卷二十一》）

《龙木论》凉肝圆方：防风二两，黄芩、茺蔚子、黑参、大黄、知母各一两，人参、茯苓各一两半，右为末，炼蜜和圆梧桐子大。空心，茶下十圆。（《幼幼新书·卷十八》）

《龙木论》治小儿疳眼外障。此眼初患时，皆因脑头上有疮，或因经日多时，泻痢潜冲，疼痛泪出难开，膈间伏热气，肝风入眼。初患此疳时，痒涩揉眉，咬甲，致令翳生赤肿疼痛，泪出难开，睑硬白睛遮满，怕日合面卧，不喜抬头，此疾不宜烧灸头面，恐损眼也。切忌点药，宜服杀疳散，退翳圆。

杀疳散方：防风、龙脑、牡蛎、白芷、细辛、五味子各二两，右为末。每服一钱，食后粥饮调下。（《幼幼新书·卷二十五》）

《龙木论》治小儿疳眼肿痛，泪出难开，睑硬、白睛遮满，怕日，合面卧，不喜抬头。防风、龙脑、牡蛎（煅粉）、白芷、细辛（去土）、五味子各二两，右为末；每服一钱；食后粥饮调下。（《医部全录·卷四百十二·杀疳散》）

玉屏风散：治虚弱人腠理不密，易感冒于风寒。防风一两，黄芪（蜜炙）、白术各二两，右㕮咀，每三钱重，水一盏半，枣一枚，煎七分去滓，食后热服。（《岭南卫生方·卷之中》）

76

治妊娠泄泻白术防风汤：白术（蜜炙）三钱，白芍（炒）二钱，陈皮（炒）一钱五分，防风一钱，水煎，食前服。（《竹林女科证治·卷二》）

治恶露不止一味防风散：防风（去芦）为末，每服一钱，白汤调下。（《竹林女科证治·卷三》）

发散上部方：人体的上、中、下三部受伤，在治疗时需先服1～2剂发散药，使其邪毒从汗而解，方能加速病愈。防风、川芎、当归尾、赤芍、陈皮、羌活、法半夏各6克，白芷、广木香、甘草梢各3克，独活、骨碎补各4.5克，生姜3片。取水、酒各半煎服。（《少林寺秘方集锦·上部·少林寺跌打损伤方·少林药案》）

治两腿寒痛方：防风9克，麻黄0.5克，追地风9克，石楠藤9克，豹骨9克，当归（炙）9克，甘草6克。以龙泉水1500毫升，煎250毫升，用黄酒30克送服，每日2次，连服4剂，良效。（《少林寺秘方集锦·下部·内科杂病验方·内科杂病方》）

辛得散：防风、荆芥穗各十两，刘寄奴二两，独活、乳香、明矾、栀子、苦参各五分，柏叶、当归、白芷、银花、苍耳子、泽兰、细茶各等分少许，水煎加入飞盐少许洗之。（《少林寺伤科秘方·卷八》）

防风汤：疗肢体虚风，微经内发热，肢节不随，恍惚狂言，来去无时，不自觉悟。南方支法存所用多得力，温和不损人，为胜于越婢、续命、风引等汤。罗广州一门、南州人士常用，亦疗脚弱甚良方。防风、麻黄、秦艽、独活、当归各三两，远志、木防己、甘草（炙）、人参、黄芩、升麻、芍药、石膏各二两，麝香二分，生姜、半夏各二两。右十六味切，以水一斗三升，煮取四升，一服一升。初服厚被取汗，亦当三两行下，其间相去如人行十里久，更服。有热加大黄二两，先有冷心痛疾者，倍当归加桂心三两，去大黄，忌海藻、菘菜、羊肉饧、饧。

肉苁蓉

【性味】甘，酸，咸，温。

【归经】入肾、大肠经。

【功能】补肾，益精，润燥，滑肠。

【主治】男子阳痿，女子不孕，带下，血崩，腰膝冷痛，血枯便秘。

【附方】治腠理不密，易致感冒，先服此药，则感冒自然解散　实表散：附子（炮去皮脐）、苁蓉（酒浸一宿，焙干）、细辛（去叶）、五味子各等分。上为粗末，每二钱，入黄芪建中汤三钱，如法煎服。（《岭南卫生方·卷中·苁蓉》）

羊蹄草根

【处方】治小儿羊胡疮秘方：羊蹄草根一两，黄柏五钱，粉草一钱，冰片三分，共研末，用生香油调涂患处。（《少林寺伤科秘方·卷十》）

龙胆

【性味】苦、寒。

【归经】入肝、胆经。

【功能】泻肝胆实火，除下焦湿热。

【主治】肝经热盛、惊狂躁，头痛、目赤、咽痛、黄疸、热痢、痛肿、疮疡、阴囊肿痛、阴部湿痒。

【附方】《耆婆方》治人心中热风，见鬼来亲合阴阳，日便力乏，黄瘦不能食，日日转羸方：龙胆三分，苦参三分，右二味，为散，以白米饮一服一钱，日二服，忌猪肉酒面。（《医心方·卷六》）

治萎黄病方：龙胆草15克，黄芩9克，栀子12克，陈皮6克，神曲6克，法半夏4.5克，鸡内金9克，金钱草30克，竹叶9克，白芍9克，当归15克，黄精21克，甘草4.5克。诸药内加清泉水1500毫升，煎取500毫升，每日2次。（《少林寺秘方集锦·下部·内科杂病验方·内科杂病方》）

百部

【性味】甘、苦，微温。

【归经】入肺经。

【功能】温润肺气，止咳，杀虫。

【主治】风寒咳嗽，老年咳喘，蛔虫、蛲虫病、皮肤疥癣，湿疹。

【附方】治三十年嗽方：百部根二十斤。捣取汁，煎如饴。服方寸匕。日三服。外台和饴一斤煎成煎以点摩饮调下。深师方以白蜜二升，更煎五六沸服三合。（《千金要方·卷十八》）

地榆

【性味】苦、酸，寒。

【归经】入肝、大肠经。

【功能】凉血止血，清热解毒。

【主治】吐血，衄血，血痢，崩漏，肠风，痔漏，痈肿，湿疹，金疮，烧伤。

【附方】《梅师方》治犬咬人，煮地榆饮之，兼末傅疮上，服方寸匕，日三服，忌酒。若治疮已差者。捣生韭汁，饮之一二升。（《证类本草·卷九·地榆》）

《梅师方》虎犬伤人，地榆煮汁饮，并为末傅之，亦可为末，白汤服，日三，忌酒。（《医部全录·卷三百八十》）

治击伤少腹大便下血方：生地榆30克，生地30克，川黄连9克，葛根30克，南山小连翘一把，槐花炭15克，生甘草6克。水煎服，2剂见效。（《少林寺秘方集锦·上部·少林寺跌打损伤方·止血方》）

治内痔下血方：生地榆30克，槐花炭30克，水煎服；三七1.5克，另包，研末，冲服。（《少林寺秘方集锦·下部·内科杂病验方·内科杂病方》）

治大便发黑方：此方用于常有腹部隐痛而大便黑如柏油样者。地榆炭30克，大黄炭30克，生地15克，当归15克，旱莲草30克，生白及9克，藕节30克，白茅根30克，生甘草4.5克。以上诸药以龙泉水1750毫升煎取250毫升，待温降时1次服尽，每日早晚各1次。若仍不见效，可改服"十炭三七散"：侧柏炭、栀子炭、血余炭、小蓟炭、茜草炭、藕节炭、棕榈炭、槐米炭、生地炭、蒲黄炭各9克，参三七30克。将上药共研为散，每服3~9克。胃寒腹痛的患者，可继服加味小建中汤：白芍9克，黄芪120克，桂枝6克，干姜3片，大枣3枚，饴糖30克。禁忌：辣椒、花椒、胡椒

及生硬干冷食物。（《少林寺秘方集锦·下部·内科杂病验方·内科杂病方》）

治伤后大便出血秘方：生地榆、生地黄、葛根各一两，南山小连翘一把，槐花炭五钱，川黄连三钱，生甘草二钱，水煎服。（《少林寺伤科秘方·卷八》）

石榴根

【性味】苦、涩，温。

【功能】杀虫、涩肠、止带。

【主治】蛔虫、久泻、久痢、赤白带下。

【附方】《西溪丛语》云：马监场云：泉州一僧能治金蚕蛊毒。如中毒者，先以白矾末令尝，不涩，觉味甘，次食黑豆，不腥，乃中毒也，即浓煎石榴根皮汁饮之，即吐出，有虫皆活，无不愈者。（《西溪丛语·卷上》）

石斛

【性味】甘、淡、微咸，寒。

【归经】入胃、肝、肾经。

【功能】生津益胃，清热养阴。

【主治】热病伤津，口干烦渴，病后虚热，阴伤目暗。

【附方】治恶露不化　清化饮：白芍、麦冬（去心）各二钱，牡丹皮、茯苓、黄芩、生地黄各二三钱，石斛一钱。水煎，食远服。（《竹林女科证治·卷三》）

石菖蒲

【性味】辛，微温。

【归经】入心、肝、脾经。

【功能】开窍，豁痰，理气，活血，散风，去湿。

【主治】癫，痰厥，热病，神昏，健忘，气闭耳聋，心胸烦闷，胃痛，腹痛，风寒湿痹，痈疽肿毒，跌打损伤。

【附方】佛家洗浴方：彼人所有恶星灾变马初生时星属相违，疫病之苦，闻诤战陈，恶梦鬼神、蛊毒、厌魅、咒术起死，如是诸恶，为障难者，恶令除灭。诸有智者，应作如是洗浴之法，当取香药三十二味，所谓：菖蒲（者），牛黄（瞿嘘折娜）、言蓿香（塞毕力迦）、麝香（莫诃婆伽）、雄黄（末哆罗）、合皆树（尸利洒）、白及（因达哆喝悉哆）、芎（莫迦）、枸（苟）杞根（苦弭）、松脂（室利薛瑟得迦）、桂皮（者）、香附子（目口哆）、沉香（恶揭鲁）、旃檀（旃檀娜）、零陵香（多揭罗）、丁子（索瞿者）郁金（茶炬么）、波律膏（罗婆）、菱香（搽剌哆）、竹黄（忽鸟战娜）、细豆蔻（苏泣迷罗）、甘松（苦弭多）、藿香（钵坦罗），茅根香（湿尸）、叱腊（萨洛汁）、艾纳（世黎也）、安息香（具罗），芥子（萨利教）、马芹（叶婆你）、龙花须（那咖口）、白胶（萨折罗婆）、青木（短瑟佗）。皆等分，以布洒星日一处，捣筛，取其香末，当以日（下略）（《敦煌古医籍考释·佛家方第三种·甲本》）

服菖蒲方：二月八日采取实白色节间可容指者，多取阴干去毛，距择吉日捣筛百日，一两为一剂，以药四分，蜜一分半，酥和调糜柔弱，令极匀，内瓷器中密封口，埋谷聚中一百日，欲服此药，须先服泻药，吐利讫，取王相日旦空肚服一两，含而咽之，有力能消，渐加至三二两，服药至辰巳间，药消讫，可食粳米乳糜，更不得吃饮食，若渴，惟得饮少许熟汤，每日止一服药，一顿食。若直治病差止，若欲延年益寿，求聪明益智者，宜须勤久服之。修合服食，须在静室中，勿喜出入及昼睡，一生须忌羊肉、熟葵。又主癥癖，咳逆上气，痔漏病，最良。又令人肤体肥充，老者光泽，发白更黑，面不皱，身轻目明，行疾如风，慎骨髓，益精气，服一剂寿百天。天竺摩揭陀国王舍城邑陀寺三藏法师跋摩米帝以大业八年与突厥使主，至武德六年七月二十三日为洛州大德护法师净土寺主矩师笔译出。（《千金翼方·卷十二·养性》）

（深师疗癖）又方菖蒲细切，取五升，以水五斗煮，取二斗，以酿二斗米如酒法，熟极饮，令得极醉，即愈，未差更作，无有不愈。一云长服

菖蒲末，酒调并作凡佳。（《外台秘要·卷三十》）

《僧深方》治方：取石上菖蒲，捣，猪膏和，敷疮，厚二分，先洗去。（《医心方·卷十七》）

若治癫病身体肿癣风冷病等，取菖蒲末以白蜜和……空腹服之，即便除愈。（《新修大藏经·第二十一卷·如来方便善巧咒经》）

治老人抽筋方：石菖蒲9克，地龙15克，荆芥9克，防风9克，蜈蚣3条，祁蛇9克，马钱子（油炒，去毛）4.5克。加水、酒各半煎服。（《少林寺秘方集锦·下部·内科杂病验方》）

四问：产后血晕何以治之？答曰：因无血不能施转也。宜服后方：菖蒲八分，荆芥六分，川芎一钱，丹皮六分，茯苓八分，益母草八分，香附一钱，陈皮五分，花粉四分，甘草五分，童便引，水煎服。（《法门寺妇科胎前产后良方注》）

治点伤右耳孔鬼脉秘方（午时点中）：菖蒲、荆芥各三钱，生地、赤芍、红花、栀子、归尾、升麻、丹皮、苏木各二钱，田三七、甘草各一钱，细辛八分，白芷、川芎各一钱半。（《少林寺伤科秘方·卷三·治点伤诸穴秘方》）

【论述】苏东坡云：凡草生石上，必须微土以附其根。惟石菖蒲濯去泥土，渍以清水，置盆中，可数十年不枯。节叶坚瘦，根须联系，苍然于几案间，久更可喜。其延年轻身之功，既非昌阳可比；至于忍寒淡泊，不待泥土而生，又岂昌阳所能仿佛哉？（《本草纲目·卷第十九·菖蒲》）

白薇

【性味】苦、咸，寒。

【归经】入肺、胃、肾经。

【功能】清热，凉血。

【主治】阴虚内热，风温灼热多眠，肺热咳血，温疟，瘅疟，产后虚烦，血厥，热淋，血淋，风湿痛，瘰疬。

【附方】治妊娠遗尿　白薇散：白薇、白芍各等分。为末，空心米饮调下。（《竹林女科证治·卷一》）

治产后郁冒白薇汤：白薇、当归各三钱，人参一钱五分，甘草七分。水煎服。（《竹林女科证治·卷三》）

白蔹

【性味】苦、甘，辛，凉。

【归经】入心、肝、脾经。

【功能】清热，解毒，散结，生肌，止痛。

【主治】痈肿，疔疮，瘰疬，烫伤，温疟，惊，血痢，肠风，痔漏。

【附方】（深师疗食鱼骨哽）又方：白蔹、白芷等分捣散，饮服刀圭。（《外台秘要·卷八》）

白前

【性味】辛、甘，微温。

【归经】入肺经。

【功能】泻肺降气，下痰止嗽。

【主治】肺实喘满，咳嗽多痰，胃脘疼痛。

【附方】《梅师方》治久患呷咳嗽，喉中作声，不得眠，取白前捣为末，温酒调二钱匕服。

又方治上气咳嗽，呷呀息气，喉中作声，唾黏，以兰实叶水浸良久，捣绞取汁一升，空腹顿服，须臾以杏仁研取汁，煮粥食之，一两日将息，依前法更服，吐痰尽，方差。（《肘后备急方·卷三》）

《深师方》疗久咳逆上气，体肿短气胀满，昼夜倚壁不得卧，常作水鸡声音，白前汤主之。白前二两，紫菀、半夏（洗）各三两，大戟七合（切），四物以水一斗，渍一宿，明日煮取三升，分三服，禁食羊肉饧，大佳。（《肘后备急方·卷三》）

白芷

【性味】辛，温。

【归经】入肺、脾、胃经。

【功能】祛风，燥湿，消肿，止痛。

【主治】头痛，眉棱骨痛，齿痛，鼻渊，寒湿腹痛，肠风痔漏，赤白带下，痈疽疮疡，皮肤瘙痒，疥癣。

【附方】经山寺主园僧行菜畦间，为蛇伤足，久之毒气蔓延，一脚皆烂，号呼宛转。常住为招医，积费数百千不能愈。有游僧见之曰："吾能治此。"汲净水洗病脚，腐脓败肉悉去了，易水数器，疮上白筋数见，挹以软帛鲜色，取药末均掺疮中，恶水泉涌，良久乃止。明日净洗如初，日日皆然，但见水渐少，肉渐生，一月之后，平复如旧……其方用香白芷为末，入鸭嘴胆矾、麝香各少许，临时以意斟酌之。（《唐宋文献散见医方证治》引《谈薮》）

《焦氏笔剩·续集》云：宋庞元英《谈薮》云："经山寺僧，行菜畦间，为蛇伤足，久之，一脚皆烂，常住召医，积费数百千不能愈。"一游僧见之，曰："吾能治此。"汲净水，洗病脚，腐脓病肉悉去之，易水数器，是上白筋数见；挹以软帛；解包取药末，掺疮中，恶水泉涌；良久乃止。明日净洗如初，日日皆然。水渐少，肉渐生，一月平复。合寺僧酬以钱物，云："吾与山门结缘，岂为利也。"却不受。主僧曰："山中多蛇虺，愿得奇方备急。"僧云："和尚有命，敢不从，但不必广传。香白芷为末，入鸭嘴胆矾、麝香各少许。临期以意斟酌之。"未几僧去，长老升座，以此方遍告诸人。（《历代笔记医事别录·救集门·白芷》引《焦氏笔乘·续集》）

余居士《选奇方》疗肠风下血：香白芷为末，每服二钱，米饮下，神效。（《本草纲目·卷十四·白芷》）

一僧为蛇伤，一脚溃烂，百药不愈，一游僧以新水数斗洗净腐败，见白筋挹干，以白芷末入胆矾、麝香少许，掺之，恶水涌出，日日如此，一月平复。（奇疾方）（《续名医类案·卷三十六》）

临产水干，孩子不下，用益母散生其水，水至胎下，若闭不生者死：白芷、当归、滑石各一钱，益母三分，肉桂八分，麝香一分，水煎温服。（《宁坤秘笈·卷上》）

治棍击前额头痛方：白芷、三七、白矾、五倍子各等分，共研成细

末，用生香油调成软膏，敷于患处，痛可止。（《少林寺秘方集锦·上部·少林寺跌打损伤方·跌打损伤方》）

少林拔毒生肌散：白芷30克，花粉30克，儿茶30克，乳香（醋制）15克，没药15克，自然铜（醋淬7次）30克，轻粉12克，金银花18克，连翘18克，黄柏18克，黄连18克，麝香6克，生甘草12克。先将白芷、花粉、金银花、连翘、黄柏碾成药粉，再将麝香等6味药分别研细，最后将全部药粉兑匀，装瓶密封备用。伤口浅者，将药粉撒于患处，用白布盖之。如伤口深者，可将此药粉制成药捻，穿进病灶基底部。对于表层已结痂者，用香油调药粉成膏涂抹患处，用布盖之，一般3~5日，多则7日可愈。（《少林寺秘方集锦·上部·少林寺跌打损伤方·跌打损伤方》）

二十一问：胎前伤寒的斑何以治之？答曰：宜服后方：白芷八分（6克），枳壳七分，牛蒡子六分，川芎六分，防风五分，桔梗五分，陈皮五分，花粉五分，丹皮五分，元胡五分，山楂肉五分，连翘三分，甘草三分，水煎服。（《法门寺妇科胎前产后良方注评》）

治点伤右边甘椤心脉秘方（辰时点中）：白芷、赤芍各一钱半，碎补、川芎、自然铜（醋淬7次）各二钱，当归、秦艽、血竭、荔枝仁、桃仁、木香、甘草各一钱，朱砂、沉香、肉桂各五分。（《少林寺伤科秘方·卷三·治点伤诸穴秘方》）

白金散：白芷梢一味，研开用香油调敷。（《少林寺伤科秘方·卷八》）

活血住痛散：白芷、穿山甲、小茴、甘草各三钱，当归、川芎各二钱，独活、羌活各一钱半，木瓜、肉桂、淮乌各一钱，制草乌、麝香各三分，共为细末，用姜汁酒药一次服完。（《少林寺伤科秘方·卷八》）

治小儿鼻内生疮秘方：白芷、细辛、辛夷花各二钱，川黄连、黄芩各三钱，金银花、连翘、粉甘草各一钱半，冰片三分，共为细末，吹鼻内，每天一次即效。（《少林寺伤科秘方·卷十》）

白芍药

【性味】苦、酸，凉。

【归经】入肝、脾经。

【功能】养血柔肝，缓中止痛，敛阴止汗。

【主治】胸腹、胁肋疼痛，泻痢腹痛，自汗盗汗，阴虚发热，月经不调，崩漏，带下。

【附方】深师疗瘟毒病及吐下后有余热渴，芍药汤神方：芍药五分，黄连四分，甘草二分（炙），黄芩二两，桂心二两，栝楼二分。右六味切，以水五升，煮取三升，分三服，一日令尽。（《外台秘要·卷四》）

又疗风湿百节疼痛，不可屈伸，痛时汗出方，芍药四两，甘草三两炙，芎䓖四两，附子三两（炮，四破）。右四味㕮咀，以水五升，煮取二升，分再服，相去十里顷，忌同。（《外台秘要·卷十九》）

《僧深方》治恶气心腹痛欲死方：芍药一两，甘草二两，桂心二两，当归二两。凡四物，水五升，煮取二升，分再服。（《医心方·卷六》）

治七种癖块，五种癫病，十种注忤，七种飞尸，十二种虫毒，五种黄病，十二种疟疾，十种水病，十种大风，十二种痹，并风入头眼暗漠漠，及上气咳嗽，喉中如水鸣声，不得卧，饮食不作肌肤，五脏滞气，积聚不消，壅闭不通，心腹胀满，连及胸背，鼓胀气坚结，流入四肢，或腹及心膈气满，时定时发，十年二十年不瘥。五种下痢、疳虫、蛔虫、寸白虫诸虫。上下冷热，久积痰饮，令人多眠睡，消瘦无力，萌入骨髓，便成滞疾，身体气肿，饮食呕逆，腰脚酸疼，四肢沉重，不能久行久立。妇人因产，冷入子脏，脏中不净，或闭塞不通胞中瘀血冷滞，出流不尽，时时疼痛为患，或因此断产，并小儿赤白下痢，及狐臭、耳聋、鼻塞等病。服此药，以三丸为一剂，服不过三剂，万病悉除，说无穷尽，故以万病丸名之。疟病，未发前服一丸，未瘥，如前更服。芍药、肉桂（去粗皮）、芎（不见火）、川椒（去目），及闭口者微炒去汗、干姜（炮）、防风（去芦）、巴豆（去心、膜，炒）、当归（去芦）、生犀角（镑）、桔梗、芫花（醋炒）、赤茯苓（去皮）、桑白皮（炒）、人参（去芦）、黄芩、黄连（去须）、禹余粮（醋淬，研飞）、蒲黄（微炒）、前胡（去芦）、大戟（锉，炒）、葶苈（炒）、麝香（研）、细辛（去苗）、雄黄（研飞）、紫菀（去芦）、甘遂、牛黄（研）各一两，蜈蚣十二节（去头足，炙），芫青二十八枚（入糯米同炒，候米色黄黑，去头、足，翅用），石晰蝎（去头、尾、足，炙四寸）。右为细末，入研药匀，炼蜜为圆，如小豆大，若一岁以下小儿有疾者，令乳母服两小豆大，亦以吐利为度。近病及卒病用多服，积久疾病即少服，常服微溏利为度。卒病欲死，服一二丸，取吐利即瘥。卒中恶，口噤，服二丸，浆一合下，利即瘥。五注鬼刺客忤，服二丸。男、女邪病歌哭腹大如妊身，服二丸，日三夜一，间食服之，虫毒吐血，腹痛如刺，服二丸，不差，更服。疟病，未发前服一丸，未瘥，更服。诸有痰饮者，服三丸。冷癖，服三丸，日三服，皆间食常令微溏利。宿食不消，服二丸，取利。癥瘕积聚，服二丸，日三服。拘急，心腹胀满，心痛，服三丸。上气呕逆，胸满不得卧，服二丸不瘥，更服。大痢，服二丸，日三服。痔湿，服二丸，以一圆如杏仁大，和醋二合，灌下部中。水病，服三丸，日再服，间食服之，痒止人弱，即隔日服。头痛恶寒，服二丸，复取汗。伤寒天行，服二丸，日三服，间食服之。小便不通，服二丸，不瘥，明日再服。大便不通，服三丸，又内一丸下部中即通。耳聋、聤耳，以绵裹如枣核，塞之。鼻衄，服二丸。痈肿、丁肿、破肿，内一丸如麻子大，日一傅之，根亦自出。犯丁肿血出，以猪脂和涂，有孔，内孔中，瘥。癫疮，以酢泔洗讫，取药和猪脂傅之。漏疮有孔，以一丸内孔中，和猪脂傅上。痔疮，涂绵筋上，内孔中，日别易，瘥止。瘰疬，以酢和涂上，瘥。癣疮，以布揩令汗出，以醋和涂上，日一易，瘥，止。胸、背、腰、胁肿，以醋和傅肿上，日一易，又服二丸。诸冷疮积年不瘥，以酢和，涂之。恶刺，以一丸内疮孔中，即瘥。蝮蛇螫，以少许内螫处，若毒入腹，心顿欲绝者，服三丸蜂螫，以少许傅之瘥。妇人诸疾，胞衣不下，服二丸。小儿惊痫，服一丸如米许，以涂孔，令嘬之，着儿大小加减。小儿客忤，服一丸如米，和乳涂乳头，令嘬之，以意量之。蝎螫，以少许傅之瘥，小儿乳不消，心腹胀满，服一丸如米许，涂乳头号令嘬之，即瘥。（《太平圣惠和剂局方·卷八·耆婆万病丸》）

治血虚头晕方：白芍、党参、杞果9克，当归30克，熟地30克，白术12克，阿胶（溶化）12克，女贞子、益智仁各9克，生穿山甲9克，龟板9克，大枣5枚，水煎服。每日1剂，连服10剂，良效。（《少林寺秘方集锦·下部·内科杂病验方·内科杂病方》）

治经来小便如白浊建中汤方：白芍一两，黄芪、肉桂、甘草各五钱。共为末，米汤送下即愈。（《宁坤秘笈·卷上》）

治滑胎　保生无忧散：当归、川芎、白芍、乳香（去油研）、枳壳（麸炒）、南木香、血余各等分。水煎服。（《竹林女科证治·卷三》）

一问：产后禁用何药？答曰：白芍、升麻、柴胡、山栀、黄芩、黄柏、紫苏、麻黄、党参、白术、黄芪之类及一切寒凉药不用。（《法门寺妇科胎前产后良方注评》）

治点伤牙关穴秘方：牙关穴即唇口四穴。白芍、山药、连蒿、神曲、麦冬各二钱，五味、槟榔、赤茯苓各一钱半，细辛八分，陈皮三钱，共为末，酒下一钱。（《少林寺伤科秘方·卷三·治点伤诸穴秘方》）

治点伤肚角穴秘方：小便腹盆之外。白芍、破故纸、车前、红花、菟丝子、乳香、没药各一钱，小茴、地肤子、良姜、青皮、西砂仁、枳壳各八分，紫草、杏仁各六分，肉桂、木香、甘草各五分，童便做引，生酒服。（《少林寺伤科秘方·卷三·治点伤诸穴秘方》）

治点伤左手合谷一脉（寅时点中）秘方：白芍（酒炒）、川断、白芷、莪术、苏子、桔梗、桂枝、五加皮、苏木、甘草各二钱，红花、苍术、川芎各一钱，生地各二钱。（《少林寺伤科秘方·卷三·治点伤诸穴秘方》）

少林白衣菩萨膏：主治跌打损伤、脱臼骨折、跌仆闪腰、血瘀肿痛等。白芍、赤芍、红花、黑牡丹皮、轻粉、红粉、桂枝、麝香各一两，当归头一两，乳香（去油）、没药（去油）、穿山甲、生牡蛎、地鳖虫、儿茶各一两半，广木香五钱，桃树枝二两，生甘草七钱，柳树枝二两，冰片三钱，香油二斤三两二钱，铅丹九两六钱，其熬膏、摊膏、保贮法同少林回春膏。（《少林寺伤科秘方·卷八》）

白及

【性味】苦、甘，凉。

【归经】入肺经。

【功能】补肺，止血，消肿，生肌，敛疮。

【主治】肺伤咳血，衄血，金疮出血，痈疽肿毒，溃疡疼痛，汤火灼伤，手足皲裂。

【附方】击伤心口吐血　急救方：白及30克，三七0.6克，血余炭9克，栀子炭15克，大黄炭9克，炒白芍9克，马灯草30。服法：以上诸药共研细末，内服9克，血即止。（《少林寺秘方集锦·上部·少林寺跌打损方·武伤急救方》）

【论述】《本草纲目》：（白及）一名连及草，一名甘根，一名白给（李时珍曰：其根白色，连及而生，故曰白及、连及。其味苦，而曰甘根，反言也。《吴普》作"白根"，其根有白，亦通。《金光明经》谓之罔达罗喝悉多，《别录》作白给）。韩保升曰：叶似初生棕苗叶及藜芦，三四月抽出一苔，开紫花，七月实熟，黄黑色，冬凋。根似菱，有三角，白色，角头号生芽，八月采根用，李时珍曰：一棵止抽一茎，开花长寸许，红紫色，中心如舌，其根如菱米，有脐如凫茈之脐又如扁螺旋纹，性难干。（《广群芳谱·卷九十四·白及》）

白及根

【处方】治点伤冲阳穴秘方：白及根、川芎、木瓜、槟榔、乳香、甘草、归尾、泽兰、青木香、铁砂，不加引。（《少林寺伤科秘方·卷三·治点伤诸穴秘方》）

【论述】《金光明经》谓之罔达罗喝悉多。

甘遂

【性味】苦、甘，寒、有毒。

【归经】入脾、肝、肾经。

【功能】泻水饮、破积聚，通二便。

【主治】水肿胀满、留饮、结胸、癫、噎膈、癥瘕积聚，二便不通。

【附方】深师朱雀汤，疗久病癖饮，停痰不消，在胸膈上，液液时头眩痛，苦挛，眼睛、身体、手足十指甲尽黄，亦疗胁下支满饮，辄引胁下痛方，甘遂、芫花各一分，大戟三分，右三味为散，以大枣十二枚（擘破），以水六升，先煎枣，取二升，内药三方寸匕，更煎取一升一合，分再服，以吐下为知，未知重服，甚良无比。（《外台秘要·卷八》）

玄参

【性味】苦、咸，凉。

【归经】入肺、肾经。

【功能】滋阴，降火，除烦，解毒。

【主治】热病烦渴，发斑，骨蒸劳热，夜寐不宁，自汗盗汗，津伤便秘，吐血衄血，咽喉肿痛，痈肿，瘰疬。

【附方】治妊娠咽痛　升麻桔梗汤：升麻、桔梗、甘草各五分，防风、元参各一钱。水煎服二剂。（《竹林女科证治·卷二》）

退翳圆方：黑参、防风各一两，细辛、石决明、车前子各半两，桔梗、黄芩各二两，右为末，炼蜜为圆梧桐子大。空心茶下十圆。（《幼幼新书·卷二十五》）

治产后阳明感风　补虚降火汤：人参、麦冬（去心）、元参、桑叶、苏子各一钱。水煎服。（《竹林女科证治·卷三》）

仙茅

【性味】辛，温、有毒。

【归经】入肾、肝经。

【功能】温肾阳、壮筋骨。

【主治】阳痿精冷、小便失禁、崩漏，心腹冷痛、腰脚冷痹、痈疽，瘰疬。

【附方】《太平圣惠方》云：仙茅味辛温有毒，主心腹冷气，不能食，腰脚风冷，挛痹不能行，丈夫虚劳，老人失溺，无子，益阳道，久服通神强记，助筋骨，益肌肤，长精神明目。一名独茅根，一名茅瓜子，一名婆罗门参。仙茅傅云：十斤乳石，不及一斤仙茅，表其功力不。生西域及大庚岭。亦云忌铁及牛乳。二月八月采根，其法于后。

仙茅十斤，锉如豆大，以水浸去赤汁，数数换水，水清即漉取，晒干。

右捣罗为末，炼蜜和圆，如梧桐子大。每日空腹，以温酒下十五圆。日晚再服。如本性热人，饮下亦得。如能每日别取其末，煎之为汤，下圆极炒。如服后觉热气上冲，头痛，以砂糖为浆饮之，即定。兼浓煮甘草豆汤一盏服之，亦效。又取一分乌油麻仁，炒熟为末。兼沙糖和之，为圆眼，即得力迟当不发矣。服后十数日，觉能食兼气下，即效也。所服不限多少，唯多为妙。若患冷气人，不用水浸除赤汁，便切捣，依前和合。忌牛乳，其所忌牛乳者，只是减其药力，亦无伤损。若煎汤，取散三钱，水五合，煎至四合，空腹顿服之，大佳。（《太平圣惠方·卷第九十四·神仙服仙茅法》）

【论述】《图经》曰：谨按《续传信方》叙仙茅云：主五劳七伤，明目，益筋力，宣而复补，本西域道人所传，开元元年，婆罗门僧进此药，明皇服之有效，当时禁方不传。天宝之乱，方书流散，上都不空三藏始得此方，传马李勉司徒、路嗣恭尚书、齐杭给事、张建封仆射服之，皆得力。路公欠服金石无效，及得此药，其益百倍。齐给事守缙云：日少气力，风继作，服之遂愈。八九月时采得，竹刀子刮去黑皮，切如豆粒，米泔浸两宿，阴干捣筛，熟蜜丸如梧子，每旦空肚酒饮任使下二十丸。禁食牛乳及黑牛肉，大减药力也。《续传信方》伪唐筠州刺史王颜所著，皆因国书编录，其方当时盛行，故今江南但呼此药为婆罗门参。（《证类本草·卷十一》）

仙茅，味辛，有毒。主心腹冷气不能食，腰脚风冷，挛痹不能行，丈夫虚劳，老人失溺，无子，益阳道。久服通神强记，助筋骨，益肌夫，长精神，明目。一名独茅根，一名茅瓜子，一名婆罗门。《仙茅传》云：十斤乳石，不及一斤仙茅，表其功力尔。亦云忌铁及牛乳。二月、八月采根。（《证类本草·卷十一·仙茅》）

《海药》云：生西域。粗细有筋，或如笔管，有节文理。其黄色多涎。梵云呼为阿输乾（《证类本草·卷十一·仙茅》）

《海药本草》云：（仙茅）其叶似茅，久服轻身，故名。梵音呼为河轮勒陀。一名独茅（《图经本草》）云其根独生，故名；一名茅爪子；一名婆罗门参。初出西域，今大庾岭、蜀川、江、湖、两浙诸州亦皆有之。

叶青如茅而软，且略阔，面有纵纹，又似初生棕榈，秧高尺许，至冬尽枯，春初乃生，四五月间抽茎开小花，深黄色，六出，不结实。其根独茎直，大如小指，下有短细肉，根相附，外皮稍粗，褐色，内肉黄白色，二月八月采根曝干，衡山出者花碧。五月结黑子，处处大山中皆有，人惟取梅岭者用。性辛温，有小热小毒，治心腹冷气，不能食，腰脚风冷，挛痹不能行，丈夫虚劳无子。久服通神强记，益颜色，健筋骨，长肌肤，助精神，明耳目，填骨髓。许真君书云：仙茅久服长生，其味甘能养肉，辛能养节，苦能养气，咸能养骨，滑能养肤，酸能养筋，宣和苦酒服，必效。

宋·范成大：玉虚观，去宜春二十五里，许君上升时，飞白茅数叶，以赐王长史。王以宅为观，观旁至今有仙茅，极异常草，备五味尤辛辣，云久食可仙，道士煮汤以设客：白云堆里白茅飞，香味芳辛胜五芝，揉叶煮泉摩腹去，全胜石髓畏风吹。《图经本草》开元中，婆罗门僧进此药，明皇服之有效，禁方不外传。天宝之末，方书流散上都，僧不空三藏传司徒李勉、尚书路嗣、仆射张建封、给事齐抗服之，皆有效；路公久服金石无效，得此药，其益百倍；齐给事生平少气力，风疹继作，服之遂愈。五代唐王颜著续传信方编录服仙茅方，当时盛行，去十斤乳石，不及一斤仙茅。《本草会编》：五台山有仙茅，患大风者，服之多瘥。《本草纲目》：按范成大虞衡志云：广西英州多仙茅，其羊食之，举体悉化为筋，不复有血肉，食之补人，名孔羊。沈括笔谈云：夏文庄公禀赋异于人，但睡则身冷如逝者，既觉，须令人温之，良久乃能动，常服仙茅、钟乳、硫黄，莫知纪极。观此则仙茅盖亦性热，补三焦命门之药也。惟赋禀素怯者宜之。若体状火盛者，服之反能动火，按张杲《医说》云：一人中仙茅毒，舌胀出口，渐大与肩齐，因以小刀之，随破随合，至百数，始有血一点出，日可救矣，煮大黄、朴硝与服，以药掺之，应时消缩，此皆火盛性淫之人过服之害也。弘治间，东海张弼梅岭仙茅诗有"使君昨日才持去，今日人来乞墓铭"之句，皆不各服食之理，惟藉药纵恣以速其生者，于仙茅何尤。制用：清水洗，刮去皮，槐砧上用铜刀切豆许大，生稀布袋盛，黑豆水内浸一宿，取出酒拌湿蒸，从巳至亥，取出曝干，勿犯铁器，及牛乳斑人鬓须。彭祖单服法：竹刀刮切，糯米泔浸，去赤汁出毒，后无妨

损。（《广群芳谱·卷九十四·仙茅》）

气味：辛、温，有毒。主治：心腹冷气，腰脚冷挛痹不能行，丈夫虚劳，老人失溺无子，益阳道。久服通肾强记，助筋骨，益肌肤，长精神，耳目聪明。按曰：生西域，及大庾岭、川蜀、两浙亦有。（《本草乘雅半偈·卷十·仙茅）

释名：独茅、茅瓜子、婆罗门参，其叶似茅，久服轻身，故名仙茅，故名仙茅，梵言呼为阿输乾陀。颂曰：其根独生，始因西域婆罗门僧献方于唐玄宗，故今江南呼为婆罗门参，言其功补如人参也。集解：曰仙茅生西域。（《本草纲目·卷十二·仙茅》）

《岭南杂记》云：仙茅，出庾岭嫦娥嶂。叶似兰，根如萎蕤，色白。……九制服之，温补元气。唐明皇时，婆罗门僧进此方，服之有验。古云：十斤乳石，不敌一斤仙茅。（《历代笔记医事别录·方药论治门·仙茅》）

颂曰：五代唐筠州刺史王颜著《续传信方》，因国书编录西域婆罗门僧服仙茅方，当时盛行。云五劳七伤，明目益筋力，宣而复补。云十斤乳石不及一斤仙茅，表其功力也。本西域道人所传。开元元年婆罗门僧进此药，明皇服之有效，当时禁方不传。天宝之乱，方书流散，上都僧不空三藏始得此方，传与司徒李勉、尚书路嗣恭、给事齐杭、仆射张建封服之，皆得力。（《本草纲目·卷十二·仙茅》）

东行枣根

【处方】（《深师》疗发白及秃落）又方东行枣根长三尺以中央空，右一味，以甑中心蒸之，以器承两边汁，以敷头即生发良。（《外台秘要·卷三十三·东行枣根》）

王瓜根

【性味】苦，寒。

【归经】入胃、大肠经。

【功能】泻热，生津，破血，消瘀。

【主治】热病烦渴，黄疸，热结便秘，或小便不利，经闭，癣，痈肿。

【附方】治蛊毒方：土瓜根如大拇指大，长三寸，锉碎，以酒一盏浸一宿为一服，吐出即愈。（《岭南卫生方·卷之中》）

木香

【性味】辛、苦，温。

【归经】入肺、肝、脾经。

【功能】行气止痛，温中和胃。

【主治】中寒气滞，胸腹胀痛，呕吐，泄泻，下痢里急后重，寒疝。

【附方】治妊娠中恶　木香散：木香、枳壳（麸炒）各七钱半，生地黄二钱。上为末，温酒调服一钱。（《竹林女科证治·卷二》）

九问：胎前痢疾何以治之？答曰：脉沉细者生，洪大者死。宜服香连护胎饮：木香五分，姜黄连一钱，白芍七分，茯苓六分，陈皮七分，枳壳（炒）八分，苏梗五分，川朴五分，山楂一钱，当归六分，泽泻八分，砂仁（炒）一钱，乌梅一枚，甘草三分，水煎服。（《法门寺妇科胎前产后良方注评》）

木香一名蜜香，一名青木香，一名五木香，一名南木香（李时珍曰：木香草类也，本名蜜香，因其香气如蜜也，缘沉香中有蜜香，遂讹此为木香。昔人谓之青木香，后人因呼马兜铃为青木香，乃呼此为南木香、广木香以别之。今人又呼一种蔷薇为木香，愈乱真矣。《三洞珠囊》云：五香者，五木香也，一株五根，一茎五枝，一枝五叶，叶间五节，故名五香。烧之能上彻九天。《金光明经》谓之矩琵佗香）。《别录》曰：生永昌山谷；陶弘景曰：永昌今不复贡。今皆从外国舶上来，乃云出大秦国，今皆以合香，不入药用。苏恭曰：此有二种，当以昆仑来者为佳，西湖来者不善。叶似羊蹄而长大，花如菊花，结实黄黑，所在亦有之。功用极多。甄权曰：出天竺，是草根，状如甘草也。苏颂曰：今惟广州舶上来，他无所出。根窠大类茄子，叶似羊蹄而长大，亦有如山药而根大开紫花者，不拘时采根芽为药，以其形如枯骨，味苦黏牙者为良。江淮亦有此种，名土青木香，不堪药用。《蜀本草》言孟旭苑中亦尝种之，云苗高三四尺，叶长八九寸，皱软而有毛，开黄花，恐亦是土木香种也。雷曰：其香是芦蔓，根条左盘旋，采得二十九日，方硬如朽骨。其有芦头丁盖子色肝者，是木香神也。寇宗曰：常自岷州出塞，得青木香持归西洛，叶如牛蒡，但狭长，茎高二三尺，花黄一如金钱，其根即香也。李时珍曰：南番诸国皆有。《一统志》云：叶类丝瓜，冬月取根晒干，味辛温无毒，乃三焦气分之药，能升降诸气，诸气郁，皆属于肺，故上焦气滞者用之，乃金郁则泄之也。中气不运，皆属于脾，故中焦气滞者宜之，脾胃喜芳香也。大肠气滞则后重，膀胱气滞则癃淋，肝气郁则为痛，故下焦气滞者宜之，乃塞者通之也。《隋书·樊子盖传》：大业五年，车驾西巡，将入吐谷浑，子盖以彼多瘴气，献青木香，以御雾露。（《广群芳谱·卷九十五·木香》）

和调气机方：广木香1.5克，乌药3克，陈皮4.5克，小茴香1.5克，麝香0.06克，藏红花3克。用水、酒各半煮诸药成浓汁，滤入瓷瓶，密封。每次0.1克，加白开水搅匀内服。（《少林寺秘方集锦·上部·少林寺跌打损伤方·少林练功药方》）

少林运气丹：广木香、海缩砂、全瓜蒌、赤降香、人参、参三七、黄芪、熟地、小茴香、甘草各3克，灵芝草、红花、益智仁、陈皮、柏子仁各6克，全当归15克。制法：将以上16种药碾成细粉，取陈醋调稀面糊，将药粉制成丸如绿豆大，晾干。服法：练功前每服20丸，用黄酒30毫升冲下。（《少林寺秘方集锦·上部·少林寺跌打损伤方·少林练功药方》）

治胃脘凝滞疼痛方：木香45克，延胡索45克，白及9克，海螵蛸30克，陈皮16.5克。以上诸药共研末为散，装瓶备用。每服1～3克，每日3次，良效。（《少林寺秘方集锦·下部·内科杂病验方·内科杂病方》）

治食后肚痛方：木香4.5克，法半夏4.5克，良姜2.4克，陈皮2.4克。水煎服。（《少林寺秘方集锦·下部·内科杂病验方·内科杂病方》）

治两胁胀痛方：广木香4.5克，延胡索9克，枳壳6克，大黄（酒炒）4.5克，五灵脂（醋制）4.5克，生甘草4.5克。取水1500毫升加入上药中，煎取500毫升，每日2次，连服3剂即愈。（《少林寺秘方集锦·下部·内科杂病验方·内科杂病方》）

治气臌方：广木香4.5克，乌药2.4克，枳壳4.5克，败沉香3克，加莱菔老根

1条。水煎服。（《少林寺秘方集锦·下部·内科杂病验方·内科杂病方》）

治点伤右手掌心一脉钱方（寅时点中）：木香、乳香（去油）、没药（去油）、地榆、桂枝各二钱，川断三钱，自然铜（醋淬7次）、红花、田三七、泽兰、丁香各一钱，归尾、独活、大腹皮各一钱半，甘草七分。（《少林寺伤科秘方·卷三·治点伤诸穴秘方》）

治点伤正天堂脉秘方（午时点中）：木香、木耳、川芎、升麻各一钱半，山豆根、白扁豆、乳香（去油）、没药（去油）、防风、藁本、白芷、菖蒲各二钱，甘草七分，丁香五分。（《少林寺伤科秘方·卷三·治点伤诸穴秘方》）

一切下痢，不拘丈夫、妇人、小儿。木香一块方圆一寸，黄连半两。二味用水半升同煎干，去黄连，薄切木香，焙干为末。分作三服：第一服橘皮汤下，二服陈米饮下，三服甘草汤下。此乃李景纯所传。有一妇人久痢将死，梦中观音授此方，服之而愈也。（《本草纲目·卷十四·木香》）

天南星

【性味】苦，辛，温，有毒。

【归经】入肺、肝、脾经。

【功能】燥湿化痰，祛风定惊，消肿散结。

【主治】中风痰壅，口眼㖞斜，半身不遂，癫，惊风，破伤风，风痰眩晕，喉痹，瘰疬，痈肿，跌仆损伤，蛇虫咬伤。

【附方】三生饮：治痰厥、饮厥及气虚眩晕，或似卒中，口眼㖞斜，咽喉作声。天南星一两，川乌头、生附子各半两，木香一分，右㕮咀，每服半两，水二盏，姜十片，煎至六分，去滓温服。一方气盛人至止用南星八钱，木香一钱，加生姜十四片，煎作两服，名星香散。一方气虚人用生附子、木香、生姜，亦如前数煎服，名附香饮，易简方谓，用天雄代附子亦妙，痰涎壅甚者，每服加全蝎五个，仍服黑锡丹镇坠，或口禁用细辛皂角末少许，或半夏末，吹入鼻中，候喷嚏得少苏却急进。一方附子天雄川乌头各一两，木香半两，姜枣煎更入磨沉香水服六脉俱虚者用之，若挟热中风者不宜三生饮，续易简方非之颇当。（《岭南卫生方·卷之中》）

治痰厥、饮厥　三生饮：天南星一两，川乌头、生附子各半两，木香一分。右㕮咀，每服半两，水二盏，姜十片，煎至六分，去滓温服。（《岭南卫生方·卷中》）

治下颌脱臼法：令伤者靠椅正坐，一僧用两手托住病者下颌，沿顺位方向用力推之，送之窍位。再将生天南星捣烂，摊在白布上，敷于患处。（《少林寺秘方集锦·上部·少林寺跌打损伤方止血方》）

刀斧伤血不止治方：天南星、血竭各等分，分研细末，敷于患处即止。（《少林寺伤科秘方·卷六·少林刀枪伤秘方》）

天花粉

【性味】甘、苦、酸，凉。

【归经】入肺，胃经。

【功能】生津，止渴，降火，润燥，排脓，消肿。

【主治】热病口渴，消渴，黄疸，肺燥咳血，痈肿，痔瘘。

【附方】《僧深方》治乳不下方：取生栝楼根，烧作炭，治下筛，食已，服方寸匕，日四五服。（《医心方·卷二十三》）

若有人等小便数忽起者，若去斗许者，取栝楼根一两，以清水三升煮，绞取半汁……顿服即差。（《新修大藏经·卷二十·千手千眼观世音菩萨治病合药经》）

治牙龈肿痛化脓方：天花粉30克，金银花15克，连翘15克，丹皮12克，知母12克，薄荷9克，土大黄4.5克，生黄芪15克，浙贝9克，生甘草6克。上药以清泉水1500毫升煎至500毫升，漱口。（《少林寺秘方集锦·下部·内科杂病验方·内科杂病方》）

少林截血方：治损伤跌仆，流血不止。用：天花粉五两，姜黄一两，赤芍一两，白芷一两，以上四味药均不见火，共为细末，以清茶调药末敷患处四边，其血即止。伤在头上者敷颈周围，在手足者敷臂腿上节，如伤口内硬被风毒所袭，加独活酒调散，又不消，加紫荆皮末敷之。（《少林寺伤科秘方·卷八》）

治疮口溃破久不收口秘方：天花粉、血竭各三钱，黄芩、白芷、连

翘、降香、龙骨、金银花各一钱半，麝香二分，冰片五分，共末为散敷患处。（《少林寺伤科秘方·卷九》）

十五问：产后伤寒何以治之？答曰：须微发汗，宜用后方：花粉七分，丹皮五分，益母草七分，枳壳（炒）七分，山楂肉七分，陈皮五分，赤芍五分，防风五分，当归七分，川芎七分，前胡六分，水煎服。（《法门寺妇科胎前产后良方注评》）

二十问：产后咳嗽何以治之？答曰：可用后方：花粉六分，元参六分，桔梗六分，前胡七分，山楂肉七分，丹皮五分，益母草八分，枳壳八分，赤芍五分，元胡五分，陈皮五分，甘草五分，灯心引，水煎服。（《法门寺妇科胎前产后良方注评》）

元慈勒

【性味】甘，无毒。

【主治】心病，流血，合金疮，去腹内恶血，血痢下血，妇人带下，明目，去障翳，风泪，胬肉。生波斯国，似龙脑香。（《证类本草·卷十三·元慈勒》）

升麻

【性味】甘、辛微、苦，凉。

【归经】入肺、脾、胃经。

【功能】升阳，发表，透疹，解毒。

【主治】时气疫疠，头痛寒热，喉痛，口疮，斑疹不透；中气下陷，久泻久痢，脱肛，妇女崩带，子宫下坠；痈肿疮毒。

【附方】《梅师方》治时行病发疮。升麻五两，以水、蜜二味同煎三沸，半服、半敷疮。（《证类本草·卷六·升麻》）

又疗伤寒口疮烂者，升麻汤方：升麻一两，甘草一两（炙），竹叶（切）五合，麦门冬三分（去心），牡丹一分，干枣二十枚（擘）。右六味，切，以水四升，煮取一升半，去滓，分五服含，稍稍咽之为度，忌海藻、菘菜、胡荽等。（《外台秘要·卷二》）

《僧深方》治喉咽卒肿痛，咽唾不得，消热下气　升麻含丸方：生夜干汁六合，当归一两，升麻一两，甘草三分，凡四物，下筛，以夜干汁丸之，绵裹如弹丸，含稍咽其汁，日三夜一。（《医心方·卷五》）

《耆婆方》治人风肿在皮上发有时方：升麻三两，夜干二两，芍药二两，三味，切，以水三升，煮取一升，分三服。（《医心方·卷十六》）

《耆婆方》治人热肿疼痛方：升麻三两，夜干二两，大黄二两，芒消二两，青木香一两，栀子一两，甘草半两，七味，锉，以水六升煮取三升，纳芒消捣令调，分三服，得下利即瘥。（《医心方·卷十六》）

治蛊毒方：川升麻、桔梗（去芦）、瓜蒌根各一两。上为粗末，每服二钱，水一盏，煎六分，去滓服，不拘时候。（《岭南卫生方·卷之中》）

一方川升麻、桔梗（去芦）、瓜蒌根各一两，右为粗末，每服二钱，水一盏煎六分去滓服。不拘时候。一方土瓜根如大拇指大，长三寸锉碎，以酒一盏浸一宿为一服，吐出即愈。一方皂角长一尺者，去黑皮并子，用酒一大盏，浸一宿方去滓，空心服。一方败鼓皮烧为末，酒调二钱服之。凡中蛊毒，皆是昏睡不省人，用此方能言下药人姓名，极验。一方桃树上的寄生三两，为细末，如点茶，每服一钱，不拘时候。一方蚕蜕纸（是出蚕子了纸也，此药宜令常随行以备急用）不拘多少，用清油纸烛烧为灰，研极细，稍觉中毒，虽面青脉绝，腹胀吐血口噤，速以新汲水调一钱频服即活，若彼蒙汗昏昧如醉，此药下咽即醒。一方茶芽（焙），生甘草、生白矾（乳钵研），右各等分为细末，每服一钱，以新汲水调下，若中毒一月，其毒自大便下，若中蛊毒，即吐出肉块，次服补药，生糯米粉以乌猪胆汁为丸，如梧桐子大，每服三十丸，熟水吞下。（《岭南卫生方·卷之中》）

此乃寒攻下咽，胃有痰涎，宜去寒化痰。用升麻桔梗汤二剂即安：升麻、桔梗、甘草各八分，防风、元参各一钱。水煎服。（《宁坤秘笈·卷上》）

治子淋清胃散：生地黄一钱五分，升麻、当归、丹皮各一钱，黄连一钱五分（夏月加倍）。水煎服。（《竹林女科证治·卷二·升麻》）

治恶露不止千金方：升麻二钱，酽酒二钟，煮取一钟，分二服。（《竹林女科证治·卷三》）

十三问：胎前眩晕何以治之？答曰：有痰有虚。痰则补中益气汤去升麻、柴胡，加贝母、竹沥；虚则十全大补汤。（《法门寺妇科胎前产后良方注评》）

五问：产门中挺出一物，何故？答曰：此阴脱也，因产后劳碌太早之故。宜服后方：升麻四分，柴胡六分，酒当归一钱，人参六分，陈皮四分，丹皮五分，川芎一钱，香附六分，茯苓八分，水煎服。（《法门寺妇科胎前产后良方注评》）

治点伤人中穴秘方：升麻、白芷、自然铜、血竭、肉桂、地鳖虫、木香、冰片、葱。引水煎酒兑服。（《少林寺伤科秘方·卷三·治点伤诸穴秘方》）

治点伤后头颈舌一脉秘方药方：升麻、莪术、苏木、枳壳、川贝、泽兰、田三七各二钱，五加皮三钱，郁金、枳实各一钱，姜黄、红花、桑寄生各一钱半，甘草七分。（《少林寺伤科秘方·卷三·治点伤诸穴秘方》）

天仙藤

【性味】苦，温。

【归经】入肝、脾、肾经。

【功能】行气化湿，活血止痛。

【主治】胃痛，疝气痛，妊娠水肿，产后血气腹痛，风湿疼痛。

【附方】治子气　天仙藤散：天仙藤（即青木香藤，洗，略炒）、香附（制）、陈皮、乌药、甘草各一钱，木瓜三片，苏叶四分，姜三片。水煎，食前服。日服二次，以水尽，肿消为度。（《竹林女科证治·卷二》）

丹参

【性味】苦，微温。

【归经】入心、肝经。

【功能】活血祛瘀，安神宁心，排脓，止痛。

【主治】心绞痛，月经不调，痛经，经闭，血崩带下，癥瘕，积聚，瘀血腹痛，骨节疼痛，惊悸不眠，恶疮肿毒。

【附方】《梅师方》治中热油及火烧，除外痛。丹参八两，细锉，以水微调，取羊脂二斤，煎三上三下，以傅疮上。（《证类本草·卷七·丹参》）

治恶露不下　丹参散：丹参一味，晒干为末，酒服二钱，（《竹林女科证治·卷三》）

地丁根

【附方】少林药捻：地丁根30克，蒲公英30克，金银花24克，乳香（去油）9克，没药（去油）9克，儿茶12克，红花9克，轻粉6克，血竭24克，冰片3.6克，麝香1.5克。先将草药碾成细粉，过箩。然后将余味药分别或按类研细，混合均匀，取优顾棉纸卷成如绿豆粗细的1.5厘米、2.1厘米、3厘米三种长度的纸筒，填满药粉，把两端封闭，即成药捻。按长度分别装盒，用蜡封盒备用。先清除局部的脓液，用盐水洗涤数次，然后酌情将药捻插入伤处。根据患部的面积，插3～5根，3日换1次，一般3次脓尽，5次生新，7次愈。功能：解毒祛腐，消肿止痛，生肌长肉。主治：金疮成脓，溃烂流水，疮口泛青，久日不愈。（《少林寺秘方集锦·上部·少林寺跌打损伤方·跌打损伤方》）

阿蓝部根

【附方】若有女人月水不息，应以阿蓝部根或以蓝根一握捣之，和乳熟煎……服之即差。若患头痛者，应以乌羽……扫拂痛处即便永差。若有人患症……应以乳粥和酥……食之即差。（《曼殊室利菩萨咒藏中一字咒王经》）

阿说健陀根

【附方】若是石女无产法………应取阿说健陀根，以酥熟煎捣之令碎，和黄牛乳……待彼女人身净之时令饮其药……未久之间即便有娠。（《曼殊室利菩萨咒藏中一字咒王经》）

阿息儿

【附方】阿息儿出西域，状如地骨皮，治妇人产后胞衣不下，又治金疮脓不出，嚼烂涂之即出。（《广群芳谱·卷九十九·阿息儿》）

阿儿只

【论述】时珍曰：刘郁《西使记》云：出西域，状如苦参。主打仆伤损，妇人损胎。用豆许咽之自消。又治马鼠疮。（《本草纲目·卷第二十一·阿儿只》）

第二章　根茎类药

三棱

【性味】苦，辛，平。

【归经】入肝，脾经。

【功能】破血，行气，消积，止痛。

【主治】癥瘕积聚、气血凝滞，心腹疼痛，胁下胀疼，经闭，产后瘀血腹痛，跌打损伤，疮肿坚硬。

【附方】十三味总方：三棱五钱，赤芍、骨碎补各一钱五分，当归（伤其上、中二部用全当归，伤其下部用归尾）、蓬术、元胡索、木香、乌药、青皮、桃仁、苏木各一钱。若伤重者大便不通加大黄四钱，恐有瘀血入内，气滞者用陈酒半斤煎，又加缩砂仁三钱同煎服。（《少林寺伤科秘方·卷二·少林伤科拟定秘方》）

治点伤太阴三星穴秘方：三棱、莪术、肉桂、参三七、苏子、元胡、莱菔子、木香、茜草、乳香、没药、地鳖虫、甘草，水煎服。（《少林寺伤科秘方·卷三·治点伤诸穴秘方》）

治点伤期门穴秘方：三棱、莪术、柴胡、参三七各八分，郁金、丹皮、茜草、五灵脂、羚羊角各一钱，桃仁七粒，如眼珠胀痛加夜明砂酒煎服。（《少林寺伤科秘方·卷三·治点伤诸穴秘方》）

土茯苓

【性味】甘、淡、平。

【归经】入肝、胃经。

【功能】解毒、除湿、利关节。

【主治】梅毒、淋浊、筋骨挛痛、脚气、疔疮、痈肿、瘰疬。

【附方】治点伤左脚背脉秘方 药方：土茯苓四钱，地龙、赤茯苓各三钱，炮山甲、丹皮各二钱，生栀子、甘草、连须各一钱。（《少林寺伤科秘方·卷三·治点伤诸穴秘方》）

大黄

【别名】藏文名：朱木萨。

【性味】苦、酸、寒，凉。

【归经】入胃、大肠、肝经。

【功能】泻热毒，破积滞、行瘀血，清热，解毒，消食，敛疮。

【主治】实热便秘，谵语发狂。食积痞满，痢疾初起，里急后重，瘀停经闭，癥瘕积聚，时行热疫，暴眼赤痛，吐血，衄血，阳黄水肿，淋浊，溲赤，痈疡肿毒，疔疮，汤火伤。治腑热，"赤巴"病，便泌，闭经不良，疮疡疖肿。

【附方】又谢道人疗两眼痛大黄汤方：大黄四两，芍药五两，细辛、甘草（炙）各四两，黄芩二两，右五味切，以水七升，煮取二升半，温分为三服甚妙。

又方大黄八两（切），右一味，以水五升渍之一宿，明旦绞取汁，分三服之，病甚多由脾实，以上忌油腻，生冷、房室、蒜菜、酒面等物。（《外台秘要·卷二十一》）

深师疗从高坠下伤内，血在腹聚不出，疗下血方，取好大黄二两，桃仁三十枚，右二味捣，以水五升，煮取三，分为三服，去血后，作地黄酒服，随能服多少，益血过百日成微坚者，不可复下之，虚极杀人也。（《外台秘要·卷二十九》）

《僧深方》治卒死中恶 雷氏千金丸方：大黄五分，巴豆六十枚，桂心二分，朴消三分，干姜二分，凡五物，治下筛，和白蜜治三千杵，服如大豆二丸，老小以意量之。（《医心方·卷十三》）

《僧深方》治一切诸疟无不断 恒山丸方：大黄一两（一方二两），附子一两（炮），恒山三两，龙骨一两，凡四物，治合下筛，蜜和，平旦服梧子七丸；未发中间复服七丸，临发服七丸。若不断，至后日复发，更

服如此法，甚神良。（《医心方·卷十四》）

《梅师方》男子偏坠作痛，大黄末和酢涂之，干则易。（《医部全录·卷二百五·大黄》）

《梅师方》治卒外肾偏肿疼痛。大黄末和醋涂之，干即易之。（《证类本草·卷十·大黄》）

《龙木论》治小儿睑中生赘外障。此眼初患时，皆因脾胃壅毒上冲入眼睑眦之中，致令生肉，初时即小如麻米，后三五年间渐长大，摩隐瞳人，赤涩泪出，切宜，割散去瘀血，后乃熨烙即较宜。服搜胃散、补肝圆，点曾青膏即差。（《幼幼新书·卷三十三》）

《龙木论》搜胃散方：大黄、桔梗、元参、防风、车前子、细辛、芒硝、黄芩各二两，右为末，水一盏，散一钱，煎五分，食后去滓服。（《幼幼新书·卷三十三》）

汤火伤灼：庄浪大黄生研，蜜调涂之。不惟止痛，又且灭瘢。此乃金山寺神人所传方。（《本草纲目·卷十七·大黄》）

治三十二三岁经证：气血盛实，热结血闭，脐腹疼痛，手不可近者。三军丸：大黄（酒浸，九蒸九晒）四两，血竭（研）、没药各五钱（去油），上为末，水丸，以熟地、当归、白芍、川芎各一钱，煎汤下七八十丸，候大便利一二次，经脉自通，服后养生汤。（《竹林女科证治·卷一》）

治妊娠伤寒　三黄解毒汤：大黄、黄连、黄柏、黄芩、山栀仁（炒黑）各等分，更随五脏脉证加减。（《竹林女科证治·卷二》）

治肠痈方：大黄9克，牡丹皮12，赤芍9克，桃仁6克，厚朴6克，香4.5克，延胡索12克，红藤15克，金银花15克，连翘12克，甘草6克。以上诸药用清泉水1500毫升，煎取500毫升。加童便半杯每日2次。再针刺足三里、中脘、上巨虚、三阴交，每日3次。（《少林寺秘方集锦·下部·内科杂病验方·内科杂病方》）

治点伤洪堂穴方：大黄2.4克，毛竹节（烧灰）1.5克，松实（炭）1.5克。以上药共研末为散，每服1.5～3克，用陈酒冲服。（《少林寺秘方集锦·上部·少林寺跌打损伤方·点穴致伤救治》）

治点伤锁心穴（即鸠尾）方：大黄4.5克，毛竹节（烧炭）3克，千年健（烧炭）2.4克，松实（烧炭）3克。上药共研为末，用黄酒冲服。然后以桃仁7粒，红花2.4克，白芥子3克，陈皮6克，枳壳6克，羌活6克，当归6克，肉桂4.5克，苏木4.5克，赤芍1.5克，甘草0.6克，水酒各半煎服。（《少林寺秘方集锦·上部·少林寺跌打损伤方·点穴致伤救治方》）

治点伤攒心穴（即心俞）方：大黄3克，当归尾3克，川芎2.4克，赤芍2.4克，羌活1.5克，柴胡1.5克，红花1.5克，陈皮1.8克，桔梗1.8克，甘草0.6克。以上10味药取水、酒各半煎服。（《少林寺秘方集锦·上部·少林寺跌打损伤方·点穴致伤救治方》）

治点伤食结穴方：大黄9克，谷芽9克，莪术3克，川芎3克，陈皮3克，桃仁3克，山楂肉3克，石斛3克，当归4.5克，白芥子2.4克，虎骨3克，甘草0.6克。以上药用陈酒煎服。（《少林寺秘方集锦·上部·少林寺跌打损伤方·点穴致伤救治方》）

治大便燥结难下方：若大便不下，头晕无力，全身不适，用大黄15克，当归15克，枳实3克，芒硝9（冲服），厚朴4.5克，生甘草4.5克，水煎服。（《少林寺秘方集锦·下部·内科杂病验方·内科杂病方》）

治点伤挂膀穴秘方（气门血瘦之下左右二穴）：大黄6克、红花、苏木、泽兰、桃仁各9克、陈皮6克、归尾9克、地鳖虫4.5克，醋引，服后感通身麻闭或寒或热，四肢无力。照前方加桑寄生、寻骨风、木通、苡仁、甘草各一钱，木香六分，生姜引，好酒炖服。（《少林寺伤科秘方·卷三·治点伤诸穴秘主》）

治点伤天枢穴秘方：大黄、桃仁、生地、刘寄奴、羌活、升麻、防风、巴戟、乳香、没药、甘草各9克，生姜引，酒煎服。（又方：桃仁、千斤子、大黄、蜣螂，共为末，酒煎服下。）（《少林寺伤科秘方·卷三·治点伤诸穴秘方》）

【论述】《月王药诊》中说："大黄能泻。"

《四部医典》中说："大黄能泻毒热、腑热、培根症。"

《如意定树》中说："大黄止培根泻痢培；根泻下，治热结便秘，水肿喘满。"

大蒜

【别名】藏文名：高格巴。

【性味】辛、温、锐、重、润。

【归经】入脾、胃、肺经。

【功能】行滞气、暖脾胃，消积，解毒，杀虫，能祛风，提胃温，干"黄水"，杀虫，生血和"赤巴"，止泻，生发。

【主治】饮食积滞、脘腹冷痛、水肿胀满、泄泻、痢疾、疟疾、百日咳、痈疽肿毒、白秃癣疮，蛇虫咬伤。治一切风病，"培根""龙"合病，"黄水"病，瘤块，尿潴留，呃逆，疾喘，肺痨，胃寒，腹胀，泻痢，痔疮、痈疡，阴道滴虫。蒜炭（密封煅）治风瘟昏迷。

【附方】《梅师方》若腹满，不能服药导之方：取独颗蒜，煨令熟去皮，绵裹内下部中，冷即易。

又方治蜈蚣咬人痛不止。独头摩蒜螫处，痛止。

又方治射工毒。以独头蒜切之，厚三分已来，贴疮上，灸之蒜上，令热气射入，差。

又方治蛇螫人。以独头蒜、酸草捣绞，傅所咬处。（《证类本草·卷二十八·葫》）

黎居士《简易方论》治小儿脐风：独头蒜切片，安脐上，以艾灸之。口中有蒜气，即止。（《本草纲目·卷二十六·葫》）

【论述】《铁鬘》中说："大蒜辣，祛风，刺黄水。"

《蓝琉璃》中说："医治龙病、毒症、麻风病，并能预防时疫。"

《四部医典》中说："大蒜重，凉，杀虫，清热，祛风。"

《图鉴》中说："补肾壮阳、医治黄水病、虫症、妇女病、癫症及邪症。"

天冬

【别名】藏文名：尼兴。

【性味】苦、涩、甘；名温。

【功能】滋补，锁精，干黄水，镇"龙"。

【主治】黄水病，体虚，头晕，关节炎，肾寒，遗精，阳痿。

【论述】《四部医典》中说："天冬延年益寿，治黄水病。"

《铁鬘》中说："天冬辛、温，治风病，黄水病。"

《如意便宝树》中说："天冬治寒性黄水病，清隐热，旧热。"

面黑令白：天门冬、麦门冬（并去心）、玄参等分。为末，炼蜜丸弹子大。每噙一丸，乃僧居寮所传方也。（《本草纲目·卷十八·天门冬》）

拳参

【别名】藏文名：旺保拉格巴。

【性味】温、甘，微苦。效润。

【功能】生精壮阳，增力，滋补，调经，止痛。

【主治】气血亏虚，肺痨喘咳，肾虚腰痛，阳痿，遗精，妇女白带，月经不调，产后腹痛。

【附方】拳参、马兜铃、扁蓄共研细末，主治痛风、风湿痛、黄水病。

【论述】《四部医典》中说："生精壮阳。"

山柰

【别名】藏文名：满。

【性味】味辛、甘，消化后味甘，性热。

【功能】散寒暖胃，促进食欲，舒胸壮阳，止泻止吐。

【主治】"培根"与"龙"的合并症，消化不良，胃寒，吐泻，胸闷，肺脓。

【附方】山柰、大黄、诃子、光明盐、碱、青木香共研细末，主治新旧消化不良病症、胃火衰败；大便秘结、冷酸、嗳气、哮喘、中毒、胎盘滞留、大肠虫症。

【论述】《四部医典》中说："医治龙、培根合并证、清血。"

山药

【性味】甘、平。

【归经】入肺、脾、肾三经。

【功能】健脾、补肺、固肾、益精。

【主治】脾虚泄泻，久痢，虚劳咳嗽、消渴，遗精，带下，小便频。

【附方】治产后子宫脱出　参姜汤：人参（另炖冲药服）、白芍（酒炒）、淮山药各一钱，当归身二钱，干姜（炮）五分，甘草（炙）五分。水煎服。（《竹林女科证治·卷三》）

佛说加句灵验尊胜陀罗尼神妙章句真言曰：毗沙门天王奉宣和尚神妙补心丸方：干薯蓣、干地黄、杜仲、百节、防风、人参、丹参、茯苓、茯神、贝母、乳糖、五味子、石菖蒲、麦门冬（去心）、甘草（炮过）、远志、柏子仁。上件药十七味，细锉，法去尘，干焙为末，炼白粉蜜淡丸如弹子大，每日空心噙一丸，徐徐咽津，去滓，细嚼咽下。（《敦煌古医籍考释·佛家方·第二》）

《耆婆方》治金疮血出方：口嚼薯蓣以傅之，避风早瘥。（《医心方·卷十八》）

川贝母

【性味】苦、甘，凉。

【归经】入肺经。

【功能】润肺散结，止嗽化痰。

【主治】虚劳咳嗽，吐痰咯血，心胸郁结，肺痿，肺痈，瘿瘤，瘰疬，喉痹，乳痈。

【附方】又疗久咳上气，喉中鸣，昼夜不得卧，贝母散方：贝母三两，麻黄（去节）、干姜各二两，桂心、甘草（炙）各一两，右五味捣筛，平旦酒服方寸匕，日二，不知增之，至二七大，剧可再服，酒随饮多少，忌海藻、菘菜、生葱等。（《外台秘要·卷十》）

治经来常咳嗽鸡苏丸：川贝母四两（去心），萝卜子一升。共为末，

蜜丸，滚汤下五十丸，空心服。（《竹林女科证治·卷一》）

治咳嗽、吐痰带血方：贝母9克，五味子6克，制南星1.5克，竹茹6克，白芨6克，沙参9克，麦门冬9克，橘红9克，生甘草6克，白茅根30克。水煎服。每日1剂，连服3~5剂。（《少林寺秘方集锦·下部·内科杂病验方·内科杂病方》）

玉竹

【别名】藏文名扎哇。

【性味】甘，温。

【功能】滋补，强壮，祛肾寒，健胃，干黄水。

【主治】体虚，肾寒，腰腿痛，浮肿，气郁宫中，寒性黄水病，胃"培根"病，阳痿，遗精。

【论述】《四部医典》中说："治黄水病，腰肾寒症。"

《如意宝树》中说："玉竹根煎汤内服，治腰肾寒气痛。"

《铁鬘》中说："玉竹温、重，不利培根、木保病。"

时珍曰：胡洽居士言：鹿食九种解毒之草，此其一也。或云即是萎蕤，理亦近之。姑附以俟考访。（《本草纲目·卷十二·葳蕤》）

贯众

【性味】甘，苦；凉；效重。

【归经】入肝、胃经。

【功能】杀蛔、绦、蛲虫，清热，解毒，凉血，止血，愈伤。

【主治】风热感冒，温热瘫疹，吐血、衄血，肠风便血，血痢血崩，带下。流感，视力模糊，胃胀，呕吐，神志恍惚，头晕，肉食中毒，毒热，伤热。

【附方】风瘟奇效方：贯众30克，大青叶24克，青杨皮9克。初患风瘟者取上药1剂，煎汤500毫升，1次服下，若病情好转，再煎1剂，服下即愈。（《少林寺秘方集锦·下部·内科杂病验方》）

【论述】《四部医典》中说："贯众解药物中毒，肉毒。"

《铁鬘》中说："贯众性轻，功效解毒。"

黄精

【别名】藏文名：拉尼。

【性味】甘、涩、苦，温。

【功能】温中，开胃，排脓，干黄水，强壮，生津，祛"培根"。

【主治】体虚，胃寒，腰腿痛，消化不良，"培根"病，滑精、阳痿、黄水病。

【论述】《四部医典》中说："黄精延年益寿，治黄、水病。"

《铁鬘》中说："共同精性凉，效温。"

《如意宝树》中就："黄精提升胃温，干脓，舒身，开胃，治培根，赤巴合并症，为滋补上品。"

《医经八支》中说："强精，除三基症。"

黄连

【别名】藏文名：娘司巴束。

【性味】苦，涩；寒。

【归经】入心、肺、胃、大肠经。

【功能】泻火，燥湿，解毒，杀虫，清热解毒，续筋，愈疮。

【主治】时行热毒，伤寒心烦，痞满呕逆，菌痢热泻痛，肺结核，吐、衄、下血，消渴，疳积，蛔虫病，百日咳，咽喉肿痛，火眼，口疮，痈疽疮毒，湿疹，汤火烫伤。治瘟疫，热证，大小肠病，痢疾。

【附方】又深师疗伤寒及诸病之后，内有疮出下部烦者，黄连犀角汤方：黄连一两（去毛），乌梅十四枚（擘），犀角三两，青木香半两。右四味，切，以水五升，煮取一升半，他再服，忌猪肉，冷水等。（《外台秘要·卷二》）

深师方天行诸下，悉主黄连汤方：黄连三两（去毛），黄柏二两，当归二两。右三味，以水六升，去滓，内蜜一合，微火煎取二升半，分三服，良验，忌猪肉、冷水。（《外台秘要·卷三》）

深师疗眼赤痛，除热，黄连煎方：黄连半两，大枣一枚（切），右二味，以水五合，煎取一合，去滓，展绵取如麻子注目，日十夜再，忌猪肉。（《外台秘要·卷二十一》）

深师治卒下血，昼夜七八行方：黄连、黄柏各四两，右二味切。以淳苦酒五升，煮取一升半，分为二服，亦疗下痢。（《外台秘要·卷二十五》）

深师疗产后冷热痢　黄连丸方：黄连三两，乌梅肉一升，干姜二两，右三味捣末，蜜丸如桐子，以饮下二十至三十丸，日再服，忌猪肉。（《外台秘要·卷三十四》）

《耆婆方》黄连丸：治中热下利方。黄连十二分，干姜八分，当归八分，右三物，捣筛蜜和丸如梧子，服二丸，不知加之。（《医心方·卷十一》）

《僧深方》妇人阴痒方：黄连、黄柏各二两，以水三升，煮取一升半，温洗，日三。（《医心方·卷二十一》）

《僧深方》治妇人月水不止方：黄连，治下筛，以三指撮，酒和服，不过再三。（《医心方·卷二十一》）

《僧深方》云：治妊身由于顿仆及举重去血方：捣黄连下筛，以酒服方寸匕，日三乃止。（《医心方·卷二十二》）

《梅师方》伤寒病，发豌豆疮，未成脓方：黄连四两，水三升，煎取一升，去滓分服。（《证类本草·卷七·黄连》）

若有小儿口中生疮不能食者，取黄连根，细捣筛下，以和男子母乳汁……涂口疮上即差。（《新修大藏经·第二十卷·千手千眼观世音菩萨合药经》）

黄龙丸：治丈夫妇人，伏暑发热作渴，呕吐恶心，及年深暑毒不瘥者。黄连（去须锉）二十四两，好酒五升，右黄连以酒煮干为度，研为细末，用面水煮糊搜和为丸，如梧子大，每服三十丸，熟水吞下。又疗伤酒过多，脏毒下血，大便泄泻，用米饮吞下，空心食前，日二服，一法，以银铫盛酒药，置于锅内汤中煮尤佳。近日箕家名酒蒸黄连丸。（《岭南卫生方·卷之中》）

热毒赤痢：黄连二两（切，瓦焙令焦），当归一两（焙），为末，入

麝香少许。每服二钱，陈米饮下。佛智和尚在闽，以此济人。（《本草纲目·卷十三·黄连》）

进退黄连汤方　自拟方论见前　黄连（姜汁）、干姜（炮）、人参（人乳拌蒸）各一钱五分，桂枝一钱，半夏一钱五分，大枣二枚，进法用本方七味，俱不制，水三茶盏，煎一半，温服退法不用桂枝，黄连减半，或加肉桂五分，如上逐味制熟，煎服法同，但空朝服崔氏八味丸三钱，半饥服煎剂耳。（《医门法律·卷五·关格门方》）

治前经后痢疾　甘连汤：甘草五分，黄连二钱（姜制）。水煎服。（《竹林女科证治·卷一》）

治子烦　安神丸：黄连（酒炒）、生地黄，当归身各三钱，炙甘草五分。上为末，蒸饼糊如黍米大，辰砂二钱为衣，柏子养心汤送四十丸。（《竹林女科证治·卷二》）

治妊娠泄泻　黄连阿胶丸：黄连、茯苓、阿胶（炒）各一两。上为末，水熬阿胶为丸，空心，米饮下。（《竹林女科证治·卷二》）

治黄水疮方：川黄连、垂甘草各等分，研粉，用生香油调成软膏，涂于患处，每日1次，良效。（《少林寺秘方集锦·上部·少林跌打损伤方·少林外科杂病验方》）

治上吐下泻方：川黄连15克，赤石脂（醋制）24克，藿香9克，法半夏6克，神曲9克，焦白术12克，生姜3片。水煎服。（《少林寺秘方集锦·下部·内科杂病验方·内科杂病方》）

治胃火牙痛方：川黄连6克，知母9克，丹皮12克，麦冬12克，生石膏30克，连翘9克，生甘草6克。上药以清泉水1500毫升，煎煮500毫升，每服1剂，连服3剂病除。（《少林寺秘方集锦·下部·内科杂病验方·内科杂病方》）

二十七问：产后痢疾发热，口干渴甚，何以治之？答曰：当用后方：黄连五分，厚朴五分，花粉五分，泽泻五分，木通五分，前胡五分，芍药五分，枳实（炒）五分，厚朴五分，乌药四分，丹皮五分，山楂肉四分，茯苓四分，不煎服。（《法门寺妇科胎前产后良方注评》）

治棍伤项后肿痛秘方：川黄连五钱，血竭五分，桃仁十枚，杏仁五

枚，花椒三分，共捣如泥，敷于患处。（《少林寺伤科秘方·卷八》）

治小儿肚脐溃烂秘方：川黄连一钱，生甘草五分，共研细末敷患处。（《少林寺伤科秘方·卷十》）

治小儿黄水疮秘方：川黄连、土大黄、生粉草各三钱，冰片一分，共研细末，敷患处。（《少林寺伤科秘方·卷十》）

【论述】问：逆春气则伤肝，夏为寒变，此何病也？曰：寒变者，夏月得病之总名也，缘肝木弗荣，不能生其心火，至夏心火当旺反衰，北方肾水得以上凌。其候掩抑而不光明，收引而不发露，得食则饱闷，偶事则狐疑，下利奔迫，惨然不乐，甚者战栗如丧神守，证与启玄子益炎之源以消阴翳，似同而实上异。盖被所谓盖火之源者，主君相二火而言，非用黄连，即用桂、附。而此所谓益火之源者，全在发舒肝木之郁遏，与黄连、桂、附，绝不相什也。（《医门法律·卷一》）

喻昌曰：黄连汤者，仲景治伤寒胸中有热，胃中有邪气，腹中痛欲呕吐者黄连汤主之。以其胃中有邪气，阴遏阴阳并降之机，而不交于中土，于是阴不得升，而独治于下，为下寒，腹中痛，阳不得降，而独治上，为胸中热，欲呕吐，与此汤以升降阴阳固然矣。而湿家下之，舌上如胎者，丹田有热，胸中有寒，亦用此方何耶？后人牵强作解，不得制方之旨，又安能取裁其方耶？盖伤寒分表里中三治，表里之邪俱盛，则从中而和之，故有小柴胡汤之和法，于人参、甘草、半夏、生姜、大枣助胃之中，但加柴左右有一味透表，黄芩一味透里，尚恐圭角少露，有碍于和，于是去滓复煎，漫无异同，饮入胃中，听胃气之升者，带柴胡出表；胃气之降者，带黄芩入里，一和而表里之邪尽服。其有未尽者，不相扞格矣。至丹田胸中之邪，则在于上下，而不为表里，即变柴胡汤为黄连汤，和其上下，以桂枝易柴胡，以黄连易黄芩，以干姜代生姜。饮入胃中，亦听胃气之上下敷布，故不问上热下寒，上寒下热，皆可治之也。夫表里之邪，则用柴胡、黄芩；上下之邪，则用桂枝、黄连；表里之邪，则用生姜之辛散之；上下之邪恶，则用干姜之辣以开之，仲景圣法灼然矣。昌欲进退其上下。俟其荣气前通，卫气前通，而为进退也。然而难言之矣。格则吐逆，进而用此方为宜。盖太阳主开，太阳不开，则胸间窒塞，食不得入，入亦复出，以桂枝为太阳经药，和荣卫而行阳道，故能开之也。至于五志厥阳之火上入，桂枝又不可用矣。用之则以济火，头有汗而阳脱矣，其关则不得小便。退之之法，从胃气以透入阴分，桂枝亦在所不取，但胃之关门一开，少阴主阖，少阴之气不上，胃之关必不开矣。昌意中尤谓少阴之脉沉而滞，与趺阳之脉伏而涩，均足虑也。《内经》常言之：曰肾气独沉，曰肾气不衡。夫真气之在肾中，犹取衡，则关门时开时阖；有权无衡，则关门有阖无开矣。小溲赤何从而出耶？是则肾气丸，要亦退之之中所有事矣，肾气交于胃，则关门开，交于心，则厥阳之火随之下伏，有不得不用之时矣。进退一方，于中次第若此，夫岂中人所能辨哉？（《医门法律·卷五·进退黄连方论》）

《四部医典》中说："利水，清瘟热。"

《如意宝树》中说："黄连治一切热症，疗疮，皮肤炭疽，疖疮。"

《图鉴》中说："味苦、涩、功效干脓水、愈疮，治瘟疫，清急性热。"

菖蒲

【别名】藏文名：徐达。

【性味】辛，温，效锐，燥，糙。

【功能】温胃化食，祛风，增强记忆，引黄水，止溃疡。

【主治】胃寒，消化不良，腹痛，关节炎，乳蛾，溃疡，健忘。

【附方】菖蒲、广木香、姜、红盐共研细末主治呃逆频作，食后气滞，消化不良，腹胀肠鸣，气喘不安，气滞胸痛，浮肿，痔疮等症。

【论述】《四部医典》中说："医治消化不良、升胃火、喉蛾、疗疮等。"

《铁鬘》中说："菖蒲辛锐，功能为增强记忆力，止溃疡，轻泻，引黄水。"

《明释三十章》中说："菖蒲温、燥、平、功效化食，祛风，提升胃温。"

干姜

【性味】辛，热。

【归经】入脾、胃、肺经。

【功能】温中逐寒，回阳通脉。

【主治】心腹冷痛，吐泻，肢冷脉微，寒饮喘咳，风寒湿痹，阳虚吐、衄，下血。

【附方】（深师疗伤寒，病哕不止）又干姜丸方：干姜六分，附子四分炮。右二味，捣筛，以苦酒丸如梧子，服三丸，日三服，酒饮下皆汤，忌猪肉。（《外台秘要·卷二》）

深师疗妇人的温病虽差平复，未满一百日，不可与交合，交合为阴易之病，病必拘急，手足拳皆死；丈夫病以易妇人，名为阳易，速当疗之可差，满四日不可疗也，宜令服此药方：干姜四两。右一味，捣末，汤和，一顿服，温覆汗出的解，止手足伸遂愈。（《外台秘要·卷二》）

深师消饮丸，疗酒癖，饮酒停痰，水不消，满逆呕吐，目视茫茫，耳聋，腹中水声方：干姜、茯苓各三两，白术八两，枳实四枚（炙），右四味捣筛，蜜和丸服如梧子五丸，日三，稍加之，若下去枳实，加干姜二两，名为五饮丸，忌桃、李、雀肉、大醋、生冷之类，大神验。（《外台秘要·卷八》）

《僧深方》温脾汤，治脾气不足，虚弱下利，上入下出方：干姜三两，人参二两，附子二两，甘草三两，大黄三两，凡五物，切，以水三升，煮取二升半，分三服，应得下去毒实，甚良。（《医心方·卷六》）

《耆婆方》蝮蛇螫人方：干姜屑薄之。（《医心方·卷十八》）

若有人等为恶毒蛇蝎所螫者，干姜大小末……著疮上，立即除愈。（《新修大藏经·第二十卷·千手千眼观世音菩萨治病合药经》）

大养脾圆：补养脾胃，进美饮食。干姜（炮）、缩砂（去皮）各二两，白茯苓（去皮）、人参（去芦）、大麦叶（炒）各一两，白术半两，甘草（烂）一两半，右为细末，炼蜜和圆，每两分作八圆，每服一圆细嚼。生姜汤送下。（《岭南卫生方·卷之中》）

姜

【别名】藏文名：成加。

【性味】辛、甘，温。

【功能】温胃逐寒，增加食欲。

【主治】"培根"病，"龙"病，胃腹寒痛，肢冷。

【论述】《四部医典》中说："生姜，功效是升胃火，助消化，医治培根病及龙病；干姜，功效是医治培根病及龙病，活血。"

《铁鬘》中说："鲜姜糙、辛，化性凉，干姜辛、温、甘，化味甘。"

《甘露点滴》中说："干姜性糙，治培根病。"

《医经八支》中说："干姜提升胃温、壮阳，止泻，舒胸，止呕，开胃；化味甘，润腔，提升胃温，治培根，龙的合并症，生姜功效相同。"

姜黄

【别名】藏文名：咏哇。

【性味】辛、苦，温、平，效润。

【归经】入脾、肝经。

【功能】破血，行气，通经，止痛。解毒，祛腐。

【主治】心腹痞满胀痛，臂痛，癥瘕，妇女血瘀经闭，产后瘀停腹痛，跌仆损伤，痈肿。中毒病，痔疮。

【附方】二十二问：产后痢疾何以治之？答曰：当用后方治之：姜黄连八分，厚朴八分，泽泻六分，木香七分，茯苓五分，陈皮五分，山楂肉六分，莪术五分，枳实五分，芍药五分，甘草五分，水煎服。（《法门寺妇科胎前产后良方注评》）

姜黄、豆霜共研细末，制成丸剂，主治白喉，痈疽，炭疽等症。

【论述】《四部医典》中说："解毒、止腐、消炎。"

薏苡根

【性味】苦，甘，寒。

【归经】入脾、膀胱经。

【功能】清热，利湿，健脾，杀虫。

【主治】黄疸，水肿，淋病，疝气，经闭，带下，虫积腹痛。

【附方】《梅师方》蛔虫心痛，薏苡根一斤切，水七升煮三升，服之，

虫死尽出也。（《医部全录·卷一百八十四》）

薤白

【性味】辛、苦，温。

【归经】入大肠经。

【功能】理气，宽胸，通阳，散结。

【主治】胸痹心痛彻背，脘痞不舒，干呕，泻痢后重，疮疖。

【附方】《梅师方》有伤手足而犯恶露，杀人，不可治。以薤白烂捣，以帛囊之，着煻火使薤白极热，去帛，以薤傅疮，以帛急裹之，冷即易，亦可捣作饼子，以艾灸之，使热气入疮中，水下，差。

又方灸疮肿痛。薤白切一升，猪脂一升，细切，以苦酒浸经宿，微火煎三上三下，去滓傅上。（《证类本草·卷二十八·薤》）

黄药子

【性味】苦，平。

【归经】入心、肝经。

【功能】凉血，降火，消瘿，解毒。

【主治】吐血，衄血，喉痹，瘿气疮痈疔病。

【附方】婆罗门胡名船疏树子，国人名药子，疗病唯须细研，勿令粗。皆取其中人（仁），去皮用之，疗诸疾病方。卒得吐泻霍乱、蛊毒、脐下绞痛、赤痢、心腹胀满，宿食不消，蛇螫毒入腹并毒箭入腹，并服二枚。取药子中人，暖水二合，研碎服之。疽疮、附骨痈肿、丁疮、痈肿，此四病，量疮肿大小，用药子中人，暖水落石出碎合和，猪胆封上。疖、肿、冷游肿、癣、疮，此五病，用醋研封上。蛇螫，恶毛、蝎、蜈蚣等螫，沙虱、射工等六病，用暖水研赤苋和封之。妇人难产后，腹中绞痛及恶露不止，痛中瘀血下，此六病，以一枚一杯酒研温服之。带下、暴下，此二病，以栗汁研温服之。䘌虫食齿，细屑纳孔中立愈。其捣末筛着疮上，甚主肌肉。此法出于支家大医本方。（《古代秘方遗书集》）

118

高良姜

【性味】辛，温。

【归经】入脾、胃经。

【功能】温胃，祛风，散寒，行气，止痛。

【主治】脾胃中寒，脘腹冷痛，呕吐泄泻，噎膈反胃，食滞瘴疟，冷癖。

【附方】治产后霍乱　高良姜散：高良姜、当归、草蔻仁各等分。水煎服。（《竹林女科证治·卷三》）

《僧深方》治霍乱腹痛而烦方：高良姜四两，以水五升，煮取二升，分二服。（《医心方·卷十一》）

《耆婆方》云：高梁姜三两，以水一升半，煮取半升，去滓，分三服。（《医心方·卷二十三》）

冷香汤：治夏秋暑湿，恣食生冷，遂成霍乱，阴阳相干，脐腹刺痛，胁肋胀满，烦躁引饮，感瘴虚热，胸膈不得，或呕或泄，并宜服之。良姜、檀香、甘草（炒）、附子（炮）各二两，丁香二钱，川姜（炮）三分，草豆蔻五个（煨），右七味，锉散，每服四钱，水二钟，煎至一钟，去滓贮瓶内，沉井中，待冷服之。一方有草果无草豆蔻。（《岭南卫生方·卷之中》）

又秽迹佛有治心口痛方云：凡男女心口一点痛者，乃胃脘有滞或有虫也。多因怒及受寒而起，遂致终身。俗言心气痛者，非也。用高良姜（以酒洗七次，焙，研），香附子（以醋洗七次，焙，研），各记收之。病因寒得，用姜末二钱，附末一钱；因怒得，用附末二钱，姜末一钱；寒怒兼有，各一钱半，以米饮加入生姜汁一匙，盐一捻，服之立止。（《本草纲目·卷十四·高良姜》）

治腊月胃痛方（温胃散）：　良姜4.5克，丁香1.5克，附子3克，紫蔻2.4克，干姜1.5克，甘草2.4克。共研细末，每服0.9~1.5克，甚效。（《少林寺秘方集锦·下部·内科杂病验方·内科杂病方》）

骨碎补

【性味】苦，温。

【归经】入肝、肾经。

【功能】补肾，活血，止血。

【主治】肾虚久泻及腰痛，风湿痹痛，齿痛，耳鸣，跌打闪挫。骨伤，阑尾炎，斑秃，鸡眼。

【附方】治点伤左边干椤心脉秘方（辰时点中）：碎补三钱，生地四钱，芎、红花、归尾、藁本、白芷各二钱，升麻、生栀子、防风各一钱半，自然铜（醋淬7次）、姜黄各一钱，柴胡一钱，田三七、甘草各五分。（《少林寺伤科秘方·卷三·治点伤诸穴秘方》）

治点伤左上胁尾脉秘方：碎补三钱，川芎、自然铜（去油）、赤芍、香附、乳香（去油）、泽兰、白芥子、五加皮、川断、姜黄、生地各二钱，陈皮、白茯苓、枳壳、甘草各一钱，薄荷一钱，田三七七分。（《少林寺伤科秘方·卷三·治点伤诸穴秘方》）

香附

【别名】又名香附子，香附根，藏文名拉冈。

【性味】辛，微苦，涩，甘，平。

【归经】入肝、三焦经。

【功能】理气解郁，止痛调经，能清肺热，止热痢，祛风。

【主治】肝胃不和，气郁不舒，胸腹胁肋胀痛，痰饮痞满，月经不调，崩漏带下；治"培根"病，时疫，咳嗽，喑哑，肠病，痢疾。

【附方】心脾气痛：白飞霞《方外奇方》云：凡人胸膛软处一点痛者，多因气及寒起，或致终身，或子母相传。俗名心气痛，非也，乃胃脘有滞尔。惟此独步散，治之甚妙。香附（米醋浸，略炒为末），高良姜（酒洗七次，略炒为末）。俱各封收。因寒者，姜二钱，附一钱；因气者，附二钱，姜一钱；因气与寒者，各等分，和匀。以热米汤入姜汁一匙，盐一捻，调下立止。不过七八次除根。王璆《百一方》云：内翰吴开夫人，心痛欲死，服此即愈。《类编》云：梁混心脾痛数年不愈，供事秒迹佛，梦传此方，一服而愈，因名神授一匕散。（《本草纲目·卷十四·莎草、香附子》）

僧继洪《澹寮方》艾附丸：治同上（治妇人室女一切经候不调，血气刺痛，腹胁膨胀，心怔乏力，面色痿黄，头晕恶心，崩漏带下，便血，癥痕积聚，及妇人数堕胎）。香附子一斤，熟艾四两（醋煮），当归（酒浸）二两，为末，如上丸服。（《本草纲目·卷十四·莎草香附子》）

《澹寮方》：治吐血不止。莎草根一两，白茯苓半两，为末。每服二钱，陈粟米饮下。（《本草纲目·卷十四·莎草、香附子》）

气郁头痛：《澹寮方》：用香附子（炒）四两，川芎二两，为末。每服二钱，腊茶清调下。（《本草纲目·卷十四·莎草、香附子》）

治三十二三岁经证　导经汤：香附一钱，乌药一钱五分，当归一钱，木香（不见火）、甘草各五分。水煎服。此方亦治血海疼痛。（《竹林女科证治·卷一》）

治尼室寡经闭　四制乌附丸：香附一斤（分作四股，醋、酒、童便、盐水各浸三日，煮干），天台乌药半斤（制同香附）。共为末，醋丸，每服二钱，白汤下。（《竹林女科证治·卷一》）

治崩漏虚实　备金散：香附（炒黑）四两，当归尾一两二钱，五灵脂（炒，令烟尽）一两。上为末，每服二钱，醋调空心服。（《竹林女科证治·卷一》）

治妊娠腹痛　香壳汤：香附（童便制）、枳壳（麸炒）各一钱。水煎，食远服。（《竹林女科证治·卷二》）

治点伤天中穴秘方：香附、红花、桂皮、苏梗、半夏、升麻、白芷、陈皮、甘草，葱引酒炖服。（《少林寺伤科秘方·卷三·治点伤诸穴秘方》）

十八问：胎上逼心何以治之？答曰：孕妇血气不和，劳役过度而致。甚则闷绝不省人事。宜服后方：香附六分，荆芥（炒）六分，茯苓六分，枳壳（炒）五分，陈皮四分，当归八分，黄芩五分，砂仁（炒）八分，白术（炒）五分，甘草四分，水煎服。（《法门寺妇科胎前产后良方注评》）

【论述】香附子，莎草根也，一名草附子，一名莎结，一名水香棱，一名续根草，一名地藾根，一名水巴戟，上古谓之雀头香。《本草纲目》云：其根相附连续而生，可以合香，故谓之香附子。其叶似三棱及巴戟而生下湿地，故有水三棱、水巴戟之名，俗人呼为雷公头。《金光明经》谓之月萃哆，《记事珠》谓之抱灵居士，生田野，在处有之。叶如老韭叶而硬，光泽，有剑脊棱，五六月中抽一茎，三棱中空，茎端出数叶，开青花，成穗如黍，中有细子，其根有须，须下结子一二枚，转相延生，子上有细黑毛，大者如羊枣，而两头尖；采得，燎去毛曝干。气味辛、微苦、甘、平、无毒。足厥阴、手少阳药也，兼行十二经八脉气分，散时气寒疫，利三焦，解六郁，消饮食积聚，痰饮，痞满，跗肿、腹胀、脚气，止心、腹、肢体、头、目、齿、耳诸痛，痈疽疮疡，吐血下血，妇人崩带经闭，胎前产后百病，为女科要药。其功能推陈致新，故诸书皆云益气，而俗有耗气之说，又谓宜于女人不宜于男子者，非矣。盖妇人以血用事，气行则血行无疾，老人精枯血闭，惟气是资；小儿气日充，则形乃日固，大凡病则气滞而馁，香附于气分为君药，世所罕知。以参芪佐以甘草治虚怯甚速。修治：凡采得曝干，火燎去毛，童便浸透，洗晒捣用。或生或炒，或酒醋盐水浸，各从本方，稻草煮之，不苦。香附之气，平而不寒，香而能窜，其味辛能散，微苦能降，微甘能和，乃足厥阴肝、手少阳三焦气分主药，而通下二经气分。生则上行胸膈，外达皮肤；熟则下走两肾，外彻腰足；炒黑则止血；得童溲浸炒，则入血分而补虚；盐水浸炒，则入血分而润燥；青盐炒，则补肾气；酒浸炒，则行经络；醋浸炒，则消积聚；姜汁炒，则化痰饮。得参术则补气；得归芎则补血；得木香，则流滞中和；得檀香，则理气醒脾；得沉香，则升降诸气；得芎藭苍术，则总解诸郁；得栀子黄连，则能降火热；得茯神，则交济心肾；得茴香破故纸，则引气归元；得厚朴半夏，则决壅消胀；得紫苏葱白，则解散邪气，得三棱莪茂，则消磨积块；得艾叶，则治血气暖子宫。乃气病之总司，女科之主帅也。

（《广群芳谱·卷九十五·香附子》）

《四部医典》中说："香附子独味汤清肺热。"

《铁鬘》中说："性凉但化性温。"

草乌头

【性味】辛，热，有毒。

【归经】入肝、脾、肺经。

【功能】搜风胜湿，散寒止痛，开痰，消肿。

【主治】风寒湿痹，中风瘫痪，破伤风，头风，脘腹冷痛，痰癖气块，冷痢喉痹，痈疽，疔疮，瘰疬。

【附方】苏东坡良方：脾寒厥疟，先寒后热，名寒疟；但寒不热，面色黑者，名厥疟；寒多热少，面黄腹痛，名脾疟，三者并宜服此。贾耘老用之二十年，累试有效：不蛀草乌头削去皮，沸汤泡二七度，以盏盖良久，切焙研，稀糊丸梧子大。每服三十丸，姜十片，枣三枚，葱三根，煎汤清早服，以枣压之。如人行十里许，再一服。绝勿饮汤，便不发也。（《本草纲目·卷第十七·乌头》）

僧继洪《澹寮方》治大风癞疮，遍身黑色，肌体麻木，痹痛不常：草乌头一斤，刮洗去皮极净，摊干。以清油四两，盐四两，同入铫内，炒令深黄色。倾出剩油，只留盐并药再炒，令黑烟出为度。取一枚擘破，心内如米一点白者始好，白多再炒。乘热杵罗为末，醋面糊丸梧子大。每服三十丸，空心温酒下。草乌性毒难制，五七日间，以黑豆煮粥食解其毒。（《本草纲目·卷十七·乌头》）

《澹寮方》治遍身生疮，阴囊两脚尤甚者：草乌一两（盐一两，化水浸一夜，炒赤为末），猪腰子一具（去膜煨熟，竹刀切捣）。醋糊丸绿豆大。每服三十丸，空心盐汤下。（《本草纲目·卷十七·乌头》）

少林夺命散　方药：制乌、乳香（醋制）、没药（醋制）、血竭、自然铜（醋淬7次），各等分。制法：以上5种药共研细粉，装瓶备用。服法：每次服6克，用黄酒冲下。
（《少林寺秘方集锦·上部·少林寺跌打损伤方·武伤急救方》）

五生麻醉散　方药：生草乌、生南星、生半夏、生川乌、生甘草各60克，蟾酥24克，细辛24克，白胡椒60克，洋金花30克。制法：共研细末。用法：用白酒调成糊状，涂抹于需开刀之处。（《少林寺秘方集锦·上

部·少林寺跌打损伤方·跌打损伤方》)

治鹤膝风效方：制草乌、制川乌各3克，白芥子6克，共研细末。取鲜羊肉90克，去筋骨用棒锤砸成糨糊，加入药粉调匀，制成软膏敷于患处，外用白纱包之，每隔7天换1次。（《少林寺秘方集锦·下部·内科杂病验方·内科杂病方》）

治小儿被狂犬咬伤秘方：用火罐吸去伤口内毒液，用生草乌、生南星、雄黄、马钱子（去毛，各等分），研末，用陈醋调成糊涂患处。（《少林寺伤科秘方·卷十》）

昏昏散：制草乌一钱半，骨碎补二钱，香附、川芎各一钱，共末，姜汁老酒调服。（《少林寺伤科秘方·卷八》）

少林夺命散：治伤后昏迷不醒，面色苍白等症。制草乌、乳香（醋制）、没药（醋制）、血竭、自然铜（醋淬7次），各等分共研为细末，贮于瓷瓶内，每服一钱黄酒送下。（《少林寺伤科秘方·卷八》）

治跌损腰痛秘方：制草乌、制川乌、骨碎补、陈皮、乳香、没药各等分，杉木节七个，用酒炙，共为末，每服一至二钱。（《少林寺伤科秘方·卷八》）

五生麻醉散：专用于外伤取刀枪箭毒者。生草乌、生川乌、生南星、生半夏、生甘草各二两，共研成极细粉末，用时醋调。另方：蟾酥、细辛各八钱，白胡椒二两，洋金花一两，共研为极细末，用时醋调药粉成糊，涂敷伤口四周，稍等片刻即可开刀施术也。（《少林寺伤科秘方·卷八》）

知母

【性味】苦、寒。

【归经】入肺、胃、肾经。

【功能】滋阴降火，润燥滑肠。

【主治】烦热消渴，骨蒸、劳热，肺热咳嗽，大便燥结，小便不利。

【附方】治跌仆伤胎知母丸：知母（炒为末），蜜丸梧子大，阿胶散煎汤送下百丸。（《竹林女科证治·卷二》）

治子烦　知母饮：知母、麦冬（去心）、黄芪（生用）、甘草各一钱，子芩、赤茯苓各一钱半，水一钟半，煎至七分，去渣，入竹沥一杯，温服。（《竹林女科证治·卷二》）

治子淋　滋肾丸：知母（酒炒）、黄柏（酒炒）各一两，肉桂五钱，为末，水丸梧子大，空心白汤下百丸。（《竹林女科证治·卷二》）

七问：胎前咳嗽何以治？答曰：五脏六腑，皆受气于肺。咳嗽感于寒也，秋则肺受之，冬则肾受之，春则肝受之，夏则心受之。其咳嗽不已则伤胎，宜服清肺安胎饮：知母一钱，贝母（去心）一钱，茯苓八分，黄芩一钱，枳壳（炒）八分，苏子（炒）八分，麦冬六分，元参（六分），甘草三分，灯心三十寸，水煎服（《法门寺妇科胎前产后良方注评》）

郁金

【性味】辛、苦，凉。

【归经】入心、肺、肝经。

【功能】行气解郁，凉血破瘀。

【主治】胸腹胁肋诸痛，失心癫狂，热病神昏，吐血、衄血、尿血，血淋。妇女倒经，黄疸。

【附方】治眼上白：郁金、青黛水。常使病向东方日出净明德佛忏悔，洗日至七日（《敦煌古医籍考释·佛家方·第一种》）

《僧深方》治目盲十岁，百医不能治，郁金散方：郁金二两，黄连二两，樊石二两，凡三物，治令筛，卧时着目中，如黍米，日一。（《医心方·卷五》）

衄血、吐血：川郁金为末，井水服二钱。甚者再服。（《本草纲目·卷十四·郁金》引黎居士《易简方》）

治胸腹痛：郁金末二钱，饭汤调下，恶物。（《岭南卫生方·卷中》）

治点伤左前甲心脉秘方　药方：郁金、生地、丹参、枳壳、赤芍、桔梗、田三七、桑寄生各二钱，苏木、泽兰、乳香（醋制）各三钱，甘草一钱半，香附、穿山甲各一钱。（《少林寺伤科秘方·卷三·治点伤诸穴秘方》）

【论述】气味：辛、苦、寒，无毒。主治：血积。下气肌，止血，破恶血，血淋，尿血，金疮，核曰：原从大秦国，及西戎来，今蜀地、广南、江西州郡亦有，不及蜀中者佳。（《本草乘雅半点偈·卷九·郁金》）

郁金一名马蒁，朱震亨曰：郁金无香，而性轻扬，能致达酒气于高远，古人用郁遏不能升者，恐命名因此也。李时珍曰：酒令黄如金，故名马蒁。苏恭曰：郁金生蜀地及西戎，苗似姜黄，花白质红，末秋出茎心而无实，其根黄赤，取四畔子根去皮火干，马药用之。破血，而补，番人谓之马蒁。岭南者有实，似小豆堪啖，李时珍曰：其苗如姜，其根大小如指头，长者寸许，体圆有横纹，如蝉腹状，外黄，内赤，人以浸水染色，亦微有香气，气味辛苦寒无毒，治血积。下气生肌，止血，破恶血，治女人宿血气心痛，冷气结聚，失心癫狂，蛊毒。郁金香一名郁香，一名红蓝花，一名紫述香，一名草麝香，一名茶矩摩。《一统志》惟载柳州罗城县出郁金香，即此也。《金光明经》谓之茶矩麽香。陈藏器曰：郁金香生大秦国，二月三月有花，状如红蓝，四月五采花，即香也。气味苦温无毒，治蛊野诸毒，心腹间恶气，鬼疰等一切臭，入诸香药用。（《广群芳谱·卷九十五·郁金》）

附子

【性味】辛，甘，热，有毒。

【归经】入心、脾、肾经。

【功能】回阳补火，散寒除湿。

【主治】阴盛格阳，大汗亡阳，吐利厥逆，心腹冷痛，脾泄冷痢，脚气水肿，小儿慢惊，风寒湿痹，拘挛，阴疽疮漏及一切沉寒痼冷之疾。

【附方】四物附子汤：疗风湿相搏，骨节疼烦，掣痛不得屈伸，近之则痛，自汗出，短气，小便不利，恶风，不欲去衣，或一身悉肿方。附子二枚（炮，八破），桂心四两，白术三两，甘草二两（炙），右药咬咀，以水六升，煮取三升，去滓，服一升，日三，当微汗，若汗出烦者，一服五合，蔡公数用验。忌猪肉、冷水、生葱，余忌同前方。（《外台秘要·卷十九》）

深师卓氏膏：大附子四枚（生用，去皮），右一味切，苦酒渍三宿，以脂膏一斤煎之，三上三下，膏成敷之，亦疗卒中风，口噤颈项强。（《外台秘要·卷二十九》）

《僧深方》欲令发黑方：八角附子一枚，淳苦酒半升，于铜器中煎令再沸，纳好矾石大如博棋一枚，矾石消尽，纳好香脂三两，和合相得，下置地，勤洗，脂凝，取置筒中，拔白发以脂涂其处，日三。（《医心方·卷四》）

《僧深方》治少阴泄利不绝，口渴不下食，虚而兼烦方：附子一枚，干姜半两，甘草二分，葱白十四枚，凡四物，以水三升，煮取一升，二服。先温后呕者，心有停水，一方加犀角一两。（《医心方·卷十一》）

……附子乌头等诸毒药浸豆麦等名尽形药。（《大藏经·四十卷·四分律删繁补阙行事钞卷下》）

附子理中汤：治瘴毒内寒，自利烦渴，手足发冷，发热烦躁，呕逆闷乱。附子（炮，去皮、脐）一两，人参（去芦）、甘姜（炮）、白术（炒）、甘草（炙）各二两，右㕮咀，每服四钱，水一盏半，煎至六分，食前热服。（《岭南卫生方·卷之中》）

七枣汤：治五脏气虚，阴阳相胜作乍为瘴疟，寒多热少，或但寒不热皆可服。大附子（一个炭火中炮，以盐水浸，再炮再浸，如此七次，即去皮脐用），右锉散，水一盏，姜七片，枣七个，煎至八分，当发早晨，空心温服，仍吃三五个枣子，忌如常法。陈无择云：良方中，用乌头兼不用盐水浸，不特服之僭燥，亦不能分利阴阳，其说有理，用者知之。（《岭南卫生方·卷之中》）

宽气汤：利三焦，顺脏腑，治大便多秘。香附子六两，砂仁一两，天台乌药（去心，取肉）二两，甘草（炒）一两一分，右锉散，每服一钱，橘皮汤下，不拘时候。（《岭南卫生方·卷之中》）

实脾散：治脾虚浮肿，瘴后肿满，亦宜用之。大附子一个，草果仁、干姜各二两，大腹子六个（连皮），木瓜一个（去穰，切片），甘草一两，右用水，于银瓷器内同煮干，一半以手擘开，干姜心不白为度，不得全令水干，恐进底焦，取出锉焙为水，每服三钱，空心日午沸汤点服。

（《岭南卫生方·卷之中》）

实表散：治腠理不密，易致感冒，先服此药，则感冒自然解散。附子（炮，去皮脐）、苁蓉（酒浸一宿，焙干）、细辛（去叶）、五味子（各等分），右为粗末，每二钱，入黄芪建中汤三钱，如法煎服。（《岭南卫生方·卷之中》）

生姜附子汤：治岭南瘴疠，内弱发热，或寒热往来，痰逆呕吐，头痛身疼，或汗多烦躁引饮，或自利小便赤，兼主卒中风。黑附子一个（生），去皮脐（切片），右每一个作四服。每一服，水一盏，生姜十片，煎七分温服。不拘时候。（《岭南卫生方·卷之中》）

干姜附子汤：治瘴毒阴候，发热或烦躁，手足冷，鼻尖凉，身体疼重，舌上生胎，烦渴引饮，或自利呕逆，汗出恶风。大附子一个（生，去皮脐），右每一个分四服，每一服加炮干姜二钱，水煎温服，取滓再煎服之。（《岭南卫生方·卷之中》）

余居士《先奇方》治阳虚吐血：生地黄一斤，捣汁，入酒少许，以熟附子一两半，去皮脐，切片，入汁内，石器煮成膏。取附片焙干，入山药三两，研末，以膏和捣，丸梧子大。每空心米饮下三十丸。昔葛察判妻苦此疾，百药皆试，得此而愈，屡发屡效。（《本草纲目·卷十七》）

僧继洪《澹寮方》蝎附丸：元气虚头痛，惟此方最合造化之妙。附子助阳扶虚，钟乳补阳镇坠，全蝎取其钻透，葱涎取其通气。汤使用椒以达下，盐以引用，使虚气下归。对证用之，无不作效。大附子一枚剜心，入全蝎（去毒）三枚在内，以余附末同钟乳粉二钱半，白面少许，水和作剂，包附煨熟，去皮研末，葱涎和丸梧子大。每椒盐汤下五十丸。（《本草纲目·卷十七·乌头》）

救生丸六：治产后胎衣不下，恶血奔心，迷闷不苏，此丸可以预合。以备用，济世之简捷良方也：大附子一个（泡去皮脐，制为末），干漆二钱（为末和匀），大黄五钱。为极细末，酒醋熬成膏，和半二味为丸如桐子大，每服三十丸，淡酸汤下，一时连进三服，胎衣即下如神。（《宁坤秘笈·卷上》）

治白带腥臭　桂附汤：附子（甘草汤制熟）、肉桂（多油者）各一钱，黄柏（酒炒）、知母（炒）各五分。水煎，食前服。（《竹林女科证治·卷一》）

治击伤百会穴晕倒方：附子9克，人参30克，白术12克，炙黄芪30克，石菖蒲9克，苏合香0.9克，干姜3片。共煎一碗，灌服即效。（《少林寺秘方集锦·上部·少林寺跌打损伤方·武伤急救方》）

治腰寒痛妙方：附子9克，肉桂0.9克，独活9克，当归15克，千年见9克，追地风9克。以上各诸水煎浓汁半杯，以黄酒30克，送服。（《少林寺秘方集锦·下部·内科杂病验方·内科杂病方》）

治冻疮方：附子30克，干姜30克，共研成细粉，用生香油调成膏，涂于患处。（《少林寺秘方集锦·下部·内科杂病验方·内科杂病方》）

泄泻要方：黑附子3克，木香9克，炒白术9克，干姜3克，制香附9克，伏龙肝9克，煨草果6克，炙甘草6克。上药共研为末，每服4.5克。（《少林寺秘方集锦·下部·内科杂病验方·内科杂病方》）

何首乌

【性味】苦、甘、涩，微温。

【归经】入肝、肾经。

【功能】补肝，益肾，养血，祛风。

【主治】肝肾阴亏，发须早白，血虚头晕，腰漆软弱，筋骨酸痛，遗精，崩带，久疟，久痢，痈肿，瘰疬，肠风，痔疾。

【附方】僧文象好养生术。元和七年三月十八日朝茅山，遇老人于华阳洞口，告僧曰：汝有仙相，吉授汝秘方。有何首乌者，顺州南河县人。祖能嗣，本名田儿，天生阉，嗜酒。年五十八，因醉夜归，卧野中。及醒，见田中有藤两本，相远三尺，苗蔓相交，久乃解，解合三四。心异二，遂掘根持问村野人，无能名，曝而干之。有篆人良戏而曰："汝阉也，汝老无子，此藤异而后以合，其神药，汝盍饵之。"田儿乃筛末酒服，经七宿，忽思人道；累旬力轻健，欲不制，遂娶寡妇曾氏。田儿因常饵之，加餐两钱，七百余日，旧疾皆愈，反有少容，遂生男。乡人异之。十年生数男，俱号为药。告田儿曰：上交藤也，服之可寿百六十岁，而古方、本草不载，吾传于师，亦得之于南河。吾服之，遂有子。吾本好静，以此药害于静，因绝不服。汝偶饵之，乃天幸。因为田儿尽记其功，而改田儿名能嗣焉。嗣年百六十岁乃卒，男女一十九人。子庭服亦年百六十岁，男女三十人；子首乌服之，年百三十岁，男女二十一人。安期叙《交藤》云：交藤味甘温无毒，主五痔，腰腹中宿疾冷气，长筋益精，令人多子，能食，益气力，长肤，延年。一名野苗，一名交茎，一名夜合，一名地精，一名桃柳藤。生顺州南河县田中，岭南诸州往往有之。其苗大，如薯本光泽，形如桃柳叶，其背偏独单，皆生不相对，有雌雄。雄者苗色黄白，雌者黄赤，其生相远，夜则苗蔓交，或隐化不见。春末、夏中、初秋三时候晴明日，兼雌雄采之。烈日曝干，散服，酒下良。采时尽其根，勿洗，乘润以布帛拭去泥土，勿损皮，密器贮之，每月再曝，凡服偶日，二、四、六、八日是，服讫以衣覆汗出，导引，尤忌猪、羊肉血。老人言讫，遂别去，其行如疾风。浙东知院殿中孟侍御识何首物，尝饵其药，言其功如所传。出宾州牛头山，苗如草，蔓生，根如杯拳，削去侧皮，生啖之，南人因呼为何首乌焉。元知八年八月录。（《全唐文·卷六百三十八》）

少林生发丸：何首乌（酒制）、生地黄、菟丝子、旱莲草、当归各30克，陈皮6克，山楂12克。制法：以上7味药，共研成细粉，取蜜炼制成丸药，每丸重9克。服法：每日2次，每次1丸。3个月为1个疗程，一般服3～5个疗程。功效：补血滋阴。主治血热或血虚所致的头发脱落，疗效良好。（《少林寺秘方集锦·下部·内科杂病验方·少林延寿方》）

少林还少丹：何首乌（酒蒸）500克，生地240克，熟地240克，女贞子90克，紫河车90克，石斛90克，当归150克，益智仁150克，核桃仁（蜜制）60克，枸杞子60克，青葙子60克，川黄连60克，大黑豆60克，真海马3个，山茱萸60克，人参60克，薏苡仁60克，黄精30克，龟板30克，桃仁30克，酸枣仁30克，柏子仁30克，麦冬30克，天门冬30克，大山楂30克，红曲30克。以上27味药共碾成细粉，取上等蜂蜜2公斤，制成弹子大丸，外用朱砂水飞挂衣。每服1丸，日服2次，能久服不限。滋补肝肾，双补气血，乌发悦颜，健脑聪耳，明目固齿，延年益寿。（《少林寺秘方集锦·下部·内科杂病验方·少林延寿方》）

治头晕眼花方：蒸首乌15克，女贞子9克，白芍9克，人参15克，当归15克，熟地9克，枸杞子15克，大枣5枚。以清泉水1500毫升加上药中，煎取500毫升，每日2次。（《少林寺秘方集锦·下部·内科杂病验方·内科杂病方》）

寻骨风

【性味】苦，平。

【主治】风湿关节痛，腹痛，疟疾，痈肿。

【附方】治全身骨节肿痛方：寻骨风9克，秦艽12克，青风藤15克，千年健9克，木瓜9克，当归9克，豨莶草9克，公狗胫骨30克（砸碎），甘草6克。以上诸药加水1500毫升，煎至500毫升，加黄酒30克服之。连服6剂，良效。（《少林寺秘方集锦·下部·内科杂病验方·内科杂病方》）

地不容

【性味】苦，辛，寒，有毒。

【功能】清热解毒，消痰，截疟，止痛。

【主治】痈疽肿毒，喉闭，疟疾，胃痛。

【论述】解毒子一名地不容，出戎州，蔓生，叶青如杏叶而大，厚硬，凌冬不凋，无花实，根黄白色，外皮微粗褐，垒垒相连如药实而圆大，采无时（又开州兴元府出苦药子，大抵与黄药相类，春采根曝干，亦入马药用），气味苦，大寒，无毒。解蛊毒，止烦热，辟瘴疠，利喉闭及痰毒，治五脏邪气，清肺泻热，消痰降火，利咽喉，退目赤。（《广群芳谱·卷九十八·解毒子》）

生姜

【性味】辛、温。

【功能】发表、散寒、止呕、开痰。

【主治】感冒风寒、呕吐、痰饮、喘咳、胀满，泄泻，解半夏、天南星及鱼蟹鸟兽肉毒。

【附方】深师疗疟，醇醨汤方：生姜三两，乌梅三七枚（擘，一方十四枚），甘草三两（炙），桂心二两，常山三两，荷根三两。右三味切，以水六升，煮取一升，曰醇，未发时须顿服；更以水三升，煮取一升，曰醨，至发不断，复顿服，甚良。别方说发日平旦服一升，以醇著头边，若欲发便服醇，神良。二说不同也。忌海藻、菘菜、生葱、生菜。（《外台秘要·卷五·生姜》）

深师方大风水，脉浮，浮为在表，其人或头汗出，表无他病，但下重，故知从腰以上为和，腰以下当肿及阴，难以屈伸，木防己汤方，生姜三两，大枣十二枚擘，白术四两，木防己四两，甘草二两（炙），黄芪五两，右六味切，以水六升，煮取二升。分三服。喘者加麻黄，身重胃中不知者加芍药，气上冲者加桂心，下久寒者加细辛、防己、黄芪。为本服药欲解，当如虫行皮中状，从腰以下冷如冰，服汤后坐被上，又以一被绕腰温下，令得汗，汗出则愈也，忌海藻、菘菜、桃李、雀肉等。（《外台秘要·卷十二》）

《耆婆方》治心腹绞痛不止方：生姜十两，桂心三两。甘草三两，人参二两，四味，切，以水一斗，煮取二升，分三服。（《医心方·卷五》）

《耆婆方》治霍乱先腹痛方：煮生姜热饮之。（《医心方·卷十一》）

《僧深方》云：生姜，切，五升，以水八升，煮取三，分三服。（《医心方·卷二十二》）

《耆婆方》治产后恶露不尽方：生姜一斤，蒲黄三两，以水九升，煮取三升，分三服，得恶血即瘥。（《医心方·卷二十三》）

《耆婆方》治人心腹痛，此即产后血瘀方：生姜三斤，以水小三升，煮取一升半，分三服，当下血及恶水即愈。（《医心方·卷二十三》）

《僧深方》生姜汤治食已吐逆方：生姜五两，茯苓四两，半夏一升，橘皮一两，甘草二两，五种，水九升，煮取三升七合，分三服。（《医心方·卷九》）

《梅师方》治霍乱吐下不止，欲死。生姜五两，牛儿屎一升，切姜以水四升，煎取二升，分温服。

方治腹满不能服药，煨生姜绵裹，内下部中，冷即易之。（《证类本草·卷八·生姜》）

一人事佛甚谨，适苦嗽逾月，老僧呼谓之曰："汝嗽只是感寒，吾有方授汝，但用生姜一物，切作薄片，焙干为末，糯米糊丸芥子大，空心米饮下三十丸。"觉如其言，数服而愈。（《夷坚志再补》）

治食后即吐方：生姜3片，竹茹9克，伏龙肝30克，半夏4.5克。水煎服。（《少林寺秘方集锦·下部·内科杂病验方·内科杂病方》）

治晕倒不知人事方：用大拇指按着下唇近牙根处（叫龙泉），揉按几下苏醒。然后用生姜60克，胡椒2克（研细），水煎，服2碗可治愈。（《少林寺秘方集锦·下部·内科杂病验方·少林寺还俗僧徐祗法秘藏方选》）

《梅师方》治腹满不能服药，煨生姜绵裹，内下部中，冷即易之。（《肘后备急方·卷一》）

半夏

【性味】辛，温，有毒。

【归经】入脾、胃经。

【功能】燥湿化痰，降逆止呕吐，消痞散结。

【主治】湿痰冷饮，呕吐，反胃，咳喘痰多，胸膈胀满，痰厥头痛，头晕不眠，外消痈肿。

【附方】（深师疗伤寒，病哕不止）又半夏散方：半夏洗，焙干。右一味，末之，生姜汤和服一钱匕，忌羊肉饧等。（《外台秘要·卷二》）

急伤寒病：半夏四钱，生姜七片，酒一盅，煎服，胡洽居士白病方。（《本草纲目·卷十七·半夏》）

深师疗胸满气噎，通气汤方：半夏八两洗，生姜六两，桂心三两，大枣三十枚，右四味切，以水八升，煮取三升，分服五合，日三夜一，忌羊肉饧、生葱。（《外台秘要·卷八》）

又疗铁棘竹林诸刺在肉中，折不出及哽不下方：半夏二两（洗），白豉二两，右二物捣筛，酒服半钱匕，日三，宁从少少起者，半夏戟入喉中故也，忌羊肉饧等，加干姜一两尤佳。（《外台秘要·卷八》）

又疗哽方：半夏五两（洗），白芷五两，右二物捣筛，服方寸匕，则呕出，忌羊肉饧。（《外台秘要·卷八》）

（谢道人疗眼暴肿痛）又方半夏一升（洗），生姜八两，前胡四两，枳实二两（炙），细辛一两，乌梅十二枚（擘），右六味切，以水七升，煮取二升半，温分为三服，忌羊肉饧、生菜。（《外台秘要》卷二十一》）

治中暑烦躁闷乱，或欲绝者消暑圆：半夏一斤，茯苓半斤，甘草半斤。上为细末，姜汁作糊，丸如梧子大，每服百圆。（《岭南卫生方·卷中》）

《梅师方》伤寒方，半夏熟洗研末，生姜汤服一钱匕。（《医部全录·卷三百五十七》）

二陈汤：治瘴疾有痰者：半夏（汤洗七次）、橘皮（去白各五两），茯苓（去黑皮）三两，甘草（炙）一两，右㕮咀，每服四钱，水一盏半，姜七片，乌梅一个煎至六分去滓热服。不拘时候。（《岭南卫生方·卷之中》）

四兽饮：治五脏气虚，喜怒不节，劳逸兼并，致：阴阳相胜，结聚涎饮与卫气相搏，发为疟疾，兼治瘴疟最有神效。半夏（汤洗七次）、茯苓（去皮）、人参（去芦）、白术（炒），草果（去皮），橘红（去白）、甘草（减半），右同枣子、乌梅、生姜，并等分㕮咀，以盐少许淹食顷，厚皮纸裹以水湿之，慢火炮，令香熟焙干，每服半两，水二盏，煎共六分，去滓，未发前并进数服。（《岭南卫生方·卷之中》）

乐令黄芪汤：治岭南瘴毒，发热烦躁引饮，大便不通，小便赤涩或狂言内热，神昏不省人事，半夏（汤洗七次）七钱半，白芍药（炒）、前胡（去芦）、桂心（去粗皮）、黄芪（蜜炙）、白茯苓（去皮）、人参（去芦）、细辛（去叶，洗）、当归（去芦）、麦门冬（去心）、陈皮（去白）、甘草（炙）各一两。右㕮咀，每服四钱，水一盏，姜四片，枣一个，同煎至七分，去滓，微热服，不拘时候。（《岭南卫生方·卷之中》）

温胆汤：治大病后虚烦不得睡，兼治心胆虚怯，触事易惊，或梦寐不祥；或异象眩惑，遂致心惊胆慑，气郁生涎，涎与气搏，变生诸证，或短气悸之，或复自汗，或四肢浮肿，饮食无味，心虚烦闷，坐卧不安，悉能主之。半夏（汤泡）、枳实（炒）各一两，橘红一两半，甘草四钱，茯苓（去皮）三分，右咬咀，每服四钱，水一盏。半姜七片，枣一个，竹茹一块，煎至六分，去滓，食前热服，竹茹即刮青也。（《岭南卫生方·卷之中》）

消暑圆：暑毒，中暑烦躁闷乱，或欲绝者。半夏一斤（锉成两片，甚者不必锉，醋五升煮干），茯苓（去皮）半斤，甘草（生）半斤，右为细末，姜汁作糊，丸如梧子大，每服百圆，熟水咽下此药合时，须用好醋煮半夏，生姜自然汁煮糊，勿杂生水，臻志修治，极有神效。中暑为患，药下即苏。伤暑发热头疼，用之尤验，夏月常服，止渴利水，虽多饮水，亦不为害，若痰饮停滞，或为饮食所伤，并用姜汤咽下，入夏之后，不可阙此，应是暑药皆不及也。（《岭南卫生方·卷之中》）

二味复生散：生半夏、生大黄各等分。共研为极细粉末，备用。取适量药粉吹鼻（男左女右）。开窍，醒神。主要用于跌打损伤所致的气厥，惊厥，不省人事。（《少林寺秘方集锦·上部·少林寺跌打损伤方·武伤急救方》）

洗药方：半夏、川乌、草乌、乳香、没药、骨碎补各一两，白及、白芷、黄柏、七厘散、寻骨风、蛇退、千年健各五钱，陈石灰用烧酒煎洗。（《少林寺伤科秘方·卷五·少林伤科全身用药方》）

金枪屡效方：生半夏六钱，白蜡四钱，共为末敷之立效。（《少林寺伤科秘方·卷六·少林刀枪伤秘方》）

接骨秘方：生半夏、生黄柏各二钱，捣敷，七日即愈，对其骡踢马踏损伤亦有良效。（《少林寺伤科秘方·卷七》）

山仙传接骨方：生半夏四两，泡制六次，第一次米泔水浸三日、二次盐水浸一日，三次醋浸一日，四次童便浸一日，五次黄酒浸一日、六次姜汁浸一日、阴干后加黄芩（四两），共研为细末，老酒送下，每服五分至一钱，肿痛或损骨者，用醋调糊敷患外即愈。（《少林寺伤科秘方·卷七》）

一切损伤急救方：不论金刀木器伤手足及骡马咬伤等，见血敷上可止血，收口止痛，用生半夏、松香，或煮或捶（去油）各等分，研末敷患处即可。（《少林寺伤科秘方·卷八》）

二味生脉散：生半夏、生大黄（各等份），共研细末，贮于瓷瓶内，用时取少许吹入鼻（男左女右），可速醒回阳，若用时发现鼻疼者，可用老姜汁涂之止痛。（《少林寺伤科秘方·卷八》）

　　伤口止血散：生半夏、生南星、白芷、白及、三七各等分研末，装瓷瓶内备用，若遇刀械伤口出血，可用少许敷患处，可立即止血止痛。（《少林寺伤科秘方·卷八》）

　　刀斧伤止血妙方：刀斧伤（不可见水）出血可用鲜车草叶捣烂敷之，也可用生半夏末敷上，立效，能止血止痛，生肌收口。（《少林寺伤科秘方·卷六·少林刀枪伤秘方》）

瓦松

【性味】酸，苦，凉。

【归经】入肝、肺经。

【功能】清热解毒，止血，利湿，消肿。

【主治】吐血，鼻衄，血痢，肝炎，疟疾，热淋、痔疮，湿疹，痈毒，疔疮，汤火灼伤。

【论述】瓦松，瓦花，赤者名铁脚婆罗门草，天王铁塔草，其名殊不可解。（《本草纲目·卷二十一·昨叶何草》）

牛膝

【性味】甘，苦，酸，平。

【归经】入肝、肾经。

【功能】生用散瘀血，消痈肿。熟用补肝肾，强筋骨。

【主治】生用治淋病，尿血，经闭，癥瘕，难产，胞衣不下，产后瘀血腹痛，喉痹，痈肿，跌打损伤。熟用治腰膝骨痛，四肢拘挛，痿痹。

【附方】治点伤内廉二穴秘方：牛膝、木瓜、苡仁、五加皮、广皮、羌活、青皮、丹皮、桂枝、红花、白芍各五钱，马鞭草引酒下。（《少林寺伤科秘方·卷三·治点伤诸穴秘方》）

　　《僧深方》云：取牛膝根两株，拍破以沸汤泼之饮汁，儿立出。治子

腹中方。（《医心方·卷二十三》）

《梅师方》治竹木针在肉中不出，取生牛膝茎捣末，涂之即出。

又方治胞衣不出。牛膝八两，葵子一两，以水九升，煎取三升，分三服。

又方治金疮痛所。生牛膝捣傅疮上，立差。（《证类本草·卷六·牛膝》）

小便如刀割，此乃血门不开，皆用八珍散无效，宜用牛膝汤一剂有功：牛膝三两，乳香、麝香各一钱。水碗半，煎半膝至一碗，临服磨乳香，麝香入内，空心服之即愈。（《宁坤秘笈·卷上》）

治经来小便痛　牛膝汤：大牛膝三两，麝香一分，乳香一钱（去油），水一盏半，煎牛膝至一盏，临服，磨麝乳二香入内，空心服。（《竹林女科证治·卷一》）

治点伤血池穴（即血海）方：牛膝4.5克，当归尾4.5克，肉桂4.5克，川芎4.5克，金银花3克，陈皮3克，石斛3克，骨碎补4.5克，虎骨4.5克，川断4.5克。以上药加水、酒各半，煎浓汁服，连服10剂为一个疗程。（《少林寺秘方集锦·上部·少林寺跌打损伤方·点穴致伤救治方》）

发散下部方：牛膝、木瓜、独活各9克，当归尾、川芎各6克，川断、厚朴、威灵仙、赤芍、金银花各7.5克，甘草3克。取水、酒各半，煎好后加入姜汁一勺内服。（《少林寺秘方集锦·上部·少林寺跌打损伤方·少林药案》）

治点伤左腿肚子一脉秘方（丑时点中）药方：牛膝、金樱子、木通、泽兰、甘草、薏米、五加皮、苏木各二钱，生地、自然铜（醋制7次）、木瓜、没药（去油）、乳香（去油）、归尾各三钱，田三七一钱。（《少林寺伤科秘方·卷三·治点伤诸穴秘方》）

治点伤侧足穴秘方：怀牛膝、归尾，大黄、木通、五味子、参三七、细辛、车前子、白芷、红花、甘草、马鞭草引，酒下。（《少林寺伤科秘方·卷三·治点伤诸穴秘方》）

天麻

【性味】甘，平。

【归经】入肝经。

【功能】息风，定惊。

【主治】眩晕眼黑，头风头痛，肢体麻木，半身不遂，语言謇涩，小儿惊动风。

【附方】少林珍玉散：明天麻、羌活、防风、南星（姜汁炒）、白芷各15克，白附子3克。制法：将上6味药研成细末，装入瓷瓶内密封备用，切勿漏气。服法：成人每服0.2～0.3克，用黄酒或凉开水冲服。功效：醒神通阳，开窍，镇痉。用于治疗跌打损伤引起的不省人事、口眼㖞斜、抽搐。外用治疗伤口溃烂。（《少林寺秘方集锦·上部·少林寺跌打损伤方·武伤急救方》）

治局部击伤疼痛不止方：天麻9克，白芷9克，白附子9克，生南星9克，防风9克。制法：以上诸药共研成细末，再加失笑散30克调匀。服法：每次服9克，用红酒30克冲下。如能配合药粉用醋调糊状外敷，疗效更佳。（《少林寺秘方集锦·上部·少林寺跌打损伤方·止血方》）

二十九问：产后中风何以治之？答曰：宜服后方：天麻八分，枳实（炒）六分，丹皮五分，贝母六分，荆芥六分，花粉六分，姜黄连六分，秦艽五分，橘红五分，茯苓五分，僵蚕一钱，甘草五分，姜汁、竹沥引，水煎服。（《法门寺妇科胎前产后良方注评》）

十四问：胎前手足麻痹何以治之？答曰：此血少耳，宜服后药：天麻八分，当归八分，川芎八分，白芍（炒）六分，生地八分，党参五分，白术五分，茯苓六分，黄芩（炒）五分，香附（炒）六分，甘草四分，水煎服。（《法门寺妇胎前产后良方注评》）

二十二问：胎前中风何以治之？答曰：宜服加减速顺气散：天麻一钱，僵蚕一钱，前胡一钱，川芎八分，苏子（炒）八分，桔梗七分，乌药六分，秦艽六分，枳壳五分，黄连六分，陈皮四分，甘草五分，生姜、竹沥为引，水煎服。（《法门寺妇科胎前产后良方注评》）

治点伤囟门穴秘方：天麻、白芷、藁本、羌活、木香、青皮、骨碎补、赤芍、红花、制川乌、甘草共为末，葱引，酒下五分。（《少林寺伤科秘方·卷三·治点伤诸穴秘方》）

治点伤乔空穴秘方：乔空耳后根也。天麻、藁本、白芷、羌活、荆

芥各二钱，麝香一分，血竭一钱，红花三钱，甘草二钱，共为末，酒下五分。（《少林寺伤科秘方·卷三·治点伤诸穴秘方》）

治点伤眼角左右穴秘方：天麻、白芷、柴胡、桔梗、制川乌、独活、儿茶各一钱，三棱、莪术各二钱，甘草五分，共为一，酒下五分。（《少林寺伤科秘方·卷三·治点伤诸穴秘方》）

少林珍玉散：治不省人事，嘴眼歪斜，抽搐等中风诸症。明天麻、羌活、防风、制南星（姜汁炒）、白芷各五钱，白附子一钱，上药共研为末，贮于瓷瓶内备用，每服三分，用黄酒送甚效，如昏迷甚者，可服至三钱，立即速醒确有起死回生之神效。（《少林寺伤科秘方·卷八》）

治兵器伤身疼痛秘方：天麻、白芷、白附子、制南星各三钱，共研为细末，加失笑散一两，调服，每服五分，或用醋调涂患处。（《少林寺伤科秘方·卷九》）

乌药

【性味】辛，温。

【归经】入脾、肺、肾、膀胱经。

【功能】顺气，开郁，散寒，止痛。

【主治】气逆胸腹胀痛，宿食不消，反胃吐食，寒疝，脚气，小便频数。

【附方】治恶阻　乌附汤：乌药、香附（制）、白术（蜜炙）、陈皮各一钱，人参、炙甘草各八分，姜三片。水钟半，煎七分服。（《竹林女科证治·卷二》）

治大便多秘　宽气汤：香附子六两，砂仁一两，天台乌药（去心取肉）二两，甘草（炒）一两一分。右锉散，每服一钱，橘皮汤下，不拘时候。（《岭南卫生方·卷之中》）

治心腹刺痛　小乌沉汤：乌药（去心）一两，香附子（沙盆内淅去皮毛，焙干）二两，甘草一分。右为细末，每服一钱，入盐少许，沸汤点服，不拘时。（《岭南卫生方·卷之中》）

圣神散：淮乌、白芷、赤芍、白芨、枇杷叶、芙蓉叶各三钱，韭菜根、韭菜各一两，用姜汁、韭汁老酒同调服。（《少林寺伤科秘方·卷八》）

淮乌散：淮乌、川芎、白芷各等分，共研为细末，用姜汁陈酒调服。（《少林寺伤科秘方·卷八》）

治点伤三平穴秘方：台乌、川乌、威灵仙、大茴、参三七、广皮、地鳖虫各一钱，肉桂、甘草各四分，童便引，酒下。（台乌即乌药，产台州）（《少林寺伤科秘方·卷三·治点伤诸穴秘方》）

亚麻

【功能】根：平肝，补虚，活血。

【主治】根治慢性肝炎，睾丸炎，跌打损伤。茎叶：治肝风头痛，刀伤出血。（另见黑脂麻）

【附方】《梅师方》治蚰蜒入耳。胡麻杵碎，以袋盛之为枕。（《证类本草·卷二十四·胡麻》）

治杨梅疮方（一名木绵疔，一名天疱疮）：胡麻、蔓荆子、枸杞子、荆芥、牛蒡子、山栀子、防风、黄连、大黄各二钱，黄柏、苦参、山豆根、轻粉、白蒺藜各一钱，右精制为末，水煮面为丸，如梧桐子大，每服重二钱半，用茶，五更吞服，午时又一服，自觉口内痛住服。忌荤腥、油、酱、炙、炒香焦之物、生果之类，宜食淡粥，切戒房屋，更养七情，如此七日见效。服前方后，口损疼痛者，用此方以解之。黄柏、防风、荆芥、犀角、桔梗、牛蒡子、连翘、甘草各等分，右八味，水一锺半，煎至八分停冷，逐口噙吐。（《岭南卫生方·卷之中》）

【论述】苏东坡与程正辅书云：凡痔疾，宜断酒肉与盐酪、酱菜、浓味及粳米饭，唯宜食淡面一味。及以九蒸胡麻（即黑脂麻），同去皮茯苓，入少白蜜为食之。日久气力不衰而百病自去，而痔渐退。此乃长生要诀，但易知而难行尔。（《本草纲目·卷第二十二·白油麻》）

生索濯

【附方】《僧深方》治卒急蛊吐欲死方：生索濯名根茎，捣绞取汁得一升，顿服之，不过再三作，神良。（《医心方·卷十八》）

芜菁

【性味】苦、辛、甘，平。

【功能】开胃下气，利湿解毒。

【主治】食积不化，黄疸，消渴，热毒风肿，疔疮乳痈。

【附方】……蔓青根、葱根、萝葡根治毒草根……（《大藏经·四十卷·四分律删繁补阙行事钞卷下》）

若有人等卒得诸肿者，取芜菁叶捣和清酒……肿上即差。（《新修大藏经·第二十卷·千手千眼观世音菩萨治病合药经》）

藕

【性味】甘，寒。

【归经】入心、脾、胃经。

【功能】生用清热，凉血，散瘀。熟用健脾，开胃，益血，生肌，止泻。

【主治】热病烦渴，吐血，衄血，热淋。

【附方】梅师治产后余血不足，上冲心，胸闷腹痛，以藕汁二升饮之愈。（《续名医类案·卷二十五》）

《僧深方》治郁肉漏脯中毒方：莲根，捣，以水和胶汁服之。（《医心方·卷二十九》）

藕节

【性味】甘、涩，平。

【归经】入肺、胃、三焦、肝经。

【功能】止血，散瘀。

【主治】咳血，吐血，衄血，尿血，便血，血痢，血崩。

【附方】治点伤肝经穴方：藕节水4.5克，肉桂3克，乌药3克，川断3克，白芥子3克，乳香（去油）3克，当归3克，桑寄奴2.4克，木耳炭1.5克，甘草0.4克。取水、酒各半煎服。（《少林寺秘方集锦·上部·少林寺跌打损伤方·点穴至伤救治方》）

第三章　茎木类药

文冠果

【别名】藏文名：生等。

【性味】苦、涩、微甘。凉或寒，燥湿。

【功能】祛风湿，敛干黄水，消肿止痛，凉血。

【主治】风湿性关节炎，黄水病，风湿性内热、皮肤风湿；煎汁熬膏外用能消肿，治疮毒。

【附方】文冠果、毛诃子、余甘子、诃子共研细末，制成汤剂，主治痛风、痹病，关节黄水病，水肿。

【论述】《月王药诊》中说："干黄水及血。"

《如意宝树》中说："文冠果燥湿。"

《四部医典》中说："医治血病和干枯黄水。"

沉香

【别名】藏文名：阿尔纳合。

【性味】苦，辛。温，平。

【归经】入肾、脾、胃经。

【功能】降气温中，暖肾纳气。解热，清命脉和心脏风热。

【主治】气逆喘息，呕吐呃逆，脘腹胀痛，腰膝虚冷，大肠虚秘，小便气淋，男子精冷。心热病和心病、龙病。

【附方】治瘴疾，上热下寒，腿足寒厥沉附汤：沉香（磨浓汁），附子。上用附子半两，生姜七片，煮令八分熟，入磨沉香汁，令十分熟，放冷服。（《岭南卫生方·卷之中》）

沉附汤：治瘴疾上热下寒，腿足寒厥：沉香（磨浓汁）、附子（或生用，或炮熟，临时随宜用之），右用附子半两，生姜七片，煮令八分熟，入磨沉香汁，令十分熟，放冷服，此药既主上热下寒，须真个沉水香方可。虽弄沉亦不济事，况此香自有数种。既用服饵当以滋味别之。如咀嚼而味香甜者乃性平，辛辣者性热，用者当拣择以对证。附子率用道地所产及漏篮侧子之类，此固难得道地者，然起死回生之药，可以苟且耶！若是阴毒及冷瘴，但欲一时壮阳气可也。若虚热而藉以降气敛阳，倘非道地附子，宁不僭燥非徒无益也。却非处方者之罪。（《岭南卫生方·卷之中》）

苏合香丸：治气中，或卒暴气逆心痛鬼魅恶气。沉香、麝香（别研）、诃黎勒（煨用皮）、丁香、青木香、香附子（炒，去毛）、安息香（别研，为末，用无灰酒一升煮为膏）、荜茇、白术、白檀香、熏陆香（别研）、苏合油（和入安息香内）、龙脑（别研）各一两，朱砂（别研，水飞）、乌犀角各五钱，右为细末，入别研药极匀，用安息香膏药并炼蜜和丸，重八分，蜡为皮，治大人卒中风痫，小儿急慢惊风，牙关紧闭，每服一丸，或半丸，去蜡用生姜自然汁化开，擦牙关，再用姜汤调药灌下，及治感冒风寒，恶心吐泻，心气腹痛白痢，妇人产后中风、泄泻、呕吐腹痛，俱用姜汤化下，山岚瘴气，清晨温酒化下。（《岭南卫生方·卷之中》）

沉香、广枣、诃子、肉豆蔻、木香、木棉花、天竹黄、白云香，共研细末加白糖。主治心之龙性热，心悸，伤热，神昏谵语，言语涩滞。

收功散：沉香6克，真降香3克，嫩橘皮6克，炒枳壳3克，当归9克，红花6克，桃仁3克。制法：上药共碾成细末，装瓶备用。服法：每次练功后服1～3克，可以使全身气血调达，升降自如。（《少林寺秘方集锦·上部·少林寺跌打损伤方·少林练功药方》）

【论述】新兴县悉是沉香，如同心草。士人斫之。经年朽烂尽，心则为沉香。（唐释道世《法苑珠林·卷四十九》）

沉香，叶似冬青，树形崇辣，其木枯折，外皮朽烂，内乃"香"。山虽有此树，而非"香"所出。新会、高凉士人斫之经年，肉烂尽心，则为沉香。出北景县，树极高大，士人伐之累年，须外皮消尽，乃割心得"香"。（《太平御览·卷九八二·沉香》》）

释名：沉水香，蜜香，梵书名阿迦香。恭曰：沉香，青桂，鸡骨，马蹄，煎香，同是一树，出天竺诸国。（《本草纲目·卷三十四·沉香》）

《四部医典》中说："沉香清心火。"

《铁鬘》中说："沉香状如兽角，味苦、辛，功效温，缓，润而燥。"

《甘露之滴》中说："性温效缓。"《如意宝树》中说："性凉、清热。"

悬钩木

【别名】藏文名：甘扎嘎日。

【性味】甘、苦、辛、涩，凉，效缓。

【功能】清热、利气、调整"龙""赤巴""培根"。

【主治】热性"龙"病、"培根"病，对肺病及感冒、流感、热病初期，恶寒发烧、头痛、身疼效果显著。

【附方】宽筋藤、悬钩木、青木香、山柰等配伍煎汤主治未成熟热、感冒、咳嗽等。

【论述】《月王药诊》中说："治肺病。"

降香檀

【别名】藏文名：旃檀玛保。

【性味】涩、辛，凉。

【功能】清热，活血化瘀。

【主治】气血并症，四肢肿胀及饮酒过度引起的肝热等。

【附方】降香檀、肉蔻、广枣共研细末主治血热。

【论述】《四部医典》中说："清血热。"

《甘露点滴》中说："治四肢肿胀。"

油松

【别名】藏文名仲兴。

【性味】温。

144

【主治】由龙引起的疾病，筋骨疼痛，关节积黄水，黄水疮，消化系统疾病，肾炎，淋病。

【论述】《甘露之滴》中说："治风病，水肿病，肿胀病。"

《如意宝树》中说："性温、燥，治风病，水病，肿病。"

《四部医典》中说："医治培根病，龙病，寒性黄水症。"

宽筋藤

【别名】藏文名：勒折。

【性味】甘、苦、涩、辛，凉，消化后味甘、酸，性温，效缓润。

【功能】清热，润肺。

【主治】"龙"病。"龙""赤巴"合病，"培根"病，时疫，热病初期，风热，风湿，衰老。

【附方】宽筋藤、土木香、地丁、胡黄莲、毛诃子、余甘子，诃子皮煎汤主治未成熟热、疫热、感冒、麻疹等症。

【论述】《月王药诊》中说："治血病，干黄水"。

《四部医典》中说："治风热。"

《铁鬘》中说："性凉，化性温，治风病，时疫特效。"

檀香

【别名】藏文名：旃檀嘎保。

【性味】辛，温，涩，效滑，轻，燥。

【归经】入脾、胃、肺经。

【功能】滋补，清热，理气，和胃，健胃。

【主治】心腹疼痛，噎膈呕吐，胸膈不舒。肺病，因劳累而发烧，肌肤热损，脘腹胀痛。

【附方】檀香、红花、天竹黄、甘草、木香、牛黄、葡萄、小白蒿共研细末，制成散剂，主治肺热咳嗽，肺部作痛，肺脓痛。

【论述】《月王药诊》中说："清除赤巴、血之热，治脏腑病。"

《四部医典》中说："清肺火治心热。"

《甘露之滴》中说："白檀性凉，效缓，轻，燥，外敷利皮肉热病。"

《铁鬘》中说："治心肺虚热。"檀香在藏药中占有很重要的位置，被列为精华类药物中。

白檀香、稻谷花、白芥子、酪蜜酥相和……烧之，以香木然火，……已一切罪障无间皆自消灭。寿命一千岁。（《大藏经·卷二十·观世音菩萨如意摩尼轮陀罗尼念诵法》）

《楞严经》云：白旃檀涂身，能除一切热恼。

杜宝《大业录》云：隋有寿禅师妙医术，作五香饮济人。沉香饮、檀香饮、丁香饮、泽兰饮、甘松饮，皆以香为主，更加别药，有味而止渴，兼补益人也。（《本草纲目·卷三十四·檀香》）

鬼箭锦鸡儿

【别名】藏文名：作毛兴。

【性味】涩，寒；无毒。

【功能】活血散瘀，排内脏瘀血，破血降压。

【主治】多血症，及月经不调。外用消毒散肿，治疗疮痈疽。

钩藤

【别名】藏文名：冲得日。

【性味】苦，甘，凉。

【归经】入肝、心经。

【功能】清热平肝，息风定惊，解毒。

【主治】小儿惊痫，大人血压偏高，头晕，目眩，妇人子痫，毒热。

【附方】治九月胎证　钩藤汤：钩藤、当归、人参、茯苓各一钱，桔梗一钱五分，桑寄生五分，水煎服。（《竹林女科证治·卷二》）

治产后郁冒　钩藤汤：钩藤钩、茯神、当归、人参各一钱，桔梗一钱五分，桑寄生五分。水煎服。（《竹林女科证治·卷三》）

治妊娠　钩藤汤：钩藤钩、当归、人参、茯神、桔梗各一钱五分，桑寄生五分，水煎服。（《竹林女科证治·卷二》）

【论述】《四部医典》中说："钩藤清热解毒。"

《如意宝树》中说："钩藤清毒热。"

南瓜蒂

【主治】痈疡，烫伤。

【附方】治脱肛效方：鲜南瓜蒂3枚，猪大肠头3段，置砂锅内加水炖熟吃肉喝汤。连服3剂即愈。（少林寺秘方集锦·下部·内科杂病验方》）

玛合

【别名】藏文名又称玛，也称莎木面。

【性味】涩，微寒或微凉。

【功能】止泻。

【主治】寒热痢疾。

【论述】《四部医典》载："治疗寒热腹泻。"

槐枝

【性味】苦，平，无毒。

【主治】崩漏带下，心痛，目赤，痔疮，疥疮。

【附方】《深师方》崩中赤白，不问远近，取槐枝烧灰，食前，酒下方寸匕，日二服。（《医部全录·卷三百九十八》）

紫檀

【性味】咸，平。

【归经】入肝经。

【功能】消肿，止血，定痛。

【主治】肿毒，金疮出血。

《梅师方》治金疮止血，急刮真檀末，傅之。（《证类本草·卷十四·紫真檀》）

【附方】《千金翼》阿伽佗药：主诸种病。久服益人神色，无诸病，兼治小儿惊啼方。紫檀、小蘗、茜根、郁金、胡椒各五两。右五味捣碎为末，水和内臼中，更捣一万杵，圆如小麦大，阴干，用时以人磨汤用之。（《幼幼新书·卷七》）

紫苏梗

【性味】辛、甘，微温。

【归经】入脾、胃、肺经。

【功能】理气，舒郁，止痛，安胎。

【主治】气郁，食滞，胸膈痞闷，脘腹疼痛，胎气不和。

【附方】十二问：胎前四肢浮肿何以治之？答曰：当利小便为主。宜服后药：苏梗六分，泽泻六分，秦艽五分，茯苓六分，枳壳（炒）五分，木通四分，车前子六分，白术五分，黄芩五分，陈皮五分，灯心五十寸，水煎服。（《法门寺妇科胎前产后良方注评》）

梨枝

【主治】霍乱，吐利。

【附方】《梅师方》治霍乱心痛，利，无汗取梨叶枝一大握，水三升，煎取一升服。（《肘后备急方·卷二》）

桔梗

【性味】苦，辛，平。

【归经】入肺、胃经。

【功能】开宣肺气，祛疾排脓。

【主治】外感咳嗽，咽喉肿痛，肺痈吐脓，胸胁痛。

【附方】《僧深方》治肺痈经时不瘥，桔梗汤主之方：桔梗三两，甘草、薏苡仁、败酱、干地黄、术各二两，当归一两，桑根皮一升，凡八物，切，以水一斗五升，煮大豆四升，取七升汁，去豆纳清酒三升，合药煮三升半，去滓，服七合，日三夜再，禁生菜。（《医心方·卷十五》）

《梅师方》治座蛊毒，下血如鹅肝，昼夜不绝，脏腑败坏，桔梗捣

汁，服七合佳。（《证类本草·卷十·桔梗》）

桔梗散：桔梗，去芦，味苦者不拘多少，锉细微炒，右为细末，每服三钱，米饮调服，不拘时候，此药不吐不利，加之易为收卖，多服者有益，如服吐利药而后日两三服，使毒毒气日渐消散，不致再发动也。（《岭南卫生方·卷之中》）

治产后呕吐　桔梗半夏汤：桔梗、陈皮各二钱，半夏（制）八分，姜三片。水煎服。（《竹林女科证治·卷三》）

治妊娠中恶　苦梗散：苦桔梗一两（微炒），生姜五钱。水煎服。（《竹林女科证治·卷二》）

治点伤风门穴方：桔梗3克，丹皮4.5克，红花3克，木通3克，破故纸9克，木瓜3克，三七（研末、冲服）6克，大茴香3克，独活3克，肉桂3克，甘草1.5克，乳香（去油）4.5克，没药（去油）4.5克，茯苓9克，伏龙肝30克。以上诸药，取水、酒各半煎服。若仍不愈可改用滑石12克，朱砂（水飞，冲服）3克，龙骨9克，乌药3克，人中白6克，茯神9克，秦艽4.5克，甘草1.5克，续断6克，紫荆皮4.5克，红枣3枚，煨莲子7粒，厚朴3克，水煎服。（《少林寺秘方集锦·上部·少林寺跌打损伤方·点穴致伤救治方》）

治点伤右颜雪下脉秘方（未时点中）：桔梗、山豆根各三钱，元参、栀子、碎补、莪术、白芷、苏木、甘草各二钱，丁香五分。（《少林寺伤科秘方·卷三·治点伤诸穴秘方》）

治点伤眼门穴秘方：桔梗、川芎、参三七、木香、五味、细辛、桂枝、胆草、怀牛膝、陈皮、丁香、桂皮，共为末酒送下。（《少林寺伤科秘方·卷三·治点伤诸穴秘方》）

治点伤气关穴秘方：桔梗、枳壳、白芷、乳香、没药、红曲、砂仁、血竭、田三七、自然铜，酒煎空心服。（《少林寺伤科秘方·卷三·治点伤诸穴秘方》）

治点伤左颜雪下脉秘方（未时点中）：桔梗三钱，苏子、碎补、莪术、沉香、栀子、元参、山豆根各二钱，制半夏一钱半，木香、田三七、甘草各一钱，丁香五分。（《少林寺伤科秘方·卷三·治点伤诸穴秘

方》）

治点伤左手指边脉秘方（申时点中）：桔梗、桂枝、白芷、白芍酒炒、没药（去油）各二钱，苍术、生地各三钱，五加皮、莪术、苏木各一钱半，田三七、甘草各七分，川芎、川断各一钱。（《少林寺伤科科秘方·卷三·治点伤诸穴秘方》）

治点伤左腿窝根脉秘方（申时点中）：桔梗三钱，牛膝、木瓜、薏苡仁、独活、青皮、田三七、桃仁、没药（去油）、苏木、钩藤各二钱，甘草五分，海马一对。（《少林寺伤科秘方·卷三·治点伤诸穴秘方》）

桑寄生

【性味】苦、甘、平。

【归经】入肝、肾经。

【功能】补肝肾，强筋骨，除风湿，通络络，益血，安胎。

【主治】腰膝酸痛，筋骨痿弱，偏枯，脚气，风寒湿痹，胎漏血崩，产后乳汁不下。

【附方】治点伤风尾穴秘方：腰眼痛极，大便不通，必定打断风翅。即服后方：桑寄生、合夕风，半夏、破故纸、五加皮、红花、穿山甲、乳香、没药、甘草各一钱，干葛、木通、肉桂各八分，地鳖虫六个、虎骨一钱二分，升麻四分，五龙草、藕节，酒炖服。外用敷药方：乳香、没药、细曲、地鳖虫、麻根、五龙草一把加葱、姜共捣烂、用糯米敷上。（《少林寺伤科秘方·卷三·治点伤诸穴秘方》）

桑耳

【性味】甘，平。

【主治】肠风，痔血，衄血，崩漏，带下，妇人心腹痛。

【附方】正禅方：春桑耳，夏桑子，秋桑叶。右三味等分捣筛，以水一斗煮小豆一升，令大熟，以桑末一升和煮微沸，著盐豉服之。日三服，饱服无妨。三日外稍去小豆，身累目明无眠睡；十日觉远智通初地禅；服二十日到二禅定；百日得三禅定；累一年得四禅定，万相皆见，坏欲界观

境界如视掌中，得见佛性。（《千金翼方·卷十二·养性》）

治人少小鼻衄，小劳辄出。桑耳无多少，熬令焦，捣末。每衄发，辄以杏仁在塞鼻，数度即可断。（《证类本草·卷十三·桑根白皮》）

又深师方方烧桑耳令焦，右一味捣散，以内于鼻孔中，为丸以内亦得。（《外台秘要·卷三十六》）

《僧深方》治崩中方：桑耳、干姜等分，下筛，酒服方寸匕，日四五。（《医心方·卷二十一·桑耳》）

辟谷服药……其药名曰：桑耳、天门冬、肉豆黄、白术、桂心，又加人参，右如上药等各二两，皆作细末，以白蜜和之。空腹顿服三弹丸，明日减服两丸，后日即减，但常服一丸，以枣汤及蜜、人参等汤。皆须煎热汤下之。（《新修大藏经·第二十卷·慈氏菩萨略修愈·念诵法卷下》）

桑枝

【性味】苦，平。

【归经】入肝经。

【功能】祛风湿，利关节，行水气。

【主治】风寒湿痹，四肢拘挛，脚气浮肿，肢体风痒。

【附方】《梅师方》治水肿坐卧不得，头与身体悉肿，取东引桑枝，烧，淋汁，煮赤小豆，空心食，令饱，饥即食尽，不得吃饭。

又方治水肿，小便涩，黄牛屎饮一升，日至夜，小便利，差，勿食盐。

又方治心下有水，白术三两，泽泻五两，锉，以水三升，煎取一升半，分服。（《肘后备急方·卷四》）

桑柴灰

【性味】辛，寒，有小毒。

【主治】水肿，金疮，出血，目赤肿痛。

【附方】因疮而肿者，皆因中水中风寒所作，其肿入腹则杀人。多以桑灰淋汁渍，冷复易，取愈。

《梅师方》治水肿，坐卧不得，头面身体悉肿。取东引花桑枝，烧灰淋汁，煮赤小豆，空心食令饱，饥即食尽，不得吹饮。

又方治金疮止痛。取桑柴灰研傅疮上，佳。（《证类本草·卷十三·桑根白皮》）

《龙木论》：洗青盲眼。正月八，二月八，三月六，四月四，五月五，六月二，七月七，八月二，九月十二，十月十七，十一月二十六，十二月三十日，每遇上件神日，用桑柴灰一合煎汤，沃之于瓷器中，澄取极清，稍热洗之。如冷理汤顿温，不住手洗，久久视物如鹰鹘也。一法以桑灰童子小便和作丸，每用一丸，泡汤澄洗。（《医部全录·卷一百五十》）

桃茎白皮

【性味】苦，辛，无毒。

【主治】水肿，痧气腹痛，肺热喘闷，痈疽，瘰疬，湿疮。

【附方】《焦氏笔剩·续集》云：溧水溧阳，旧多蛊毒。丞相韩滉，为浙西观察，欲绝其源，不可得。时有僧住竹林寺，每绢一匹，易药一丸，远近中蛊者多获济。值滉小女有恶疾，浴于镇之温汤，即愈。乃尽捨女之妆奁，造浮图庙于汤之右，冀得名僧以守。有以竹林市药僧应者，滉欣然迎置，且求其药方，久之，僧始献，乃刊石于二县之市。唐末，石不复存。镇之夏氏，世传其法，药名温汤丸，志所自也。用五月初生桃皮末二钱，斑蝥末一钱，先以麦麸炒去翅足，生大戟末二钱，共三味，以米泔淀为丸，如枣核形，如中一切蛊毒，食前用米泔下一丸。（《历代笔记医事别录·内科疾病证治门》）

《梅师方》治狂狗咬人，取桃白皮一握，水三升，煎取一升，服。（肘后备急方引·卷七）

深师疗䘌食下部；桃皮汤方；桃皮二两；槐子二两；艾二两，大枣三十枚擘，一方用黄连。右四味，切，以水五升，煮取三升，去滓，温分三服之。（《外台秘要·卷二》）

梅师方下部疮，桃白皮煮取浓汁如稀汤，入熊胆少许，以棉蘸药，纳

入下部疮上。（《医部全录·卷二百一十》）

桂枝

【性味】辛，甘，温。

【归经】入膀胱、心、肺经。

【功能】发汗解肌，温经通脉。

【主治】风寒表证，肩背肢节酸，胸痹痰饮，经闭癥瘕。

【附方】少林观音膏：桂枝60克，桑枝30克，红花30克，桃仁90克，乳香（醋制、去油）60克，没药（醋制、去油）60克，天花粉60克，白芷60克，大黄（酒制）60克，赤芍60克，木瓜60克，苏木30克，牛膝60克，自然铜30克，舒筋草30克，牡丹皮30克，刘寄奴60克，木通30克，鸡血藤60克，延胡索（醋制）60克，儿茶60克，麝香15克，生甘草30克，广丹300克，冰片15克，红粉30克，当归60克，川芎45克，广木香30克，轻粉30克，香油2公斤。制法：先将麝香、冰片、轻粉、红粉、儿茶、自然铜、乳香、没药、广丹单研成粉末另包备用。再将其余药切成碎块，置油锅内炸枯成炭，滤出药渣后，用文火炼油至滴油成珠。最后取去膏稍加温，兑入红料揉匀即成。摊膏：8厘米一贴油膏重9克，5厘米一贴油重4.5克，分别印章、注签，每10贴装一盒备用。用法：敷于患处。功能：解毒散结，活血祛瘀，消肿止痛，接骨续筋。主治：跌打损伤，瘀血疼痛；恶疮脓毒，或破未破，久不敛口；脱臼骨折，四肢麻木，半身不遂，腰腿疼痛，手足拘挛，行动困难等。（《少林寺秘方集锦·上部·少林寺跌打损伤方·少林膏药》）

治点伤左边颈窝脉秘方（卯时点中）：桂枝、山豆根、田三七、苏木各二钱，莪术、碎补各一钱半，白芷、制半夏、甘草各一钱，丁香七分。（《少林寺伤科秘方·卷三·治点伤诸穴秘方》）

治点伤左手小指其脉（巳时点中）秘方：桂枝、生地、赤芍各三钱，归尾、苏木、泽兰、川断、没药（去油）、苏子各二钱，独活、乳香（去油）各一钱半，碎补、田三七、甘草各七分。（《少林寺伤科秘方·卷三·治点伤诸穴秘方》）

治点伤左手静脉秘方：桂枝、杜仲、防风、桔梗、土茯苓各二钱，制川乌、制草乌、黄连、松节、甘草、使君子各一钱，蜈蚣一条。（《少林寺伤科秘方·卷三·治点诸穴秘方》）

少林观音膏：主治跌打损伤血瘀作痛，恶疮脓毒，已破未破，腰腿疼痛，四肢麻木，半身不遂等症。桂枝、白芷、乳香（去油）、没药（去油）、赤芍、木瓜、天花粉、大黄（酒制）、鸡血藤、元胡索（醋制）、儿茶、刘寄奴、当归各二两，桑枝、红花、苏木、自然铜（醋淬7次）、舒筋草、牡丹皮、生甘草、红粉各一两，广木香、轻粉各一两，桃仁三两，木通一两，麝香五钱，冰片五钱，广丹一斤三两，牛膝二两，川芎一两五钱，香油四斤，制膏药方同少林回春膏，先将药料研细备用，按其回春膏方法熬成膏，摊膏备用。（《少林寺伤科秘方·卷八》）

桃枝

【性味】苦。

【主治】心腹痛及疮。

【附方】五枝膏：桃枝、槐枝、柳枝、青杨柳枝、枸树各2500克（鲜者为佳），穿山甲100克，鲜麻叶1500克，鲜胡桃果皮1500克，癫蛤蟆皮10具，冰片9克。制法：先将上述几种药（冰片除外）共置锅内，煎熬3小时，捞去药渣，用文火继续浓缩药液至1000克时出锅，降温后装瓷瓶内加冰片细粉拌匀，密封瓶口，备用。用法：敷于患处，每日1次。功能：解毒，软坚，出臭，祛腐。主治：诸般骨毒及阴疽溃破，流脓流水，恶臭难闻。（《少林寺秘方集锦·上部·少林寺跌打损伤方·少林膏药》）

治皮肤疮毒方：取桃、柳、槐、桑、杨五种嫩树枝条各1米，切成碎段，置砂锅内煎熬1个小时，倒入瓷盆内熏洗患部，3~5次可愈。（《少林寺秘方集锦·上部·少林寺跌打损伤方·少林外科杂病验方》）

鬼箭羽

【性味】苦，寒。

【归经】入肝经。

【功能】破血，通经，杀虫。

【主治】经闭，癥瘕，产后瘀滞腹痛，虫积腹痛。

【附方】深师方疗十种疹散方：鬼箭、甘草（炙）、白蔹、白术、矾石（熬）各一两，防风二两，右六味捣筛，以粟米粉五合极拭身，以粉内药中捣合，一服五分匕，日三，中间进食，不知，增之，忌海藻、菘菜、桃菜、雀肉等。（《外台秘要·卷十五》）

钩吻

【性味】辛，苦，温，有毒。

【功能】被动风，攻毒，消肿，止痛。

【主治】疥癞，湿疹，瘰疬，痈肿，疔疮，跌打损伤，风湿痹痛，神经痛。

【附方】治胡蔓草毒方：胡蔓草叶如茶，其花黄而小，一叶入口，百窍溃血，人无复生也。广西愚民私怨，茹以自毙，家人觉之，即时取鸡卵抱未成雏者，研烂和麻油灌之，吐出毒物乃生，稍迟即死也。如人误服此草者，止以前法解之。（《岭南卫生方·卷之中》）

茯神

【性味】甘、淡，平。

【归经】入心、脾经。

【功能】宁心，安神，利水。

【主治】心虚惊悸，健忘，失眠，惊，小便不利。

【附方】治经来狂言谵语　茯神丸：茯神、茯苓、远志各八钱（制），砂仁三钱。粳米糊丸，如绿豆大，金银汤下五十丸。（《竹林女科证治·卷一》）

安神静脑方：茯神9克，益智 9克，珍珠0.03克（豆腐制），脑砂（水飞）0.3克，琥珀（研细）0.6克，辰砂（水飞）0.6克，木香1.5克。共研成极细粉末装瓶备用，每日3次，每服0.06克，用白开水加黄酒30克冲服。

（《少林寺秘方集锦·上部·少林寺跌打损伤方·少林练功药方》）

治壮年神志错乱方：茯神、远志各9克，炒酸枣仁6克，炒柏子仁、益智仁、女贞子各6克，天竺黄4.5克，生地、天冬各10.5克，琥珀4.5克（单包冲服），朱砂1.5克（水飞、加包、冲服），大枣3枚。服法：水煎服，每日1剂，连服4剂有效。功能：补心安神，镇肝熄风。治心虚心悸，烦躁不安，神志恍惚，语言错乱，哭笑无常。（《少林寺秘方集锦·下部·内科杂病验方·少林寺素喜法师秘方选》）

治伤后不进饮食秘方：茯神五钱，神曲、麦芽各三钱，枳壳、甘草、陈皮各一钱半，水煎服。（《少林寺伤科秘方·卷八》）

【论述】空山涧畔枯松树，老对禅堂鳞甲身，传是昔朝僧种着，下头应有茯苓神。（《中药诗文选释·茯神》）

胡桃树枝

【性味】甘，温。

【主治】瘰疬，疥疮。

【附方】治喉痛方：用核桃树枝30克，鸡蛋1个（用针点小孔数个），牛皮绳头2克，加水一煮熟。将鸡蛋与药水一同服下，盖被取汗。（《少林寺秘方集锦·下部·内科杂病验方·少林寺还俗作祇法秘藏方选》）

柳华

【论述】释氏谓柳为尼俱律陀木，其子极细，如人妄因极小，妄果至大，是知小黑子得因风而起。（《证类本草·卷十四》）

柳枝

【性味】苦，寒。

【归经】入胃、肝、三焦经。

【功能】祛风，利尿，止痛，消肿。

【主治】风湿痹，淋病，白浊，小便不通，风肿疔疮，丹毒，齿龋，龈肿。

【附方】 治小便涩痛方：鲜嫩柳枝30克，切成两分长小段，置碗内倒入沸水一杯，用白布盖好，约1个小时去掉盖布，喝药汁，每日3~4次。（《少林寺秘方集锦·下部·内科病验方》）

【论述】耆域者，天竺人也……晋惠之末（306年），至于洛阳，时衡阳太守，南阳滕永文在洛，寄住满水寺。得病，两脚挛屈，不得起行。域往看之，因取净水一杯，杨柳一枝，便以杨枝拂水，举手向永文而咒，如此者三。因以手搦永文膝，令起，即时起，步行如故。此寺中有思惟树数十枝枯死，域问永文：此树死来几时？永文曰：积年矣。域即向树咒，如咒永文法。树寻荑发，扶疏荣茂。尚方署中有一人病癥将死，域以应器著病者腹上，白布通覆之，咒愿数千言。即有臭气熏彻一屋。病者曰：我活矣。域令人举布，应器中有若墟淤泥者数升，臭不可近。病者遂活。洛阳兵乱，辞还天竺。（《高僧传·卷第九》）

嚼杨枝，僧祇律名齿木。嚼一头碎，用剔刷牙齿中滞食也。昆奈耶云，嚼有五利，一口不苦，二口不臭，三除风，四除热，五除痰饮。又五利，一除风，二除热，三令口滋味，四消食，五明目。僧祇律名若口有热气及生疮，应嚼杨枝咽汁。百一羯磨云，嚼杨枝须在屏处，不得显露。（《大藏经·五十四卷·释氏要览·卷上》）

柏枝节

【主治】风痹、历节风。

【附方】又深师香沥疗燥湿癣及瘑疥百疮方，柏节、杉节、沉香节、松节各一斤，右四味悉碎，一如指大，以布囊盛之，竟令囊注麻腴中半食顷，出漉，先取一枚白坩穿去底，令孔如鸡鸭卵大，以松叶一小把藉孔上，以坩安著白盐，以黄土泥堀坩合际，令厚数分毕，以药内坩中，以生炭著药上使然，其沥当流入堀中，须然尽乃开出，取堀中汁以敷疮上，日再用之，疗白秃疽疥恶疮神效。（《外台秘要·卷三十》）

生柞枝

【附方】治难产神柞：生柞枝（洗锉）、益母草各一两，川芎五钱，当归五钱，人参三分。水二钟，煎一钟，温服。（《竹林女科证治·卷三》）

齿木

【论述】若咒齿木用揩齿时，齿疼即差，若患眼时，取先陀婆盐研之为末，咒七遍已少置眼中，其痛便止。若患耳者，取象马粪聚上地菌，并苣藤油先陀婆盐，各取少许咒之七遍处研使碎，绞取汁煖之，滴耳孔中其痛便止。若有女人将产之时，被胎所恼腹中结痛不能疾出，取阿吒留洒根或牛膝根，取无虫水磨捣令碎咒之七遍涂在脐下，即能易出。若人被射，箭镞入身不能出者，可取陈酥咒一百八遍令彼饮之共镞便出。若患宿食不消，腹中结痛上变下泻霍乱畏死者，可取乌盐或先陀婆盐或诸杂盐类咒之七遍研碎暖水令服便差。若复苦痢不能断者，取橘柚根及槟楂根磨捣咒之七遍和水服之即差。（《曼殊室利菩萨咒藏中一字咒王经》）

苏木

【性味】甘、咸，平。

【归经】入心、肝经。

【功能】行血，破瘀，消肿，止痛。

【主治】妇人血气心腹痛，经闭，产后瘀血胀痛喘急，痢疾，破伤风，痈肿，仆损瘀滞作痛。

【附方】治点伤肩窝穴（即肩）方：苏木心4.5克，木瓜炭4.5克，毛竹节（烧灰）4.5克，当归身3克，升麻4.5克，川芎3克。以上各药共研细末，用黄酒冲服，每次1～3次。（《少林寺秘方集锦·上部·少林寺跌打损伤方·点穴致伤救治》）

治点伤右手静脉秘方（酉时点中）：苏木、红花、川断、生地、甘草各二钱，桂枝、白芷、川芎、桔梗各一钱，莪术、苍术、五加皮各一钱半。（《少林寺伤科秘方·卷三·治点伤诸穴秘方》）

跌打损伤急救方：凡跌打损伤不省不事者可用苏木、白麻皮、黑木耳各二钱，俱用瓦焙焦共研为末，黄酒同红糖调服之，然后饮酒醉，避风，睡一日即愈。（《少林寺伤科秘方·卷八》）

治重物压伤秘方：凡被重物压倒身体受伤者，用苏木煎汁磨降香，涂擦患外，数日即愈，不可沾凉水。（《少林寺伤科秘方·卷八》）

治拳作胸胁隐痛秘方：苏木、川芎、赤芍、白芍各三钱，当归五钱，桃仁二钱，川郁金、土鳖虫一钱，云木香一钱半，自然铜（醋淬7次）五分，水煎后，童便一杯送下。（《少林寺伤科秘方·卷九》）

治点伤右乳下行气一脉秘方（子时点中）：苏木、香附各一钱、田三七、生甘草各七分，郁金、桔梗、元胡索、生地各三钱，乳香（醋制）、大麦芽、赤芍、木通、泽兰、木香各二钱，牡丹皮，当归尾、枳壳、没药（醋制）各一钱半。（《少林寺伤科秘方·卷三·治点伤诸穴秘方》）

【论述】苏方木出扶南林邑外国，取细破煮之以染色。（晋·崔豹《古今注·卷之下》）

有一长者年极老，出家入道不能精勒，又复重病，良医占之，教当服苏病乃可差。寻用医教取苏服之，于其夜中药发热渴……（《大藏经·卷五十四·诸经要集卷六》）

若风患者，苏为良药，及苏所作饭食；若痰患者，蜜为良药，及蜜所作饭食；若冷患者，油良药。及油所饮食。是谓三大患，有此三药治。（《大藏经·诸经要集·卷第十九》）

甘蔗

【性味】甘、寒。

【归经】入肺、胃经。

【功能】清热、生津、下气、润燥。

【主治】热病津伤、心烦口渴、反胃呕吐、肺燥咳嗽、大便燥结，并解酒毒。

【附方】《梅师方》主胃反，朝食暮吐，暮食朝吐，旋旋吐者，以甘蔗汁七升，生姜汁一升，二味相和，分为三服。

又方治醋心，槟榔四两，橘皮二两，细捣为散，空心，生蜜汤下方寸匕。（《肘后备急方·卷四》）

甘蔗、肉、酪是时药。（《大藏经·卷四十·四分律删繁补阙行事钞·卷下》）

有辟支佛甚患渴病，良医处药，教服甘蔗汁，病乃可差。（《大藏经·诸经要集·卷二十》）

蔗浆消渴解酒，自古称之。故……唐王维《樱桃诗》云：饱食不须愁内热，大官还有蔗浆寒。是矣。（《本草纲目·卷三十三·蔗引王维诗》）

木通

【性味】苦，凉。

【归经】入心、小肠、膀胱经。

【功能】泻火行水，通利血脉。

【主治】小便赤涩，淋浊，水肿，胸中烦热，喉痹咽痛，遍身拘痛，妇女经闭，乳汁不通。

【附方】二十一问：产后泄泻何以治之？答曰：可用后方：木通四分，泽泻八分，猪苓八分，苍术八分，厚朴七分，山楂肉六分，陈皮五分，半夏五分，神曲（炒）八分，砂仁五分，益母草六分，木香五分，生姜引，水煎服。（《法门寺妇科胎前产后良方注评》）

二十五问：产后小便不通何以治之？答曰：宜服后方：木通六分，泽泻七分，茯苓七分，泽兰五分，车前子六分，猪苓七分，丹皮六分，益母草五分，陈皮八皮，甘草五分，竹叶灯心引，水煎服。（《法门寺妇科胎前产后良方注评》）

二十六问：产后大小便不通何以治之？答曰：可服后方：木通六分，泽泻六分，猪苓六分，茯苓五分，丹皮五分，麻仁五分，泽兰五分，益母草五分，元胡五分，红花五分，陈皮五分，当归六分，山楂肉六分，甘草四，灯心引，水煎服。（《法门寺妇科胎前产后良方注评》）

治点伤右乳行气一脉秘方（卯时点中）：木通三钱，桂枝、茯神、制半夏、红花、赤芍各三钱，丹皮、羌活、苏叶、陈皮各一钱半，川山甲、大腹皮、甘草各一钱。（《少林寺伤科秘方·卷三·治点伤诸穴秘方》）

不灰木

【性味】甘，寒。

【功能】清热，除烦，利尿。

【主治】肺热咳嗽，咽喉肿痛，烦热阳厥，小便不利，热痱疮。

【附方】休粮方：不灰木、太阴玄精、白云母、银星石、龙肭一分，细捣，罗为末，使腊，依前例使用。（《敦煌古医籍考释·辟古诸方第一种·甲本》）

阿勃参

【论述】阿勃参，出佛林国。长一丈余，皮色青白，叶细，两两相对。花似萝菁，正黄。子似胡椒，赤色。斫其枝，汁如油，以涂癣疥，无不瘳。（宋·李昉等《太平广记·卷第四百一十四》）

第四章　皮类药

小檗皮

【别名】藏文名：吉日洼。

【性味】苦、寒。

【功能】解毒、排黄水、止泻、止血、清热、利胆。

【主治】消化不良，腹泻，眼病，关节痛。

【论述】《铁鬘》中说："小檗皮性凉、糙、解毒、排黄水。"

《如意宝树》中说："小檗皮止泻，清旧热，驱旧黄水，小檗膏治一切寒症。"

《月王药诊》中说："清热，医肺病。"

《四部医典》中说："敛毒，医治黄水症。"

肉桂

【别名】藏文名兴察。

【性味】甘、辛、涩、微咸，热。效燥、润、轻。

【归经】入肾、膀胱经。

【功能】温胃、祛风、止泻。补元阳，暖脾胃，除积冷，通血脉。

【主治】"龙"病，肝胆病，感冒风寒，胃病，寒性腹泻，风湿痛。命门火衰，肢冷脉微，亡阳虚脱，腹胀泄泻，寒疝奔豚，腰漆冷痛，经闭癥瘕，阴疽，流注，及虚阳浮越，上热下寒。

【附方】深师疗中风汗出干呕，桂枝汤方：桂心、甘草灸各三两，大枣十二枚（擘），右三味切，以水五升，煮取二升半，分三服，一方用生姜五两，忌生葱、海藻、菘菜。（《外台秘要·卷十四》）

又深师方桂枝汤疗中风，身体烦痛，恶寒而自汗出，头强痛急方：

桂心五两，生姜八两，甘草二两灸，葛根八两，芍药三两，大枣十二枚（擘），右六味切，以水七升，煮取二升半，服八合，日三，温覆取汗。陆伯庸用良，忌生葱、海藻、菘菜。（《外台秘要·卷十四》）

又深师方疗风湿身体疼痛，恶风微肿汤方：桂心四两，麻黄二两去节，芍药二两，天门冬二两去心，生姜三两，杏仁五十枚，右六味㕮咀，以水一斗，煮取三升，一服一升，日三，忌鲤鱼，忌同。（《外台秘要·卷十九》）

深师疗少小衄血方：桂心十分，乱发（洗烧灰）、干姜各六铢，右三味捣筛为散，服方寸匕，日再。（《外台秘要·卷三十六·桂心》）

《耆婆方》治人声嘶、喉中不利：桂心、杏仁、干姜、芎䓖、甘草各一分，右五味，捣筛，以蜜和，为丸如梧子，口中餐，咽汁。（《医心方·卷三》）

沙棘、肉桂、木香、荜茇共研细末，制成散剂治疗肺脓肿。

《梅师方》蜀椒闭口者有毒，误食之，便气欲绝，或下白沫，身体冷急。煎桂汁服之，多饮冷水一二升，忽食饮吐浆，煎浓豉汁服之。

又方治卒外肾偏肿疼痛方：桂心末和水调方寸匕，涂之。

又方治产后血泄不禁止，余血弥痛兼块。桂心、姜等分，为末，空心酒调服方寸匕。（《证类本草·卷十二·桂》）

《慧目寺药方》云：服桂勿食鲤鱼，害人。（《医心方·卷一》）

《梅师方》外肾偏肿，桂末水调方寸匕涂之。（《医部全录·卷二百五》）

《梅师方》闭口椒毒气欲绝，或出白沫，身体冷，急煎桂汁服之，多饮新汲水三升。（《医部全录·卷三百二十七》）

《罗浮山记》：山顶有桂。《山海经》所谓贲禺之桂。（《广群芳谱·卷第九十九》）

治点伤七坎穴（即百劳）方：肉桂3克，神曲6克，当归6克，红花9克，寸冬3克，枳壳3克，橘红9克，龙骨9克，沉香1.5克，三棱4.5克，莪术6克，生姜3片，生甘草6克。上药加水、酒各半煎服。（《少林寺秘方集锦·上部·少林寺跌打损伤方·点穴致伤救治方》）

治点伤幽关穴（即幽门）方：肉桂3克，当归身3克，紫丁香1.5克，降香1.5克，陈皮24克，枳壳2.4克，苏子4.5克，甘草0.6克。取陈酒与水各半煎，连服4剂。（《少林寺秘方集锦·上部·少林寺跌打损伤方·点穴致伤救治方》）

治点伤对口穴秘方：舌尖噜出饮不进，言语不清，先帑封门穴再服后方：肉桂、茯苓、白芷、茯苓皮各一钱、红花、熟地各一钱五分，枳实、木香各八分，麝香二分，甘草五分，龙眼肉五枚，引酒煎服后，舌不收，再服萝卜汤即愈。头出脑浆者不治，头出冷汗不治。凡头破鼻流红水可治，流黄水治。耳背有伤，黑色不治，红青色可治。先服红药，后服全身丹。忌食雄鸡、鱼、虾、蛋。眼带青色或黄色概不治。牙关骨打落用双手掇定往下举往上一端，先服红药后，再服接骨丹即愈。舌根跌出者，后颈窝用灯心火二灸，如不应再用一灸，再灸两耳背，先服红药，后服全身丹，水酒送下。食管断者用桑白皮和丝密缝，将鸡肫割开，去食取膜，贴定随用药护之，再用药可愈。（《少林寺伤科秘方·卷三·治点伤诸穴秘方》）

治点伤腰眼穴秘方：肉桂八分，龙骨、郁金、枣仁、五加皮、红花、虎骨、香附、甘草各一钱，纯麻、地鳖虫各二钱，胡桃壳一钱五分，木香七分、藕节、旱草节二十四个，酒炖服。外用敷药：肉桂、白芥子、乳香、没药，共为末，鸡蛋清调敷。（《少林寺伤科秘方·卷三·治点伤诸穴秘方》）

【论述】《四部医典》中说："肉桂医治肝病、胃病、寒性龙病。"

《甘露点滴》中说："肉桂温燥，提升胃温、止泻。"

杜仲

【别名】藏文名达布僧。

【性味】甘，平。

【功能】接骨、清热。

【主治】骨热、骨折。

【论述】《四部医典·论述本》中说："医治骨伤、骨折、骨热。"

《四部医典·后续本》中说："用独味汤治疗骨折、骨伤。"

锦鸡儿

【别名】藏文名：查玛。

【性味】苦，凉。

【功能】根能解肌肉经络热毒；茎枝内皮祛风活血，止痛利尿，补气益肾。

【论述】《如意宝树》中说："锦鸡儿中层皮性锐、糙，引吐脉病。"
《四部医典》中说："医治脉热，肌热。"

铁线莲

【别名】藏文名：叶蒙。

【性味】微苦，辛，温。

【功能】温体祛寒，健胃消积，止泻利痰，排脓散痈，消痞块，除痼疾。

【主治】胃中胀满，消化不良，呕吐，肠痈，痞块；外用除疮排脓。

【论述】《如意宝树》中说："白钱线莲治炭疽病，培根病。"

罂粟壳

【性味】酸，平。

【归经】入肺、肾、大肠经。

【功能】敛肺止咳，涩肠，定痛。

【主治】久咳，久泻，久痢，脱肛，便血，心、腹、筋骨诸痛，滑精，多尿，白带。

【附方】养脏汤：治大人小儿，肠胃虚弱，冷热不调，脏腑受寒，下痢赤白，或大便脓血，有如鱼脑，里急后重，脐腹疗痛，日夜无度，胸膈痞闷，胁肋胀满，全不思食，又治脱肛坠下，酒毒便血，诸药不效者。罂粟壳（去蒂盖，蜜炙）三两六钱，木香一两四钱（不见火），诃子皮一两二钱，川当归（去芦，洗焙）、人参（去芦）、白术（炒）各六钱，白芍药一两六钱，肉豆蔻（面裹煨）一两，甘草（炙）、肉桂（去粗皮）各八钱，右为粗末，每服二大钱，水一盏半，煎至八分八去滓，食前温服，老人孕妇小儿暴泻，宜急服之，立愈。忌酒、面、生冷、鱼腥、油腻等物，如肠腑滑泄，夜起久不差者，可加炮附子三四片煎服，此药神效，不可俱述。（《岭南卫生方·卷之中》）

榆白皮

【性味】甘，平。

【归经】入小肠、膀胱、大肠经。

【功能】利水，通淋，消肿。

【主治】小便不通，淋浊，水肿，痈疽发背，丹毒，疥癣。

【附方】 损伤单方 凡跌打损伤者，亦可榆树皮捣烂醋调患处。（《少林寺伤科秘方·卷八》）

椿白皮

【性味】苦、涩，凉。

【归经】大肠、胃经。

【功能】除热，燥湿，涩肠，止血，杀虫。

【主治】久泻，久痢，肠风便血，崩漏带下，遗精，白浊，疳积，蛔虫，疮癣。

【附方】治暴泻腹痛方：椿根白皮30克，龙骨（煅）、山药、煨莲子各24克，木香、陈皮、茯苓、白术各18克，甘草9克，以上各味共碾成细末，每服4.5克。（《少林寺秘方集锦·下部·内科杂病验方·内科杂病方》）

黄柏

【性味】苦，寒。

【归经】入肾、膀胱经。

【功能】清热，燥，湿，泻火，解毒。

【主治】热痢，泄泻，消渴，黄疸，痿，梦遗，淋浊，痔疮，便血，赤白带下，骨蒸劳热，目赤肿痛，口舌生疮，疮疡肿毒。

【附方】深师疗伤寒热病口疮　黄柏蜜方：黄柏，削去上皮，取里好处薄斜削。右一味，以崖蜜半斤极消者，以渍柏一宿，唯欲令浓，含其汁，良久吐之，更复如前，若胸中热有疮时，饮三五合尤良。（《外台秘要·卷二》）

《梅师方》治痈疽发背或发乳房，初起微赤，不急治之，即煞人。捣黄柏末，和鸡子白涂之。（《证类本草·卷十二·蘗木》）

积热梦遗，心忪恍惚，膈中有热，宜清心丸主之。黄柏末一两，片脑一钱，炼蜜丸梧子大。每服十五丸，麦门冬汤下。此大智禅师方也。（《本草纲目·卷三十五·蘗木》）

五黄散：黄柏30克，黄芩30克，黄连30克，生蒲当30克，大黄30克，天花粉24克，生甘草12克。共研细末，每服3~6克，治各种疮毒，湿毒均有良效。（《少林寺秘方集锦·上部·少林寺跌打损伤方·跌打损伤方》）

少林烫伤膏：黄柏30克，大黄30克，黄连30克，丹皮39克，黄芩39克，生地榆90克，蛋黄油30克，冰片6克。制法：先把黄柏、生地榆等6种中草药碾成粉，过细箩。再将冰片研细掺入，调匀，最后倒蛋黄油调药粉成膏，若湿度不够，可加入适量生香油，调成流膏，装入瓷瓶内，将进发口密封备用。用法：（先将患处洗干净）然后将药膏敷上，用白纱布盖之（夏天不必盖），每日换药1次，一般3~5次即愈。烧伤特别严重者，约15~29天痊愈，功能：凉血消肿，收敛止痛。主治烧伤、烫伤。（《少林寺秘方集锦·上部·少林寺跌打损伤方·少林药膏》）

治阴部生疮方：黄柏9克，研细末，用生香油涂患处。（《少林寺秘方集锦·上部·少林寺跌打损伤方·少林外科杂病验方》）

三黄乌龙散：黄柏、黄连、黄芩各12克，花粉15克，金银花、连翘各9克，乌梢蛇（去头、尾、黄酒制）30克，甘草6克。制法：以上药共研为细粉，调和均匀，装瓶血用。服法：成人每日2次，每次3~4.5克，用温开水送服。功能：清热解毒，祛风燥湿。治心火上炎，口内生疮，鼻唇疮疖，热痹等。（少林寺秘方集锦·下部·内科杂病验方·少林寺素喜法师秘方选》）

治肛门红肿方：黄柏30克，生甘草根30克，同煎熏洗。（《少林寺秘方集锦·下部·内科杂病验方·内科杂病方》）

治金械杀伤秘方：黄柏、自然铜（醋淬七次）、花蕊石、乳香（去油）、没药（去油），粉草各等分，冰片少许，共末，掺于伤处，可止血止痛。（《少林寺伤科秘方·卷六·少林金枪伤诸治秘方》）

秦皮

【性味】苦，寒。

【归经】入肝、胆经。

【功能】清热燥湿，平喘止咳，明目。

【主治】白带，目赤肿痛，迎风流泪，牛皮癣。

【附方】（谢道人疗眼暴肿痛）又方秦皮、黄连各一两，苦竹叶一升，右三味切，以水五升，煮取八合洗眼，与前方相类，眼忽肿痛盲，须煮秦皮作汤洗，是主疗也，忌猪肉。（《外台秘要·卷二十一》）

《耆婆方》治人目清盲昼不见物方：秦皮、升麻、黄芩分等。以水三升，煮取一升半，治绵，敷目中。（《医心方·卷五》）

《耆婆方》治人眼赤痛方：秦皮二两，升麻三两，黄连二两，三味，以水三升，煮取二升，去滓，少少纳目中，洗之。（《医心方·卷五》）

《梦溪笔谈》云：予家祖茔在钱塘西溪，尝有一田家，忽病癞，通身溃烂，号呼欲绝。西溪寺僧识之，曰："此天毒耳，非癞也。"取木皮煮汁，饮一斗许，令其恣饮，初日疾减半，两三日顿愈。验其木，乃今之秦皮也。（《历代笔记医事别录·救急门·秦皮》）

桑皮汁

【性味】苦。

【主治】小儿口疮，外伤出血。

【附方】文仲、支太医疗小儿口疮方。桑木白汁，生地黄汁各一合，赤蜜半合，右三味，和暖敷儿口中疮便差。（《外台秘要·卷三十五》）

解百毒散，在后药毒条中亦疗方。桑白汁一合，服之，须臾吐利虫

出。(《肘后备急方·卷七》)

桑白皮

【性味】甘，寒。

【归经】入肺、脾经。

【功能】润肺，平喘，行水消肿。

【主治】肺热喘咳，吐血，水肿，脚气，小便不利。

秘传降气汤：治男子妇人上热下虚之疾，凡饮食过度，致伤脾胃，酒色无节，耗损肾元，脾肾不和，阴阳关隔，遂使气不升降，上热则头目昏眩，痰实呕逆，胸膈不快，咽喉干燥，饮食无味，下弱则腰脚无力，大便秘涩，里急后重，脐腹冷痛，治以凉则脾气怯弱，肠鸣下利，诒以温则上焦壅热，口舌生疮，又脚气上攻，与浮肿虚烦，宜先服此药，却以所主药治之，无不效者。桑白皮（炒）二两，五加皮（酒浸半日，炒黄）、骨碎补（燎去毛，锉，炒）、桔梗（去芦，炒黄）、地骨皮（炒黄）、草果（去皮膜，净洗，炒黄）、诃子（炮，去核）、半夏（为末，生姜自然汁为饼再碎炒）、枳壳（汤浸，去穰，麸炒）、柴胡（去芦）、陈皮（去白，炒黄）、甘草（炒）各一两，右为粗散和匀，再就蒸一伏时，晒干，每服二钱，紫苏三叶，生姜三片，水一盏，同煎至七分，食后通口服。痰嗽加半夏曲煎，上膈热加黄芩煎，下部大段虚，加少许炮附子煎，如使附子，多加生姜，妇人血虚，加当归煎。(《岭南卫生方·卷之中 》)

【附方】 治点伤右胁下一脉秘方（丑时点中）：桑白皮、茯神各一钱半，甘草七分，青皮、羌活、苏叶、田三七、木通、赤芍、山萸肉、木瓜、红花各二钱，葱白三寸，酒引。(《少林寺伤科秘方·卷三·治点伤诸穴秘方》)

桂皮

【性味】辛，温。

【归经】入心、肝、脾、肾四经。

【功能】暖脾胃，散风寒，通血脉。

【主治】腹冷胸满，呕吐噎膈，风湿痹痛，跌损瘀滞，血痢肠风。

【论述】 天竺桂，味辛，无毒。主腹内诸冷，血气胀，功用似桂。皮薄不过烈。生西湖国。（《证类本草·卷十三·天竺桂》）

天竺桂

【性味】辛，无毒。

【主治】腹内诸冷，血气胀。

【论述】时珍曰：此即今闽、粤、浙中山桂也，而台州天竺最多，故名。大树繁花，结实如莲子状。天竺僧人称为月桂是矣。

柏根白皮

【性味】苦，平，无毒。

【主治】烫伤。

【附方】乳痈从医不能疗，柏皮膏方：猪膏年多者佳，柏皮三斤去黑皮，以猪膏煎之，当稍稍煎，柏皮熟黑，便漉出，更煎余柏皮如初，尽以涂疮甚验。（《外台秘要·卷三十四》）

《耆婆方》治从火灼烂疮长毛发方：取柏白皮作末，和猪脂敷之，良，煮汁洗之。（《医心方·卷十八》）

《梅师方》治中热油及火烧疮。以柏白皮、猪脂煎，涂疮上。（《证类本草·卷十二·柏实》）

厚朴

【性味】苦、辛，温。

【归经】入脾、胃、大肠经。

【功能】温中，下气，燥湿，消痰。

【主治】胸腹痞满胀痛，反胃，呕吐，宿食不消，痰饮喘咳，寒湿泻痢。

【附方】《梅师方》治水谷痢久不差。厚朴三两，黄连三两，锉，水三升，煎取一升，空心服。（《证类本草·卷十二·厚朴》）

深师厚朴汤疗冷实，服温脾汤不差，乃服此汤方，厚朴四两

（炙），桂心二两，枳实三两（炙），生姜五两，右四味切，以水五升，煮取二升，分为三服，相去五里久，不过五剂，忌生葱。（《外台秘要·卷十六》）

《耆婆方》治人腹胀痛方：厚朴三两，高良姜三两，切，以水三升煮，分取一升半，少少热饮之，乃止。（《医心方·卷六》）

《僧深方》云：厚朴汤，治腹满发数十日，脉浮数，食饮如故方：厚朴半斤，枳实五枚，大黄四两，凡三物，以水一半二升，煮取五升，纳大黄，微火煎令得三升，先食服一升，日三。（《医心方·卷六》）

《耆婆方》治人腹胀欲作霍乱方：厚朴二两，炙，以水三升，煮取一升关，引三服即瘥，小儿最喜，老人亦佳，夏秋月，恒置此药在家，有急即煮服。（《医心方·卷十一》）

《梅师方》下利水谷久不瘥者，厚朴二两，黄连三两，水三升，煎一升，空心细服。（《医部全录·卷二百五十六》）

真方不换金正气散：治四时伤寒，五种膈气，和脾胃，止吐泻，温中下痰饮，止腹痛、胀满、吞酸、噫、痞、噎塞、干呕、恶心，内受寒湿，外感风邪，身体沉重，肢节酸疼，头昏鼻塞，未分阴阳之间，尤宜服之。则气自正而病自退，及能止汗，解山岚瘴气，八般疟疾。遍身浮肿。五劳七伤，或风气所灌，手足肿痛，全不思饮食，妊妇产前后，皆可服饵。又霍乱吐泻，心腹疼痛，脾气虚弱，脏脐时鸣，小儿脾胃不和，时气诸疾，又治四方不伏水土。凡过岭南，此药不可缺。厚朴（去粗皮，锉如韭头大，长一寸，以生姜自然汁淹一宿）、半夏（汤洗七次，以生姜四两，取汁浸旬日，曝候汁干为度）、橘红（去白）、草果子（去皮生用）、藿香叶（取叶水洗）、苍术（去皮米泔浸一宿切作片子）、甘草（锉）各三两，右七味，先用砂锅炒厚朴令香，次入苍术炒令紫色，又入半夏炒香熟，又入甘草炒黄，又入橘红炒方破，始将藿香叶二两，斡开众药，安藿香叶在中心，用药遍盖，罨定少时。约藿香叶干方可取出，却入草果子。同为粗散，每服二大钱，水一大盏。生姜五片，枣子一枚，煎至七分，去滓空心服，煎时不得犯铜铁器。（《岭南卫生方·卷之中》）

藿香正气散：治伤寒阴证，憎寒恶风，正气遂冷，胸膈噎塞，胁膨

171

胀，心下坚痞，吐利呕逆，怠惰嗜卧不思饮食。厚朴（去粗皮，姜汁炒）、半夏（汤洗姜汁制）、藿香叶、陈皮（去白）各一两，甘草（炙）七钱，右锉散，每服四钱，水盏半。生姜七片，枣子一枚，煎至七分，去滓食前温服。霍乱吐泻加白术三两。（《岭南卫生方·卷之中》）

养胃汤：治外感风寒，内伤生冷，憎寒壮热。头目昏疼。肢体拘急，及能辟山岚瘴气，四时瘟疫，脾寒疟虐，因饮食者，又可佐以红丸子。厚朴（姜炒）、苍术（米泔浸）、半夏（汤洗姜汁制）各一两，茯苓（去皮）、人参（去芦）、草果（去皮）、藿香（去梗）各半两，橘红（去白）三分，甘草（炙）一分，右㕮咀，每服四钱，水一盏半，姜七片，乌梅一个，煎至六分，去滓热服，或发冷瘴，或感寒疫者，并加附子足为十味。（《岭南卫生方·卷之中》）

天下受拜平胃散：治脾胃不和，膈气噎塞，呕吐酸水，气刺气闷，胁肋虚胀，腹痛肠鸣，胸膈痞滞，不美饮食，常服温养脾元，平和胃气，及辟岗瘴冷湿，病后进食悉有神功。厚朴（去粗皮，锉）、陈皮（汤洗不去白）、甘草（炙）各三两，茅山苍术（去皮，米泔浸一宿）五两，生姜（和皮薄切）四两，南京小枣（去核）二百枚，右六味用水五升，慢火煮干捣作饼子，日干再焙，碾为细末，每二钱入盐少许，如泄泻每三钱，生姜五片，乌梅二个盐少许，水一盏半，煎至八分服。一方苍术五两半，厚朴、橘皮各三两半，甘草一两，咀为散，加草果、乌梅各一个，煎，治脾寒疟疾。一方加茯苓、丁香各三两，仍加生姜煎，治胃寒呕吐。一方加缩砂香附子各三两，亦加生姜，治气不舒快，中脘痞塞，不进饮食，指迷方加碱平胃散，以朴硝、巴豆。制厚朴苍术，药味大峻，恐非此地所宜，又净脾散苦味药，皆主破积消食，亦宜减去三棱、莪术，增入茯苓、山药之类为妙，陈氏方有云，多服食药，正如磨磨快，则快矣，其如薄何，用者审之。（《岭南卫生方·卷之中》）

枫柳皮

【性味】辛、大热、有毒。

【主治】龋齿痛、疥癣、汤米疡。

【附方】《梅师方》治中热游及火烧，除外痛。以柳白皮，烧为末傅之。兼治灸疮亦同，妙。（《证类本草·卷十四·枫柳皮》）

苦楝皮

【性味】苦，寒，有毒。

【功能】清热、燥湿、杀虫。

【主治】蛔虫，蛲虫、风疹、疥癣。

【附方】治小儿虫积腹痛方：苦楝根皮30克，以水1500毫升，煎至250毫升，分三次服完（每早空腹内服，禁油食）。（《少林寺秘方集锦·下部·内科杂病验方·内科杂病方》）

牡丹皮

【性味】辛、苦，凉。

【归经】入心、肝、肾经。

【功能】清热，凉血，和血，消瘀。

【主治】热入血分，发斑，惊，吐衄，便血，骨蒸劳热，经闭，癥瘕，痈痛，仆损。

【附方】此是伤热，血热乱行，冲伤胎终，只用凉胎法，不用四物汤，用衄血立效散：丹皮、侧柏叶、黄芩各八分，蒲黄一钱（炒）。共为末，米糊丸，白滚汤。送下即愈。（《宁坤秘笈·卷上》）

治妊娠衄血丸：牡丹皮、白芍（酒炒）、黄芩（酒炒）、蒲黄（炒）、侧柏叶为末，糯米糊丸，空心白汤下百丸。（《竹林女科证治·卷二》）

治两腿紫斑方：丹皮12克，生地15克，玄参12克，生栀子9克，知母9克，白茅根30克，小蓟炭30克，三七（另包、冲服）7.5克，犀角末（冲服）7.5克，生甘草4.5克。以龙泉水1500毫升，煎取500毫升，每日2次，连服3剂，即愈。（《少林寺秘方集锦·下部·内科杂病验方·内科杂病方》）

十三问：产后小腹疼痛何以治之？答曰：此为瘀血未尽也。宜服加味芎归汤主之：丹皮四分，元胡五分，莪术五分，赤芍四分，红花七分，当归七分，川芎七分，香附五分，乌药三分，枳实四分，山楂肉五分，木香六分，陈皮三分，姜厚朴五分，苍术四分，砂仁六分，官桂四分，干姜（炒）六分，益母草六分，花粉三分，半夏五分，甘草四分，生姜引，水煎服。（《法门寺妇科胎前产后良方注评》）

治点伤正鼻梁厄脉秘方（未时点中）：丹皮、生地、枳壳、泽兰、薄荷、红花、寸冬、乳香（去油）、白芷各二钱，吴茱萸二钱，田三七一钱，甘草一钱，藁本一钱半，白茯苓二钱。（《少林寺伤科秘方·卷三·治点伤诸穴秘方》）

地骨皮

【性味】甘，寒。

【归经】入肺、肝、肾经。

【功能】清热，凉血。

【主治】虚劳、潮热、盗汗，肺热咳喘，吐血，衄血，血淋，消渴，痈肿，恶疮。

【附方】又谢道人疗眼天行暴肿痒痛方：地骨皮三斤切，右一味，以水三升，煮取三升，绞去滓，更内盐二两煎，取一升敷目，或加干姜一两。（《外台秘要·卷二十一》）

谢道人疗天行赤目暴肿：地骨皮三斤，水三斗，煮三升，去滓，入盐一两，取二升。频频洗点。（《本草纲目·卷三十六·枸杞地骨皮》）。

治形肥痰热经闭地骨皮汤：地骨皮、当归、川芎、知母（酒炒），麦冬（去心）各一钱，甘草五分，水煎空心服。（《竹林女科证治·卷一》）

合欢皮

【性味】甘，平。

【归经】入心、肝经。

【功能】解郁，和血，宁心，消痈肿。

【主治】心神不安，失眠，肺痈，痈肿，瘰疬，筋骨折伤。

【论述】合欢一名合昏，一名夜合，一名青棠（或作"裳"）。《本草》：合欢一名萌葛，一名乌赖树，《金光明经》名为尸利洒树，俗呼马缨花。处处有之，枝甚柔弱，叶纤密，圆而绿，似槐而小，相对生，至暮而合，枝叶互相交结，风来辄改，不相牵缀。五月开花，色如醮晕线，下半白，上半肉红，散垂如丝，至秋而实，作荚，子极薄，细花中异品也。根侧分条艺之，子亦可种，主安和五脏，利心志，令人欢乐。于若瀛曰：夜合生宛朐及荆山，花俯垂有姿，须端紫点，手拈之即脱，才破萼，香气袭人，金陵盆植者无根而花，花后不堪留，即留亦无能再花。《崔豹古今注》：欲蠲人之忿，则赠之青棠，青棠一名合欢，合欢则忘忿。合欢树之阶庭，使人不忿，稽康种之舍前。《女红余志》：杜羔妻赵氏，每端午取夜合花置枕中，羔稍不乐，辄取少许入酒，令婢送饮，便觉欢然。《集藻》文赋散句：《晋稽康养生论》：合欢蠲忿，萱草忘忧。《诗话》：心胸填错，取合欢掌大一枝，水煮服之，故后山诗云：探囊一试合昏汤。《普济方》发落不生，合欢木灰二合，墙衣五合，铁精一合，水萍末二合，生油调涂。《百一选方》扑损折骨，取合欢皮，去粗皮，炒黑色，四两芥菜子炒一两为末，每服二钱，温酒卧时服，以滓敷之，接骨甚妙。《子母秘录》：小儿撮口，夜合花枝浓煎汁拭口中，并洗之。（《广群芳谱·卷三十九·合欢》）

石榴皮

【性味】酸、涩、温，有毒。

【归经】入大肠、肾经。

【功能】涩肠、止血、驱虫。

【主治】久泻、久痢、便血、脱肛、滑精、崩漏、带下、虫积腹痛、疥癣。

【附方】石榴止痢丸：酸石榴皮30克，煨诃子24克，龙骨9克，黄连粉9克。水煎，早晚空腹服一次。（《少林寺秘方集锦·下部·内科杂病验方·内科杂病方》）

白鲜皮

【性味】苦、咸、寒。

【归经】入脾、胃经。

【功能】祛风，燥湿，清热，解毒。

【主治】风热疮毒，疥癣，皮肤痒疹，风湿痹痛，黄疸。

【附方】治全身瘙痒方：白鲜皮15克，苦参12克，生地9克，玄参9克，知母12克，丹皮15克，当归15克，蛇床子4.5克，生甘草4.5克，上药加水1500毫升，煎至500毫升，每日2次，连用3剂。（《少林寺秘方集锦·下部·内科杂病验方·内科杂病方》）

白杨树皮

【性味】苦，寒。

【功能】祛风，行瘀，消痰。

【主治】风痹，脚气，仆损瘀血，妊娠下痢，牙痛口疮。

【附方】《梅师方》治牙疼，白杨皮醋煎含之。（《证类本草·卷十四·白杨树皮》）

无患子皮

【性味】苦，平。

【功能】清热化痰，止痛，消积。

【主治】喉痹肿痛，胃痛，疝痛，风湿痛，虫积，食滞，无名肿毒。

【论述】衍义曰：无患子，今释子取以为念珠，出佛经，惟取紫红色小者佳。今入药绝少，西洛亦有之。（《证类本草·卷十四·无患子皮》）

五加皮

【性味】辛，温。

【归经】入肝、肾经。

【功能】祛风湿，壮筋骨，活血去瘀。

【主治】风寒湿痹，筋骨挛急，腰痛，阳痿，脚弱，小儿行迟，水肿，脚气，疮疽肿毒，跌打劳伤。

【附方】治点伤曲池穴秘方：五加皮、桂枝、胆草、牛膝、柴胡、细

辛、红花各一钱，生地、丁香、田三七各八分，共为末酒下五分。（《少林寺伤科秘方·卷三·治点伤诸穴秘方》）

治点伤左眉尖穴秘方：五加皮三钱，桂枝、柴胡各二钱，龙胆草、羌活、陈皮、荆芥、薄荷各三钱，甘草二钱，共为末酒下五分。（《少林寺伤科秘方·卷三·治点伤诸穴秘方》）

治点伤右眉尖穴秘方：五加皮、桂枝、柴胡、龙胆草、细辛、五味子、威灵仙、木香、麝香共为末酒下五分。（《少林寺伤科秘方·卷三·治点伤诸穴秘方》）

治点伤左后甲心脉秘方（戌时点中）：五加皮一钱半，藁本、莪术、桃仁、独活、川芎、枳壳、穿山甲各二钱，生地、桔梗各三钱，制川乌、地榆各一钱，田三七五分，甘草七分。（《少林寺伤科秘方·卷三·治点伤诸穴秘方》）

【论述】王纶《医论》云：风病饮酒能生痰火，惟五加一味浸酒，日饮数杯，最有益。诸浸酒药，惟五加与酒相合，且味美也。（《本草纲目·卷三十六》）

乾陀木皮

【论述】按《西域记》云：乾陀木生西国，彼人用染僧褐，故名乾陀，褐色也。树大皮厚，叶如樱桃，安南亦有。皮味温平，无毒，主瘕癖气块，温腹暖胃，止哕逆，并良，破宿血，妇人血闭，腹内血块，酒煎服之。（《本草纲目·卷三十七·乾陀木皮》）

茄皮

【附方】治点伤风关穴（即风池）方：茄皮6克，红花3克，木香3克，甘草1.5克，桑寄生9克，干葛根4.5克，虎骨9克，肉桂3克，木通3克，法半夏4.5克，土鳖虫9克，穿山甲9克，制乳香9克，制没药9克，补骨脂9克，葱白3段。以上诸药加水、酒各半，煎用。（《少林寺秘方集锦·上部·少林寺跌打损伤方·点穴致伤救治方》）

橘皮

【性味】辛，苦，温。

【归经】入脾、肺经。

【功能】理气，调中，燥湿，化痰。

【主治】胸腹胀满，不思饮食，呕吐哕逆，咳嗽痰多，亦解鱼蟹毒。

【附方】（某）①上闻大德，卑憎有少乞赐，莫违重情。欲拟和合药草，亏阙颇多，幸望尊意乞焉：橘皮、桂心、附子、香白芷、茱萸、干姜、芍药、高良姜、草豆蔻、芎䓖、人参、胡椒、诃利勒、麻黄、地黄、细辛、黄柏、天麻、牛膝、天南星、牵牛子、茯苓、槟榔、荜茇、黄连。上件药物乞赐少多矣。

①某：原字模糊不清，当为人名，故暂用"某"字代替。（《敦煌古医籍考释·乞药笺》）

又疗伤寒呕哕，胸满虚烦不安，大橘皮汤方：橘皮一两，甘草一两（炙），生姜四两，人参二两。右四味，切，以水六升，煮取二升，去滓，分三服，忌海藻、菘菜。（《外台秘要·卷二》）

治冷癖　陈皮半夏汤：陈皮（去白）、半夏（汤泡）各七两。上为粗散，每服三钱，生姜十片，水二盏，煎至一盏，去滓温服，不计时候。（《岭南卫生方·卷上》）

良姜香薷汤：治伏暑伤冷，致作霍乱。陈皮（去白）、藿香叶、香薷叶、甘草（炒）、生姜（和皮）、良姜、枣子（去核）、紫苏叶、木瓜（去穰）各等份，右锉散，每服三钱重，煎服。一方用木瓜香薷高良姜等分煎服。一方用薷香叶、良姜、木瓜各半两，水二盏煎一盏。一方用胡椒、绿豆各四十九粒，同研破，水煎服，或为末，木瓜汤调下，如神。一方以平胃散、五苓散等分，和为一处，热汤调下，若霍乱烦躁发渴，随意饮浸冷香薷散，或缩破饮，病去药除，不宜过多，若食冷物，致令霍乱，不咳不烦，理中汤主之。若霍乱，手脚转筋不已，急取大蓼数茎，浓煎汤，如法淋洗，仍取浓煎汁先服。乃效，若心腹筑痛，欲吐不吐，欲下不下，谓之干霍乱，甚能杀人，宜用盐汤三升顿服。却以手抉口中令大吐，更服更抉吐之，痰物俱尽，然后服以理中汤，大率霍乱，脉浮洪者生，若脉微气少，默不欲言者，恐亦难保。（《岭南卫生方·卷之中》）

十七问：胎前忽患腹痛，不可忍，可以治之？答曰：此因气不顺也。宜服后方：陈皮六分，乌药（制）五分，枳壳（炒）四分，茯苓四分，川朴（炒）五分，苏梗五分，砂仁（炒）四分，青皮（土炒）五分，白术五分，黄芩四分，山栀五分，香附（炒）八分，甘草四分。水煎服。（《法门寺妇科胎前产后良方注评》）

治点伤右后甲心脉秘方（戌时点中）：陈皮三钱，薄荷、木通、苏木、桑皮、茯神各二钱，桂枝、归尾、羌活各一钱半，川芎、赤芍、红花、青皮、甘草各一钱。（《少林寺伤科秘方·卷三·治点伤诸穴秘方》）

治点伤右上胁尾脉秘方：陈皮、青皮、薄荷、川芎、木通、桂枝、麦芽、苏木、茯神各二钱，枳壳一钱半，木香、赤芍、红花、独活、姜活、桑白皮、沉香、甘草各一钱，田三七七分。（《少林寺伤科秘方·卷三·治点伤诸穴秘方》）

金枪效方：陈皮一两，金毛狗脊五钱，黄丹五钱，初生红鼠两个，共为细末，同百草汁捣成饼，阴干再研成细粉，可立即止血止痛。（《少林寺伤科秘方·卷六·少林刀枪伤秘方》）

橘红

【性味】辛，苦，温。

【归经】入膀胱、小肠、肺、大肠、胃大肠经。

【功能】消痰，利气，宽中，散结。

【主治】风寒痰嗽恶心，吐水，胸痛胀闷。

【附方】治室女经闭劳嗽　四神丸：橘红二两，玄胡索（醋制）、当归（酒炒）各一两，川郁金五钱。上为末，酒糊丸，艾醋汤下百丸。（《竹林女科证治·卷一·橘红》）

第五章　叶类药

大枣叶

【附方】《梅师方》治妊娠四五月，忽腹绞痛。以枣十四枚，烧令焦为末，以小便服。（《证类本草·卷二十二·大枣叶》）

大青叶

【性味】苦，寒。

【归经】入肝、心、胃经。

【功能】清热，解毒，凉血，止血。

【主治】温病热盛烦渴，丹毒，吐血，衄血，黄疸，痢疾，喉痹，口疮，痈疽肿毒。

【附方】伤寒热病十日已上，发汗不解，及吐下后诸热不除，及下痢不止斑出，皆治之大青汤方。大青四两，甘草、阿胶各二两，豆豉一升，右四味㕮咀。以水八升，煮取三升，去滓，煮三沸，去豉，内阿胶令烊，顿服一升，日三服。欲尽覆作，常便有余，渴者当饮但除热止吐下无毒，深师治劳覆肘后有赤石脂三两，胡洽集验同。（《千金要方·卷九》）

深师疗劳复，大青汤方：大青四两，甘草二两（炙），阿胶二两（炙），香豉二两。右四味，切，以水一斗，煮取三升，去滓，温服一升，日五六，欲尽复作，常使有汤，渴便饮，无毒。除热止吐下，伤寒一二日上至十数日困笃，发汗热不解，吐下后热不除，止下利甚良。先煮大青、甘草取四升，去滓，内胶、豉，胶消尽便漉去，勿令豉坏，当预渍胶令释也。忌菘菜、海藻。（《外台秘要·卷二》）

桃叶

【性味】苦、平。

【归经】入脾、肾经。

【功能】祛风湿，清热，杀虫。

【主治】头风，头痛，风痹，疟疾，湿疹，疮疡，癣疮。

【附方】《僧深方》治劳痒　桃叶汤方：桃叶十四枚，恒山四两，凡二物，酒二升，渍一宿，露着中庭，刀着器上，明旦发日凌晨漉去滓，微温令暖，一顿服之，必吐良。（《医心方·卷十四》）

《梅师方》治诸虫入耳。取桃叶熟挪塞两耳，出。（《证类本草·卷二十三·桃实》）

支太医桃叶蒸法：用水一石煮桃叶，取七斗，安床簟下，浓被盖卧床上，乘热熏之。少时当雨汗，汗遍去汤，速粉之，并灸大椎穴，则愈。（《本草纲目·卷二十九·桃》）

艾叶

【性味】苦、辛，温。

【归经】入脾、肝、肾经。

【功能】理气血，逐寒湿，温经，止血，安胎。

【主治】心腹冷痛、泄泻转筋、久痢，吐衄，下血，月经不调、崩漏，带下，胎动不安，痈疡、疥癣。

【附方】又疗食下部方：以泥作，以竹筒如指所，横穿肚，筒一头内下孔中，内如鸡子艾烧之，人就口吹之，常令艾烧，强人可益艾甚良。（《外台秘要·卷二》）

深师酒疸艾汤方：生艾叶一把，麻黄二两去节，大黄六分，大豆一升。右四味切，清酒五升，煮取二升，分为三服。（《外台秘要·卷四》）

《僧深方》治酒疸方：生艾叶一把，麻黄二两，大黄六分，大豆一升，凡四物，清酒三升，煮得二升，分三服。艾叶无生，用于半把。（《医心方·卷十》）

痔、肠风、脏毒、一体病也，极难得药，亦缘所以致疾不同，虽良药若非对病，固难一概取效。常人酒色饮食不节，脏腑下血，是谓风毒。若释子辈患此，多因饱食久坐，体气不舒而得之，乃脾毒也。王涣之知舒州，下血不止，郡人朝议大夫陈宜父令随四时取其方，柏叶如春取东枝之类，烧灰调，二服而愈。余得方后，官赣上，以治贰车吴令升亦效。提点司属官陈逸大夫偶来问疾，吴倅告以用陈公之方而获安，陈君蹙頞曰："先人也，仍须用侧柏尤佳。"道场慧禅师曰："若释子恐难用此，不如灼艾为妙。平立，量椎骨与脐平处椎上，灸七壮；或年深，更于椎骨两旁各一寸，灸如上数，无不除根者。"又予外兄刘向为严椽，予过之，留饮，讶其瘦瘠！问之？答曰："去岁脏毒作，凡半月，自分必死，得一药服之，至今无苦。"问何药？不肯言，再三叩之，始云："只这桌子上有之。"乃是干柿烧灰，饮下二服。本草云："日柿治肠僻，解热毒，消宿血。"后有病者，宜以求之。《素问》肠僻为痔。（《泊宅编·卷八》）

此症经水日有几点则止，或五日，或十日，又来数点。一月当三四次，面色青黄，先宜艾胶汤三贴：阿胶（炒）、熟地各二钱，艾叶三钱，川芎八分，枣三枚。水煎。空心服后，用紫金丸。（《宁坤秘笈·卷上》）

治寒热无时方：艾叶7片，白矾10克，生姜10克，半枝莲10克。水煎服，代茶饮。连服3天可愈。（《少林寺秘方集锦·下部·内科杂病验方·少林寺还俗僧徐祗法秘藏方选》）

山矾叶

【别名】藏文名：徐砍、徐砍洛码。

【性味】苦，涩。

【功能】祛热。

【主治】肺热、肾热。

车草叶

【附方】刀斧伤止血妙方：刀斧伤（不可见水）出血可用鲜车草叶捣烂敷之，也可用生半夏末敷上立效，能止血止痛，生肌收口。（《少林寺

伤科秘方·卷六·少林刀枪伤秘方》）

刺柏叶

【别名】藏文名：徐巴才尖。

【性味】苦，涩，凉、涩、轻、钝。

【功能】清肾热，利尿，燥黄水，愈伤，治疗疮，炭疽，止血。

【主治】由肾热隐状引起的血尿、肾脉疼痛，尿道口灼热，肾震伤，赤巴尿闭，浮肿，脓血浊尿，水肿，身热，腰胯及膀胱部刺痛等赤巴性疾病；炭疽、痛风、布鲁菌病、黄水病；肾达日干病；创伤感染化脓肿疡。

【附方】刺柏、诃子、红花、豆蔻、冬葵果、当药、螃蟹菜研细末加白糖主治尿频、尿闭，肾，膀胱热，水肿，腰酸痛，血尿，尿道灼痛等症。

【论述】此药与黄花杜鹃、麻黄、艾蒿、水柏枝积为五甘露。

《月王药诊》中说："治肺热、热性病。"

《四部医典》中说："医治肾热、痈症。"

石韦

【别名】藏文名：查贝。

【性味】苦、涩；凉。

【功能】燥脓，敛伤，固骨，清热，解毒。

【主治】烧伤，伤口复发，骨折，伤热，毒热。

【论述】《四部医典》中说："石韦愈疮、干脓、固骨脂。"

《如意宝树》中说："石韦茶肌色。"

茶子

【别名】藏文名：恰兴。

【性味】嫩叶甘、苦、涩，凉，轻。

【功能】清热，生津。

【主治】口渴。

【论述】《铁鬘》中说："茶效凉、轻。"

烈香杜鹃

【别名】藏文名：达鲁或巴鲁。

【性味】花辛，温；叶苦、涩、辛，温。

【功能】花能止咳化痰，补脾益气，排脓托毒；叶能祛痰平喘，补阳气。

【主治】花主治寒性培根病，咳嗽，肺痈，脾胃虚寒，消化不良，白脉病，乳蛾，气色衰败引起的虚弱；叶主治肺病，咽喉病，龙病，赤巴病，肝病及寒性诸病。

【论述】《铁鬘》中说："烈香杜鹃性温，效轻，治培根病。"

《明释三十章》中说："烈香杜鹃性温，平，治培根病，肺热疼痛，呕逆。"

《图鉴》中说："生于高山阴面，树干白色，叶褐色，花白色，果实味甘、苦、涩。治龙病，赤巴病，培根病，喑哑，肺病。"

银露梅与金露梅

【别名】藏文名：斑玛、班嘎、班那。

【性味】微苦，寒。

【主治】花治妇科病，赤白带下，消化不良和肺病；叶固齿、治风热牙痛，烧成灰可外敷治乳腺炎，但化脓后勿用。

橐吾

【别名】藏文名：理绍。

【性味】甘、苦；凉。

【功能】清宿热，解毒，干黄水，愈疮。

【主治】"培根""赤巴"合病，中毒病，"黄水"病，疮疡。

【论述】《四部医典》中说："橐吾催吐赤巴病。"

《如意宝树》中说："橐吾治中毒病，干黄水，根能托引、祛风。"

紫葳茎叶

【性味】苦，平。

【功能】凉血，散瘀。

【主治】血热生风，身痒，风疹，手脚酸、软、麻木，咽喉肿痛。

【附方】若有人等患下瘥者，取菱宵叶捣绞取汁……夜卧著眼中即差。若须用白牡马矢汁……如上差。（《新修大藏经·卷二十·千手千眼观世音菩萨治病合药经》）

紫苏叶

【性味】辛，温。

【归经】入肺、脾经。

【功能】发表，散寒理气和营。

【主治】感冒风寒，恶寒发热，咳嗽，气喘，胸腹腔胀满，胎动不安，并能解鱼蟹毒。

【附方】（深师疗伤寒，病哕不止）又赤苏汤方：赤苏一把。右一味，水三升，煮取一升，去滓，稍稍饮之。（《外台秘要·卷二》）

治惊产舒郁汤：紫苏一钱，当归三钱。长流水煎服。（《竹林女科证治·卷三》）

治鼻伤出血方：鲜苏叶数片，揉烂迅速塞入鼻孔中，即可止血。（《少林寺秘方集锦·上部·少林寺跌打损伤方·点穴致伤救治方》）

四问：胎前伤风何以治之？答曰：室服紫苏饮，以发其风邪：紫苏八分，枳壳六分，黄芩（炒）七分，柴胡六分，川芎八分，陈皮四分，茯苓五分，防风六分，当归六分，甘草四分，生姜三片，水煎服。（《法门寺妇科胎前产后良方注评》）

淡竹叶

【性味】甘、淡，寒。

【归经】入心、肾二经。

【功能】清心火，除烦热，利小便。

【主治】热病口渴心烦，小便赤涩淋浊，口糜舌疮，牙龈肿痛。

【附方】治瘴毒，内寒外热，咽嗌间烦躁不解冷汤：人参半两，大枣五个，甘草三寸，淡竹叶十四片，大附子一钱，上锉散，清水煎，放冷服。（《岭南卫生方·卷之中》）

奢弭叶

【附方】若有人等患赤眼者，及眼中有努肉，及有翳者，取奢弭叶，捣取汁……浸一宿……著眼中即差。（《新修大藏经·卷二十·千手千眼观世音菩萨治病合药经》）

荷叶

【性味】苦，涩，平。

【归经】入心、肝、脾经。

【功能】清暑利湿，升发清阳，止血。

【主治】暑湿泄泻，眩晕，水气浮肿，雷头风，吐血，衄血，崩漏，便血，产后血晕。

【附方】《僧深方》治癞方：水中荷浓煮，以自渍半日，用此方多愈。（《医心方·卷三》）

陈日华云：先公绍兴初，常游福青灵石寺，主僧留饮，食将竟，侍者赴堂斋罢，来侍立，见桌子一不稳，任罄折扳之，举首即吐血，兽食物拗破肺也。明年再到寺，问去年吐血者无着否，主僧言服得四生丸（生荷叶、生艾叶、生侧柏叶、生地黄）遂愈，自得此方，屡救人有效。薛意前症乃内热暴患，用之有效，若人病儿本元不足，须补滋化源，否则虚火上炎，金反受光，获生鲜矣。（《续名医类案·卷十二》）

盐肤木叶（盐麸叶）

【性味】酸，咸，寒。

【功能】化痰止咳，收敛，解毒。

【主治】痰嗽，便血，血痢，盗汗，疮疡。

【论述】初虞世《必用方》载官片大腊茶与白矾二物解百毒，以为奇绝。本草：茶、茗、荈、槚皆一种，俱无治毒之功。后见剑川僧志坚云："向游闽中，至建州坤口，见土人竞采盐肤木叶，蒸捣置模中，为大方片。问之，云：'作郊祀官中支赐茶也。'更无茶与他木。"然后知此茶乃五倍子叶耳，以之治毒，固宜有效。（《鸡肋编·卷上》）

桑叶

【性味】苦，甘，寒。

【归经】入肺、肝经。

【功能】祛风清热，凉血明目。

【主治】风温发热，头痛，目赤，口渴，肺热咳嗽，风痹，瘾疹，下肢象皮肿。

【附方】严州山寺有旦过僧，形体羸瘦，饮食甚少，夜卧遍身出汗，迨旦衾衣皆湿透，如此二十年，无可疗，惟待弊耳。监寺僧曰："吾有药绝验，为汝治之。"三日，宿疾顿愈。遂并以方授之，乃桑叶一味，乘露采摘，烘焙干为末，二钱空腹温米饮调。或值桑落用干者，但力不及新耳。按《本草》亦载桑叶止汗，其说可证。（宋·洪迈《夷坚志·再补》）

治产后阳明感风　收阳汤：人参、桑叶、麦冬（去心）、元参、青蒿各一钱。水煎服。（《竹林女科证治·卷三》）

治热咳方：桑叶、桔梗、贝母各9克，前胡6克，胆南星4.5克，紫菀6克，黄芩12克，薄荷9克，米壳6克。生甘草6克。水煎服。（《少林寺秘方集锦·下部·内科杂病验方·内科杂病方》）

茶叶

【性味】苦，甘，凉。

【归经】入心、肺、胃经。

【功能】清头目，除烦渴，化痰，消食，利尿，解毒。

【主治】头痛，目昏，多睡善寐，心烦口渴，食积痰滞，疟痢。

【附方】遣心法：自变身轻体虚离，二七日后，梦见天厨种种香气，自然不欲世间饮食。但得不食，贪欲息，微妙功德，当自发生。茶果些些，不妨助之。三七日后，气力得实，行步转轻疾，乃至入佛境界，千万之，永脱无常。（《晋书·佛图澄传》）

大中三年，东都进一僧，年一百二十岁。宣皇问服何药而至亦日此，僧对曰："臣少也贱，素不知药性，本好茶，至处唯茶是求，或出，遇百余碗，如常日亦不下四五十碗。"因赐茶五十斤，令居保寿寺。（宋·钱希白《南部新书·辛》）

治白痢腹痛方：用好茶叶15克，加清水2.5公斤煎茶，早中晚3次温服。重者可多服几日。（《少林寺秘方集锦·下部·内科杂病验方·少林寺还俗僧徐祗法秘藏方选》）

治蛊毒方：茶芽（焙）、生甘草、生白矾（乳钵研），右各等分为细末，每服一钱，以新汲水调一钱频服即活。（《岭南卫生方·卷之中》）

【论述】宋学士苏轼《茶说》云：除烦去腻，世故不可无茶，然暗中损人不少。（《本草纲目·卷三十二·茗引茶说》）

侧柏叶

【性味】苦、寒。

【归经】入心、肝、大肠经。

【功能】凉血，止血，祛风湿，散肿毒。

【主治】吐血、衄血、尿血、血痢、肠风、崩漏，风湿痹痛，细菌性痢疾，高血压，咳嗽，丹毒，痄腮，烫伤。

【附方】《梅师方》头发不生，侧柏叶阴干作末，和麻油涂之。（《医部全录·卷一百六十五》）

漏红如猪血水，日夜不止。其妇精神短少，急用侧柏叶丸：侧柏叶、黄芩各四两，炼蜜为丸，白滚汤送百粒即愈。（《宁坤秘笈·卷上》）

枇杷叶

【性味】苦，凉。

【归经】入肺、胃经。

【功能】清肺和胃，降气化痰。

【主治】肺热痰嗽，咳血，胃热呕秽。

【附方】嘉禾散　治中满下虚，五噎五膈，脾胃不和，胸膈痞闷。胁肋胀满，心腹刺痛，不思饮食，或多痰逆，口苦吞酸。胸满短气，肢体怠惰，面色委黄，如中焦虚痞，不任攻击，脏气虚寒，不受峻补，或因病衰，食不复常，禀受怯弱，不能多食，及瘴疾阴阳表里未分之际，尤宜服之。枇杷叶（去毛涂姜汁，炙令香熟）、薏苡仁（微炒）、缩砂（去皮）、人参（去芦）、茯苓（去皮）各一两，石斛（细锉，酒拌和微炒）、大腹子（微炒）、沉香（镑）、木香、藿香、杜仲（去皮用姜汁与酒令合和涂炙，令香熟焦）、随风子（如无，拣紧小诃子实者亦得）各三分，谷蘖（微炒）、白豆蔻（微炒，去皮）、五味子（微炒）、桑白皮（微炒）、丁香、槟榔（炒）、青皮（去白）各半两，半夏一分（用汤洗七遍，生姜一分切作片子，与半夏同捣烂做饼子炙黄），神曲（微炒）一分，陈皮三分，白术（炒）二两，甘草（微炒黄）一两半。右二十四味捣箩为末，每服二钱重。水一盏，入生姜三片，服枣二枚，同煎至七分温服。不计时候，又疗四时伤寒，能调治阴困。入薤白三寸，枣五枚同煎，妇人亦可服。瘴疾发热，放冷服。老人、虚人、大便秘者加蜜少许煎冷服。（《岭南卫生方·卷之中》）

苦竹叶

【性味】苦，冷，无毒。

【功能】清热，明目，利窍，解毒，杀虫。

【主治】消渴，烦热不眠，目痛，口疮，失音，汤火伤。

【附方】谢道人疗眼暴肿痛方，苦竹叶一升，柴胡二两，蛇衔二两，黄连、白芒硝、细辛各一两，右六味切，以水三升，煮取一，去滓，温服

之，忌猪肉。（《外台秘要·卷二十一》）

竹叶

【性味】甘、淡，寒。

【归经】入心、肺、胆、胃经。

【功能】清热除烦，生津利尿。

【主治】热病烦渴，小儿惊痫，咳逆吐衄，面赤，小便短赤，口糜舌疮。

【附方】《梅师方》治产后身或强直，口噤面青，手足强反张。饮竹沥一二升醒。

又方主妊娠恒苦烦闷，此名子烦。竹沥汤：茯苓三两，竹沥一升，水四升，合竹沥煎取二升。分三服，不差重作，亦时时服竹沥。

又方治目赤眦痛如刺，不得开，肝实热所致，或生障翳。苦竹沥五合，黄连二分，绵裹入竹沥内浸一宿，以点目中数度，令热泪出。（《证类本草·卷十二·竹叶》）

治交接劳复，卵肿，腹中绞痛，便欲死。刮竹皮一升，以水三升，煮五沸，绞去滓，顿服。（《证类本草·卷十二·竹叶》）

《僧深方》竹叶汤治散发上气方：生竹叶二两，甘草一两，黄芩一两，大黄一两，栀子十枚，茯苓一两，干地黄六分，凡七物，以水五升，煮取二升一合，服七合，日三。（《医心方·卷二十·生竹叶》）

治妊妇疟方：《僧深方》云：竹叶一升（细切），恒山一两（细切）。水一斗半，煮竹叶，取七升半，纳恒山渍一宿，明旦煮取二升半，再服，先发一时一服，发一服尽，去竹叶纳恒山。（《医心方·卷二十二》）

《僧深方》云：烧竹叶，和鸡子白，敷之，不过三愈。治小儿头疮方。（《医心方·卷二十五》）

睽车志，绍兴中，四明有臣商泛海，阻风，抵一山下，因攀蹑而登绝顶，有梵宫焉，窗外竹数个，枝叶如丹，商坚求一二竿，截之为杖，每以刀锼削，辄随刀有光，心异之，至一国，有老叟曰：君亲至补陀落伽山，此观音坐后，旃檀林紫竹也，商惊悔，取削弃余札宝藏之，有久病无药可愈者，煎汤饮之即愈。（《本草乘雅半偈·卷四·竹叶》）

占城国，出观音竹，如藤，长丈八尺许，色黑如铁。……罗浮山有龙公竹，大径七尺，常有凤凰栖宿，增城县，倪山，产婆罗竹，围三四尺，性坚，可为弓。（《本草乘雅半偈·卷四·竹叶》）

治气虚浮肿方：竹叶30克，白茅根（鲜）400克，冬瓜皮（鲜）400克，车前草（鲜）300克，水煎代茶饮。（《少林寺秘方集锦·下部·内科杂病验方·少林寺还俗僧徐祇法秘藏方选》）

白苏叶

【性味】辛，温。

【归经】入肺、脾经。

【功能】解表，散寒，理气，消食。

【主治】感冒风寒，恶寒发热，咳嗽气喘，食积，吐泻，冷痢。

【附方】《耆婆方》治漆疮方：茬菜汁涂之。（《医心方·卷十七》）

第六章　花类药

丁香

【别名】藏文名利西。

【性味】辛，温；无毒。味辛，性热，效燥。

【归经】入胃、脾、肾经。

【功能】温中，暖肾，降逆。能散寒，暖胃、助消化，补肾降气，止呕。

【主治】治命脉病，脾肾虚寒，心腑冷痛，消化不良，咳嗽气喘，疮癌。呃逆、呕吐、反胃、泻痢、心腹冷痛，疟癖，疝气癖症。

【附方】又方治妒乳、乳痈，取丁香捣末，水调方寸匕，服。

又方治乳头裂破，捣丁香末敷之。（《肘后备急方·卷五》）

崩中昼夜不止：取丁香二两，以酒二升，取半分服。（《证类本草·卷十二·丁香》）

经来常呕吐，不思饮食：丁香、干姜各五分，白术一钱，为末，每清晨米汤送三匙。（《宁坤秘笈·卷上》）

妒乳、乳痈：丁香末，水服方寸匕。（《医部全录·卷三百九十九》）

乳头破裂：丁香末傅之。（《医部全录·卷三百九十九》）

以上香龙脑咀嚼能令口香，亦可消食去癊（《大藏经·卷五十四·南海寄归内法传卷第一》）

治冷瘴：新拣丁香一两半，南木香（去芦头）二两半，川干姜一两，肉豆蔻二十个，巴豆七十个，百草霜二两，拣杏仁百四十个。右七味，除巴豆粉、百草霜、杏仁三味外，捣为细末，同拌研细，用好蜡匮和。先将蜡六两溶化作汁，以重绵滤去滓，更以好酒一升，于银石器内煮蜡镕滚数沸，倾出候酒冷，其蜡自浮于上，取蜡秤用，春夏修合，用清油一两，于铫内熬令沫散香熟，次下酒煮蜡四两，同化作汁，就锅内乘热拌和前项药末；秋冬修合用清油一两半，同煎煮熟作汁，和匮药末成剂，分作小锭子，每用见成锭子半两，入巴豆二十枚，去壳不去油，烂研成膏，一处研会极匀，丸如绿豆大；每吸十丸，姜汤咽下，或用陈皮半夏汤送下亦可，空心时服。（《岭南卫生方·卷之上》）

治妊娠伤食：丁香、砂仁、白术（蜜炙）各等分。上为末，每服二钱，白汤调下。（《竹林女科证治·卷二》）

少林五香酒：丁香9克，木香9克，乳香（醋制）9克，檀香9克，小茴香9克，当归30克，川芎24克，苏木24克，牛膝24克，红花15克，上等白酒500毫升。制法：将上药切成碎片，填置瓷瓶内，倒入白酒，外用黄泥封固，每天震摇瓶子3次。10天后把瓷瓶埋入地下约1米，用草秸覆盖。30天后把瓷瓶取出，滤出药酒汁，再将药渣用白纱布包住，绞尽汁与前汁合并，装入瓶内密封，即得五香酒。用法：涂擦患处。功能：活血散瘀，消肿止痛。主治：局部红肿疼痛，骨折脱位，皮肤青肿，闪腰岔气。（《少林寺秘方集锦·上部·少林寺跌打损伤方·少林药酒》）

治老人疝气不愈：丁香粉1.5克，荔枝核1.5克，木香2.4克，姜黄3克，艾叶1.5克，陈皮4.5克，葛根30克，升麻4.5克，加水、酒各半煎服。如能配合艾炷灸气海、三阴交、大敦三穴疗效更佳。（《少林寺秘方集锦·下部·内科杂病验方·内科杂病方》）

少林八仙酒：主治跌打损伤，瘀血疼痛，红肿不消。丁香一两，当归、川芎、红花各三两，三七五钱，凤仙花两钱，苏木一两半，乌梢蛇一条，好白酒三斤三两，倒入瓷罐内浸泡百日即成。每服半两，日服两次，亦可少许涂患处。（《少林寺伤科秘方·卷八》）

【论述】《四部医典》中说："治命脉病、寒性龙病。"

《月王药诊》中说："医治寒症胜肝病。"

《明释三十章》中说："丁香性燥、温。舒胸开胃，生胃化，肝火，消食。"

山罂粟

【别名】藏文名：摩道松色日沉。

【性味】苦，凉。

【功能】解热、愈疮，养筋脉。

【主治】上半身热，火伤，筋络损伤，脓肿，伤口。

【论述】《四部医典》中说："山罂粟治疮伤、脉道疾病。"

木棉花

【别名】藏文名：白玛格洒尔。

【性味】甘、涩，凉、涩、钝。

【功能】清热、燥脓、止血。

【主治】花蕊主治肝热、胸胁作痛、黄疸、食欲不振、全身浮肿；心肌劳损；脾肿大。花瓣主治心刺痛、气喘等心血热症，脏、腑、肉、皮、脉、骨等之热及疫热、毒热、伤热、痛风、丹毒、风湿热等热症。花萼主治气喘，胸闷，咯黄色痰，胸部刺痛等肺热病；陈旧性创疡出血、鼻衄、经血淋漓。

【论述】《月王药诊》中说："木棉花治赤巴、血病，敛脓。"

《四部医典》中说："木棉花治肺、肝、心之热病。"

《铁鬘》中说："木棉花瓣凉、糙，治胆病。木棉花丝与瓣同。"

白花龙胆花

【别名】藏文名：榜间嘎日布。

【性味】涩，苦；寒。

【功能】清热解毒，止咳、利喉。

【主治】时疫热病，热咳、喉炎热闭，毒病。

【论述】《如意宝树》中说："白花龙胆花治毒病，各种热病、喉炎热闭。"

《铁鬘》中说："白花龙胆性凉、味涩，治一切热病，解毒、利喉。"

《四部医典》中说："医治解毒、清喉热。"

打箭菊

【别名】藏文名：阿恰格。

【功能】消炎、止痛、敛"黄水"。

【主治】"黄水"病，喉炎，肺炎，头痛，脑震荡，跌打，炭疽。

【论述】《四部医典》中说："功效是医治头部伤，干黄水。"

蔷薇花

【别名】藏文名：塞哇。

【性味】花瓣甘，酸，凉，润。

【功能】降气、清胆、活血、调经，收敛血管。

【主治】龙病，赤巴病，肺热咳嗽，头晕、吐血，脉管瘀痛，月经不调，赤白带下，风湿，痈疮。

【论述】《四部医典》中说："蔷薇花医治赤巴病，抑制龙病。"
《如意宝树》中说："治肺病。"

《图鉴》中说："治龙病，赤巴病。"

角蒿

【别名】藏文名：乌格潮。

【性味】苦、甘；平。

【功能】益脉，利耳，消膪胀，敛"黄水"。

【主治】"黄水"病，膪胀。

【论述】《四部医典》中说："医治耳病，止腹痛。"
《蓝琉璃》中说："医治耳病，消腹胀。"

藏红花

【别名】藏文名：苟日，苟木。

【性味】甘，平、凉、效重。

【归经】入心、肝经。

【功能】活血化瘀，散郁开结，清肝热，活血、滋补。

【主治】忧思郁结，胸膈痞闷，吐血，伤寒发狂，惊怖恍惚，妇女经闭，产后瘀血腹痛，跌仆肿痛。新老肝病，内外出血，身体衰弱，是肝病良药。

【论述】《月王药诊》中说："性凉、治肝病。"

《四部医典》中说："医治肝病，收敛脉口。"

《如意宝树》中说："红花清肝热。"

《铁鬘》中说："红花性凉、重，治新老肝病。"

《甘露点滴》中说："红花性凉，培元健身。"

时珍曰：番红花出西番回回地面及天方国，即彼地红蓝花也。元时以食馔用。按张华博物志言，张骞得红蓝花种于西域，则此即一种，或方域地气稍有异耳。（《本草纲目·卷十五·番红花》）

红花

【性味】辛，温。

【归经】入心、肝经。

【功能】活血通经，去瘀止痛。

【主治】经闭癥瘕，难产，死胎，产后恶露不行，瘀血作痛，痈肿，跌仆损伤。

【附方】咳嗽气急，宜推血下行，当用红花散七贴，次用冬花散止嗽下气，不须五七帖，热去全安：红花、黄芩、苏木各八分，花粉六分。水煎空心服。（《宁坤秘笈·卷上》）

治胎衣不下破灵丹方：红花、苏木各五分。无灰酒煎服。（《宁坤秘笈·卷上》）

治逆经咳嗽气急　红花汤：红花、黄芩、苏木各八分，天花粉六分。水煎空心服。（《竹林女科证治·卷一》）

治恶露不下　通露饮：当归尾、大黄各三钱，白术（蜜炙）、木通各一钱，红花五分，桃仁三十粒（捣如泥）。水酒各半，煎三沸，入桃仁泥再煎一沸，温服。（《竹林女科证治·卷三》）

治伤处青肿方：红花6克，赤芍15克，桃仁3克，自然铜（醋淬7次）

0.9克，当归15克，木香3克，生甘草3克。水煎后用黄酒送服，效果良好。（《少林寺秘方集锦·上部·少林寺跌打损伤方·跌打损伤方》）

治捶伤头颈方：红花9克，凤仙花15克，野菊花30克，刘寄奴9克，桃枝30克，柳树枝30克，青杨树枝30克，槐树枝30克。水煎服，2剂有效。（《少林寺秘方集锦·上部·少林寺跌打损伤方·跌打损伤方》）

治箭伤久不愈方：红花6克，轻粉1.5克，藤黄6克，雄黄9克，黄柏1.5克，蛤蟆皮炭粉1.5克，白矾6克，炉甘石3克，冰片1.5克。将上述9味药共研成细末，装瓶，密封备用。先用温淡盐水洗伤处，除去腐物，再将药粉撒于患处，用布盖之（严禁内服）。（《少林寺秘方集锦·上部·少林寺跌打损伤方·跌打损伤方》）

少林红元散：红花6克，麝香0.3克，冰片0.6克，乳香（去油）3克，没药（去油）3克，白芷6克，天花粉9克。上药共研成细粉，装瓶，密封备用，有消炎止痛、解毒收敛的作用。（《少林寺秘方集锦·上部·少林寺跌打损伤方·跌打损伤方》）

少林活血丹：红花30克，桃仁21克，乳香（醋制）15克，没药（醋制）15克，血竭15克，苏木15克，儿茶30克，当归尾30克，赤芍30克，延胡索30克，朱砂30克，白芷30克，南星2.1克，生甘草27克，大头三七9克，麝香30克，冰片6克。制法：先将麝香、冰片、朱砂、血竭分别单研成细粉，再将余13味碾细成粉，与前药粉相合调匀。取黄米粉90克，制成稀粥，调药粉为完结如豌豆大，阴干，装瓶密封，备用。服法：成人每次服3～5粒，用黄酒送下，日服2次，幼儿酌减。也可将药丸研粉用醋调成糊状敷于患处。功能：活血祛瘀，消肿止痛。主治：局部红肿疼痛，外伤出血，金疮脓疡等。（《少林寺秘方集锦·上部·少林寺跌打损伤方·跌打损伤方》）

治点伤痰门穴（即期门）方：口噤不开，两目上视，出现血厥之症，先服夺命丹。若伤其上者可服紫金丹，驱出瘀血，次服红花12克，桃仁6克，赤芍12克，枳壳6克，2剂即愈。（《少林寺秘方集锦·上部·少林寺跌打损伤方·点穴致伤救治方》）

治锉闪腰痛方：红花、桃仁、赤芍各15克，当归15克，三七3克，丁香0.6克。取白酒500克浸泡上药13日，滤去药渣，每日2次，每次9克。再配合针刺委中、人中、肾俞和阿是穴1～3次，疗效更好。（《少林寺秘方集锦·下部·内科杂病验方·内科杂病方》）

治面起红疙瘩方：红花9克，桃仁6克，当归15克，丹皮12克，路路通6克，木通9克，桑枝15克，浙贝9克，白芷9克，生薏苡仁9克，甘草2.5克。加水、酒各半取服。（《少林寺秘方集锦·下部·内科杂病验方·内科杂病方》）

练武浴身方：红花30克，益母草60克，老鹳草60克，苍耳子60克，皂角刺30克，木香12克，蛇床子12克，千头子30克，苏木30克，香檀木15克，松节12克，凤仙花12克。将上述12味药置大锅内，倒入神泉水15升、白酒250毫升，搅匀密闭封盖，浸泡7天。每次取药水2升，加温水3升，搅匀浴洗全身，需约10～15分钟，每日早晚各洗1次，久浴不限。功能：舒筋活血，滋润肌肤，祛风除痒，消斑调脉。长久浴洗身体，可以延年益寿。（《少林寺秘方集锦·下部·内科杂病验方·内科杂病方》）

治点伤脊梁穴秘方：头晕软弱，疼痛难当，咳嗽吐血服此方：红花、骨碎补、乳香、没药、猴骨、虎骨、刘寄奴、粟壳、龙骨、地榆、甘草各一钱，梁隔（即核桃壳内硬片）一钱五分，木香五分，砂仁七厘，地鳖虫十个，红枣五枚，童便做引酒煎服。外用敷药：狗肾、地榆、山韭根、乳香、没药、红花同捣烂敷上；再服此方：熟地、茯苓各一钱五分，白芷、龙骨各一钱二分，秦艽、桔梗、羌活、杜仲、续断、甘草各一钱，胡桃壳二钱，鱼骨做引，好酒炖服。（《少林寺伤科秘方·卷三·治点伤诸穴秘方》）

治点作左手背一脉秘方（子时点中）：红花、归尾、炙甘草、乳香（醋制）各一钱，碎补三钱，川断、大麦芽、丁香、木香、地榆、桂枝、田三七各二钱，自然铜一钱半。（《少林寺伤科秘方·卷三·治点伤诸穴秘方》）

治脚跟受伤秘方：红花、川乌（制）、乳香、没药、姜、葱、肥皂，同捣烂敷于患处。另服药：升麻、元胡索、当归、苏木、红花、威灵仙、五加皮、没药、乌药、血竭、牛蒡子、牛膝、木通、藕节，酒引炖服。

（《少林寺伤科秘方·卷八》）

少林红元散：治一切跌打损伤，红肿疼痛，刀伤流血或成疮久不收口，或无名肿毒者：用红花二钱，麝香一分，冰片二分，乳香（去油）、没药（去油）各一钱，白芷二钱，天花粉三钱共研为末，装瓷瓶内备用。（《少林寺伤科秘方·卷八》）

【论述】志曰：红蓝花即红花也，生梁汉及西戎。博物志云：张骞得种于西域。（《本草纲目·卷十五·红蓝花》）

绿绒蒿

【别名】藏文名：敖德巴拉。

【性味】甘、涩；凉；效钝。

【功能】清热，利尿、止痛。

【主治】"赤巴"病，肝热，肺热，咽喉热闭。

【论述】《月王药诊》中说："医治赤巴、血性病，干脓水。"

《四部医典》中说："医治骨折增生骨脂。"

《铁鬘》中说："性凉效重。"

秦艽花

【别名】藏文名：吉勒泽。

【性味】苦，凉。

【功能】清腑热，胆热，解毒，止血，消肿。

【主治】肝胆热症，黄疸，二便不利及多种热症，炭疽病，疮痈，外伤。

【论述】《四部医典》中说："秦艽清腑热，医治赤巴病。"

《如意宝树》中说："秦艽花止血消肿，治疮。"

《月王药诊》中说："秦艽花泻下。"

蒲黄

【性味】甘，辛，凉。

【归经】入肝、心经。

【功能】凉血止血，活血消瘀。

【主治】生用治经闭腹痛，产后瘀阻作痛，跌打血闷，疮疖肿毒；炒黑止吐血，衄血崩漏，泻血，尿血，血痢，带下；外治重舌，口疮，耳亭耳流脓，耳中出血，阴下湿痒。

【附方】《深师方》又疗卒下血，蒲黄散方，蒲黄三合，当归一两，鹿茸一枚（烧），右三味捣筛为散，饮服方寸匕，先食，日三。（《外台秘要·卷二十五》）

《僧深方》治卒下血蒲黄散方：甘草一分，干姜一分，蒲黄一分，凡三物，下筛，酒服方寸匕，日三。（《医心方·卷十三》）

《梅师方》儿枕血瘕，蒲黄三钱，半饮服或白汤下。（《医部全录·卷三百九十四》）

《梅师方》：取蒲黄一两，以猪膏和，敷之，不过三，愈。治小儿脱肛方。（《医心方·卷二十五》）

《梅师方》治产后血不下。蒲黄三两，水三升，煎取一升，顿服。（《证类本草·卷七·蒲黄》）

治眼出血方：蒲黄炭9克，藕节30克，白茅根30克，生地30克，淡竹叶9克，木贼12克，白蒺藜30克，川黄连6克，白菊花6克。水煎服，2~3剂即愈。（《少林寺秘集锦·上部·少林寺跌打损伤方·止血方》）

八问：产后恶血上出口鼻，何以治之？答曰：此营气散乱，血妄行也。宜服后方：蒲黄五分，荆芥五分，元胡八分，丹皮六分，五灵脂五分，花粉六分，陈皮六分，枳壳八分，山楂肉八分，甘草五分，童便引，水煎服。（《法门寺妇科胎前产后良方注评》）

十八问：产后小腹攻痛何以治之？答曰：此名儿枕痛是也。宜服后方：生蒲黄六分，丹皮六分，元胡八分，山楂肉五分，乌药八分，当归尾八分，川芎八分，赤芍五分，蓬头术四分，香附七分，陈皮六分，花粉四分，甘草四分，童便引，水煎服。（《法门寺妇科胎前产后良方注评》）

治坠仆损伤胸闷秘方：蒲黄五钱研末，空心用温酒送服三钱，立效。（《少林寺伤科秘方·卷八》）

椿树花

【附方】治大便带血脓方鲜植树花20克，槐花10克，炒地榆30克。共研细末，每服3克，用白开水冲服。（《少林寺秘方集锦·下、内科杂病验方·少林寺还俗僧徐祗法秘藏方选》）

款冬花

【性味】辛，温。

【归经】入肺经。

【功能】润肺下气，化痰止咳。

【主治】咳逆喘息，喉痹。

【附方】《僧深方》云：款冬花凡治小儿咳嗽方；款冬花六分，紫菀六分，桂心二分，伏龙肝二分，右四物，下筛，蜜和如枣核，着乳以日三日二。（《医心方·卷二十五》）

治咳嗽方：冬花、杏仁（去皮、尖）、荆芥穗各9克，制南星、法半夏各6克，麻黄3克，米壳、甘草各7.5克。（《少林寺秘方集锦·下部·内科杂病验方·内科杂病方》）

【论述】《丹铅录》：款冬花即《尔雅》所称菟颗冻者，紫赤华，生水中，十二月雪中出花。

《佛经》云："朱炎铄石，不靡萧丘之木，凝冰惨栗，不凋款冬之花"，乃知唐诗"僧房逢者款冬花"，正十二月街头春雪时也，诗人之兴于时物如此。（《广群芳谱·卷九十六》）

野菊花

【性味】苦、辛，凉。

【归经】入肺、肝经。

【功能】疏风清热，消肿解毒。

【主治】风热感冒，白喉、肠炎，疔疮，口疮，丹毒，湿疹，天疱疮。

【附方】治捶伤头颈秘方：野菊花、桃树枝、杨树枝、青杨树枝、槐树枝各一两，刘寄奴三钱，水煎服。（《少林寺伤科秘方·卷九》）

少林驱毒汤：野菊花、蒲公英各一两、金银花、连翘、赤芍各五钱、牡丹皮四钱、穿山甲、元参、黄柏、皂角刺各三钱，乳香（醋制）、没药（醋制）各钱半，水煎汁，用黄酒一两冲服。（《少林寺伤科秘方·卷九》）

旋覆花

【性温】咸，温。

【归经】入肺、肝、胃经。

【功能】消痰，下气，软坚，行水。

【主治】胸中痰结，胁下胀满，咳喘，呃逆，唾如胶漆，心下痞，噫气不除，大腹水肿。

【附方】《梅师方》治金疮止血，捣旋覆花苗傅疮上。（《证类本草·卷十·旋覆花》）

旋覆花，气温，味咸甘，冷利，有小毒。《本草》云：主补中下气，消坚软痞，消胸中痰热，吐如胶漆。脐下膀胱留饮。利大肠，通血脉。发汗吐下后，心下痞，噫气不除者，宜此。仲景治伤寒汗下后，心下痞坚，噫气不除，旋覆代赭汤。胡洽治痰饮，两胁胀满，旋覆花丸，用之尤佳。（《汤液本草·卷四·旋覆花》）

胡洽居士治痰饮在两胁胀满，有旋覆花丸，用之尤多。（《本草纲目·卷十五·旋覆花》）

莲花

【性味】苦，甘，温。

【归经】入心、肝经。

【功能】活血止血，去湿消风。

【主治】跌损呕血，天疱湿疮。

【附方】若有家内遇疫病，或复诸鬼搅乱其家，当取一百八枚莲华……掷著火中即得愈。（《不空绢索咒经·大藏经·二十卷》）

素馨花

【性味】平，无毒。

【功能】解心气郁痛，止下痢腹痛。

【论述】《酉阳杂俎》："野悉蜜，出拂林，亦出波斯。苗长七八尺，叶似梅叶，四时敷荣，其花五出，白色，水结籽，花若开时，遍野皆香，马岭南詹糖香相类。西域人常采其花，压以为油，甚香滑。"（《中药诗文选释·野悉蜜》）

胡麻花

【主治】秃发，冻疮。

【附方】（深师疗发白及秃落）又方多取乌麻花，瓷瓮盛封之，深埋之百日，出以涂发，易长而黑妙。（《外台秘要·卷三十二》）

洋金花

【别名】佛花，曼陀罗花。

【性味】辛，温，有毒。

【归经】入肺经。

【功能】定喘，祛风，麻碎，止痛。

【主治】哮喘，惊，风湿痹痛，脚气，疮疡疼痛，并作外科手术麻醉剂。

【附方】《吉氏家传方》睡洪散：治小儿夜啼不住。佛花三朵，又名曼陀罗花，乳香、朱砂各一分，麝香，右为细末。每服半钱或一字，红酒调下。（《幼幼新书·卷七》）

【论述】曼陀罗花，一名风茄儿，一名山茄子（《法华经》言：佛说法时，天雨曼陀罗花，又道家北半有陀使者，手执此花，故后人因以为名。曼陀罗，梵言杂色也，茄乃因叶形尔）。生北土，人家亦栽之。春生夏长，独茎直上，高四五尺，生不旁引，绿茎碧叶，叶如茄叶，八月开白花，凡六瓣，状如牵牛花而大，攒花中折，骈叶外包，而朝开夜合，结实圆而有丁。拐中有小子。八月采花，九月采实，气味辛温有毒。（《广群芳谱·卷四十七·曼陀罗花》）

【释名】风茄儿，山茄子，时珍曰：法华经言佛说时，天雨曼陀罗花。又道家北斗有陀罗星使者，手执此花。故后人因此名花。曼陀罗，梵言杂色也。（《本草纲目·卷十七·曼陀罗花》）

茅香花

【性味】苦，温，无毒。

【归经】入胃、脾、肺经。

【功能】中恶、温胃，止呕吐。

【主治】心腹冷痛。

【论述】释名：尸罗（金光明经）（《本草纲目·卷十四·茅香》）

茉莉花

【性味】辛、甘，温。

【功能】理气，开郁，辟秽，和中。

【主治】下痢腹痛，疮毒。

青色伏钵罗花

【附方】……女人怀孕于第二月胎藏不安者，当用青色伏钵罗花，俱母那花根，菱角仁羯细噜等药，诸药等分，捣筛为末用乳汁煎候冷，服之此药能令胎藏，不损疼痛止息尽夜安隐。（《大藏经·三十二卷·迦叶仙人说医女人经》）

松花粉

【性味】甘、温。

【归经】入肝、脾经。

【功能】祛风湿、收湿、止血。

【主治】头旋眩晕、中虚、胃疼、久痢、诸疮、湿烂、创伤出血。

【附方】治小儿龟背松蕊丹：松花粉、枳壳（麸炒）、防风、独活各一两，麻黄（去节）、大黄、前胡、桂心各五钱。上为末，蜜丸黍米大，

米饮下十丸。（《竹林女科证治·卷四》）

郁金香

【性味】苦，平，无毒。

【主治】一切臭，除心腹间恶气鬼疰，入诸香药用之。

【论述】郁香、红蓝花、紫述香、草麝、茶矩摩（佛书）。《金光明经》谓之茶矩摩香。（《本草纲目·卷十四·郁金香》）

郁金香，唯宾国人种之。先取以上佛寺，积日乃粪去之。然后贾人取之。郁金色正黄，而细与扶容里披莲者相似，所以香礼酒，郁花也。（《王烛宝典·卷二》）。

金银花

【性味】甘、寒。

【归经】入肺、胃经。

【功能】清热解毒。

【主治】温病发热、热毒血痢、痈疡、肿毒、瘰疬、痔漏。

【附方】治吹乳　金贝煎：金银花、贝母（去心）、蒲公英、夏枯草各三钱，红藤七八钱，连翘一两或五七钱。酒二碗，煎一碗服，服后暖卧片时。（《竹林女科证治·卷三》）

治乳岩　银花汤：金银花、黄芪各五克，当归八钱，甘草一钱八分，枸橘叶（即臭橘叶）五十片。水酒各半，煎服。（《竹林女科证治·卷三》）

少林提毒膏：金银花15克，麝香0.3克，轻粉6克，松香6克，红粉15克，乳香（去油）4.5克，没药（去油）4.5克，自然铜（醋淬7次）6克，雄黄（水飞）4.5克，冰片0.9克。制法：先将草木类药物研细粉，再分别把余药研细，一并调匀。取香油适量调药粉成膏，装瓷瓶内密封备用。用法：先用盐水冲洗疮口，然后用药膏涂患处，用白纱盖之包好，每日换药一次。功能：解毒、止痛、祛瘀、生肌。通治一切损伤所致的疮毒、溃疡、流脓流水、久不收口，或局部药肿、瘀血疼痛等症。（《少林寺秘方集锦·上部·少林寺跌打损伤方·跌打损伤方》）

治伤口流脓泛青方：金银花30克，连翘3克，白芷9克，乳香（醋制）6克，没药（醋制）6克，黄芪30克，防风9克，赤芍9克，生甘草6克。水煎服。（《少林寺秘方集锦·上部·少林寺跌打损伤方·跌打损伤方》）

少林攻毒散：金银花、连翘、绿豆、黄柏、川黄连、牡丹皮、儿茶、生甘草各等分。共研细末，每服15~20克，用黄酒30克冲下。用于伤口毒发者。（《少林寺秘方集锦·上部·少林寺跌打损伤方·跌打损伤方》）

少林排毒汤：二花、连翘各15克，紫花地丁30克，川黄连9克，黄柏9克，羊蹄根30克，白芷6克，穿山甲9克，浙贝母9克，荆芥6克，苇根15克，牡丹皮12克，生甘草6克。水煎服。每日1剂，用黄酒送下。（《少林寺秘方集锦·上部·少林寺跌打损伤方·少林药案》）

治小儿瘰疬方（少林淌瘰丸）：银花、连翘各15克，黄柏9克，荔枝核9克，昆布、穿山甲9克，白芷9克，赤芍9克，生甘草6克，共碾细末，取蜂蜜制丸如弹子大，每日2次，每服1丸，连服2个月，以除病根。（《少林寺秘方集锦·上部少林寺跌打损伤方·少林外科杂病验方》）

治鼻下生疮久不愈方：金银花30克，泡茶喝。（《少林寺秘方集锦·上部·少林寺跌打损伤方·少林外科杂病验方》）

清热茶：鲜金银花、鲜茅根各30克，生绿豆（捣成粗末）15克，蒲公英45克，地丁15克，葛根30克，竹叶6克，山楂12克。用法：将上诸味药置碗内，迅速倒入沸水盖上盖，约30分钟后，可揭盖喝茶，不限量。功能：清热泻火，解暑止渴。（《少林寺秘方集锦·下部·内科杂病验方·少林寺素喜法师秘方选》）

治跌打致口吐鲜血方：鲜金银花根适量捣烂，取汁，加入童便100毫升，内服。并将药渣外敷受伤处，每日一次。（《少林寺秘方集锦·下部·内科杂病验方·少林寺还俗僧徐祗法秘藏方选》）

治跌打口吐鲜血秘方：鲜金银花（适量），捣烂取汁，另加童便一杯内服皆效。（《少林寺伤科秘方·卷八》）

少林解毒汤：金银花、连翘各五钱，鲜蒲公英一两，绿豆一两捣碎，猫儿眼草八钱，生甘草二钱，冰糖一两，将前三味药煎服冲烫，后三味用棉纸盖口片刻，入冰糖 搅匀，每天二服饮。时于诸疮肿毒、疮伤溃破亦良

效。（《少林寺伤科秘方·卷九》）

鸡冠花

【性味】甘、凉。

【归经】入肝经。

【功能】凉血、止血。

【主治】痔漏下血、赤白下痢、吐血、咳血、血淋、妇女崩中、赤白带下。

【附方】治妇人白带：用白种鸡冠花煎老酒，服之即愈。（《宁坤秘笈·卷上》）

芫花

【性味】辛，苦，温，有毒。

【归经】入肺、脾经。

【功能】逐水，涤痰。

【主治】痰饮癖积，喘咳，水肿，胁痛，心腹结胀满，食物中毒，疟母，痈肿。

【附方】芫花煎治新久嗽方：芫花、干姜各二两，白蜜一升右三味末之。内蜜中令相和。微火煎令如糜。一服如枣核一枚。日三夜一。以知为度。欲瘥者多服。深师以治冷饮嗽又治三十年嗽者，以水五升煮芫花，取三升，去滓，内姜加蜜合煎，如糜服之。（《千金要方·卷十八》）

深师疗冷饮咳，芫花煎方：芫花二两，干姜二两，白蜜二升，右三味，捣筛二味，内蜜中搅令相合，微火煎，令如糜，服如枣核一枚，日三夜一，欲瘥者多服。（《外台秘要·卷九》）

深师疗三十年咳　芫花煎方：芫花二两，干姜三两末之，右二味，以水五升煮芫花，取三升，去滓，内姜末，加蜜一升合煎之如糜，一服如半枣，日三，不知加之。一方不用干姜，取芫花汁蜜和煎令可丸，服如梧子三丸，日三。（《外台秘要·卷九》）

深师疗咳逆上气，支满息欲绝，气结于胸中，心烦躁不安，一合汤方：芫花二分（熬），桂心、干姜各五分，甘草（炙），细辛各四分，荛花二分，右六味切，以水三升，煮取一升，先食服一合，日三夜一。又云合汤亦得分六七服，一日尽便愈，一方有菖蒲四分，无荛花，忌海藻、菘菜、生葱、生菜等。（《外台秘要·卷一》）

《僧深方》治新久嗽 芫花煎方：芫花二两（末），干姜二两，白蜜二升，凡三物，纳于蜜中，微火煎，服如枣核一枚，日三。（《医心方·卷九》）

【论述】芫花与甘草相反，而胡洽居士方，治痰癖饮癖，以甘遂、大戟、芫花、大黄、甘草同用。盖欲其大吐以泄湿，因相反而相激也。（《本草纲目·卷十七·芫花》）

芦花

【性味】甘，寒，无毒。

【功能】止血，解毒。

【主治】鼻衄，血崩，上吐下泻。

【附方】《僧深方》治食蟹中毒方：煮芦蓬茸饮汁之。（《医心方·卷二十九》）

佛香花

【附方】《耆婆方》云：常以四月八日、二月八日奉佛香花，令人多子孙，无病。（《医心方·卷二十四》）

红莲花

【处方】眼药法：红莲花、青莲花、海水末，或乌贼鱼末、牛黄、郁金香、汉郁金、毕拔、胡椒、干姜。并等分捣细筛吃。前药有一两即著，麝香、龙脑香半两细研……用铜筋点药着眼头。（《大藏经·卷二十·观世音菩萨秘密藏如意轮陀罗尼神咒经》）

白苣菜花

【附方】治小儿疟疾方：白苣菜花（以花瓣6～7枚者为佳）3～5朵，柴胡4.5克，清半夏4.5克，甘草3克。上药以清泉水1500毫升，煎取250毫升。在发病时服，同时针刺大椎、后溪（用泻法），效果更佳。（《少林寺秘方集锦·下部·内科杂病验方·内科杂病方》）

石兰花

【附方】练功酒：方药：石兰花、淫羊藿、阳起石、补骨脂、三七、人参、海马、碎蛇各15克，白芍、桃仁、杞果、金樱子、菟丝子、杜仲各12克，青皮6克，沉香3克。制法：将以上16味药置于瓷罐内，加上等白酒625克，清泉水适量，罐口用黄泥封固，每天震摇一次，100天之后滤出药酒汁即成。服法：练功前每服15～30毫升。功效：调活气血，强筋壮骨，适于练功前服用。（《少林寺秘方集锦·上部·少林寺跌打损伤方·少林练功药方》）

陀得花

【论述】陀得花，味甘、温，无毒。主一切风血。浸酒服，生西国，胡人将来，胡人采此花以酿酒，呼为三勒浆。（《证类本草·陀得花》）

第七章　果实和种子类药

刀豆

【别名】藏文名：卡玛肖夏。

【性味】甘，温、腻、和。

【功能】清肾热，补肾虚。

【主治】伤肾，腰腿酸痛，肾寒腰腿痛，头晕，遗精；腰胯部酸软疼痛或强直。

【论述】《月王药诊》中说："刀豆治肾病，增强食欲，治脾之龙病。"《四部医典》中说："治肾病。"

大风子

【性味】辛、热、有毒。

【归经】入肝、脾、肾经。

【功能】祛风燥湿，攻毒杀虫。

【主治】麻风、疥癣、杨梅疮。

【附方】治疮方：大枫子三钱，轻粉一钱。上二味为末，涂疮上即愈。（《岭南卫生方·卷中》）

【论述】大风子出海南诸番国，乃大树之子，状如椰子而圆，中有核数十枚，大如雷丸，子中有仁白色，久则黄而油，不堪入药。气味辛热，有毒。取油治疮，有杀虫之。不可多服，或至丧明，用之外涂，功不可没。修治：取油法：用子二三斤，去壳及黄油者，研极烂，盛瓷器中，封口入滚汤中，盖锅密封，勿令透气，文武火煎，至黑色如膏，名大风油以和药。（《广群芳谱·卷一百》）

大枣

【性味】甘，温。

【归经】入脾、胃经。

【功能】补脾和胃，益气生津，调营卫，解药毒。

【主治】胃虚食少，脾弱便溏，气血津液不足，营卫不和，心悸怔忡，妇人脏躁。

【附方】《梅师方》治大孔虫痒方：蒸大枣捣膏，以水银捻和，长三寸，绵裹内大孔中，明日，虫皆出也。然水银损肠胃，宜慎之。（《医部全录·卷二百一十》）

治妊娠心痛　红枣膏：大红枣二个，乌梅一个，杏仁（去心）七粒，同，捣膏服。（《竹林女科证治·卷二》）

大托叶云实

【别名】藏文名：尖木折。

【性味】辛，温。

【功能】祛胃、肾寒，补骨。

【主治】下身寒凉腰胯痛，尿频，遗精，肌肉拘痛；肾热，肾脉震伤；妇女下寒、白带淋漓。

【论述】《月王药诊》载："能治肾病，止泻，干黄水。"

小茴香

【别名】藏文名：高鸟德。

【性味】辛，温。

【功能】调和"培根"，祛风，舒胸开胃，利目，清心热。

【主治】"培根"病，心脏病，胃病，眼病。

【论述】《四部医典》中说："茴香的功效是清除龙引起的热病，解毒，治眼病。"

《图鉴》中说："消肿，治眼病，培根病，开胃。"

小米辣

【别名】藏文名：为孜扎。

【性味】辛，热，效躁、轻、糙。

【功能】温胃祛寒，解毒杀虫。

【主治】胃火不足，痔疮，虫病和麻风病。

【论述】《四部医典》中说："小米辣，功效是升胃火，治水肿，医痔疮及疮病、虫症、麻风病等。"

八角茴香

【性味】辛甘，温。

【功能】温阴，散寒，理气。

【主治】中寒呕逆，寒疝腹痛，肾虚腰痛，干、湿脚气。

【附方】治小儿疝气方　大茴香0.6克，荔枝核1.5克，山栀子1.5克，枳壳0.9克，公丁香0.3克，艾叶0.3克，陈皮0.3克，柴胡1.5克，乌药3克，当归9克，甘草0.9克。上药以龙泉水1000毫升煎至250毫升，分2次服用。（《少林寺秘方集锦·下部·内科杂病验方·内科杂病方》）

大腹皮

【性味】辛、微温。

【归经】入脾、胃、大肠、小肠经。

【功能】下气宽中，行水。

【主治】脘腹痞胀，脚气，水肿。

【附方】胎前浮肿　此气血衰，切忌通利之药，恐伤胎也。用大腹皮汤为主：大腹皮、五加皮、陈皮、青皮、姜皮各一钱，水煎空心服（《宁坤秘笈·卷上》）

治子肿　白生散：白术（蜜炙）一两，生姜皮、大腹皮、陈皮、茯苓各五钱。为末，每服二钱，米饮调下。（《竹林女科证治·卷二》）

治子肿　五皮散：大腹皮、桑白皮、茯苓皮、陈皮、生姜皮各等分，加木香少许，浓煎汁半钟，空心服。（《竹林女科证治·卷二》）

五皮散：治脾虚气滞，头、面、四肢、脐、腹肿满，又治瘴疟饮水过度，或食毒物，忤脾触气，乃成肿疾。大腹皮、桑白皮、茯苓皮、生姜皮、陈橘皮（各等分），右为锉散，每服四钱，水一盏半，煎八分，去滓热服，病在上食后，病在下空心，忌生冷餐糕毒物。（《岭南卫生方·卷之中》）

广枣

【别名】藏文名宁肖夏。

【性味】酸、甘，平或凉，腻、重，柔。

【功能】清心火，改善心功能。

【主治】胸刺痛，神志昏迷，癫狂，心热症；胸闷疼痛，言语不清，胸胁刺痛；心龙病，烦躁不安，健忘，失眠、心慌。

【附方】广枣、檀香、肉蔻组成檀香三味汤治疗心热，心悸、心绞痛。

【论述】《月王药诊》中说："治疗心之龙病而引起的心悸、晕厥、昏迷等症。"

《四部医典》载："广枣、刀豆、藤子三者，功效是清除心、肾、脾等脏的热病。"

王不留行

【性味】苦，平。

【归经】入肝、胃经。

【功能】行血通经，催生下乳，消肿敛疮。

【主治】妇女经闭，乳汁不通，难产，血淋，痈肿，金疮出血。

【附方】《梅师方》治竹木针刺在肉中不出，疼痛，以王不留行为末，熟水调服方寸匕，即出。（《证类本草·卷七·王不留行》）

《梅师方》箭刀竹木在肉及咽喉胸膈诸隐处不出，王不留行末，熟水服方寸匕，兼以根傅即出。（《医部全录·卷三百八十》）

跌打损伤屡效方：王不留行、白芥子、黄栀子共一钱三分十文，研细，外加米醋三文，灰面五文，鸡子青一个，拌匀加汤蒸透，先衬

数层纸，纸上放药贴患处，其伤自出惟已破皮不可用。（《少林寺伤科秘方·卷八》）

火麻仁

【性味】甘，平。

【归经】入脾、胃、大肠经。

【功能】润燥、滑肠、通淋。

【主治】肠燥便秘，消渴，热淋，风痹，痢疾，月经不调，疥疮癣癞。

【附方】（深师疗发白及秃）又方麻子二升熬焦末，右一味以猪脂和涂之，发生为度。

又方麻子三尺，右一味捣末研，内泔中一宿，去滓以沐，发便生。

又长发方麻子一升熬令黑，押取油以敷头，长发，鹰脂尤炒。（《外台秘要·卷三十二》）

脾约丸：治肠胃燥涩，津液耗少，大便坚硬，或秘不通，脐腹胀满，腰背拘急，及有风人大便结燥，又治小便利数，大便因硬而不渴者，谓之脾约，此药主之。麻仁（别研）五两，枳实（麸炒）、芍药、厚朴（去粗皮，姜汁炒）各半斤，大黄（蒸焙）一斤，杏仁（去皮尖，炒研）五两半，右为末，炼蜜如梧桐子大，每服二十丸。食前温饭汤下。（《岭南卫生方·卷之中》）

治老人大便不通方：火麻仁（打碎）9克，桃仁9克，郁李仁9克，当归15克，黄精30克，生地15克，知母9克，熟大黄9克，枳实6克，生甘草6克。取清泉水1500毫升，煎至250毫升，1次服尽，立效。（《少林寺秘方集锦·下部·内科杂病验方·内科杂病方》）

白果

【性味】甘、苦，涩，平，有毒。

【归经】入肺、肾经。

【功能】敛肺气，定喘嗽，止带浊，缩小便。

【主治】哮喘，痰嗽，白带，白浊，遗精，淋病，小便频数。

【附方】余居坊治咳嗽失声：白果仁四两，白茯苓、桑白皮二两，乌豆半升（炒），蜜半斤。煮熟晒干为末，以乳汁半碗拌湿，九蒸九晒，丸如绿豆大。每服三五十丸，白汤下，神效。（《本草纲目·卷三十·银杏》）

治老年头目眩晕方：银杏8枚，去壳皮，捣烂，用白开水冲服，每天早晨空腹服下，连服半月后即愈。（《少林寺秘方集锦·下部·内科杂病验方·少林寺还俗僧徐袛法秘藏方选》）

少林白果丸：白果（去壳）30粒，杏仁（去皮尖）25粒，陈皮6克，皂角子9粒，荆芥穗12克，甜草6克，沙参12克，桑皮12克，制南星、制半夏各6克，核桃仁12克。制法：将以上11味药，共研成细末，过细箩。另取蜂蜜200克，熬后调药粉制丸如梧桐子大，外用滑石粉挂衣。用法：每日服2次，每次3～5丸，用生姜水送下。功能：止咳化痰，平喘。治老年喘咳，痰多，气壅。对夜不能入眠者甚效。（《少林寺秘方集锦·下部·内科杂病验方·少林寺素喜法师秘方选》）

白苏子

【性味】辛，温，无毒。

【功能】下气，消痰，润肺，宽肠。

【主治】咳逆，痰喘，气滞便秘。

【附方】《梅师方》治虺中人。以荏叶烂杵，猪脂和，薄傅上。（《证类本草·卷二十七》）

马蔺子

【别名】藏文名热迷布如。

【性味】辛、甘；性平；效重、燥。

【功能】杀虫，解毒，解痉，助消化，利胆，愈伤，敛黄水。

【主治】各种虫疾，中毒，胃痉挛，消化不良，黄疸，皮肤瘙痒，黄水疮，"黄水"病。

【附方】马蔺子、铁杆蒿、黑冰片共研红末主治胃痛、肠疡等症。

【论述】《四部医典》中说："杀诸虫，止肠绞痛。"

马钱子

【性味】苦寒，有毒。

【功能】散血热，消肿，止痛。

【主治】咽喉痹痛，痈疽肿毒，风痹疼痛，骨折。

【附方】治肛门奇痒方：生马钱子1枚，明矾0.6克，陈醋25毫升。把陈醋倒入瓷盘内，将生马钱子去毛与明矾共研为极细粉末，再用醋调成稀糊状。临睡时，用棉捻蘸后，涂擦肛门奇痒处。（《少林寺秘方集锦·下部·内科杂病验方·内科杂病方》）

伤筋动骨丸：马钱子（油炸去毛）四两，红花五两，桃仁（去皮尖）、没药（醋制）、乳香（醋制）各四两，土鳖虫、白芥子、生甘草各二两，麻黄、当归、川芎、自然铜（醋淬7次）各三两，麝香五分，共研末蜜制丸，二钱重，每服一丸黄酒冲服，日服两次。此药舒筋活血通经络，解毒化瘀止痛皆神效也。（《少林寺伤科秘方·卷八》）

马兜铃

【别名】藏文名：帕勒嘎。

【性味】苦，辛，寒，凉。

【归经】入肺经。

【功能】清肺降气，化痰止咳。能清热、泻六腑积热，凉血，利尿，通乳

【主治】肺热咳喘，咯血，失音，痔瘘肿痛。肺热、肝热、六腑热症、血热，肝脾痛引起心背刺痛，失眠，乳闭。

【附方】治子嗽　兜铃散：马兜铃、桔梗、人参、川贝母（去心、杵）、甘草（炙）各五分，桑白皮、陈皮、大腹皮（豆汁浸、洗）、苏叶各一钱，五味子四分。水煎服。（《竹林女科证治·卷二》）

支太医治中蛊毒有十数传用方，取马兜铃根捣水服方寸匕，随吐则出，极神验。此物苗似葛蔓，缘柴生，子似橘子。（肘后备急方·卷七》）

五种蛊毒：支太医云：兜铃根一两为末，水煎顿服，当吐蛊出，未尽再服。或为末，水调服，亦验。（《本草纲目·卷十八·马兜铃》）

【论述】《月王药诊》中说："治赤巴、血性热。"

《铁鬘》中说："马兜铃凉、轻，功效治血病、时疫，清热。"

《图鉴》中说："马兜铃缠绕着其他树木而生，无花无果，味苦、性糙，功效治培根病、疼痛、血病。"

天仙子

【别名】藏文名莨菪泽。

【性味】甘、苦，平，效锐，有毒。

【功能】杀虫，干"黄水"。

【主治】诸虫，龋齿，"黄水"病，胃病。

【附方】天仙子、荆芥、天南星、独活、铁杆蒿、马蔺子等配伍，共研细末，主治各种虫症。

【论述】《四部医典》中说："医治虫症。"

《如意宝树》中说："天仙子杀虫，治胃病，黄水病，肾脏病。"

巴豆

【别名】藏文名丹饶合。

【性味】辛、苦，热，消化后味甘，平、重锐，有大毒。

【归经】入胃、大肠经。

【功能】泻寒积，通关窍，逐痰，行水，杀虫。峻下积滞，逐水消肿，祛培根病。

【主治】冷积凝滞，胸腹胀满急痛、血痰，泻痢，水肿。外用治喉风，喉痹，恶疮疥癣。痈肿、培根病、胸腹胀满、癫狂、黏性肠痧、黏性刺痛、颈项强直、炭疽。

【附方】深师疗咳方：巴豆炮去壳勿伤内，白饮吞下，初日饮服二枚，二日三枚良，忌野猪肉、芦笋（《外台秘要·卷九》）

《张氏家传》治小儿赤白，或五色积痢。三霜圆方：巴豆去皮，拣选

217

白色肥好者秤三钱，研细，先用白绢包三二十重，次用白纸外面包定，大石压令油尽，秤取二钱，轻者为用，真轻粉名水银粉，又名腻粉，粉霜各秤一钱，右三味同研匀极细，别取好黄蜡三钱，调煮三二十沸，取出去酒令净，再溶，入药和之。如有煮酒蜡，亦堪用，和成剂，油单内盛。如服食旋圆如小绿豆大。三岁以下如粟米大。每服三五圆，温熟水下。此方西京龙门山文太师药寮内真珠泉南壁石上刻，量儿子大小加减服之。（《幼幼新书·卷二十九》）

治胎动不安　胜红丸方：江子（去壳油）十粒，百草霜二钱，共为细末，米糊为丸，白滚水送七粒。（《宁坤秘笈·卷上》）

巴豆、姜黄、雄黄组成强效泻药治疗痈肿、肠痧等症。

治毒箭伤骨方：先取巴豆（去油）1粒，活蜣螂（去头、足）1只，杏仁5粒，桃仁5粒。将前4味药捣烂成泥，涂于伤处周围。致疮口发痒，去掉药泥，用火罐吸出毒液，再用盐水洗涤伤口1～2次，将少林元明散撒于患处，次日更换用少林红元散撒于患处，用白纱布盖之。另服少林愈骨汤3～5剂可愈。（《少林寺秘方集锦·上部·少林寺跌打损伤方·跌打损伤方》）

活瘀保内丸：治一切外伤浸内，瘀血内凝烦闷疼痛者服之甚效。巴豆霜、粉甘草各三钱，以饮糊为丸，麻子大，以朱砂为衣每服七丸，茶酒送下。（《少林寺伤科秘方·卷八》）

【论述】《四部医典》中说："巴豆为锐泻药。"

木瓜

【别名】木瓜分皱皮木瓜、光皮木瓜和西藏木瓜。藏文名塞亚。

【性味】酸、甘、涩，温，无毒。

【归经】入肝、脾经。

【功能】健胃、祛湿。平肝和胃，去湿舒筋。

【主治】风湿、筋脉拘挛、培根病、消化不良症、耳病。吐泻转筋，湿痹，脚气，水肿，痢疾。

【附方】治产后霍乱　木瓜散：木瓜一钱五分，吴茱萸（泡）、茴香

各一钱，苏叶五分，甘草三分，水煎服。（《竹林妇科证治·卷三》）

治消中，兼治伤寒疟疾作渴　乌梅木瓜汤：木瓜干（去皮穰）、乌梅（打破，不去仁），麦蘖（炒）、甘草、草果（去皮）各半两。上锉散，每服四大钱，水一盏半，姜五片，煎七分，去滓，温服，不拘时候。（《岭南卫生方·卷之中》）

治霍乱吐下不已，举体转筋，入腹闷绝　木瓜汤：木瓜（去穰）一两，吴茱萸（汤洗七次）炒半两，茴香（炒）、甘草（炙）各二钱半。上锉散，每服四钱，水一盏半，生姜三片，紫苏十叶，同煎至七分，去滓，温服无时。（《岭南卫生方·卷之中》）

乌梅木瓜汤：治酒食过度，中焦蕴热，烦渴枯燥，小便并多，遂成消中，兼治伤寒瘴疾作渴。木瓜干（去皮穰）、乌梅（打破不去仁）、麦蘖（炒）、甘草、草果（去皮）各半两，右锉散，每服四大钱，水一盏半，姜五片。煎七分，去滓温服。不拘时候。（《岭南卫生方·卷之中》）

木瓜汤：治霍乱吐下不已，举体转筋，入腹闷绝。木瓜（去穰）一两，吴茱萸（汤洗七次，炒）半两，茴香（炒）、甘草（炙）各二钱半，右锉散，每服四钱，水一盏半，生姜三片，紫苏十叶，同煎至七分去滓，温服无时。（《岭南卫生方·卷之中》）

金山长老子张显学甘露寺斋会上说此方，渠旧患脚气，曾于天台一僧处传方，用木瓜蒸艾，服之渐安，从来往金山，日日登陟，脚更轻快，又一堂众处得此方合服，颇觉轻健胜前，方云破故纸（炒），舶上茴香（酒浸一宿炒），胡芦巴（炒）、牛膝（酒浸一宿）、肉苁蓉（酒浸一宿）、川续断（拣净生用）、杜仲（去粗皮，姜汁制一昼夜，炒令丝短黄色用）各四两，同为细末，右用艾四两去枝梗秤，以大木瓜四个切作合子去尽穰以艾实之，用麻线札定，蒸三次烂研和药为丸如梧桐子大，每服五七十丸，温酒盐汤食后服。（《续名医类案·卷十九》）

治脚气方：老木瓜3枚，白矾30克。先将木瓜置盆内熬成浓汁，再将白矾打碎加入药汁内搅化，洗患脚。（《少林寺秘方集锦·下部·内科杂病验方·内科杂病方》）

治点伤右腿窝根脉秘方（申时点中）：木瓜、牛膝、白茯苓、没药

（去油）、碎补、自然铜（酒淬7次）各三钱，川断、制半夏、防风各一钱半，甘草、大黄、穿山甲各一钱，苏木七分，海马一对。（《少林寺伤科秘方·卷三·治点伤诸穴秘方》）

【论述】《月王药诊》载："木瓜滋补止泻。"

木蝴蝶

【别名】藏文名赞巴嘎。

【性味】种子苦，凉。

【功能】清热解毒。

【主治】肝病、咽喉病及各种热病。

木鳖子

【别名】藏文名冬毛宁。

【性味】苦，微甘；温，寒；有毒。

【归经】入肝、脾、胃经。

【功能】消肿散结，祛毒。催吐，解毒。

【主治】痈肿，疔疮，瘰疬，痔疮，无名肿毒，癣疮，风湿痹痛，筋脉拘挛。"赤巴"病，"黄水"病，中毒病。

【附方】治面部击伤肿痛方：木鳖子3个（香油焙灰用），无名异适量，自然铜（醋淬7次）3克，乳香（去油）9克，没药（去油）9克，苏木9克。制法：以上诸上药共研细粉，取蜜和丸，如小弹子大，每服3丸，白酒送下。（《少林寺秘方集锦·上部·少林寺跌打损伤方·止血方》）

【论述】《四部医典》中说："冬毛宁治赤巴病，止热性腹泻。"

毛诃子

【别名】藏文名巴如拉。

【性味】果实涩、苦、酸，消化后辛、甘，平。

【功能】益气、养血、消血热、敛"黄水"生发。

【主治】三邪症，多用于赤巴病，培根病，"黄水"病，虚弱，热病，泻痢，秃发。

【附方】诃子、毛诃子、余甘子、铁屑、黄柏共研细末治疗眼疾。

【论述】《月王药诊》称毛诃子"治疗培根龙病，能治培根赤巴病，敛黄水。"

《明释三十章》中说："毛诃子化味甘，性平，治培根病，干黄色黄水。"

五味子

【性味】酸，温。

【归经】入肺、肾经。

【功能】敛肺，滋肾，生津，收汗，涩精。

【主治】肺虚喘咳，口干作渴，自汗，盗汗，劳伤羸瘦，梦遗滑精，久泻久痢。

【附方】治咳久不愈方（又名白信丸）：五味子12克，百合15克，百部15克，豆豉15克，甘草6克，制白信0.01克。上药共研细末，用冷开水调制成如绿豆大的水粒，每服5～8粒，10天为1疗程，然后停止服药3～5天，再继续服三四个疗程，至到痊愈。（《少林寺秘方集锦·下部·内科杂病验方·内科杂病方》）

白豆蔻

【别名】藏文名：苏合买。

【性味】辛、苦，温，消化后性热。效轻、燥。

【归经】入肺、脾经。

【功能】温肾，行气，暖胃，消食，宽中。

【主治】肾寒、寒性病胃病、肾病。气滞，食滞，胸闷，腹胀，噫气，噎膈，吐逆，反胃，疟疾。

【论述】白豆蔻出伽左罗国，呼为多骨。（《本草纲目·卷十四·白豆蔻》）

《月王药诊》中说："能从肌肉与脉管引药使伤口愈合，医治寒热不调。"

《四部医典》中说："医治肾胜脏病、医治一切寒症。"

《铁鬘》中说："白豆蔻性轻，化性温。"

《甘露点滴》中说："白豆营救温、燥，治胃病。"

白豆蔻，出加古罗国，呼为罗骨。形如芭蕉，叶似杜若，长八九尺，冬夏不凋。花浅黄色，子作朵如葡萄。其子初出微青，熟色变白。七月采（《太平广记·卷四百一十四》）

肉豆蔻

【别名】藏文名：杂地。

【性味】辛，热，效润、重。

【功能】散寒、提胃温、祛风、安神。

【主治】"龙"病，心虚，感冒，头晕，神经衰弱，失眠，消化不良。

【论述】《月王药诊》中说："散寒，祛风。"

《四部医典》中说："祛除龙病，治疗心脏病。"

《计算日月之轮》中说："豆蔻润、重，治心虚病；化性凉，有害肾病，佐药相助治时疫病。"

《甘露点滴》中说："豆蔻升胃火，消食，祛心风。"

小麦

【性味】甘，凉。

【归经】入心、脾、肾经。

【功能】养心，益肾，除热，止渴。

【主治】脏躁，烦热。消渴，泄痢，痈肿，外伤出血，烫伤。

【附方】《梅师方》治头上皮虚肿，薄如蒸饼，状如裹水。以口嚼面傅之，差。（《证类本草·卷二十五·小麦》）

深师疗久逆上气，胸满，喉中如鸡鸣，投杯汤方，小麦一升，麻黄四两（去节），厚朴五两，石膏如鸡子，杏仁五合，右五味，以水一斗，煮取小麦熟，去麦内药，煮取三升，分三服，咳嗽甚者加五味子、半夏（洗）各半升，干姜三累，经用甚良。（《外台秘要·卷十》）

车前子

【别名】藏文名：塔日本。

【性味】甘、涩；平、寒。

【归经】入肾、膀胱经。

【功能】止泻，利尿，敛"黄水"，愈伤。利水，清热，明目，祛痰。

【主治】肠刺痛，腹泻，尿闭，尿血，水肿，创伤，尿淋。小便不通，淋浊，带下，尿血，暑湿泻痢，咳嗽多痰，湿痹，目赤翳障。

【附方】《僧深方》云：车前子、滑石分等，治筛，麦粥清和，服半钱匕。治小儿淋病方。（《医心方·卷二十五》）

《梅师方》治妊娠患淋，小便涩，水道热不通：车前子五两，葵根（切）一升，二件以水五升，煎取一升半，分三服。（《证类本草·卷六·车前子》）

治胎死腹中　脱花煎：当归七钱，肉桂、红花（酒炒黄）各一钱，车前子一钱五分，川芎、牛膝各二钱。水煎，热服，服后再饮酒数杯亦妙。（《竹林女科证治·卷二》）

《梅师方》孕妇热淋：车前子五两，葵根（切）一升，以水五升，煎取一升半，分三服，以利为度。（《医部全录·卷三百八十七·车前子》）

治点伤尾宫穴方：车前子4.5克研末，米汤送下。或以麻黄3克，防风9克，红花4.5克，桃仁9克，赤芍9克，生甘草6克。水煎服良效。（《少林寺秘方集锦·上部·少林寺跌打损伤方·点穴致伤救治方》）

治淋病方：车前子、金樱子、菟丝子、补骨脂各30克，云茯苓45克，猪苓45克。诸药共研细末，每服6克，连服3日。（《少林寺秘方集锦·下部·内科杂病验方·内科杂病方》）

三十二问：难产催生，当用何法？答曰：催生如圣散、顺气滑胎饮二方择用。1.催生如圣散：车前六分，当归一钱，秦艽一钱，川牛膝八分，白芷六分，大腹皮六分，枳壳（炒）六分，川芎六分，芍药（炒）六分，黄酒引，水煎服。2.顺气滑胎饮：车前子五分，川芎一钱，当归一钱，茯苓六分，芍药六分，枳壳五分，滑石五分，花粉四分，香附五分，乌药五

分，大腹皮（炒）五分，陈皮五分，甘草四分，黄杨木梳一个，葱须引，黄酒煎服。（《法门寺妇科胎前产后良方注评》）

治点伤丹田穴秘方：车前子五钱，肉桂、桂皮、归尾、丹皮、参三七、木通、山药各二钱，麝香一钱，丁香六分，共为末，酒下四分。肚角受伤，吐血不止，用水银、栀子、红花、五加皮共为末，带毛小鸡一只同捣烂敷上。（《少林寺伤科秘方·卷三·治点伤诸穴秘方》）

治点伤膀胱穴秘方：肚胀不消，小便不通服此方：车前子一钱五分，猪苓、泽泻、槟榔、小茴、桔梗、陈皮、青皮、杜仲、桑寄生、半夏、良姜、甘草各一钱，大黄八分，灯心、生姜引，水炖服。（《少林寺伤科秘方·卷三·治点伤诸穴秘方》）

治点伤正下阴脉秘方（酉时点中）：车前子、泽兰、木通各二钱，枳壳、归尾各一钱半，栀子、赤芍、生大黄、没药（去油）、乳香（去油）、田三七各一钱，小茴香一钱半，牡蛎、赤小豆各四钱，甘草七分。（《少林寺伤科秘方·卷三·治点伤诸穴秘方》）

【论述】《四部医典》中说："车前子止腹泻。"

《如意宝树》中说："车前子止寒泻。"

《图鉴》中说："味甘、涩，功效止泻，愈伤，敛黄水。"

冬葵果

【别名】扎木巴。

【性味】甘、涩。凉；效锐。

【功能】强肾，利尿，止渴，止泻，排疮脓。

【主治】肾衰，遗精，尿涩，热性尿闭，烦渴引饮，脓疮。

【论述】《月王药诊》中说："活各种肺病。"

《铁鬘》中说："冬葵果凉，锐。"

《如意宝树》中说："冬葵果增强肾功能，治尿涩，尿闭，干脓。"

《蓝琉璃》中说："味甘、涩，治疗尿闭、干脓疮，愈消渴。"

齐墩果

【论述】《酉阳杂俎》："齐墩树出波斯国，亦出拂林国，拂林呼为齐虒。长二三丈，皮青，白花似柚，极芳香，子似阳桃，五月熟，西域压为油以煮饼果，如中国之巨胜也。"（《酉阳朵俎·卷十八》）

决明子

【别名】藏文名：塔嘎多杰。

【性味】微苦、甘、涩，凉或平，涩、纯、燥。

【归经】入肝、肾经。

【功能】清肝，明目，利水，通便。燥黄水或托引黄水、杀虫、镇静、滋补强壮。

【主治】风热赤眼，青盲，雀目，腹水，便秘。关节肿胀、疼痛，全身瘙痒，痛风，痹病等黄水性疾病；脱发、皮肤瘙痒、秃疮、疥癣等皮肤病；营养不良、体虚、衰老等症。

【附方】深师疗失明，主一岁、二岁、三岁、四岁拭目中无他病，无所见，如绢中视，决明散方：马蹄决明二升，右一味捣筛，以粥饮服方寸匕，忌鱼、蒜、猪肉、辛菜。（《外台秘要·卷二十一》）

治点伤脑门穴秘方：血瘀七孔，鸡汤洗净伤处，将马蹄子焙干研末，调敷后用八宝丹、朱砂、玛瑙、龙骨、象皮、鹿角胶、地鳖虫、白蜡、乳香、没药，若无血水，用人乳调服即愈。（《少林寺伤科秘方·卷三·治点伤诸穴秘方》）

癣疮延蔓：决明子一两为末，入水银、轻粉少许，研不见星，擦破上药，立瘥。此东坡家藏方也。（《本草纲目·卷第十六·决明》）

【论述】《月王药诊》中说："解毒、干黄水能引起培根病。"

《铁鬘》中说："决明子性平、治癔病，黄水病和癣。"

石榴

【别名】藏文名：塞珠。

【性味】甘、酸，热（消化后性温），锐、涩、浮、腻、燥、轻。

【功能】调理胃火，健脾，祛培根寒症，消食、开胃、止泻。

【主治】不消化病，恶心，胃胀，肠鸣，嗳气，胃、肺、肾、肝之寒症；胃胀、肠鸣、食物不消而泄泻等疾病。

【附方】石榴、肉桂、豆蔻、荜茇配伍，研细末，治疗胃火衰败，消化不良，食欲差等症。

【论述】石榴是治疗寒性病的主要药物之一，《医经八支》中说："甘味治龙、赤巴、培根三种病。酸而不引起赤巴病，微温而治龙、培根病。安神、效轻、腻、止泻，增食欲，升胃火。"

《铁鬘》中说："石榴味酸，化性温，治肝、胃火衰败。"

《四部医典》中说："石榴医治一切胃病，升胃火，治疗寒性培根病。"

芒果核

【别名】芒果，藏文名：阿折。

【性味】酸，甘，温，重，腻。

【功能】补肾，祛肾寒。

【主治】腰胯酸痛，下身沉重，关节疼痛；肾震伤腰痛，肾热。

【论述】《月王药诊》中说："敛黄水，止泻，治肾病。"

《金光注释集》中说："味酸、甘、化味酸、性温。"

《四部医典》中说："芒果核、蒲桃、大托叶三实能医治肾脏疾病。"

余甘子

【别名】藏文名：居如拉。

【性味】甘、酸、涩，凉或平，效锐。

【功能】清血热，胆热，健胃，消食，生津，止咳，降压。

【主治】血热，赤巴病，培根病，培根与赤巴合并症，血痢，肝胆病，眼病，坏血病，高血压，消化不良，咳嗽，喉病，口干，热性水肿、尿频。

【附方】余甘子、姜黄、黄柏、蒺藜共研细末，治疗尿频、尿急、膀胱热等症。

【论述】《月王药诊》载"余甘子治血、赤巴病，加剧心脏病，能引起肾病。"

《四部医典》中说："能治培根、赤巴、血病"。

《甘露之滴》中说："余甘子性凉，治赤巴病，不生风，三实（毛诃子、诃子、余甘子）是滋补上品，利诸病，特别治眼病疗效尤好。"

忍冬子

【别名】藏文名：起象。

【性味】甘，微寒。

【功能】祛培根病，解热。

【主治】果实及种子治肺病、眼病、培根病；枝叶解热，治肺痨、痢疾、疔疮、毒疮。

【论述】《四部医典》中说："忍冬果，功效是医治心热，妇科疾病。"

杏仁

【别名】藏文名：康布。康布原植物指杏和桃。

【性味】苦，温或平，有小毒。

【归经】入肺、大肠经。

【功能】祛痰止咳，平喘，润肠，破血祛瘀，调经，生发，乌发。

【主治】外感咳嗽，喘满，喉痹，肠燥便秘，月经不调，痞块，秃疮。

【附方】《梅师方》治食狗肉不消，心下坚或胀，口干，忽发热妄语方：杏仁一升去皮，水三升煎沸，去滓取汁为三服，下肉为度。（《证类本草·卷二十二·杏实》）

深师疗诸咳，心中逆气，气欲绝，杏仁煎方：杏仁四两（去尖皮，末），猪膏二斤，白蜜二升，生姜汁三升，右四味，著铜器中，于微火上先煎姜汁，次内蜜膏令如锡，置器著地，乃内杏仁末，复令得一沸，煎成，服如枣大一丸含之，日三，不知，稍稍增之。（《外台秘要·卷九》）

《耆婆方》治人热风鼻中燥　脑中方：杏仁一小升（去皮，炙），苏二升，纳杏仁于苏中煎之，杏人黄，沥出之，纳臼中捣作末，还纳酥中搅令调，少少服之。（《医心方·卷五》）

治棍伤项后肿痛方：杏仁5枚，桃仁10枚，川黄连15克，血竭1.5克，花椒0.9克。上药共捣烂如泥状，敷于患处。（《少林寺秘方集锦·上部·少林寺跌打损伤方·跌打损伤方》）

少林千锥膏：杏仁40粒，桃仁40粒，巴豆7个，陈铜绿9克，冰片6克，香油适量。制法：将上五种药置石槽内碾碎，取出放在石板上，用锤砸成膏状，然后取香油约60克掺入膏内，拌匀，装瓶内密封备用。用法：敷于患处，每日换药1次。功能：解毒软坚，消肿止痛。主治：恶疮脓毒，局部红肿，痈疽，乳痈等。（《少林寺秘方集锦·上部·少林寺跌打损伤方·少林膏药》）

治点伤肺俞穴方：杏仁2.4克，陈皮2.4克，陈香3克，苏叶3克，当归3克，骨碎补3克，白芥子3克，升麻1.5克，甘草0.6克，灯心草0.3克。以上药取水、酒各半煎服，加童便一杯效果更佳。（《少林寺秘方集锦·上部·少林寺跌打损伤方·点穴致伤救治方》）

治鼻内生疮久日不愈秘方：杏仁（去皮尖）四粒，研细，用人乳调成稀汁滴鼻，每日三四次，甚效。（《少林寺伤科秘方·卷八》）

少林千捶膏：主治伤后成疮，久不收口，痈疽无名肿毒等。杏仁四十粒，桃仁四十粒，巴豆七个，铜绿三钱，冰片二钱，香油适量，将上述五种药放石糟内用铁锤砸一千锤，便成软膏血备用，遇时涂敷患处，每日患膏一次。（《少林寺伤科秘方·卷八》）

【论述】《图鉴》中说："杏树为树中上品，树大木硬，叶如杨树叶，花白色，果实红色，功效愈疮。"

山茱萸

【性味】酸，微温。

【归经】入肝、肾经。

【功能】补肝肾，涩精气，固虚脱。

【主治】腰膝酸痛，眩晕，耳鸣，阳痿，遗精，小便频数，肝虚寒热，虚汗不止，心摇脉散。

【附方】治耳鸣方：山茱萸15克，枸杞子12克，山药30克，益智仁12克，生地9克，知母9克，黄柏（盐炒）6克，生甘草4.5克，杭菊花4.5克，石菖蒲3克。水煎服。（《少林寺秘方集锦·下部·内科杂病验方·内科杂病方》）

山楂

【性味】酸、甘，微温。

【归经】入脾、胃、肝经

【功能】消食积，散瘀血，驱绦虫。

【主治】内积，癥瘕、痰饮、痞满、吞酸、泻痢、肠风、腰痛、疝气、产后儿枕痛、恶露不尽、小儿乳食停滞。

【附方】治吐酸不止方：焦山楂30克，陈曲（炒）9克，白术（土炒）9克，伏龙肝30克。以清朱水1500毫升，煎至250毫升，服尽立效。（《少林寺秘方集锦·下部·内科杂病验方·内科杂病方》）

冻楂

【附方】治不思饮食方：冻楂30克，陈皮4.5克，焦麦芽、焦神曲各9克。以水1500毫升煎至500毫升，服尽3剂而愈。（《少林寺秘方集锦·下部·内科杂病验方·内科杂病方》）

治小儿寒泻方：冻楂（炒）30克，白术（炒）9克，神曲6克，陈皮4.5克，莲子（煨）12克，茯苓9克，薏苡仁12克，白扁豆12克，鸡内金9克。以上诸药共碾成细粉作为散剂，装瓶备用。婴儿每服0.6～1.5克，幼儿每服1.5～2.4克。轻者1剂可愈；重者3～5剂痊愈。（《少林寺秘方集锦·下

部·内科杂病验方·内科杂病方》)

山槟榔

【性味】辛，甘，平。

【功能】祛风，除湿，镇痛化积，接骨生肌，清肺润燥，益阴敛汗。

【主治】脉炎，食积，蛔虫病，骨折，风湿痛，虚热头晕，虚汗，咳嗽。

【论述】《罗浮山疏》：山槟榔一名纳子。生日南，树似栟榈而小，与槟榔同状。一丛十余干，一干十余房，一房数百子，子长寸余，五月采之，味近甘苦。（《广群芳谱·卷九十九》）

槟榔

【别名】藏文名：高玉。

【性味】苦，辛，温。

【归经】入脾气、胃、大肠经。

【功能】破积，下气，行水，杀虫，驱虫，驱寒性龙、益肾，利尿，养齿。

【主治】虫积，食滞，脘腹胀痛，泻痢后重疟疾，水肿，脚气，痰癖，癥结。腰胯部坠痛，腰及下肢关节酸痛，肌肉痛；由于龙引起的眩晕，心悸，气喘；并驱蛔虫绦虫；亦能治牙虫病；浮肿，肝病腹水。

【附方】《梅师方》治醋心。槟榔四两，橘皮二两，细捣为散。空心生蜜汤下方寸匕。（《证类本草·卷十三· 槟榔》）

《梅师脚气论》脚气壅痛，以沙牛屎一盏，磨槟榔一枚，空心暖服。（《医部全录·卷一百九十六 》）

治瘴疟：常山三寸，甘草二寸，槟榔、乌梅各二个。右为散，当发绝早，以酒巴半碗，于银瓷铫内煎，俟内煎，俟放冷，空心服。（《岭南卫生方·卷之中》）

槟榔、硇砂、石榴、豆蔻、肉桂、荜茇、干姜共研细末，治疗睾丸寒湿，腰痛，白带过多等。

【论述】《四部医典》记载："槟榔医治肺热肾热及扩散热症。"

岭表之俗，多食槟榔，多者日至十数。夫瘴疟之作，率因饮食过度，气痞痰结。而槟榔最能下气，消食去痰，故人狃于近利，而闇于远患也。此颇类北人之食酥酪，塞北地寒，食酥酪肤理缜密，一旦病疫，当汗则塞，塞而汗不得出。岭南地热，食槟榔，故脏气疏泄，一旦病瘴，当下则虚羸而本不能堪，所以土人多体瘠色黄，岂尽气候所致，盖亦槟榔为患，殆弗思耳。"（《岭南卫生方·卷之上·》）

芝麻

【别名】藏文名：地勒。

【性味】甘，温。

【功能】提升胃温，祛风，舒心，润肌肤，生须发，壮阳，生精。

【主治】"龙"病，心烦，胃寒，脱发，阳痿。

达折合

【别名】又称五味子，藏文我哒周或达折合。

【性味】甘，酸，凉或平，躁，轻，坚。

【功能】活血，止热痢，止吐泻，助消化。

【主治】龙病，肠炎腹泻，昏晕，赤巴侵及腑器所致的热性泄泻，肺瘤疾、气喘、呕吐、胃火衰败，因腑寒而食物不消。

【论述】《四部医典》中说："止寒热性腹泻。"

《月王药诊》中说："助消化。"

《明释三十章》中说："达折合性燥，止泻痢，活血肢血脉，治昏晕，呕吐呃送。"

苹果

【别名】藏文名固秀。

【性味】酸、甘，凉或平。

【功能】生津、润肺、除烦、解暑，开胃，醒酒。

【主治】肠鸣绞痛，下泻，腹痛。

【附方】治虫牙久痛不止方：苹果4.5克，丁香0.9克，薄荷9克，细辛2.4史，苍耳9克，桑枝9克，荆芥9克，防风9克。上药煎汁，放凉加冰0.4克搅化，每小时漱口3～4次。（少林寺秘方集锦·下部·内科杂病验方·内科杂病方》）

川楝子

【性味】苦，寒，有毒。

【归经】入肝、胃、小肠经。

【功能】除湿热，清肝火，止痛，杀虫。

【主治】热厥心痛，胁痛，疝痛，积腹痛。

【附方】疝肿痛：《澹寮方》楝实丸：治钓肾偏坠，痛不可忍。用川楝子肉五两，分作五分：一两用破故纸二钱炒黄，一两用小茴香三钱、食盐半钱同炒，一两用莱菔子一钱同炒，一两用牵牛子三钱同炒，一两用斑蝥七枚（去头、足）同炒。拣去食盐、莱菔、牵牛、斑蝥，只留故纸、茴香，同研为末，以酒打面糊丸梧桐子大。每空心酒下五十丸。（《本草纲目·卷三十五·楝》）

治妊娠心痛　火龙散：川楝子、茴香各三钱（炒、去核），艾叶（盐水炒）一钱半。水煎，食远服。（《竹林女科证治·卷二》）

治五更泄泻方：川楝子9克，延胡索12克，木香4.5克，枳壳2.4克，黄芩12克，车前子（布包）9克，泽泻、茯苓各15克，白芍12克。上药加龙泉水1500毫升煎浓汁500毫升，服之立效。（《少林寺秘方集锦·下部·仙科杂病验方·内科杂病方》）

治手裂方：用生楝子30克，置锅内浸泡，每日洗手数次可愈。（《少林寺秘方集锦·下部·内科杂病验方·内科杂病方》）

干生菜豆

【附方】接骨妙方：干生菜豆，捣成末，炒至紫色为度，乘热掺入黄酒调作厚糊，敷于损伤处，以布包扎将骨凑好，外用柳木夹足捆住勿动。

内用土鳖虫三四个，焙研为末，黄酒送下，盖暖令睡，其骨可渐接上。另加自然铜或汉古钱（俱用炭煅红，醋淬7次）研成粉取七厘同服更妙。（《少林寺伤科秘方·卷七》）

沙棘

【别名】藏文名达尔布。

【性味】酸、涩，温、燥、腻、锐、轻、固。

【功能】止咳祛痰、祛培根、活血散淤，消食化滞。

【主治】培根病、慢性支气管炎、肺瘤疾、肺脓疡、肺脉痞；血痞，血症，血瘀，闭经。

【附方】沙棘、木香、葡萄、甘草、余甘子共研细末，加白糖，治疗感冒咳嗽，慢性支气管炎肺脓肿，痰稠。

【论述】《月王药诊》中说："治胃病，培根性肺病，心肺病及止泻。"

《四部医典》中说："补肺、活血、治培根病。"

《四部医典·后续本》中说："沙棘浸膏治肺病，培根病及血性痞块。"

马千子

【附方】治企刀跌刀伤神效方：马千子一斤，枳壳（半斤）。上两味药先将马千子用小便浸晾干，用黄土拌炒成黄黑色，共研细末，以瓦瓶装好备用。刃伤见血无论轻重皆撒药用布裹好，若伤轻者可立即结痂。切忌见水，若伤重者或不能马上止血，仍用药加敷伤口，自然止血。若甚重之伤，用药一小茶匙，体壮者用两茶匙，加麝香一厘，研匀，查明后开引子另煎取汁和药用酒冲服。能饮者不妨尽醉而睡，用棉被盖紧，切忌受风，候汗出即愈。次日以鲜猪肉做汤予伤者食。跌打重伤并未见血者，亦查明后开引子照服即愈。此方无论掺敷冲服所有饮食均不禁口，尚须发物予食，免其日后发伤作痛。（《少林寺伤科秘方·卷六·少林金枪秘方》）

诃子

【别名】诃黎勒，藏文名：阿如拉。

【性味】果实甘、涩、酸、苦，平，温；消化后甘，温，效糙。

【归经】入肺、胃、大肠经。

【功能】敛肺，涩肠，下气。舒心，清血，补养，降气，消食，敛汗与"黄水"，明目，解毒。

【主治】久咳失音，久泻，久痢，脱肛，便血，崩漏，带下，遗精，尿频。三邪所引起的诸病，即龙、赤巴、培根合并症和聚合性诸症。

【附方】诃梨勒皮八分，槟榔仁八分，人参三分，橘皮六分，茯苓四分，芒消四分，狗脊三分，豉四分，大黄八分，干姜十二分，桃仁八分，牵牛子十三两，桂心八分。凡十三味，㕮咀，下筛，以蜜月丸如梧子，服廿丸，食前以温酒若薄粥汁服，平旦得下利良。（《医心方·卷三》）

诃子、石榴、五灵脂、黑冰片、木鳖子共研散剂治疗龙、赤巴合并症。

三等丸能疗众病，复非难事。取诃黎勒、干姜、沙糖三事等分，捣前二令碎，以水少许和沙糖融之，并捣前丸。且服十丸许为度，诸无所忌。若患痢者，不过两三服即差，能破眩气，除风消食，为益处广，故此言之。若无沙糖者，饴、蜜亦得。又诃黎勒若能每人嚼一颗咽汁，亦终身无病。（《大藏经·卷五十四·南海寄归内法传》）

《金光明经》流水长者子除病品云：热病下药，服诃梨勒。

《录验方》云帝释六时服诃梨勒丸方：上诃梨勒者，具五味，味辛、酸、苦、咸、甘，服无忌。治一切病，大消食，益寿补益，令人有威德，延年。是名最上仙药。疗廿八种风：癖块；大便不通；体枯干燥，面及遍身黄者；痔；赤白利；下部疼痛；久壮热；一切心痛；头旋闷；耳痛重听；有身体痛疽，积年不瘳；痢不思食；痰冷在胸中；咳嗽；唇色白，干燥；小便稠数；腹胀；痃气；初患水病者；疗声破无；无颜色；色黄，肠内虫；脚肿；气上吐无力；肢节疼痛；血脉不通，心上似有物勇；健忘；心迷。如是等，皆悉瘥除也。

乃胎不运动而致，宜顺血散治之：诃子，水一钟，煎七分，温服。

（《宁坤秘笈·卷上》）

治妊娠阴肿安胎顺血汤：诃子（制），水煎，温服。（《竹林女科证治·卷二》）

【论述】诃子汤，广之山村皆有诃梨勒树就中郭下法性寺佛殿前四五十株，子小而味不涩，皆是陆路。广州每岁进贡，只采兹寺者。西廊僧院内老树下有古井，树根蘸水，水味不咸，院僧至诃子熟时，普煎此汤以延宾客。用新诃子五颗，甘草一寸，并拍破，即汲树下水煎之，色若新茶，味如绿乳。服之消食疏气，诸汤难以比也。（宋·钱易《南部新书·庚》）

诃黎勒树似木，花白，子形如橄榄，六路皮肉相著，可作饮，变白髭发令黑，出九真。《本草纲目》：诃黎勒一名诃子，诃黎勒，梵言天主持来也。苏颂曰：岭南皆有，而广州最盛，子形如栀子橄榄，青黄色，七八月实，熟时采，未熟时风飘堕者，谓之随风子，暴干收之，益小者，彼人尤珍贵之。气味苦温无毒，治冷气，心腹胀满，下食，破胸膈结气，下宿物，止肠久泄，赤白痢。消痰活水调中，止呕吐霍乱，心腹虚痛，奔豚，肾气。《炮炙论》：凡用诃黎勒，酒浸后蒸一伏时，刀削去皮，取肉锉焙用，用核则去肉。（《广群芳谱·卷一·百诃黎勒》）

气味：苦温，无毒。主治：主冷气心腹胀满，下食。核曰：出波斯，令岭南、广州亦有之。（《本草乘雅半偈·卷九·诃黎勒》）

《广异记》："高仙芝伐大食，得诃黎勒，长五六寸。初置抹肚中，便觉腹痛，因快痢十余行。初谓诃黎勒为祟，因欲弃之。以向大食长老，长老曰：'此物长带，一切病消。痢者出恶物耳。'仙芝甚宝惜之。天宝末被诛，遂失所在。"（《证类本草·卷十四·诃梨勒》）

《图经》曰：诃梨勒，生交、爱州，令岭南皆有，而广州最盛。株似木，花白，子似栀子，青黄色，皮肉相著，七月、八月实熟时采，六路者佳。《岭南异物志》云：广州法性寺佛殿前有四五十株，子极小而味不涩，皆具六路。每发州贡，只以此寺者。寺者古井，木根蘸水，水味不咸。每子熟时，有佳客至，则院僧煎汤以延之。其法用新摘诃子五枚，甘草一寸，皆碎破，汲木下井水同煎，色苦新茶，今其寺谓之乾明，旧木犹有六七株。古井亦在。南海风俗尚贵此汤，然煎之有必尽如昔时之法也。

（《证类本草·卷十四·诃梨勒》）

《极要方》治宿食不消，心腹妨满，腹痛须利方：诃梨勒八分，桔梗六分，槟榔仁八分，芍药六分，大黄十分，右，为散，空腹煮生姜，饮服三钱匕，日二服。（《医心方·卷九》）

《广异记》云：高仙芝在大食国得诃黎勒，长五寸，置抹肚中，便觉腹中痛，因大利十余行，疑诃黎勒为祟。后问大食长老。云：此物人带一切病消，利者乃出恶物尔。仙芝宝之，后被诛，失所在。（《本草纲目·卷三十五·诃黎勒》）

《最胜王经》云：诃梨勒一种，具足有六味，能除一切病，无忌药中生。又三果三辛，诸药中易得，沙糖苏蜜乳，此能疗众病。自余诸药物，随病可增加，先起慈悯心，莫规于财利。（《医心方·卷一》）

释名：诃子，时珍曰：诃黎勒，梵言天玉特来也。（《本草纲目·卷三十五·诃黎勒》）

水邱先生歌诀，水邱道人年一百，炼得龙精并虎魄，流传此法在人间，聊向三天助阴德，扶危起困莫蹉跎，此药与人有效多，不问阴阳与冷热，先将脾胃与安和，脾经虚冷易生风，最是难将冷药攻，闭却大便并上气，为多厚朴与苏蓉，此法精关两道方，病人入口便知良，但须仔细看形候，莫向阴中错用阳，涕唾稠黏小便赤，干枯四体无筋力，乌龙膏子二十园，便是枯焦得甘滴，遗精梦泄腹膨高，咳嗽阴热为患劳，此病是阴须识认，便当急下玉龙膏，嗽里痰涎仰卧难，阴阳交病候多端，却须兼服诃黎勒，治取根源离自安（准绳）。（《续名医类案·卷十一》）

伤寒霍乱之徒，半日暴泻之类，头痛心痛眼痛齿疼，片有病起咸须断食，又三等丸能疗众病，复非难得。取诃黎勒皮、干姜、沙糖，三事等分，捣前二令碎，以水片许和沙糖融之并捣为丸，且服十丸许以为度，诸无所忌。若患痢者，不过三两服即差，能破眩气除风消食，为益处广故此言之。若无沙糖者，饴蜜就得。又诃黎勒若能每日嚼一颗咽汁，亦终身无病。（《大藏经·卷五十四·南海寄归法传卷第三》）

……将一药果名诃梨勒奉上众僧，缘此果报名终生天。（《大藏经·卷五十四·诸经要集·卷八》）

在诸种药典和文献中，都把诃子称为"药王"或"神品"，认为对各种病均有疗效。《月王药诊》载："治疗龙、赤巴和培根诸病，能治脏腑疾病，引起脾之病。"

《四部医典》称："诃子除咸味外，还具备酸、苦、甘、辛、涩等五味，其功效是滋养身体，升胃火，助消化，能医治龙、赤巴，培根诱发的疾病。"

《医术点滴》中说："那木加诃子生长在东方贝埃丹山，它的根、干、枝、叶、皮、花、果清除众生的骨、肉、肢、脉、筋、皮、脏、腑、器官的疾病。是五种诃子之首，具有六味，八性，三化味，十七效，治疗三灾性的二十种病，特别是四病。"

狗尾子

【别名】藏文名：拿日木。

【性味】甘、涩；温。

【功能】止泻、健胃。

【主治】消化不良，慢性腹泻。

【论述】《四部医典》中说："狗尾子止泻。"

《如意宝树》中说："狗尾子止寒泻。"

珍珠梅

【别名】藏文名：奥色折吾。

【性味】甘。

【功能】化痰。

【主治】肺病

【论述】《如意宝树》中说："珍珠梅治肺病。"

砂生槐子

【别名】藏文名：吉尾折捕。

【性味】极苦，寒，轻，涩，浮。

【功能】抑赤巴，催吐，解毒，杀黏虫。

【主治】赤巴性胃痛；黏性疫热，肠刺痛；疔疮，皮癣，虫病；湿热黄疸。

【论述】《图鉴》中说："砂生槐子为最有疗效的药物之一，遍体生灰白刺，叶细小，花小蓝色，果苗长，种子如豆粒，味基，气香，功效治虫病，白喉病。"

《四部医典》中说："功效是催吐胆汁。"

芫荽子

【别名】藏文名：乌苏。

【性味】辛，酸；温。

【功能】温胃，消食。

【主治】胃寒，"培根"病，肠绞痛，消化不良。

【论述】《医经八支》中说："芫荽叶苦、甘，利尿而不致赤巴病。"

《四部医典》中说："性锐。"

《如意宝树》中说："芫荽煎汤内服，治培根、木保病。"

花椒

【别名】藏文名：夜玛。

【性味】辛，涩、温，有毒。

【归经】入脾、肺、肾三经。

【功能】温中散寒，除湿止痛，解鱼腥毒。开窍，杀虫，止痒，消食。

【主治】积食停欲，心腹冷痛，呕吐，噎呃，咳嗽气逆，风寒湿痹，泄泻痢疾，疝痛，齿痛，蛔虫痛，蛲虫病，阴痒，疮疥。胃培根黏液增多，消化不良，胃胀肠鸣；虫病腹痛；牙痛，舌肿，音哑，固齿。

【附方】（深师疗咳）又方，蜀椒一合（汗，去目），杏仁（去皮尖熬），半合，豉半合，款冬花小半合，右四味捣，蜜和为丸，晚间不食，含一丸如弹丸大，含一丸则知效验，十年者五六日知良。（《外台秘要·卷九》）

又疗咳逆上气，腹中有坚痞，往来寒热，令人羸瘦，不能饮食，或时下痢。此腹中如绞在脐上下关，疝气上肠使然为病，有气涌逆，蜀椒散方：蜀椒五合（去目并闭口者，汗），桂心、甘草各一两（炙），通草、半夏（洗）各三两，右五味捣筛，饮服方寸匕，日三夜一，忌海藻、菘菜、肉饧、生葱。（《外台秘要·卷十》）

深师疗冬月冒涉冻凌，属目手足坏，及始热痛欲者方：蜀椒二分，芎二分，白芷、防风各三分，姜一分（一作盐），右五味以水四升煎令浓，以洗之。（《外台秘要·卷二十九》）

《僧深方》治心下支满痛，破积聚，咳逆不受食，寒热喜噫方：蜀椒五分，干姜五分，桂心五分，乌头五分，右四物，治合下筛，蜜和丸如小豆，先辅食以米汁，服一丸，日三夜一，不知，稍增一丸，以知为度，禁食饮。（《医心方·卷十》）

《梅师方》皮肤裂，川椒三四合，水煮去滓，浸患处。半食顷，出令燥再浸，再涂以猪、羊髓脑甚妙。（《医部全录·卷二百十一·川椒》）

……如其差已后须将息，宜可食新煮饭饮熟绿豆汤，投以香和任饮多少。若觉有冷投椒姜荜茇，若知是风，著胡葱荆芥。医方论曰，诸辛悉皆动风，唯干姜非也，加之亦佳。准绝食日而作调息讳饮冷水。余如药禁。如其啜粥，恐痰饮还增。……若患热者，即熟煎苦参汤，饮之为善，著亦佳也。

……且如神州药，石根茎之类，数乃四百有余，多并色味精奇香气芬郁，可以蠲疾，可以五神。（《大藏经·卷五十四·南海寄归内法传·卷第三》）

囊疮痛痒：红椒七粒，葱头七个，煮水洗之。一人途中苦此，湘山寺僧授此方，数日愈。名驱风散。（《本草纲目·卷三十二·蜀椒》）

胎前阴门痒甚此症有孕，房事不节，阳精留蓄，因而作痒。宜川椒白芷汤并洗之：川椒一两，白芷一两五钱。水煎服。渣煎洗之。（《宁坤秘笈·卷上》）

治妊娠阴痒　椒芷汤：川椒（去目）一两，白芷一两五钱。水煎，服头煎，以二煎洗之。（《竹林女科证治·卷二》）

【论述】《铁鬘》中说："花椒辛、糙，治龙病入心。"

胡椒

【别名】藏文名：那勒宪。

【性味】辛，热，燥，锐，糙。

【归经】入胃、大肠经。

【功能】温中，下气，消痰，解毒，开胃，除寒。

【主治】寒痰食积，脘腹冷痛，反胃，呕吐清水，泄泻，冷痢，并解食物毒。培根寒症。

【附方】治青盲：用胡椒、安石榴子、细辛、甘参、姜末、小豆、麻子各一铢末，和石蜜浆，日咒七遍，乃至七日，用作饼，大如钱许，用搭眼上，以水从头 之。（《敦煌古医籍考释·佛家方第一种》）

清盲……用胡椒、安石榴子、细辛、末、小豆麻子各一铢，末，如蜜浆若葡萄浆……作饼大如钱许，用搭眼以水从头后 之。（《新修大藏经·第二十一卷·陀罗尼杂集·卷第七》）

治寒热发作方：胡椒4粒，研成细末。先把患者中脐（即肚脐）用针刺破放上胡椒末，再外贴小膏药一张。（《少林寺秘方集锦·下部·内科杂病验方·少林寺还俗僧徐祗法秘藏方选》）

【论述】《四部医典》中说："胡椒治疗寒性病根病。"

《医经八支》中说"因效锐而引起赤巴病。升胃此，增食欲，化味辛而治培根病。"

《铁鬘》中说："性温效糙而治寒症，长期大量应用导致龙病。"

段成式《酉阳杂俎》云：胡椒，出摩伽国，呼为昧履支。其苗蔓生，茎极柔弱，长寸半。有细条与叶齐，条上结子，两两相对。（《酉阳杂俎·卷十八》）

【集解】胡椒生西戎。形如鼠李子调食用之，味甚辛辣。【慎微曰】按段成式《酉阳杂俎》云：胡椒出摩伽陀国，呼为昧履支。（《本草纲目·卷三十二·胡椒》）

台椒

【附方】《梅师方》手足寒裂，台椒三四合，煮浸半食顷，须臾再浸，又傅以羊猪髓脑，甚妙。（《医部全录·卷一百九十六》）

草果

【别名】藏文名成高拉。

【性味】辛、温、涩、轻、燥。

【归经】入脾、胃经。

【功能】燥湿除寒，祛痰截症，消食化积，祛胃、脾之寒。

【主治】疟疾，痰饮痞满，脘腹冷痛，反胃，呕吐，泻痢，消化不良，食积胀满，吐泻、痰饮。

【附方】治赤白痢，及休息痢，瘴后患痢，亦宜此药断下汤：草果（连皮）一个，白术（面炒）、茯苓各一钱，甘草半钱。（《岭南卫生方·卷之中》）

草果饮：治瘴疟头疼身痛，脉浮弦寒热。草果（去皮）、川芎、白芷、紫苏叶、良姜、甘草（炙）、青皮（去白，炒）各等分，右锉散，每服三钱，水一盏煎七分，去滓热服。当发日连进三服。（《岭南卫生方·卷之中》）

断下汤：治赤白痢及休息痢，瘴后患痢，亦宜此药。草果（连皮）一个，白术（面炒）、茯苓各一钱，甘草半钱，右中咬咀，用大罂粟壳十四枚，去筋膜并萼剪碎，用醋淹炒燥为粗末，同前作一剂，水二大盏，姜七片，枣子乌梅各七个，煎至一大盏，分二服服之，赤痢加乌头二七粒，白痢加干姜半钱，若伏暑致痢者，先以香薷饮吞下加巴豆感应丸，小便不通用五苓散吞下，然后服此药。若瘴后因食物，忤脾胃壮毒气，致腹痛而痢，必有积物，须服苏合香丸。加感应丸少许（气虚者却不宜服），荡涤后服此药。古方谓：痢乃滞下，又云，无积不成痢，如此乃宜先荡涤，不然则积无由去。瘴后痢疾，又有气虚藏寒 而患者，却不可更加荡涤，宜服养脏汤乃吞下震灵丹，玉华白丹等，理中之剂。（《岭南卫生方·卷之中》）

胎前疟疾，小腹作痛，口燥咽干，乃受热更多，又伤生冷，阴阳不和，服草果散即安：草果二钱，青皮、柴胡、黄芩各八分，甘草三分。水煎空心服。（《宁坤秘笈·卷上》）

（胎前心痛不可忍）亦是胎气不顺，宜顺胎散治之：草果一个，玄胡八分，五灵脂一钱，滑石八分。酒煎，半饥服。（《宁坤秘笈·卷上》）

【论述】《月王药诊》中说："升胃温，助消化。"

《四部医典》中说："草果微温、化性凉，辛、糙，化性凉而泻。"

《甘露点滴》中说："草果温消化力大。"

波棱瓜子

【别名】藏文名：色日吉摩道路。

【性味】苦；寒；效锐。

【功能】清腑热，胆热。

【主治】赤巴入脏腑，肝胆热症，消化不良。

【论述】《计算日月之轮》中说："波棱瓜子性凉、锐，治赤巴入脏腑。"

《月王药诊》中说："清热解毒。"

枸杞子

【别名】藏文名：折才玛。

【性味】甘，平或温，轻，钝，软。

【归经】肝，肾。

【功能】滋肾，润肺，补肝，明目。清热，祛恶血。

【主治】肝肾阴亏，腰膝酸软，头晕目眩，目昏多泪，虚劳咳嗽，消渴遗精。心热症，骚热症，乳痈；血痞，妇女血症，闭经；贫血，咳嗽。

【附方】《僧深方》治消渴唇干口燥　枸杞汤方：枸杞根五升（锉皮），石膏一升，小麦三升，一方小豆，凡三物，切，以水加上没手，合煮，麦熟汤成，去滓，适寒温，饮之。（《医心方·卷十一》）

《耆婆方》云：治阴痿方：枸杞、菖蒲、菟丝子各一分，合下筛，以方寸匕服，日三，坚强如铁杵。（《医心方·卷二十八·枸杞》）

治滑胎　小营煎：当归、熟地黄、白芍、山药（姜汁炒）、枸杞子各二钱，炙甘草一钱，水煎，食远温服。（《竹林女科证治·卷三》）

治带下虚热　千金散：枸杞子一两，生地黄五钱，酒一钟，煎至半钟服。（《竹林女科证治·卷一》）

凡肝脉细，余脉和缓，周慎斋用补中汤加枸杞即愈，以枸杞补肝故也。（《慎柔五书·卷一》）

治目眩、头痛方：枸杞子15克，生地9克，女贞子12克，山茱萸18克，白芷9克，当j归9克，川芎4.5克，白菊花6克，蔓荆子9克，天麻6克。上药以龙潭水1500毫升，煎取500毫升。每日2次，连服3剂。忌食猪肉、辣椒、胡椒。（《少林寺秘方集锦·下部·内科杂病验方·内科杂病方》）

枸杞子、沙棘、广木青、山奈、肉桂、硼砂、朴硝共研细末，主治闭经，妇血症，血痞等症。

僧房药树依寒井，井有清泉药有灵。翠黛叶生笼石甃，殷红子熟照铜镜。（《中药诗文选释·枸杞》）

枸子

【别名】藏文名斯日普如木。

【性味】酸，湿。

【功能】止血，收敛扩散之黄水及毒邪。

【主治】中毒扩散，伤热余邪，鼻衄，月经过多，咯血。

核桃

【别名】藏文名：达尔嘎。

【性味】甘，涩，温，腻。

【功能】抑龙，平喘，解痉，润肠，固精。

【主治】龙性抽搐；龙性便秘、腹胀；疥癣、黄水疮、丘疹；遗精、头晕、耳鸣、阳痿。

【论述】《如意宝树》中说："核桃祛龙病，生培根。"

桑椹

【别名】藏文名：塔兴。

【性味】甘，酸，凉，寒，腻。

【归经】入肝、肾经。

【功能】补肝，益肾，息风，滋液。清骨热，滋补养阴。

【主治】肝肾阳亏，消渴，便秘，目暗，耳鸣，瘰疬，关节不利。妇女骨热，气血亏，骨伤热，服用膏剂。

【附方】（深师疗发白及秃落）又方取烂熟黑椹二升，右一味于瓷瓶中，三七日化为水，以涂洗之，发生妙。（《外台秘要·卷三十二》）

荜茇

【别名】藏文名：毕毕林。

【性味】辛，温、热、腻、锐、轻、燥。味消化后则甘、涩。

【归经】入脾、胃经。

【功能】温中，散寒，下血，调理胃火，祛培根、龙，调节体质，滋补强壮，平喘、祛痰，止痛。

【主治】心腹冷痛，呕吐吞酸，肠鸣泄泻，冷痢，阴疝，头痛，鼻渊，齿痛，胃火衰败，不思饮食，不消化病等寒性疾病；恶心，气喘，气管炎，肺痨；肾寒、尿浊、阳痿及身体衰弱；营养不良而身体消瘦，各种痼疾，神志涣散；腰腿痛、关节痛；失眠；因胃火衰败而腹泻或呕吐。

【附方】荜茇、草乌、诃子制丸治疗黄水症"黏"性病。

余居士选奇方治胃冷口酸流清水，心下连脐痛。用荜茇半两，浓朴（姜汁浸炙）一两。为末，入热鲫鱼肉，和丸绿豆大。每米饮下二十丸，立效。（《本草纲目·卷十四·荜茇》）

【论述】《四部医典》中说："治疗寒症。"

《医经八支》中说："味苦，化味甘，治疗培根，龙有合并症，气不顺。"

蒟酱生于蕃国者大而紫，谓之荜茇。《酉阳杂俎》荜拨出摩伽陀国，呼为荜拨梨，拂林国呼为阿梨诃陀。苗长三四尺，茎细如箸，叶戢叶，子似桑椹，八月采。《图经本草》：岭南持有之，多生竹林内，正月发苗作丛，高三四尺，其茎如，叶青圆如戢菜，阔二三寸如桑，面光而厚，三月开花，白色在表，七月结子如小指大，长二寸以来，青黑色类椹子而长，九月收米晒曝干，南人爱其辛香，或取叶生茹之，复有舶上来者，更辛香。《本草纲目》：荜拨，《草木状》作荜茇，陈藏器本草作毕勃，《扶南传》作逼拨，《大明会典》作毕茇。气味辛大无毒，温中下气，补腰脚，杀腥气，消食，除胃冷，治霍乱，心痛呕逆，醋心，脏腑虚冷。《炮炙论》：凡使去挺用头，以醋浸一宿烘干，以刀刮去皮栗子令净，乃用，免伤人肺，令人上气。（《广群芳谱·卷九十五·荜拨》）

【释名】时珍曰：荜拨当作荜茇，出南方草木状，番语也，陈藏器本草作毕勃，扶南传作逼拔，大明会典作茇。又段成式《酉阳杂俎》云：摩伽陀国呼为荜拨梨，拂林国呼为阿梨诃陀。（《本草纲目·卷十四·荜茇》）

气味：辛，大温，无毒。主治：主温中，下气，补腰脚，杀腥气，消食，除胃冷，阴疝癖。核曰：荜茇，番语也。陈藏器本草作毕勃；扶南传作逼拨；大明会典作毕拨；摩柯陀国作荜拨梨；拂林国作阿李诃陀；近世作荜拨。不知荜茇名矣。原出波斯国，仿岭南特有之。（《本草乘雅半偈·卷十·荜茇》）

蛇床子

【别名】藏文名：拉拉普德。

【性味】辛，苦；温。

【归经】入肾、脾经。

【功能】温肾阳，祛风，燥湿，温胃，杀虫。

【主治】男子阳痿，阴囊湿痒，女子带下阴痒，子宫寒冷不孕，风湿痹痛，疥癣湿疮。腹胀，消化不良等症。

【附方】一寡妇患阴中痒，不可告人，渐至委顿，此妇平日虔奉大士，忽有尼僧来，与药一包，曰以此洗之，数洗而愈，其药乃蛇床子、吴茱萸、苦参也。（采兰集志）（《续名医类案·卷十九》）

《僧深方》治妇人子脏挺出　蛇床洗方：蛇床子一升，酢梅二十枚，二物，水五升，煮取二半，洗之，日过。（《医心方·卷二十一》）

《耆婆方》治人阴下痒湿方：蛇床子作末，和米粉，少少粉之。（《医心方·卷九》）

治白癜风效方：蛇床子9克，蜂房（炙）30克，白花蛇头1具（炙），生乌头30克，蜈蚣3克，雄黄9克。诸味药共碾成末，以生蜜和陈醋各半调成糊状，涂患处。（《少林寺秘方集锦·下部·内科杂病验方·内科杂病方》）

【论述】《四部医典》中说："蛇床子医治寒胃病。"

黄葵子

【别名】藏文名：索玛拉杂。

【性味】辛、甘、凉、糙。

【功能】敛黄水，杀虫、止痒。

【主治】皮肤病，黄水病，麻风病，虫病。

【论述】《月王药诊》中说："黄葵子解毒、干黄水、引起培根病。"

《铁鬘》中说："黄葵子性凉，糙，功效治黄水病。"

番木鳖

【别名】又称肉托果，藏文名果切。

【性味】果辛，温、燥，有毒。

【功能】敛黄水，杀虫，排脓毒。

【主治】"木保"病，肉瘤，虫病，痞块，淋巴结炎溃疡，胃痛病。

【论述】《四部医典》中说："杀虫、祛腐，治胃瘟疫。"

《甘露点滴》中说："番木鳖温燥干黄水，治肉瘤，痞块，痈疽。"

紫铆

【别名】藏文名：麻如则。

【性味】甘、苦，凉，钝。

【功能】祛虫，止痛，止痒，收黄水。

【主治】寄生虫病、黄水病、皮肤瘙痒症。

【论述】《四部医典》中说："治虫病。"

腊肠果

【别名】又称腊肠豆，藏文名东嘎。

【性味】果甘、微辛，凉、重、柔、锐、腻，有毒。

【功能】清肝热、攻泻下、消肿、解毒。

【主治】肝炎、便秘，水肿，关节肿痛，消化不良，腹胀，呕吐，体软，皮肤发青等中毒症。

【附方】腊肠果、藜芦、狼毒组成腊肠果三味散治疗新旧肝病、肝中毒。

【论述】《四部医典》中说："治肝病，缓泻。"

《甘露之滴》中说："腊肠果辛平，有黏液、湿而泻。捋洗汁液，消散四肢肿胀。"

葡萄

【别名】藏文名：更珠木。

【性味】甘，微涩，酸，平，凉、重、柔、和、稀。

【归经】入肝、脾、肾经。

【功能】补气血，强筋骨，利小便。清肺热，止咳平喘，滋补强身。

【主治】气血虚弱，肺虚咳嗽，心悸盗汗，风湿痹痛，淋病，浮肿。肺热咳嗽，慢性气管炎，咳嗽痰多，胸胁作痛，疹热入肺，肺水肿，温热烦渴，精神疲惫。

【附方】葡萄、天竹黄、红花、香附、甘草共研细末主治慢性支气管炎，喘息性咳嗽。

【论述】《月王药诊》中说："清除肝、肺疾病，治胃病。"

《医经八支》中说："强精补肾利目、通便，治疗龙、赤巴病，口苦，消渴、洒病，咳嗽，肺病，肺痨，温疫，气短，声音嘶哑等症。"

……葡萄食饱多残……压汁饮……。（《大藏经·卷二十三·十诵律卷二十六》）

葫芦

【别名】藏文名嘎贝折吾。

【性味】外壳甘，种子酸、涩，平，燥、涩、坚。

【功能】止泻，疗伤，养肺。

【主治】寒、热性泄泻，腹胀肠鸣，食物不消化症。

【附方】葫芦、地梢瓜、榜哦、拳参、木通、稻等共研细末主治热性腹泻。

【论述】《四部医典》中说："葫芦治疗寒热性腹泻。"

胡芦巴

【别名】藏文名输毛萨。

【性味】苦；温。

【功能】利气、止泻，干脓。

【主治】肺脓"培根"病，腹泻。

【论述】《铁鬘》中说："胡芦巴性重、润，利气。"

《如意宝树》中说："胡芦巴治培根病，极寒症，但生赤巴。"

《四部医典》中说："医治肺脓肿、止腹泻。"

黑种草籽

【别名】藏文名司拉那保。

【性味】甘、辛；温。

【功能】温中、消食、健齿。

【主治】肝区痛、肝衰，面部浮肿，胃"培根"病，牙蛀。

【论述】《四部医典》中说："黑种草子医治肝脏寒症。"

瑞香子

【别名】又称陕甘瑞香。藏文名：森兴那玛。

【性味】辛、微苦，寒。

【功能】杀虫。

【主治】虫病。

【论述】《四部医典》载："瑞香子杀虫。"

薏苡仁

【性味】甘，淡，凉。

【归经】入脾、肺、肾经。

【功能】健脾，补肺，清热，利湿。

【主治】泄泻，湿痹，筋脉拘挛，屈伸不利，水肿，脚气，肺痿，肺痈，胫痛，淋浊，白带。

【附方】治妊娠腹痛　薏苡仁汤：薏苡仁（炒）五钱，瓜蒌仁三钱，牡丹皮、桃仁（去皮尖）各二钱。水煎，空心服。（《竹林女科证治·卷二》）

治螺丝骨（踝关节的跗骨）受伤秘方：薏苡仁、南星、枳壳、牛膝、木瓜、五加皮、骨碎补、半夏、香附、陈皮、青皮、元胡索、归尾、桃仁、羊金花、棕树根、甘草各一钱，乌药五分，肉桂三分，酒炖服。（《少林寺伤科秘方·卷八》）

酸枣仁

【性味】甘，辛。

【归经】入心、脾、肝、胆经。

【功能】养肝，宁心，安神，敛汗。

【主治】虚烦不眠，惊悸怔忡，烦渴，虚汗。

【附方】深师小酸枣汤。疗虚劳不得眠，烦不可宁者方：酸枣仁二升，知母二两，生姜二两，甘草（炙）一两，，茯苓二两，芎䓖二两，右六味切，以水一升，煮酸枣仁，减三升，内药，煮取三升，分三妥，一方

加桂二两，忌海藻、菘菜、酢物。（《外台秘要·卷十七》）

《僧深方》小酸枣汤　治虚劳脏虚，喜不得眠，烦不宁方：酸枣二升，知母二两，干姜二两，甘草一两，茯苓二两，芎䓖二两，凡六物，切，以水一斗煮枣，减三升，分三服。（《医心方·卷十三》）

《金匮》酸枣仁汤有论：酸枣仁二升，甘草一两，知母二两，茯苓二两，芎䓖二两（深师有生姜二两）上五味，以水八升，煮酸枣仁得六升，内诸药，煮取三升，分温三服。（《医门法律·卷六·酸枣仁汤》）

治妊娠怔忡　益荣汤：酸枣仁、当归、人参、茯神、白芍各一钱，紫石英（煅、研）、木香各八分。水煎服。（《竹林女科证治·卷二》）

酸枣：气平，味酸，无毒。《本草》云：主心腹寒热，邪结气聚，四肢酸疼湿痹，烦心不得眠，脐上下痛，血转久泄，虚汗烦渴，补中益肝气，坚筋骨，助阴气，令人肥健。久服安五脏，轻身延年。胡洽治振悸不得眠，人参、白术、白茯苓、甘草、生姜、酸枣仁六物煮服。（《汤液本草·卷五·酸枣》）

蒲桃

【别名】藏文名：萨日巴来。

【性味】甘、涩，温，轻。

【功能】滋补强肾。

【主治】下身寒凉，腰胯酸痛，尿频，遗精，肌肉痛；肾热、肾震伤；尿闭，膀胱石痞。

【论述】《月王药诊》和《四部医典》中的论述与芒果核同。《蓝琉璃》中说："蒲桃能治肾寒症。"

蒺藜

【别名】藏文名：塞玛。

【性味】微苦，温，效轻。

【功能】养肾，利水，祛风，止痒。

【主治】腰肾寒证，尿涩淋沥，风湿，荨麻疹。

【附方】蒺藜、螃蟹、冬葵果共研细末煎汤，主治浮肿，水肿，尿闭，尿频等症。

【论述】《四部医典》中说："蒺藜治尿涩，风湿痹症，肾病。"

《铁鬘》中说："蒺藜温、轻，养肾。"

《如意宝树》中说："蒺藜治肾腰寒症、祛风。"

《蓝琉璃》中说："治尿涩、寒性龙病，风湿浮肿、水肿，肾病、龙病。"

榼藤子

【别名】藏文名：庆巴肖夏。

【性味】苦，涩，平，轻，燥。

【功能】解肝中毒，止痛，解痉。

【主治】肝区疼痛，肝病水肿；白脉病初期；腹痛，吐泻，两胁作痛，头痛，发烧。

【论述】《金光注释集》中说："化味甘，性温，效轻，干。"

藜豆

【别名】藏文名：达果示肖夏。

【性味】甘，平，腻，燥，轻。

【功能】清脾热，滋养，消肿。

【主治】气喘，唇紫，左胁刺痛等脾热症；乏精，遗精，阳痿，早泄；咽喉肿痛，白脉病。

【论述】《月王药诊》载："藜豆为泻药，并治心脏药。"

《甘露之滴》中说："藜豆温平，外敷消肿，种仁为滋养良药。"

酸藤果

【别名】藏文名吉灯嘎。又称信筒子。

【性味】甘、酸、辛，平、涩、锐。

【功能】杀虫驱虫，调胃火，助消化，消肿。

【主治】皮肤寄生虫病，肠寄生虫，亚玛虫；肾脏病引起的浮肿、水肿；胃火衰败，不消化症，食欲不振，胃腹胀满，嗳气频作，不思饮食等。

【论述】《月王药诊》中说："治疗虫症。"

《四部医典》中说："杀虫，升胃火。"

《计算日月之轮》中说："酸藤果辛、锐，杀虫，治灰色浮肿，锐而泻。"

路路通

【性味】苦，平。

【归经】通行十二经。

【功能】祛风通络，利水除湿。

【主治】肢体痹痛，手足拘挛，胃痛，水肿，胀满，经闭，乳少，痈疽，痔漏，疥癣，湿疹。

【附方】《耆婆方》治人瘦，令人肥健，肥白，能行阴阳，并去风冷，虚瘦无力，神验方：陛枫木经五年以上树皮，去上黑皮，取中白皮五斗，细锉，微曝，令水气去，以清美酒于白瓦器中渍之，作春夏七日，秋冬二七日，少少饮酒，酒欲尽至下台枫胶，少少取食之，不经数月，即肥白，立验。忌如法。（《医心方·卷十二》）

槐角

【性味】苦，寒。

【归经】入肝、大肠经。

【功能】清热，润肝，凉血，止血。

【主治】肠风泻血，痔血崩漏，血淋，血痢，心胸烦闷，风眩欲倒，阴疮湿痒。

【附方】《梅师方》治崩中或赤白，不问年月远近。取槐枝烧灰，食前酒下方寸匕。

又方治痔有虫咬谷道痒，或下脓血多。取槐白皮浓煮汁，安盆坐汽之虚春谷道，令更暖，良久欲大便，当虫出，不过三度即愈。如用末绵裹内下部。（《证类本草·卷十二·槐实》）

槐耳

【性味】平。

【主治】痔疮，便血，脱肛崩漏。

治哮喘方：槐蛾（即老槐树上结的果壳）9克，白果9克，冰糖30克。取龙泉水15000毫升，加入上药内，煎煮至500毫升，再加入冰糖搅化，每日2次，连服3~5天即愈。（《少林寺秘方集锦·下部·内科杂病验方·内科杂病方》）

《僧深方》治痔神方：槐耳为散，服方寸匕，亦粉谷道中，甚良。（《医心方·卷七》）

黑脂麻

【性味】甘，平。

【归经】入肝、肾经。

【功能】补肝肾，润五脏。

【主治】肝肾不足，虚风眩晕，风痹，瘫痪，大便燥结，病后虚羸，须发早白，妇人乳少。

【附方】涌泉方：此药济急饥、虚渴法：油麻二合（拣净，去皮生用），杏仁二七颗（去皮尖，生用），盐花一钱，宣蜡二两。上件三味药细研，以火煎蜡化后，倾向药碗子内，相和，更研令匀。只于火畔便丸，如樱桃大，每服一丸，以津唾下在腹中，能折食止饥渴。如要且折食，须不论世方可得。若要开食，请吃米饮，药下却在水中却洗，取神验也。（《敦煌古医籍考释·辟谷诸方第一种·甲本》）

治破伤风方：黑芝麻120克，捣烂煎熬成浓汁，加入红糖120克，搅匀，趁热服下汗出者病愈。（《少林寺秘方集锦·上部·少林寺跌打损伤方·少林外科杂病验方》）

摩厨

【论述】木有摩厨，生于斯调国，其汁肥润，其泽如脂膏，馨香馥郁，可以煎熬食物，香美如中国用油。（《齐民要术·卷十》）

生西域，二月开花，四月五月结实，如瓜许。（《证类本草·卷二十三·摩厨子》）

摩厨子

【论述】集解：摩厨子生西域及南海并斯调国。（《本草纲目·卷三十一·摩厨子》）

黑大豆

【性味】甘，平。

【归经】入脾、肾经。

【功能】活血，利水，祛风解毒。

【主治】水肿胀满，风毒脚气，黄疸浮肿，风痹筋挛，产后风痉，口噤，痈肿疮毒；解药毒。

【附方】吃草方：墨豆一升，苍术五两。上件二味，以水煮软后，干炒令黄色，将行路中有一切草木、树叶，将以食之满口，用法：豆五、七粒同吃一切草木，并作豆味，兼能香滑，请各讫之。（《敦煌古医籍考释·辟谷诸方第一种·甲本》）

治毒物伤胎黑豆汤：黑豆三合，淡竹叶十片（洗），甘草三钱。水煎服。（《竹林妇科证治·卷二》）

少林明目丹：黑豆（用陈醋炒半熟）30克，白蒺藜30克，黄连12克，生地12克，荆芥6克，防风6克，桃仁4.5克，赤芍9克，红花6克，贝母6克，山羊肝90克（焙干），绿豆面30克，陈醋200毫升。制法：先将前12味药醋细过箩，取陈醋200毫升煮沸，烫绿豆面调成稀糊，泛药粉为丸如梧子大有干备用。服法：每日早晚2次，每服5~8粒，连服3个月。功能：养肝明目，清热祛风，消翳散结。治头晕目眩，目赤云翳，迎风流泪，目红肿痛，视物模糊。（《少林寺秘方集锦·下部·内科杂病验方·少林寺素喜法师秘方选》）

酥

【性味】微寒。

【归经】入肝、脾、肺、肾、大肠、小肠经。

【功能】补五脏，益气血，止渴润燥。

【主治】阴虚劳热，肺痿咳嗽，吐血，消渴，便秘，肌肤枯槁，口疮。

【附方】酥油膏……如病疮者，涂以酥油，无著乐想，无恼慢想，无摩拭想，无庄严想，为疮愈故。（《杂阿含经·卷二十一·大正藏二函五册中》）

耆婆泊主大虚冷风羸弱无颜色方（一云酥蜜汤）：酥一斤（炼），生姜一合（切），薤白三握（炙令黄），酒二升，白蜜一斤，椒一合（汗），胡麻仁一升，橙叶一握（炙令黄），豉一升，糖一升。右一十一味，先以酒渍豉一宿，去滓，内糖蜜油酥于铜器中，煮令匀沸，次内薤姜，煮令熟，次下椒、橙叶、胡麻，煮沸，下二升豉汁，又煮一沸，出内瓷器中密封，空腹腔吞一合，如人行十里更一服，冷者加椒。（《千金翼方·卷十二·养性上》）

有因读诵思义坐禅及为外物惊恐狂走失心方：酥一两，薤白一握，切。右二味，捣薤汁千杵，温酥和觉，以酒一盏服之，至三七日服之佳……（《千金翼方·卷十二》）

深师疗天行天行热盛，口中生疮，酪酥煎丸，酪酥三合，蜜三合，大青一两。右三味，合煎三沸，稍稍传口，以差为度。（《外台秘要·卷三》）

陶隐居云：酥出外国，亦从益州来。本是牛、羊乳所为，作之自有法。佛经称乳成酪，酪成酥，酥成醍醐。（《证类本草·卷十五·酥》）

求两片以酥和芥子，三夜烧之诸龙下雨。（《观世音菩萨如意摩尼陀罗尼经》）

……或咒酥或咒油或咒水……或面或泥或蜡……若有人患腹痛，咒碱水服之，右有人被虫毒或被蛇螫，当用涂咒涂之，若有人患眼痛，取白綖为咒索系其耳上；若有人患齿，取迦罗毗罗木咒二十一遍，然后嚼之揩磨

255

其齿。若作大界，取五色绖咒二十一遍，取紫檀木四枚为橛系于橛上缠之……若有鬼著，取五色绖为咒索带之或系身体。一切寒热病者，取白绖咒二十一遍作索带行。若有一切种种恶疮，取毕茇捣以为末和蜜……泥春疮上，若有人患眼，取香汤或甘草汤……洗两眼。若有人患耳，煮油……内著耳中。若国内有大疫病，或城邑聚落……粪地香汤洒地……（《不空绢索咒经·大藏经·卷二十》）

酥油摩身，香水洗浴。香末自涂香泽梳头……（《大正新藏·卷一·阿含部上·长阿含经·卷十四·梵动经》）

……四分酥油、生酥蜜、石蜜等五种世人所识当食当药……（《大藏经·卷四十·四分律删补阕行事钞·卷下》）

葱实

【性味】辛，温。

【功能】温肾，明目。

【主治】阳痿，目眩。

【附方】《梅师方》治胎动不安，以银器煮葱白羹服之。

又方治惊，金疮出血不止。取葱实令热，挪取汁，傅疮上，即血止。

又方治霍乱后烦躁，卧不安稳。葱白二十茎，大枣二十枚，以水三升，煎取二升，分服。（《证类本草·卷二十八·葱实》）

葶苈子

【性味】辛，苦，寒。

【归经】入肺、膀胱经。

【功能】下气行水。

【主治】肺壅喘急，痰饮咳嗽，水肿胀满。

【附方】《梅师方》治遍身肿满，小便涩：葶苈子二两，大枣二十枚，以不一大升，煎取一小升，去枣，内葶苈于枣汁煎丸如梧子，饮下十丸。

又方治肺壅气喘急不得卧。葶苈子三两（炒），大枣三十枚，水三升煮枣，取二升，又煎取一升去滓，并，二服。（《证类本草·卷十·葶苈子》）

【论述】似若荜苈艾蒿，枝叶皆苦，诃梨果树，遍体尤甘。（《大藏经·卷五十四·诸经要集·卷十》）

紫苏子

【性味】辛，温。

【归经】入肺、大肠经。

【功能】下气，消痰，润肺，宽肠。

【主治】咳逆，痰喘，气带，便秘。

【附方】深师疗上气咳嗽，苏子煎方：苏子二升，生姜汁二升，白蜜二升，生地黄汁二升，杏仁二升，右五味，捣苏子，以地黄、姜汁浇之。绢绞取汁更捣，以汁浇复绞，如此六七过，令味尽，支滓，熬杏仁，令黄黑，捣令如脂，又以向汁浇之。绢取汁，往来六七过令味尽，去滓，内蜜，和置铜器中，于重阳中煎之，令如饴，煎成，一服方寸匕，日三夜一，忌芜荑。（《外台秘要·卷十》）

《僧深方》霍乱吐后烦而渴方：紫苏子一升，水五升，煮取二升，分二服。无子取生苏一把，水四升，煮一升半，分二服。（《医心方·卷十一》）

治产后郁冒苏麻汤：苏子、麻子各等分（去壳），同捣烂，和水滤取汁，入粳米末少许，同煮作粥。（《竹林妇科证治·卷三》）

蛇莓

【性味】甘、苦，寒，有毒。

【功能】清热，凉血，消肿，解毒。

【主治】热病，惊痛，咳嗽，吐血咽喉肿痛，痢疾，痛肿，疔疮，蛇虫咬伤，汤火伤。

【附方】又中疮方，取蛇莓五升，捣，绞取汁，稍稍饮之。（《外台秘要·卷三》）

萝摩子

【性味】甘，辛，温。

【功能】补益精气，生肌止血，解毒。

【主治】虚劳，阳痿，金疮出血。

【附方】《梅师方》治丹火毒，遍身赤肿不可忍。以萝摩草捣绞取汁傅之，或捣傅上随手消。（《证类本草·卷九·萝摩子》）

菟丝子

【唑味】辛，甘，平。

【归经】入肝、肾经。

【功能】补肝肾，益精髓，明目。

【主治】腰膝酸痛，遗精，尿有余沥，目暗。

【附方】十四味加减方：菟丝子、肉桂、刘寄奴、蒲黄、杜仲、元胡索、青皮、枳壳、香附、五灵脂、归尾、缩砂仁各一钱，五加皮一钱五分，广皮二钱，酒水各半煎服。（《少林寺伤科秘方·卷二·少林伤科拟定秘方》）

菟葵

【性味】甘，寒，无毒。

【主治】下诸石五淋，止虎蛇毒。诸疮捣汁饮之。涂疮能解毒止痛。

【论述】禁蝎螫人法咒曰：系梨乎俱尚苏婆诃，于五月五日桑木正北阴中菟葵子，日正午时，先七步至菟葵，此右膝着地，立左膝，手摘取菟葵子，摘取着口中，熟嚼，吐着手内，与五叶草、菟葵等相和。若无子，直取二叶相和于手内，左转授之，口阴诵前咒七遍，一吐气得一百八遍止……（《外台秘药·卷四十》）

凡丹石之类，得此而后能神。所以《雷公炮炙论》云：如要形坚，岂忘紫背，谓其能坚铅也。此说得于天台一僧。（《本草纲目·卷十六·菟葵》）

绿豆

【性味】甘，凉。

【归经】入心、胃经。

【功能】清热解毒，消暑，利水。

【主治】暑热烦渴，水肿，泻利，丹毒，痈肿，解热药毒。

【附方】……女人怀孕至第十月胎藏不安者，当用绿豆伏钵罗花，等分以不相合研令极细，复入乳糖及蜜并乳汁同煎，候冷服之，此药能安胎藏，止息疼痛……（《大藏经·卷三十二·迦叶仙人说医女人经》）

治外感发热身痛方：绿豆60克，白菜60克，辣椒8个（切细），水煎，服2碗盖被取汗可愈。（《少林寺秘方集锦·下部·内科杂病验方·少林寺还俗僧徐祗法秘藏方选》）

淡豆豉

【性味】苦，寒。

【归经】入肺、胃经。

【功能】解表，除烦，宣郁，解毒。

【主治】伤寒热病，寒热，头痛，烦躁，胸闷。

【附方】《梅师方》治伤寒，汗出不解，已三四日，胸中闷吐方：豉一升，盐一合，水四升，煎取一升半，分服当吐。

《梅师方》治伤寒汗出不解，已三四日，胸中闷吐：豉一升，盐一合，水四升，煎取一升半，分服当吐（《肘后备急方·卷二》）

出蛊毒方：豆豉七粒，黄龙胜，一分，乌龙肝一分。上件药细研为末，都为一服，空腹下。（《敦煌古医籍考释·辟谷诸方·第一种·甲本》）

深师疗久疟难断香豉丸方：香豉一分（熬），常山七分，蜀漆十分，附子一分（炮），大黄二分（好者），右五味捣下筛，蜜和，发日早服五丸如梧子，须臾又服五丸，发晚者至发可三四服，令其得吐为佳，欲不即断畏吐者，但则长将久服，无不差也，忌生葱、生菜、猪肉。（《外台秘

要·卷五》）

深师方疗三十年咳逆上气，咽喉如水鸡鸣，或唾脓血，师药不能疗者方：香豉三升（熬），蜀椒一升（汗），干姜一斤，猪肪三斤，右三味捣筛，内肪中，以水五升，合豉等物熟煎，每以五合服之，大效。（《外台秘要·卷九》）

疗伤寒法：支太医疗伤寒有数种，庸人不能分别，今取一药兼疗者。若自觉头痛、内热、脉满腔、起一二日便此汤。豉一升绵裹，右一味，以童子小便三升，煮取升，分温再服，汗出为效。（《外台秘要·卷一》）

《僧深方》云：治堕身血不尽去留苦炊满方：香豉一升半，以水三升，煮三沸，滴取汁，纳成末，鹿角一方寸匕，服须臾血下烦止。（《医心方·卷二十二》）

又方辟温疫法：熬豉和白术浸酒，常服之。

又方治伤寒，服药抢心烦热。以豉一升，栀子十四枚（锉），水三升，煎取一升，分三服。（《证类本草·卷二十五·豉》）

别传解蛊毒方：用豆豉七颗，巴豆（去皮）两粒，入百草霜一处细研，滴水丸如绿豆大，以茅香汤吞下七丸。又泉州一僧，能治金蚕毒云：才觉中毒，先含白矾，味甘而不涩。次嚼黑豆，不腥者是已。但取石榴根皮，煎汁饮之，即吐出活虫，无不立愈。李晦之云："以白矾、茅茶捣为末，冷水调服，凡一切毒皆可治。"并载于此，以贻后人。（《夷坚志补·卷二十三》）

跌打诸伤治方：凡仆坠跌打或从高坠下，竹木磕伤，坠落马下，覆车等伤，皆瘀血凝滞，大小便通者轻，不通者重，以淡豆豉一合煎汤饮之，或用生姜，自然铜汁和麻油温服之，再将净土蒸微热，以旧布重裹分作两包，更换熨之，不可太热。若骨被打断，捣生蟹极烂用淡酒冲服任量饮之。即以蟹渣敷患处，或用大蛤蟆生捣如泥，敷患处缚定其骨自合。（《少林寺伤科秘方·卷八》）

婆罗得

【论述】婆罗勒，时珍曰：婆罗得梵言重重果也。（《本草纲目·卷

260

三十五·婆罗得》）

婆罗得一名婆罗勒，婆罗得，梵言重生果也。李曰：婆罗得生西海波斯国，树似中华柳树，子如萆麻子，气味辛温，无毒，治冷气块，温中补腰肾，破痃癖，可染髭发黑。（《广群芳谱·卷一百·婆罗得》）

婆罗门皂荚

【性味】苦，大寒，无毒。

【主治】心膈间风热，心黄，骨蒸寒热，杀三虫。

【论述】释名：婆罗门皂荚，波斯皂荚。时珍曰：婆罗门，西域国名，波斯西南国名也。（《本草纲目·卷三十一·阿勒勃》）

阿勒勃，味苦，大寒，无毒。主心膈间热风，心黄，骨蒸寒热，杀三虫。生佛逝国，似皂荚圆长，味甜好吃，一名婆罗门皂荚也。

海药云：按《异域记》云：主热病及下痰，杀虫，通经络。子疗小儿疳乞。凡用，先炙令黄用。（《证类本草·卷十二·阿勒勃》）

婆罗子

【别名】藏文名：梢恰。

【性味】甘，温，涩，微苦；锐，有小毒。

【归经】入脾、肺经。

【功能】宽中，理气，杀虫，有催吐作用。

【主治】胃寒作痛，脘腹胀满，痞积虫痛，疟疾，痢疾。

【论述】婆罗，外国之交让木也。叶似楠，皮如玉兰。忽白最洁，乌不栖，虫不生，子能下气。《南史·扶南国传》：梁天监十八年，遣使送天竺旃檀瑞像，婆罗树叶。《荆面记》：晋永康元年，巴陵显安寺僧房床下，忽生一树，随伐随生，如是非一。树生愈疾，咸共异之，置而不剪，旬日之间，枝柯极栋，遂移房避之。自尔已后，树长渐迟，但极晚秀，夏中方有花叶，枝茎与众木不殊，多历年稔，人莫识也。后外国僧见之，攀而流涕曰：此婆罗树也，佛处其下涅槃，吾思其本事，所以泣耳。而花开细白不足观采。无嘉十一年忽生一花，形色如芙蓉树，今见在此，亦一方之

奇迹也。（《广群芳谱·卷八十·婆罗木》）

《明释三十章》中说："婆罗子性温，为引吐诸病的良药。"

莳萝子

【性味】辛，温。

【归经】入脾、肾经。

【功能】温脾胃，开胃，散寒，行气，解鱼肉毒。

【主治】痧秽呕逆，腹中冷痛，寒疝，痞满少食。

【附方】深师方又疗通身癞疮方，莲荷二十枚，石灰一斗，淋取汁，合煮令极浓，以渍疮半日许，可数为之。（《外台秘要·卷三十》

【论述】莳萝味辛，温，无毒。主小儿气胀，霍乱呕逆，腹冷食不下，两胁痞满。生佛誓国，如马芹子，辛香。亦名慈谋勒。（《证类本草·卷九·莳萝》）

莲子

【性味】甘，涩。

【归经】入心、脾、肾经。

【功能】养心，益肾，补脾，涩肠。

【主治】夜寐多梦，遗精，淋浊，久痢，虚泻，妇人崩漏带下。

【附方】治盘肠产加味湖莲丸：条芩四两，砂仁（微炒）、炙甘草各一两，白术（蜜炙）、莲子（去皮心）各二两，人参一两为末，山药四两。糊丸，白汤下。（《竹林女科证治·卷三》）

莱菔子

【性味】辛，甘，平。

【归经】入肺、胃经。

【功能】下气定喘，消食化积。

【主治】咳嗽痰喘，食积气滞，胸闷腹胀，下痢后重。

【附方】治经来常咳嗽鸡苏丸方：萝卜子九钱，贝母四两。共为末，蜜

丸桐子大，空心白滚水送下五十粒即愈。（《宁坤秘笈·卷上》）

【论述】《图经》曰：昔有婆罗门僧东来，见食麦面者云：此大热，向以食之。又见食中有芦菔，云赖有此以解其性，自此相传，食面必啖芦菔。（《证类本草·卷二十六·芜青及芦菔》）

秫米

【附方】《梅师方》治妊娠忽下黄水如胶，或如小豆汁，秫米、黄芪各一两，锉，以水七升，煎取三升，分服。（《证类本草·卷二十五·秫米》）

益智仁

【性味】辛，温。

【归经】入心包、肝经。

【功能】活血，祛瘀，调经，消水。

【主治】月经不调，胎漏难产，胞衣不下，产后血晕，瘀血腹痛，崩中漏下，尿血，泻血，痈肿疮疡。

【附方】又按洪迈《夷坚志》云：秀川进士陆迎，忽得吐血不止，气蹶惊颤，狂躁直视，至深夜欲投户而出。如是两夕，遍用方药弗瘳。夜梦观音授一方，命但服一料，永除病根。梦觉记之，如方治药，其病果愈。其方：用益智子仁一两，生朱砂二钱，青橘皮五钱，麝香一钱。碾为细末。每服一钱，空心灯心汤下。（《本草纲目·卷十四·益智子》）

治入睡多梦方：益智仁15克，当归1.5克，茯神9克，龙骨9克，琥珀4.5克（冲服），酸枣仁9克，柏子仁9克，夜交藤15克，大枣3枚。水煎服，连服3剂。（《少林寺秘方集锦·下部·内科杂病验方·内科杂病方》）

【论述】凡脾脉细弦而涩，则中气虚寒，宜温。直用温药则火起，须益智温之，更用山药以养脾，则益智之温，退居下焦，补命门，火生土，遂成连珠之补，而火不起矣。（《慎柔五书·卷一》）

浮小麦

【性味】甘，咸，凉。

【主治】骨蒸劳热，血汗盗汗。

【附方】治产后虚汗浮麦散：人参二钱，当归三钱，熟地黄一钱五分，麻黄根五分，黄连（酒炒）五分，浮小麦（一撮），水钟半，煎七分服。（《竹林女科证治·卷三》）

梨

【性味】甘，微酸，凉。

【归经】入肺、胃经。

【功能】生津润燥，清热，化痰。

【主治】热病津伤烦渴，消渴，热咳，痰热惊狂，噎膈，便秘。

【论述】《梅师方》又云：正月、二月勿食梨。（《证类本草·卷二十二·梨》）

《客窗闲话·续集》云：浙右某孝廉，约伴入都会试。舟至姑苏，孝廉病矣。同伴唤兴送至名医叶天士家诊治。叶诊之良久，曰："君疾系感冒，一药即愈，第将何入？"孝廉以赴礼闱对。叶曰："先生休矣！此去舍舟登陆，必患消渴症，无药可救，寿不过一月耳。脉象已现，速归后事，尚及料理矣。"遂开方与之，谕门徒登诸医案，孝廉回舟，惶然泣下，辞归。同伴曰："此医家吓人生财之道也，况叶不过时医决非神仙，何必介意！"次日，孝廉服药果愈，同伴前边怂恿之遂北上，然心甚戚戚。舟抵江口，风逆不得渡，同人约游金山寺。山门前有医僧牌，孝廉访禅室，僧为诊视曰："居士将何之？"以应试对，僧蹙额曰："恐来不及矣！此去登陆，消渴即发，寿不过月，奈何远行耶？"孝廉泣下曰："诚如叶天士言矣。"僧曰："天士言何？"孝廉曰："无药可救。"僧曰："谬哉！药如不能救病，圣贤何必留此一道？"孝廉觉其语有因，跽而请救，僧授之曰："君登陆时，王家营所有者秋梨也，以后车满即以梨代茶，饥则蒸梨作膳，约此物食过百斤，即无恙，焉得云无可救，误人性命耶？"孝廉再拜而退。行抵清河，舍舟登陆，果渴病大作矣，如僧言，饮食必以梨，至都如故。入闱不售，感僧活命恩，回至金山，以二十金及都中方物为谢。僧收物而却其金，曰："居士过苏城时，再见叶君，令其诊视，如云无疾则以前言质之。彼中问治疗之人。即以老僧告之，胜于厚惠也。"孝廉如若人言入见天士，复使诊视，曰："君无疾，何治？"孝廉以前言质之，天士命徒查案相符，曰："异哉！君遇仙乎？"孝廉曰："是佛非仙。"以老僧言告之，天士曰："我知之矣，先生请行，吾将停业以请益。"随摘牌散徒，更姓名，衣佣保服，轻舟往投老僧。（《客窗闲话·续集》）

牛梨

【附方】治瘰疬溃破方：牛梨1500克，广丹120克，将牛梨置锅内熬成膏（去核、皮），下广丹搅匀，敷于患处，每天换药1次，效果为佳。（《少林寺秘方集锦·上部·少林寺跌打损伤方·少林寺外科杂病验方》）

治小儿恶疮溃破秘方：牛梨三斤，广丹四两，先把牛梨置锅内熬成膏，再下，广丹搅涂患处。（《少林寺伤科秘方·卷十》）

桃仁

【性味】苦，甘，平。

【归经】入心、肝、大肠经。

【功能】破血行瘀，润燥滑肠。

【主治】经闭，癥瘕，热病蓄血，风痹，疟疾，跌打损伤，瘀血肿痛，血燥便秘。

【附方】若有人等患嗽咳者，取桃子仁一升，热火和饴糖……顿令服尽，乃至须造三四剂病即愈。（《新修大藏经·第二十卷·千手千眼观世音菩萨治病合药经》）

余居士《选奇方》预辟瘴疬：桃仁一斤，吴茱萸、青盐各四两，同炒熟，以新瓶密封一七，取出拣去茱、盐，将桃仁去皮尖，每嚼一二十枚。

山居尤宜之。（本草纲目·卷二十九·桃》）

治拳伤胸胁隐痛方：桃仁6克，红花9克，川郁金3克，云木香4.5克，苏木9克，土鳖虫3克，自然铜（醋淬七次）1.5克，当归15克，川芎9克，赤芍9克，白芍9克。服法：以上11种药，共取冷泉水3000毫升，煎取500毫升，加头生男童便一杯服下。（《少林寺秘方集锦·上部·少林寺跌打损伤方·止血方》）

治棍打头伤方：桃仁9克，红花9克，乳香（醋制）4.5克，没药（醋制）4.5克，血竭4.5克，当归15克，土鳖虫6克，自然铜（醋淬7次）0.9克，白胡椒1.8克，将前8味药研成细粉，然后取白胡椒，用清泉2000毫升水煎，浓缩至一小杯，泛药粉制成水丸如绿豆大、晾干、备用。成人每次内服4.5克，用黄酒送下。（《少林寺秘方集锦·上部·少林寺跌打损伤方·止血方》）

栗子

【性味】甘，温。

【归经】入脾、胃、肾经。

【功能】养胃健脾，补肾强筋，活血止血。

【主治】反胃，泄泻，腰脚软弱，吐衄，便血，金疮，折伤肿痛，瘰疬。

【论述】栗，说文作从卥（音条）向花实下垂之状，梵书名笃迦。（《本草纲目·卷二十九·栗》）

瓜蒌

【性味】甘，苦，寒。

【归经】入肺、胃、大肠经。

【功能】润肺，化痰，散结，滑肠。

【主治】痰热咳嗽，胸痹，结胸，肺痿咳血，消渴，黄疸，便秘，痈肿初起。

【附方】《耆婆方》治人渴方：栝楼十两，白粱米五小升，右，以水一斗二升，煮取三升，去滓，分三服。（《医心方·卷十二》）

《梅师方》治诸痈发背，乳房初起微赤。捣栝楼作末，以井华水调方寸匕。（《证类本草·卷八·栝楼》）

治吹乳瓜蒌散：瓜蒌一个，乳香（去油）二钱，酒煎服。（《竹林女科科证治·卷三》）

治乳痈瓜蒌必效散：瓜蒌一个捣烂，金银花、当归、生甘草各五钱，乳得香（去油）、没药（去油）各一钱。水煎服。（《竹林女科证治·卷三》）

治上腹痞满疼痛方：全瓜蒌1枚，郁金9克，丹参30克，当归15克，川芎4.5克，红花4.5克，大黄9克，浙贝9克，桃仁9克，枳实6克，木通9克，青皮6克，厚朴4.5克。用水1500毫升，陈醋500毫升，同煎至500毫升。每日1剂分2次服，连服3~5剂，良效。（《少林寺秘方集锦·下部·内科杂病验方·内科杂病方》）

瓜蒌子

【性味】甘，寒。

【归经】入肺、胃、大肠经。

【功能】润肺，化痰，滑肠。

【主治】痰热咳嗽，燥结便秘，痈肿，乳少。

【附方】治胸中刺痛方：瓜蒌仁，川郁金各9克，川楝子4.5克，丹参30克，木香4.5克，川厚朴2.4克，生甘草4.5克。以龙潭泉水1500毫升煎取500毫升，加入童合半杯，每日2次，连服4剂。（《少林寺秘方集锦·下部·内科杂病验方·内科杂病方》）

韭子

【性味】温，辛，咸。

【归经】入肝、肾经。

【功能】补肝肾，暖腰膝，壮阳固精。

【主治】阳萎梦遗，小便频数，遗尿，腰膝酸软冷痛，泻痢，带下。淋浊。

【附方】《僧深方》云：禁精汤主失精羸瘦，酸消少气，视不明，恶闻人声方：韭子二升，生粳米一升，二物，合于器中熬之，米黄黑及热，急以淳佳酒一斗投之，后取七升，服一升，日三二剂便愈。（《医心方·卷十三》）

荞麦

【性味】甘，凉。

【归经】入脾、胃、大肠经。

【功能】开胃肠，下气消积。

【主治】绞肠痧，肠胃积滞，慢性泄泻，噤口痢疾，赤游丹毒，痈疽发背，瘰疬，汤火灼伤。

【论述】杨起云，余壮年患腹微微作痛，痛即泻，泻亦不多，日夜数行而瘦怯尤甚，用消食他气药俱不效，一僧授方，用荞麦面一味作饭，连食三四次即愈（《续名医类案·卷七》）

荜澄茄

【性味】辛，温。

【归经】入脾、胃经。

【功能】温暖脾胃，健胃消食。

【主治】食积气胀，脘腹冷痛，反胃呕吐，肠鸣泄泻，痢疾，痰癖。

【论述】荜澄茄味辛，温，无毒。主下气消食，皮肤风，心腹间气胀，令人能食，疗鬼气。能染发及香身。毕澄茄，生佛誓国，似梧桐子及蔓荆子微大，亦名毗陵茄子。（《证类本草·卷九·荜澄茄》）

草豆蔻

【性味】辛，温。

【归经】入脾、胃经。

【功能】温中，祛寒，行气，燥湿。

【主治】心腹冷痛，痞满食滞，噎膈反胃，寒湿吐泻，痰饮积聚。

【论述】草豆蔻，《南方异物志》谓之漏蔻，《通志》谓之草果，《金光明经》谓之苏气迷罗纳。苏颂曰：岭南皆有之，苗如芦，叶似山姜杜若，根似高良姜。二月间花作穗，房生于茎下，嫩叶卷之而生。初如芙蓉花微红，穗头深红色，其叶渐广，花渐出，而色渐出，而色渐淡，亦有黄白色者，结实若龙眼子，而锐皮无鳞甲，皮中子如石榴瓣，夏月熟时采之，曝干，气味辛温涩无毒，温中，治心腹痛，呕吐，一气止霍乱，一切冷气，消酒毒，调中补胃，健脾消食，治瘴疟，噎膈，反胃，痞满，痰饮积聚。开郁破气，杀鱼肉毒，制丹砂。《南方草木状》：旧说红豆蔻花食之破气消痰，进酒增倍，泰康二年，交州贡一箧，上试之有验，以赐近臣。（《广群芳谱果·卷九十五·草豆蔻》）

草缠罗果

【附方】若有人患大便孔痒名，取草缠罗果，热细末和糖……涂孔日三即差。（《新修大藏经·第二十卷·千手千眼观世音菩萨治病合药经》）

胡桃仁

【性味】甘，温。

【归经】入肾、肺经。

【功能】补肾固精，温肺定喘，润肠。

【主治】肾虚喘嗽，腰痛脚弱，阳痿遗精，小便频数，石淋，大便燥结。

【附方】《梅师方》治火烧疮，取胡桃穰，烧令黑，杵如指，傅疮上。（《证类本草·卷二十三·胡桃》）

又溧阳洪辑幼子，病痰喘，凡五昼夜不乳食。医以危告。其妻夜梦观音授方，令服人参胡桃汤。辑急取新罗人参寸许，胡桃肉一枚，煎汤一蚬壳许，灌之，喘即定。明日以汤剥去胡桃皮用之，喘复作。仍连皮用，信宿而瘳。此方不载书册，盖人参定喘，胡桃连皮能敛肺故也。（《本草纲目·卷三十·胡桃》）

治妊娠腰痛　青娥丸：补骨脂（炒）、杜仲（炒断丝）各四两，胡桃肉

三个（研）。蜜丸，酒下四钱。（《竹林女科证治·卷二·胡桃肉》）

治咳嗽不止方：核桃仁30克，生姜3片。用蜜糖30克，置锅内以文火煮沸，投入核桃仁炒黄。每天1剂分2次服完，连服7剂。（《少林寺秘方集锦·下部·内科杂病验方·内科杂病方》）

【释名】羌桃、核桃。颂曰：此果本出羌胡，汉时张骞使西域始得种还，植之秦中，渐及本土，故名之。时珍曰：此果外有青皮肉色之，其形如桃，胡桃乃其核也，羌音呼核如胡，名或以此，或作核桃，梵书名播罗师。（《本草纲目·卷三十·胡桃》）

砂仁

【性味】辛，温。

【归经】入脾、胃经。

【功能】行气调中，和胃，醒脾。

【主治】腹痛痞胀，胃呆食滞，噎膈呕吐，寒泻冷痢，妊娠胎动。

【附方】口吻生疮：缩砂壳研，擦之即愈。此蔡医博秘方也。（《本草纲目·卷十四》）

治难产大顺汤：人参二钱，砂仁一钱，麻油一两（熬）。水煎服。（《竹林女科证治·卷三》）

治跌仆伤胎　独圣汤：缩砂仁（和壳炒）研末，每服二钱，米饮调下，少顷觉腹内极热，胎已安矣。若入酒少许调服更妙。（《竹林女科证治·卷二》）

治二有胎证缩砂散：缩砂仁（炒，去壳），研极细末，每服二钱，姜汁调米饮下。（《竹林女科证治·卷二》）

三问：胎前不语何以治之？答曰："凡声出于肺，不语多属痰气壅于心窍。不必服药。亦有恶胎，用砂仁一两（酌量），水煎空心服。（《法门寺妇科胎前产后良方注评》）

【论述】生西海、西戎、波斯诸国，今从东安道来，岭南山泽亦有。（《本草乘雅半偈·缩砂密》）

牵牛子

【性味】苦，辛，寒，有毒。

【归经】入肺、肾，大肠、小肠经。

【功能】泻水，下气，杀虫。

【主治】水肿，喘满，痰饮，脚气，中心积食滞，大便秘结。

【论述】问：味过于苦，胃气乃厚；味过于辛，精神乃央。注谓厚为强厚，央为久长。岂五味中酸咸甘多所损，若与辛多所盖乎？曰：二义原不作此解，王注与《经》文全相背廖。观于胃气乃厚，繇于脾气不濡，明系脾困，不为胃行津液，胃气积而至厚也。胃气一厚，容纳遂少，反以有余成其不足，更难施治。今人守东垣一家之学，遇胃病者咸用补法，其有愈补愈胀者，正坐此弊。如西北之人，喜食生硬面酷，迨至受病，投以牵牛、巴豆，乃始畅适。即香、砂、桔、半，用且不应，况用参、术之补乎？《内经》有言胃实则胀，虚则泄，盖可知矣。至精神乃央，上文即云筋脉沮驰，明是筋泳得辛而缓散不收出。况人之精神，全贵收藏，不当耗散，宁有辛散即儿，而不为殃害者耶？日面则其为病，且有座暴之虞矣。相传多食辛令人夭，岂不然哉？（《医门法律·卷一·附答内经十问》）

毗梨勒

【论述】毗梨勒味苦，寒，无毒。功用与庵摩勒同。出西域及岭南交、爱等州，戎人谓之三果。（《证类本草·卷十三·毗梨勒》）

柿饼

【性味】甘，涩，寒。

【功能】润肺，涩肠，止血。

【主治】吐血，咯血，血淋，肠风，痔漏，痢疾。

【附方】刀伤急救方用柿饼捣烂涂之。（《少林寺伤科秘方·卷六·少林刀枪伤秘方》）

苏柿饼

【附方】治刀斧重伤秘方：苏柿饼（不可带土，适量）捣成极细烂泥膏，藏瓶备用将口封固，遇患者伤即敷立效。（《少林寺伤科秘方·卷六·少林刀枪伤秘方》）

栀子

【性味】苦，寒。

【归经】入心、肝、肺、胃经。

【功能】清热，泻火，凉血。

【主治】热病虚烦不眠，黄疸，淋病，消渴，目赤，咽痛，吐血，衄血，血痢，尿血，热毒疮疡，扭伤肿痛。

【附方】《僧深方》解散栀子汤方：黄芩在两，栀子四枚，豉三升，凡三物，咀，以水五升，先煮栀子、黄芩，令得三升，绞去滓，乃纳豉，煮令汁浓，绞去滓，平旦服一升，日三，甚良。（《医心方·卷二十》）

《梅师方》治火丹毒，捣和水调傅之。

又方治热毒下血，或因食物发动。以三十枚（擘），水三升，煎取一升，取滓服。

又方治热病新差，早起及多食后发。以十枚，水三升，取一升，去滓，温服。卧令微汗，若食不消，加大黄三两。

又方治伤寒差后交接发动，因欲死，眼不开，不能语，栀子三十枚，水三升，煎取一升服。

又方治犬咬，栀子皮烧末，石硫黄等分，同研为末，傅疮上，日三、二傅之，差。（《证类本草·卷十二·栀子》）

黎居士《简易方》鼻中衄血：山栀子烧灰吹之。屡用有效。（《本草纲目·卷三十六·栀子》）。

气味：苦寒，无毒。主治：主五内邪气，面赤，酒皮巴查鼻，白癞赤癞疮疡。核曰：南方、西蜀皆有。木有高下，叶似李而硬厚。五月生花，芬香六出，即西域之薝蔔也。夏秋结实如诃子，生青熟黄，中仁红色。修治须如雀脑，并长须九路赤色者为上。去皮取仁，同甘草水浸一宿，漉出焙干，捣筛为末，勿用大而长者，谓之伏户，入药无力。（《本草乘雅半偈·卷五·栀子》）

《梅师方》治伤寒差后，交接发动，困欲死，眼不开，不能语方，栀子三十粒，水三升，煎取一升，取。（《肘后备急方·卷二》）

《僧深方》治大下后虚烦不得眠，剧者颠倒懊恼欲死方：栀子十四枚（擘），好豆豉七合，凡二物，水四升，先煮栀子，令余二升半汁，乃纳豉，二三沸，去滓，服一升。一服安者，勿复服；若上气呕逆，加橘皮二两，亦可加生姜。（《医心方·卷十一》）

治跌打皮肿肤未破方：生栀子、生乳香、老麦面（即发酵，引子）三种各适量（视疼处大小）共研细末，用清水调成糊，贴敷伤处，其肿疼自消。（《少林寺秘方集锦·下部·内科杂病验方·少林寺还俗僧徐祗法秘藏方选》）

治点伤右边颈窝脉秘方（卯时点中）：栀子、川豆根、田三七各二钱，丁香七分，沉香、桔梗、苏木、白芷、炙半夏、甘草各一钱，莪术、碎补各一钱半。（《少林寺伤科秘方·卷三·治点伤诸秘方》）

治闪跌痛秘方：闪跌痛疼，并风寒袭入经络，举动不能等症用栀子七枚，杏仁七粒，研末，入鸡蛋清一个，另加烧酒麦面打成稠糊敷患处，隔宿拔出蓝色水泡即愈。蛤蟆草（又名荔枝草）治跌打，擂融取汁，糯米酒掺入服之，渣敷患处，极效，并治一切无名肿毒。（《少林寺伤科秘方·卷八》）

治小儿两眼溃烂秘方：栀子五钱，川黄二钱，野菊花一两，木贼八钱，草决明、白芷各二钱半，生甘草一钱半，水煎服。（《少林寺伤科秘方·卷十》）

【论述】木丹、越桃、鲜皮、花各十。时珍曰：卮，酒器也。卮子象之，故名卮作栀。司马相如赋云：鲜支黄砾。注云：鲜支子也。佛手称其花为十。（《本草纲目·卷三十六·卮子》）

扁豆

【性味】甘，平。

【归经】入脾、胃经。

【功能】健脾和中，消暑化湿。

【主治】暑湿吐泻，脾虚呕逆，食少久泄，水停，消渴，赤白带下，小儿疳积。

【附方】缩脾饮　解伏热除烦渴，消暑毒止吐利，霍乱之后，服热药太多，致烦躁者，并宜服之。白扁豆（去皮，炒）、干葛各二两，草果（煨，去皮）、乌梅（去仁，不去核）、砂仁、甘草（炙）各四两，右㕮咀，每服四钱，水一大碗，煎八分去滓，以水沉冷服，以解烦，夏月常服，或欲热欲温，任意服，代熟水饮，极妙。若伤暑，发热头疼，宜用此药兼消暑圆服之。（《岭南卫生方·卷之中》）

治毒药伤胎　扁豆散：白扁豆一两（生用），研极细末，新汲水调下二三钱，口噤者撬开灌之。（《竹林女科证治·卷二》）

枳壳

【性味】苦，辛，凉。

【归经】入肺、脾、大肠经。

【功能】破气，行痰，消积。

【主治】胸膈痰滞，胸痞，胁胀，食积，噫气，呕逆，下痢后重，脱肛，子宫脱垂。

【附方】《梅师方》治一切疹。以水煮枳壳为煎，涂之，干即又涂之。（证类本草·卷十二·枳壳》）

又方以水煮芒硝涂之。

又治风疹方，以水煮峰房，取二升，入芒硝，敷上，日五度，即差。（《肘后备急方·卷五》）

预防难产　瘦胎散：枳壳（麸炒）二两，香附（制）、甘草（炒）各二两。上为末，每服二钱，空心白汤调下。（《竹林女科证

治·卷二》)

治胎实不安　枳壳汤：枳壳（麸炒）、黄芩（酒炒）各一钱，白术（蜜炙）二钱。水煎，食远服。气滞加陈皮一钱，茯苓八分。（《竹林女科证治·卷二》）

六问：胎前大便不通何以治之？答曰：脏腑气滞，而生寒热，随处积病。劳热在大肠则大便秘，宜服安胎润燥之药：枳壳四分，苏梗五分，木通四分，猪苓五分，当归六分，黄芩五分，麻会五分，车前五分，山栀五分，生地四分，茯苓四分，甘草四分，水煎服。（《法门寺妇科胎前产后良方注评》）

跌打损伤圣方：凡跌损伤者用此方甚妙谓之圣方，用枳壳、元胡、陈皮、姜黄、续断、桂枝、秦艽、桑皮、青皮、五加皮、大茴、寻骨风、杜仲、赤芍、川牛膝、乳香（去油）、没药（去油）、川芎各四两，香附、毛姜、虎骨、木瓜、当归、自然铜（醋淬七次）、石菖蒲各六两，三七、沉香、防己、母丁香、广木香各二两，红花三两，接骨草、接骨灵（即土牛膝）、落得打、刘寄奴各四两（鲜者更佳）。右药忌见火，须晒干共为细末，用苏木四两，煎水用陈米汤为丸，丸如圆眼大，血竭四两，烧酒煮透，研末为衣，苏酒调服一丸（用童便冲服亦可），若跌打损伤，可用青松丝不拘多少，同酒糟捣烂敷患处。（《少林寺伤科秘方·卷八》）

枳实

【性味】苦，寒。

【归经】入脾、胃经。

【功能】破气，散痞，泻痰，消积。

【主治】胸腹胀满，胸痛，痰癖水肿，食积，便秘，胃下垂，子宫下垂，脱肛。

【附方】深师疗胸痛，枳实散方：枳实四枚（炙），神曲一两（熬），白术一两，右三味捣筛，酒服方寸匕，日三，忌桃、李、雀肉等。（《外台秘要引深师方·卷十二》）

《僧深方》治胃反吐逆不安谷，枳子汤方：陈枳子一枚，美豉一升，茱萸五合，去目，末三物，枳、茱萸合治为散，以水二升半，煮豉三四沸，漉去滓，汁着铜器中，乃纳散如鸡子，搅合和合，顿服之，赢人再服。（《医心方·卷九》）

此症脾土燥，大肠涩。只宜理脾通大肠，不可用硝黄，宜用枳实汤：枳实二两。水二碗，煎七分，不拘时服。（《宁坤秘笈·卷上》）

治妊娠大便虚急　一枳汤：枳实（麸炒）三钱，水煎，不拘时服。（《竹林女科证治·卷二·枳实》）

柏子仁

【性味】甘，平。

【归经】入心、肝、脾经。

【功能】养心安神，润肠通便。

【主治】惊悸，失眠，遗精，盗汗，便秘。

【附方】治室女虚热经闭　柏子仁丸方：柏子仁（另炒研）、牛膝（酒炒）、薄荷各五钱，泽兰叶、川续断各二两，干地黄三两。蜜丸，空心米汤下。（竹林女科证治·卷一》）

南瓜子

【性味】甘，平。

【主治】绦虫，蛔虫，产后手足浮肿，百咳，痔疮。（另见冬瓜子）

【附方】《僧深方》治面令白方：白瓜子五两（一方五分），杨白皮三两（一方三分），桃花四两（一方四分），右三物，下筛，服方寸匕，食已，日三，欲白加瓜子；欲赤加桃花。服药十日，面白；五十日，手足举体鲜洁也。（《医心方·卷二十六》）

青蒿子

【性味】甘、冷、无毒。

【功能】清热、明目、杀虫。

【主治】劳热、骨蒸、痢疾、恶疮、疥癣、风疹。

【附方】玉龙膏：青蒿子二两，白槟榔二两，制鳖甲半两（汤煮去皮裙、酒浸黄赤色用之），赤茯苓半两，地骨皮半两，豆豉心二合，柴胡二两，白术半两，木香半两，牡蛎半两，人参一两，当归三钱，朱砂一钱，生干地黄一两，虎头骨（斫开酒浸，炙赤色）一两，苁蓉（酒浸经十宿）一两。上药专治膏肓芝嗽喘满成瘵疾者，悉皆治之。（《道法会元·卷二百一十七·玉龙膏》）

刺蒺藜

【性味】苦、辛，温。

【归经】入肝、肺经。

【功能】散风，明目，下气，行血。

【主治】头痛、身、痒目赤、肿翳、胸满、咳逆、乳难、痈疽、瘰疬。

【附方】《僧深方》治鼻查：蒺藜子、栀子仁、香豉各一升，木兰皮半斤，凡四物，下筛，酢浆和如泥，暮卧涂病上，明旦汤洗下。（《医心方·卷四》）

《梅师方》治难产碍胎在腹中，如已见儿，并胞衣不出，胎死。蒺藜子、贝母各四两，为末。米汤一匙，相去四五里不下，再服。（《证类本草·卷七·蒺藜子》）

罗勒子

【性味】甘、辛，凉、平。

【主治】目赤多眵，拳毛倒睫，目翳，走马牙疳。

【论述】卢州知录彭大办在临安，暴得眼赤后生翳，一僧用兰香子（本名罗勒，又名香果，又名医子草）洗晒，每纳一粒入眦内，闭目少倾，连膜而出，一方为末点之，李时珍尝取子试水中，亦胀大，盖此子得湿即胀，故能染惹眵泪浮膜耳，然目中不可著一尘，此子可纳三五颗，亦不妨碍，亦一异也。（本草纲目）（《续名医类案·卷十七》）

青皮

【性味】苦、辛，微温。

【归经】入肝、胆经。

【功能】正充肝皮气，散结消痰。

【主治】胸胁、胃脘疼痛、疝气、食积，乳肿、乳核、久癥癖块。

【附方】治妊娠中恶当归散：当归、川芎、丁香各三两，青皮二两，吴茱萸五钱（桔梗汤泡，炒黑）。共研细末，每服一钱，温酒调下。（《竹林女科证治·卷二》）

治点伤右边肩尖脉（申时点中）：青皮、桂枝、生地、田三七、桔梗、姜黄、红花、桃仁、乳香（云油）、枳壳、泽兰、川断、甘草、自然铜（酒淬七次）各二钱，郁金（一钱半），木耳（一钱）。（《少林寺伤科秘方·卷三·治点伤诸穴秘方》）

二十八问：产后疟疾何以治之?答曰：可用后方治之：青皮六分，枳实（炒）六分，厚朴六分，山楂肉六分，陈皮四分，茯苓五分，姜半夏五分，丹皮四分，椒仁四分，香附六分，乌药四分，当归五分，川芎四分，赤芍五分，甘草四分，生姜引，水煎服。（《法门寺妇科胎前产后良方注评》）

赤小豆

【性味】甘、酸，平。

【归经】入心、小肠经。

【功能】利水除湿，和血排脓，消肿解毒。

【主治】水肿，脚气，黄疸，泻痢，便血，痈肿。

【附方】深师疗黑疸，身体及大便正黑，赤小豆茯苓汤方：赤小豆三十枚，茯苓六铢，瓜蒂四铢，雄黄二铢，甘草半两（炙），女葵四铢。右六味切，以水三升，煮小豆茯苓，取八合汁，捣后四药为散，取前汁调半钱匕，适寒温服之，须臾当吐，吐则愈。一方云疗久黄疸，忌大醋、海藻、菘菜。（《外台秘要·卷四》）

《耆婆方》治人风水气，面身俱仲，上气腹胀不能食，羸弱在床，经时不瘥者方：小豆三升，大麻子三升，捣碎，以水研汁桑根白皮一斤，合煮豆熟，食豆饮汁即大下水，即瘥。（《医心方·卷十》）

《梅师方》治热毒下血，或因食热物发动，以赤小豆杵末，水调下方寸匕。

又方治妇人乳肿不得消。小豆、莽草等分，为末，苦酒和傅之，佳。（《证类本草·卷二十五·赤小豆》）

若有妇人任身卒得病，煮取小豆五升，豉三升，以清水一斗煮，取三升汁……分为二服，即差病产生安乐。（《新修大藏经·第二十卷·千手千眼观世音菩萨治病合药经》）

治水肿、尿血方：赤小豆500克，白术240克，甘遂9克，白及90克，三七30克。上药共磨成细粉，制成薄饼晾干，每日吃2次，每次15克。禁食。（《少林寺秘方集锦·下部·内科杂病验方·内科杂病方》）

治水臌方：赤小豆50克，鲤鱼1条，用陈黄酸菜水2000毫升煮鱼，喝汤吃肉每日1条，连吃3条为1疗程。（《少林寺秘方集锦·下部·内科杂病验方·内科杂病方》）

苍耳子

【性味】甘，温，有毒。

【归经】入肺、肝经。

【功能】散风，止痛，祛湿，杀虫。

【主治】风寒头痛，鼻渊，齿痛，风寒湿痹，四肢挛痛，疥癫，瘙痒。

【附方】治牙痛捷效方：苍耳子9克，白芷9克，荆芥9克，防风9克，细辛2.4克，生甘草6克。水煎服。（《少林寺秘方集锦·下部·内科杂病验方·内科杂病方》）

治四肢麻木方：苍耳子9克，防风6克，益母草4.5克，当归12克，桑枝9克，凤仙花6克，老鹳草9克，卷柏6克，甘草6克。上药加水、酒各半煎服。（《少林寺秘方集锦·下部·内科杂病验方·内科杂病方》）

芥子

【性味】辛，热。

【归经】入肺经。

【功能】温中散寒，利气豁痰，通经络，消肿毒。

【主治】胃寒吐食，心腹疼痛，肺寒咳嗽，痛痹，喉痹，阴疽，流痰，跌打损伤。

【附方】……或咒芥子或咒紫檀木四枚……一切疟寒热病……即得除愈。（《不空索咒经在藏经·卷二十》）

芜菁子

【别名】蔓菁子。

【性味】辛，平。

【归经】入肝、脾经。

【功能】明目，清热利湿。

【主治】青盲，目暗，黄疸，痢疾，小便不利。

【附方】京师法云寺僧律师，失明数年，梦中有人授一方治内外障，但瞳神水在者，皆可疗焉。艾二两，蔓菁子、枸杞、蒺藜、甘菊、荆芥穗各一两，当归、地黄、川芎、赤芍药、防风各一两半。十一味末之，水、面糊为丸，桐子大，空腹食前温水下三二十丸。僧服之，目复明，因目曰："梦灵丸"。（《续夷坚志·卷四》）

深师方又疗秃头方，芜菁子末和酢敷之，日一两度。（《外台秘要·卷三十二·芜菁子》）

猪牙皂

【性法】辛、咸，温，有毒。

【归经】入肺、胃、大肠经。

【功能】通窍，涤痰，搜风，杀虫。

【主治】中风口噤，头风，风痫，喉痹，痰喘，痞满积滞，关格不通，痈肿，疥癞，癣疾，头疮。

【附方】治风涎迷于心窍，口不能言，形痴如醉稀涎散：猪牙皂角四条，（肥实不蛀者去皮弦），晋矾（光明者）一两。上细末研匀，轻者半钱，重者三字匕。温水调灌下。（《岭南卫生方·卷之中·皂角》）

治妊娠乳肿：宜用猪牙皂荚一条，去子膜，烧灰存性，酒调服。（《竹林女科证治·卷二》）

治鼻子不通方：用皂角刺研末吸入鼻内，打鼻内，打喷嚏即通。（《少林寺秘方集锦·下部·内科杂病验方·少林寺还俗僧徐祗法秘藏方选》）

皂荚

【性味】辛，温，微毒。

【功能】祛风痰，除湿毒，杀虫。

【主治】中风口眼斜，头风头痛，咳嗽痰喘，肠风便血，下痢噤口，痈肿便毒，疮癣疥癞。

【附方】《梅师方》治霍乱转筋。皂荚末，吹一小豆鼻中，得嚏便差。（《证类本草·卷十四·皂荚》）

治痰喘咳嗽：长皂荚三条（去皮、子），一荚入巴豆十粒，一荚入半夏十粒，一荚入杏仁十粒，用姜汁制杏仁，麻油制巴豆，蜜制半夏，一处火炙黄色，为末。每用一字，临卧以姜汁调下。（《本草纲目·卷三十五·皂荚》）

僧继洪《澹寮方》疗中暑不省：皂荚一两（烧存性），甘草一两（微炒），为末。温水调一钱，灌之。（《本草纲目·卷三十五·皂荚》）

【论述】《酉阳杂俎》波斯皂荚去波斯国，呼为忽野默，拂林呼为阿梨去伐。树长三四丈，围四五尺，叶似钩缘而短小，经寒不凋，不花而实，其荚长二尺，中有隔，隔内各有一子，大如指头，赤色，致坚硬，中黑如黑，甜如饴，可啖，亦入药用。（《广群芳谱·卷一百》）

牡荆子

【性味】辛、微苦，温。

【归经】入胃、肝经。

【功能】祛风化痰，下气，止痛。

【主治】咳嗽哮喘，中暑发痧，胃痛，疝气，妇女白带。

【附方】深师方疗疮方：荆木烧取汁傅之，差。（《证和本草·卷十二·牡荆实》）

没食子

【性味】苦，温。

【归经】入肺、脾、肾经。

【功能】固气，涩精，敛肺，止血。

【主治】大肠虚滑，泻痢不止，便血，遗精，阴汗，咳嗽，咯血，齿痛，创伤出血，疮疡久不收口。

【论述】气味：苦温，无毒。主治：主赤白利，肠滑，生肌肉。充血气，安神，长须发，生精，长年。核曰：无食子，即没石子。生西戎砂碛间，树似柽，波斯国呼为摩泽树。（《本草乘雅半偈·卷九·无食子》）

【释名】没食子、墨石子、麻荼泽，波斯人每食以此代果，故番胡呼为没食子。梵书无与没同音。今人呼为墨石、没石，转传讹矣。（《本草纲目·卷三十五·无食子》）

无石子，出波斯国。波斯呼为摩贼。树长六七丈，围八九尺。叶如桃叶而长。三月开花，白色，花心微红。子圆如弹丸，初青，熟乃黄白，虫食成孔者正熟。皮无孔者入药用。其树一年生无石子，一年生跋屡子，大如指，长三寸，上有壳，中仁如栗黄，可啖。（《太平广记·卷四百一十四》）

沙苑子

【性味】甘，温。

【归经】入肝、肾经。

【功能】补肝，益肾，明目，固精。

【主治】肝肾不足，腰膝酸痛，目昏，遗精早泄，小便频数，遗尿，尿血，白带。

【附方】少林大力丸：沙苑蒺藜（盐水泡炒）、黄鱼胶（蛤粉炒）、全当归（酒炒）、生地（酒泡蒸制）各500克。制法：以上4味药共研细粉，取蜂蜜2000克，炼蜜制丸如小弹子（每丸约重6克）。服法：成人每次2丸，每日2次。功能：补血益气，用于因跌打损伤引起的恶疮脓毒，气血双虚，面黄肌瘦，四肢无力，气喘心跳，精神倦怠，头晕目眩等症。（《少林寺秘方集锦·上部·少林寺跌打损伤方·跌打损伤方》）

少林英雄丸：方药：沙苑蒺藜250克，牛板筋9厘米一段，虎骨、甜瓜子、龟甲、白茯苓、当归各60克，川断90克，杜仲90克，破故纸60克，自然铜（醋淬7次）15克，土鳖虫10只，朱砂21克，地龙15克。制法：以上药，朱砂单研，余药共碾成细粉，取蜂蜜制丸，每丸重9克。从药粉中取少量朱砂挂衣，然后用蜡纸包装，置通风阴凉处，干燥，备用。每次1丸（约9克），每日2次。前半月用盐汤冲药服下，后半月用黄酒冲下，连服1个月，可愈。功能：滋血补肾，补气健脾，舒筋活血，解痉，主要用于外伤久病体弱，肾虚眩晕，肢体抽搐，四肢拘挛，步履艰难等。（《少林寺秘方集锦·上部·少林寺跌打损伤方·跌打损伤方》）

少林大力丸：治跌打损伤后，起百般疮毒疔疖，用沙苑蒺藜（盐水泡，炒），黄鱼胶（蛤粉炒），全当归（酒炒），生地（酒炮蒸制九次）各一斤，共研为细末，蜜丸，如小弹子大，每服二丸，颇获良效。（《少林寺伤科秘方·卷八》）

李子

【性味】甘、酸，平。

【归经】入肝、肾经。

【功能】清肝涤热，生津，利水。

【主治】虚劳骨蒸，消渴，腹水。

【论述】李，一名嘉庆子；《本草》梵书名居陵迦。《保生月录》：食李能除固热调中，不可多食。制用：盐曝法：夏月李黄时摘取，以盐去汁，合盐晒萎，去核，复晒干，用时以汤洗净，荐酒甚佳。嘉庆子取朱李蒸熟酒干，又糖藏蜜煎，皆可久留。禁忌：李多食腹胀，若涩者食，服术人不可食，不沉水者不可食，不可合雀肉食，不可合蜜食，不可临水食，不可合浆水食。（《广群芳谱·卷五十五·李》）

巴旦杏仁

【性味】甘，平。

【归经】入肺经。

【功能】润肺，止咳，化痰，下气。

【主治】虚劳咳嗽，心腹逆闷。

【论述】偏核桃，出毕占国。肉不堪食，胡人多收其核，遗汉官以称珍异。其形薄而尖，头偏如雀嘴。破之，食其桃仁，味酷似新罗松子。性热，入药，分与北地桃仁无异。（唐·刘恂《岭表录异·卷中》）

吴茱萸

【性味】辛、苦，温，有毒。

【归经】入肝、胃经。

【功能】温中，止痛，理气，燥湿。

【主治】呕逆吞酸，厥阴头痛，脏寒吐泻，脘腹胀痛，脚气，疝气，口疮，溃疡，齿痛，湿疹，黄水疮。

【附方】深师疗冷痢下脓血，绞脐痛，食不消，腹胀方：吴茱萸、干姜各六分，赤石脂、曲末（炒）各八分，厚朴（炙）、当归各四分，右六味捣筛，蜜和丸如梧子，空腹以饮下四十丸，日再。（《外台秘要·卷二十五》）

《僧深方》治头风方：吴茱萸三升。以水五升，煮取三升，以绵染汁，以拭发根，数用。（《医心方·卷三》）

《耆婆方》治卒心痛欲死方：吴茱萸三两，芍药三两，桂心三两，右，以淳酒大一升生煮之，令有半升在，顿服。（《医心方·卷六》）

《僧深方》治卒喉痹咳痛不得咽唾方：捣茱萸薄之，良。（《医心方·卷五》）

《僧深方》治产后余寒冷，腹中绞痛并上下方：吴茱萸、干姜、当归、芍药、独活、甘草各一两，凡六物，水八升，煮取三升，分三服。（《医心方·卷二十三》）

变通圆：治赤白痢：吴茱萸（拣净）、黄连（去须并芦，锉，骰子块），右等分，一处以好酒浸透，取出各自拣焙，或晒干为细末，面糊丸梧桐子大，赤痢用黄连丸三十料，甘草汤下。白痢用茱萸丸三十粒，干姜汤下，赤白痢，各用十五粒，相合并，以甘草干姜汤下。（《岭南卫生方·卷之中》）

治妇人阴痒：吴茱萸、苦参、蛇床子各一两，用水浓煎，熏洗即愈。（《宁坤秘笈·卷上》）

十问：胎前血痢何以治之？答曰：产前血痢可治，产后血痢必死。宜服后药：吴萸八分，当归八分，生地八分，焦地榆八分，黄芩六分，黄连六分，白术六分，陈皮五分，茯苓六分，甘草四分，乌梅一枚，水煎服。（《法门寺妇科胎前产后良方注评》）

西瓜

【性味】甘，寒。

【归经】入心、胃、膀胱经。

【功能】清热解暑，除烦止渴，利小便。

【主治】暑热烦喝，热盛津伤，小便不利，喉痹，口疮。

【论述】滕恭，豫章南昌人也，年五岁，母患热病，思食寒瓜，土俗所不产，恭历访不得，偶遇一桑门问其故，恭具以告，桑门曰，我有两瓜，分一相遗，还以与母，举室惊异，寻访桑门，莫知所在。（南史）（《续名医类案·卷四》）

闭阿罗药子

【附方】复之女人怀孕至第六月胎藏不安者，当用闭阿罗药子磨地迦罗煮药萨讫多药各用等分，以水相和，研令极细，复入乳汁同煎，后入乳糖及蜜，候冷服之，此药能安胎藏止息疼痛，患者服之而得安乐。（《迦叶仙人说医女人经·卷三十二》）

芒果

【性味】甘，酸，凉。

【功能】益胃，止呕，解渴，利尿。

【论述】庵摩罗迦果（出佛书）。香盖（时珍曰）庵罗，梵言二合者也。庵摩罗，梵言三合者也。华言清净是也。（《本草纲目·卷三十·庵罗果》）

红花子

【功能】活血解毒。

【主治】痘出不快，妇女血气瘀滞腹痛。

【附方】治胎气攻心胜红丸：红花子（研、去油）十粒，百草霜一钱。为末，粳米糊丸，葱汤下。（《竹林女科证治·卷二》）

百合

【性味】甘，微苦，平。

【归经】入心、肺经。

【功能】润肺止咳，清心安神。

【主治】肺痨久嗽，咳唾痰血，热病后余热未清，虚烦惊悸，神志恍惚，脚气浮肿。

【附方】少林补肺汤：百合30克，白果6枚、白术12克，嵩山参15克，防风6克，猪肺（无病者）1具（切碎），荆芥6克，川贝6克，杏仁9克，五味子6克，甘草6克。将上药置铜锅内煎熬约二小时（可以酌情加水），浓缩药汁约300克，离火，滤出药汁，加红糖30克化服，连服3剂，良效。（《少林寺秘方集锦·下部·内科杂病验方·少林延寿方》）

治子嗽　百合散：百合、紫菀茸、川贝母（去心、杵）、白芍、前

胡、赤茯苓、桔梗（炒）各一钱，炙甘草五分，姜三片。水煎服。（《竹林女科证治·卷二》）

【论述】《王维诗》云：冥搜到百合，真使当重肉。果堪止泪无，欲纵望江目。盖取本草百合止涕泪之说。（《本草纲目·卷二十七·百合》）

地肤子

【性味】甘、苦，寒。

【归经】入肾、膀胱经。

【功能】利小便，清湿热。

【主治】小便不利，淋病，带下，疝气，风疹，疮毒，疥癣，阴部湿痒。

【附方】治小儿风疹块方：千头子30克，青核桃皮30克，白鲜皮15克，以泉水2500毫升，煎取1500毫升。熏洗患处，每日2次，忌禁：感受风寒湿。（《少林寺秘方集锦·下部·内科杂病验方·内科杂病方》）

地肤白

【附方】深师疗目痛及眯忽中伤，因有热螫者方，取地肤白注目中。（《外台秘要·卷二十一》）

龙眼核

【性味】涩。

【功能】止血，定痛，理气，化湿。

【主治】创伤出血，疝气，瘰疬，湿疮。

【附方】治金刃伤出血不止秘方：桂圆核炒去亮黑皮，磨细掺之神效。（《少林寺伤科秘方·卷六·少林金枪秘方》）

白脂麻

【性味】甘，平。

【功能】润燥，滑肠。

【主治】脾约便秘，小儿头疮。

【附方】《近效方》婆罗门僧疗大风疾，并压丹石热毒，热风，手脚不遂。用消石一大两，生乌麻油二大升，合内铛中，以土盖口，以纸泥固济，勿令气出，细进火煎之，其药末熟时气腥，候香气发即熟，更以生麻油二大升和合，又微火煎之，以意斟量得所，即内不津器中。服法：患大风者，用火为候，在室内重作以小纸屋子，外然火为使，忌风二七日。若丹石发，即不用此法，但取一匙内口中，待消咽汁，热除，忌如药法。（《证类本草·卷二十·四白油麻》）

白药子

【性味】苦，辛，凉。

【归经】入脾、肺、肾经。

【功能】清热消痰，凉血解毒，止痛。

【主治】咽痛喉痹，咳嗽，吐血，衄血，金创出血，热毒痈肿，瘰疬。

【附方】治火热侵胎　护胎法：白药子不拘多少，鸡子清调涂脐下，用棉纸盖之，干则以水润之。（《竹林女科证治·卷二》）

冬葵子

【性味】甘，寒。

【归经】入大肠、小肠、膀胱经。

【功能】利水，滑肠，下乳。

【主治】二便不通，淋病，水肿，妇女乳汁不行，乳房肿痛。

【论述】陶隐居云：朝种暮生，远不过宿。又云取羊角、马蹄烧作灰，散著于湿地，遍踏之，即生罗勒，俗呼为西王母菜，食之益人。生菜中，又有胡荽、芸苔、白苣、邪蒿，并不可多食，大都服药通忌生菜尔。佛家斋，忌食熏渠，不的知是何菜？多言今芸苔，憎其臭矣。

唐本注云：罗勒，北人谓之兰香，避石勒讳故也。又熏渠者，婆罗门云阿魏是，言此草苗根似白芷，取根汁暴之如胶，或截根日干，并极臭。西国持咒人禁食之。常食中用之，云去臭气。戎人重此，犹俗中贵胡椒、

巴人重负等，非芸苔也。（《证类本草·卷二十七·冬葵子》）

冬瓜子

【性味】甘，凉。

【归经】入肝经。

【功能】润肺，化痰，消痈，利水。

【主治】痰热咳嗽，肺痈，肠痈，淋病，水肿，脚气，痔疮。

【附方】治损伤久日不愈秘方：以冬瓜仁研末，酒送服亦效。（《少林寺伤科秘方·卷八》）

贝子

【性味】咸、凉。

【功能】清热，利尿。

【主治】伤寒热狂，水气浮肿，淋痛溺血，小便不通，鼻渊脓血，目翳，痢疾。

【附方】《深师方》又疗眼黑翳覆瞳子 肤起方：贝子四枚（烧），空青一两，矾石一两熬汁尽，右三味末，取如黍米注翳上，日二。

又疗风泪出，眼痒痛散方：贝齿十枚（烧），决明子、黄连、细辛、干姜各一分，右五味捣下筛，以指抓取如麻子注眦中，日再三，夏月加干姜一分，眼痛以三指撮二合水煮三沸，去滓，以汁洗之良。（《外台秘要·卷二十一》）

乌梅

【性味】酸，温。

【归经】入肝、脾、肺、大肠经。

【功能】收敛生津，安蛔驱虫。

【主治】久咳，虚热烦渴，久疟，久泻，痢疾，便血，尿血，血崩，蛔厥腹痛，呕吐，钩虫病，牛皮癣，胬肉。

【附方】深师疗天行下部疮烂方：乌梅二七枚（去核），大蒜二七

枚，屋尘半升筛取细者。右三味，捣筛为散，苦酒一升，和调于铜器中，煎成丸，作长挺，内下部。（《外台秘要·卷三》）

《深师方》疟膈痰不得吐，宜吐之，常山乌梅汤方：乌梅半两，桂心半两，芫花半两，豉五合（绵裹），半夏半两，常山半两。右六味切，以酒三升，水四升，合煮取二升，分三服，必得吐。一方取三升，忌生葱、羊肉饧、生菜。（《外台秘要·卷五》）

（深师疗干湿癣神方）又乌梅煎，治燥湿癣方：乌梅十四枚，大蒜十四枚，屋尘三合，盐三合，大麻子四合，右五味相合熟捣，以苦酒一升半，拌和以敷之，日三过差。（《外台秘要·卷三十》）

《梅师方》伤寒头痛壮热，胸中烦痛，四五日不解，乌梅十四枚，盐五合，水一升，煎半升，温服取吐，吐后避风，良。（《医部全录·卷三百五十七》）

此症乃痰在胸膈，挂住谷米，不能下胃，投乌梅丸化去痰涎：木香、雄黄各五钱，草果一个，乳香、没药各一钱。乌梅为丸如弹子大，每日早晨口含化一丸（《宁坤秘笈·卷上》）

奴会子

【论述】奴会子生西国诸戎，大小如苦药子。味辛平无毒。主小儿冷疳，虚渴，脱肛，骨立瘦损。（《广群芳谱·卷九十八·奴会子》）

第八章　全草类药

土一枝蒿（别）

【性味】辛、寒、有毒。

【功能】活血祛风、消肿止痛。

【主治】跌打损伤、风湿痹痛、胃痛、牙痛、经闭腹痛、疔疮肿痛。

山苦菜

【别名】藏文名匜赤。

【性味】苦；凉。

【功能】解热，镇"赤巴"。

【主治】"胆"病"赤巴"病，发热。

飞兼

【别名】藏文名章刺日。

【性味】苦、辛。温。

【功能】托引"培根"，消肿、摧吐。

【主治】"培根"病，疮疖、水肿。

马先蒿

【别名】藏文名卢格入木格宝。

【性味】苦，凉。

【功能】清热解毒。

【主治】毒热。

【附方】马先蒿、黄柏、白芥子、鳝、牛血配伍，制丸，主治肉毒窜脉。

【论述】《如意宝树》中说："马先蒿退热，治高热风症。"

《四部医典》中说："马先蒿的功效是敛毒，特别是鲜肉毒。"

乌奴龙胆

【别名】藏文名冈冲。

【性味】苦；寒。

【功能】清热、解毒、止泻。

【主治】"赤巴"热，毒热，热性泻下，便血。

【论述】《四部医典》中说："解毒，止热泻。"

《如意宝树》中说："乌奴龙胆四角八面九尖，生长在雪线附近，叶似重叠，味很苦，功效治血和赤巴合并症，解毒清热，治木保病，血管闭塞病。"

棘豆

【别名】藏文名达格沙。

【性味】苦，凉。

【功能】清热解毒，愈疮，干"黄水"，涩脉止血，通便，生肌。

【主治】疫疬，炎症，中毒病，出血，血液病，"黄水"病，便秘，炭疽，疮痈肿痛，骨痛。

【论述】《如意宝树》中说："棘豆为草药之王，功效开通便闭，粉末撒疮生新肌，去骨瘤内服涩脉止血，为止血三主药。"

《四部医典》中说："棘医治浮肿、水肿。"

金腰子

【别名】藏文名牙吉玛。

【性味】苦；寒。

【功能】清胆热。

【主治】"赤巴"引起的发烧、胆病，急性黄疸型肝炎、胆病引起的头痛。

毛茛

【别名】藏文名撤。

【性味】辛，热。

【功能】提胃温、敛溃、消痞，引流"黄水"，干腹水。

【主治】胃寒性消化不良，腹水，喉炎，痞块，"黄水"病。

【论述】《四部医典》中说："去腐肉，增胃温，治黄水病。"

《如意宝树》中说："毛茛味辛干腹水，逐黄水，治头昏胀。"

次大黄

【别名】藏文名曲琼孜。

【性味】酸，苦；凉。

【功能】泻"黄水"，解烦渴。

【主治】恶性腹水，"黄水"病，烦渴。

【论述】《四部医典》中说："次大黄泻（黄水），消水肿。"

肉果草

【别名】藏文名巴雅巴。

【性味】微甘、苦；寒。

【功能】排脓痰，润肺，消肿，愈伤止血。

【主治】肺脓肿，痰多咳嗽。

【论述】《四部医典》中说："肉果草根养肺，托引肺脓。"

《图鉴》中说："愈伤，果实利心，叶愈伤，根治疗肺脓种。"

《如意宝树》中说："肉果草愈合脉管，涩脉止血，生脂，消散外部水肿。"

多叶紫堇和粗梗黄堇

【别名】藏文名热衮巴。

【性味】味苦；性凉。

【功能】清血热，干瘀血，止泻。

【主治】治脉热，高山多血症，热性腹症。

【论述】《图鉴》中说："味苦，治疗热性病胜似甘露。"

《四部医典》中说："清除病血，医治木保病，脉热症。"

虎耳草

【别名】藏文名松滴。

【性味】苦，寒，效锐。

【功能】清肝、胆热、排脓敛疮。

【主治】"培根"与"赤巴"合病、肝热、胆热、诸热，肠病、血病、疮痈。

【论述】《铁鬘》中说："虎耳草凉，锐。"

《如意宝树》中说："虎耳草治培根、赤巴合并症，治疮热，热病。"

《四部医典》中说："虎耳草医治赤巴热病。"

苍耳

【别名】藏文名齐才。

【性味】苦，凉。

【功能】清热解毒，除风，平胃。

【主治】温疫，肾病高热、郁热，风疹，风湿。

【论述】《如意宝树》中说："苍耳治一切龙病，特别平胃气、煎汤内服治郁热。"

苜蓿

【别名】藏文名布苏行。

【性味】苦，凉，平。

【功能】清脾胃，利大小肠，下膀胱结石。清热，益肾，愈疮。

【主治】热肺热咳嗽，创伤，疮疖。

【论述】《如意宝树》中说："苜蓿清热解毒，清新热有特效。"

《四部医典》中说："愈伤，治肺病。"

扁蕾

【别名】藏文名机合滴。

【性味】苦，寒，效钝，糙、轻、燥。

【功能】清肝胆热，利胆，祛湿，利水，解毒。

【主治】流感及肝胆病引起之发烧、时疫热，腹水，水肿，小儿腹泻，疮毒。

【论述】《铁鬘》中说："性凉，糙，治赤巴病。"

《甘露点滴》中说："扁蕾燥、平，治血病，赤巴病。"

《如意宝树》中说："治热性赤巴病。"

洪连

【别名】藏文名洪连木格宝。

【性味】苦，寒。效糙。

【功能】清热解毒，清血，除炊。

【主治】"赤巴"高热，烦热，脏热，血热，肠痧，疮热，刺痛，筋伤。

【论述】《四部医典》中说："洪连燥血，除烦热及诸脏之热。"

《铁鬘》中说："洪连性凉，糙，泻内病。"

《如意宝树》中说："洪连退高烧。"

点地梅

【别名】藏文名成地格。

【性味】苦，凉。

【功能】利水、解热，干"黄水"。

【主治】心脏病水肿、热性水肿，黄水病，溃病。炭疽。

【论述】《四部医典》中说："解热，干黄水。"

《如意宝树》中说："点地梅治炭疽，解热，干黄水。"

茜草

【别名】藏文名曹德。

《图鉴》中说："医治肾热、心热。"

苜蓿一名木粟，一名怀风，一名光风草，一名连枝草，一名牧宿，一名塞鼻力迦（见《金光明经》）。原张骞自大宛带种归，今处处有之，苗高尺余，细茎分叉而生，叶似豌豆颇小，每三叶攒生一处，梢间开紫花，结弯角，角中有子，黍米大，状如腰子，三晋为盛，秦齐鲁次之，燕赵又次之，江南人不识也。味苦平无毒，安中利五脏，洗脾胃间诸恶热毒。《元史·食货志》：至元七年颁农桑之制，令各社布种苜蓿，以防饥年。《述异记》：张骞苜蓿园，今在洛中，苜蓿本塞外菜也。《集藻》五言古诗：《唐薛令之自悼》："朝日上团团，照见先生盘，盘中何所有，苜蓿长阑干，饭涩匙难绾，羹稀筋易宽，无以谋朝夕，何由保岁寒。"

五言律诗：《宋梅尧臣咏苜蓿》："苜蓿来西哉，葡萄亦既随，蕃人初未惜，汉使始能持，宛马当求日，离宫旧种时，黄花今自发，撩乱牧牛陂。"种植：夏月取子和荞麦种，刈荞时苜蓿生根，明年自生，止可一刈，三年后便盛，每岁三刈，欲留种者，止一刈，六七年后垦去根，别用子种。若效两浙种竹法，每一亩今年半去其根，至第三年去另一半，如此更换，可得长生，不烦更种。若垦后次年种谷，必倍收，为数年积叶坏烂，垦地复深。故今三晋人 草三年，即垦作田，亟欲肥地种谷也。制用：叶嫩时煠作菜，可食亦可作羹。忌用蜜食，令人下利，采其叶，依蔷薇露法蒸取馏水，甚芬香。开花时，刈取喂马牛易肥，食不尽者，晒干，冬月剉喂。（《广群芳谱·卷十四·苜蓿》）

角茴香

【别名】藏文名巴日巴达。

【性味】苦；寒。有小毒。

【功能】清热解毒，镇痛。

【主治】"赤巴"热病，血热，时行温疫，感冒，食物中毒。

【论述】《四部医典》中说："角茴香的功效是治瘟病，解毒清热。"

《铁鬘》中说："角茴香性糙、凉、锐。"

【性味】苦，凉，涩，钝，柔，燥。

【功能】清热止血，活血祛瘀。

【主治】肾热，肾脉闪痛，腑热泻下，肠刺痛，肺病。

【附方】茜草、紫草茸、枇杷叶配伍煎汤主治肾伤热，膀胱热，肾伏热和肺伤热等。

【论述】《四部医典》中说："医治肾、肺伤热。"

茵陈

【别名】藏文名阿仲。

【性味】苦，辛；凉。

【功能】清肺热，排肺脓，止咳。

【主治】肺脓肿，感冒咳嗽等。

【论述】《蓝琉璃》中说："清肺热。"

草木樨

【别名】藏文名甲贝。

【性味】苦，辛；凉。

【功能】干四肢脓水，消炎。

【主治】四肢脓水，脾病，痧症，乳蛾。

【论述】《四部医典》中说："草木樨与甘松相同，医治久热，毒热。"

《如意宝树》中说："医治炎症，脾脏病、肠绞痛，白喉，乳蛾，特别是干四肢脓水有奇效。"

《图鉴》中说："味苦，性凉，功效是清热，解毒，消炎。"

圆叶报春花

【别名】藏文名，查格扎木。

【性味】苦，干；平、凉。

【功能】愈疮。

【主治】疮疖肿毒，外伤骨折。

益母草

【别名】藏文名兴托勒。

【性味】辛，苦，凉。

【归经】入心包、肝经。

【功能】祛瘀，消水，活血调经，除翳障。

【主治】胎漏难产，胞衣不下，产后血晕，瘀血腹痛，崩中漏下，尿血，泻血痈肿疮疡，血症月经不调，闭经，痛经，眼病，目翳。

【附方】治胎衣不下益母丸方：益母草端午后小雪日收，当风处佳，干，石臼捣为末，蜜丸如弹子大，临服时掐散，盏盛，汤锅炖热，生化汤送下。（《宁坤秘笈·卷之中》）

怀孕三五月，七八月皆日小产。若不调治恐再孕亦然，宜用益母草丸治之：益母草四两，当归四两。炼蜜为丸，心白滚汤送下。（《宁坤秘笈·卷上》）

治滑胎　益母丸：益母草一斤，当归四两。为末，蜜丸弹子大，白汤下。（《竹林女科证治·卷二》）

治跌仆伤胎　益母地黄汤：生地黄、益母草各二钱，当归、黄芪（蜜炙）名一全，姜三片，水煎服。（《竹林女科证治·卷二》）

跌打损伤昏死治方：益母草（烧灰）二钱，酢调灌下（一二盅），盖被出汗后用姜汁老酒冲服。（《少林寺伤科秘方·卷八》）

【论述】《四部医典》中说："功效是去眼中的云翳。"

《图鉴》中说："味甘、效润，治眼病。"

蔷薇

【性味】根苦，涩，凉。花甘、凉。

【归经】入脾、胃经。

【功能】根能清热利湿，祛风，活血，解毒；花能清暑，和胃、止血。叶生肌收口。

【主治】花主治暑热吐血，口渴，泻痢，疟疾，刀伤出血。根主治肺痛、消渴，痢疾，关节炎，瘫痪，吐，衄，便血，尿频，遗尿，月经不调，跌打损伤，疮疖疥癣。枝可治妇人秃发。

【附方】深师方又疗哽及刺不出方，服蔷薇灰末发寸匕，日三，亦疗折箭刺入，脓囊不出，坚燥及鼠扑，服之十日，哽刺皆穿皮出，效。（《外台秘要·卷八》）

绵参

【别名】藏文名榜司布如。

【性味】苦、辛，凉。

【功能】清热，排脓痰，愈伤。

【主治】肺脓肿，脏腑伤热。

雪莲花

【别名】藏文名恰羔素格巴。

【性味】苦、凉。

【功能】解毒热，止热痛。

【主治】风湿，癫痫，头疮，炭疽，皮肤病，西藏民间治疗月经不调，引产等。

【论述】《如意宝树》中说："雪莲花治头疮，止热性疼痛。"

《图鉴》中说："味苦，性凉，功效治炭疽病，独味汤消肿，外敷速消。"

蒲公英

【别名】藏文名库日孟。

【性味】苦，微甘；寒。

【归经】入肝、胃经。

【功能】清热，解毒，健胃，利尿散结。

【主治】瘰疬、疔毒疮肿，感冒发热，旧热"培根"病，"木保"病，"赤巴"病，肝胆病，血病、胃病、喉热病、急性中毒、疔痈。

【附方】《梅师方》治产后不自乳，见畜积乳汁结作痛，取蒲公草捣

敷肿上，日三四度易之。俗呼为蒲公英，语论为仆公罂是也，水煮汁服亦得。《证类本草·卷十一》

【论述】《如意宝树》中说："蒲公英治胆病、胃病，解急性中毒。花清热、细叶蒲公英开胃治血病、赤巴病。"

豨莶

【性味】苦，寒。

【归经】入肝、脾、肾经。

【功能】祛风湿，利筋骨，降血压。

【主治】四肢麻痹，筋骨疼痛，腰膝无力，疟疾，急性肝炎，高血压病，疔疮肿毒，外伤出血。

【附方】豨莶丸：治风气肾肝，四肢麻痹，骨痛膝弱，风湿诸疮，上以豨莶草，五月五日，六月六日，采叶，九蒸九曝。凡蒸用酒蜜酒，晒干为末，密丸桐子大。空心酒下百丸。按：豨者猪也，其畜属亥。乃风木所生之姑，故取用其叶以治风。凡肾脏生风之证。服此其效最著。江宁节度使成讷，知益州张咏，两以方药进献至尊，讷以弟研中风伏枕五年，一道人传此方服之愈。咏以掘地得碑，制服千服，髭须乌黑，筋力轻健。见都押衙罗守一中风附马，失音不语。与药十服，其病立瘥。又和尚智严年七十，或患偏风，口眼喎斜，时时吐涎，与十服亦便得瘥，古今用此获效者甚多，然莫知其所以然也，其妙处全在气味之苓劣，每肾中之腥臊，同气相求，故能入肾，而助而驱逐阴风之力也。因治肾风之方，百不得一，特录此丸。合前天麻丸，两发其义也。（《医门法律·卷三·豨莶丸》）

榜嘎

【别名】藏文名榜嘎嘎日布。

【性味】苦，凉。

【功能】清热、解毒。

【主治】发热，头痛，口渴，黄疸，肝区痛，肠刺痛，胃肠热，咽喉热，疫病，毒热。

【论述】《四部医典》中说："榜嘎功效是治瘟病，清热解毒，清胆热。"

《月王药诊》中说："解蛇、蝎之毒。"

《铁鬘》中说："榜嘎性凉，解毒。"

《甘露点滴》中说："榜嘎性平，洗蛇蝎咬伤，内服解毒。"

翠雀

【别名】藏文名底木萨。

【性味】苦，平。

【功能】止痢，止痛，愈疮，干"黄水"，除虱。

【主治】腹泻，寒痢，热痢，脓泻，小肠疼痛，"黄水"病，疮痈，伤口。

【论述】《四部医典》中说："翠雀止腹泻。"

《如意宝树》中说："翠雀止脓泻，愈疮，干黄水。"

《图鉴》中说："味微苦，功效止赤痢，用酒送服止寒泻。"

薄荷

【性味】辛，凉。

【归经】入肺、肝经。

【功能】疏风，散热，辟秽，解毒。

【主治】外感风热，头痛，目赤，咽喉肿痛，食滞气胀，口疮，牙痛，疮疥，瘾疹。

【附方】图经曰：近世医家治伤风，头脑风，通关格及小儿风证，为要切之药，故人家园庭间多莳之。又有胡薄荷，与此相类，但味少甘为别。生江浙间，彼人多以作茶饮之，欲呼新罗薄荷。近京僧寺亦或植一二本者。《天宝方》名钱草者是。（《证类本草·卷二十八·薄荷》）

治伤寒热瘴，头疼足热，发渴烦燥，其脉洪实，不呕不泻：地黄薄荷汤：生地黄根、生薄荷叶。上二味，不以多少净洗，砂钵内捣烂，取自然汁，入麝香少许，井华水调下，如觉心间顿凉，不须再服。（《岭南卫生方·卷之中》）

治暑天晕倒方：取鲜薄荷叶30克绞汁，涂擦印堂穴和两鼻孔处，可

以使患者苏醒。（《少林寺秘方集锦·下部·内科杂病验方·内科杂病方》）

【论述】《物类相感志》云：凡收薄荷，须隔夜以粪水浇之，雨后乃可刈收，则性凉，不尔不凉也。野生者，茎叶气味都相似。（《本草纲目·卷十四·薄荷》）

藁本

【性味】辛，温。

【归经】入膀胱经。

【功能】散风寒湿邪。

【主治】风寒头痛，巅顶痛，寒湿腹痛，泄泻，疝瘕，疥癣。

【附方】治点伤后对心窝脉秘方（巳时点中）：藁本、穿山甲、泽兰、地榆、莪术、血竭各二钱，田三七、川黄连、制川乌、防风、桔梗各一钱，碎补一钱半。（《少林寺伤科秘方·卷三·治点伤诸穴秘方》）

治点伤左边肩尖脉秘方（申时点中）：藁本三钱，生地、川芎、柴胡、防风各二钱，红花、乳香（去油）、生栀、碎补、升麻各一钱半，赤芍一钱，田三七、甘草各五分。（《少林寺伤科秘方·卷三·治点伤诸穴秘方》）

治点伤正发角脉秘方（酉时点中）：藁本、乳香（去油）、升麻、姜黄、柴胡、赤芍、防风、田三七各二钱，生地一钱，川芎、红花、血竭、生栀子、碎补各一钱半，甘草七分。（《少林寺伤科秘方·卷三·治点伤诸穴秘方》）

藿香

【性味】辛，微温。

【归经】入肺、脾、胃经。

【功能】快气，和中，辟秽，祛湿。

【主治】感冒暑湿，寒热，头痛，胸脘痞闷，呕吐泄泻，疟疾，痢疾，口臭。

【附方】治伏暑伤冷，致作霍乱，良姜香薷汤：陈皮（去白）、藿香叶、香薷叶、甘草（炒）、生姜（和皮）、良姜、枣子（去核）、紫苏叶、木瓜（去穰，各等分）。上锉散，每服三钱，重煎服。（《岭南卫生方·卷之中》）

五问：胎前霍乱吐泻何以治之？答曰：孕妇饮食不节，触冒风寒，使阴阳不合，清浊不分，脾胃虚冷，故霍乱也。或腰酸心腹冷痛，则风入于胃，吐泻并发，甚则伤胎。宜服后药：藿香六分，扁豆六分，厚朴五分，陈皮四分，茯苓六分，砂仁（炒）六分，生姜三片，水煎服。（《法门寺妇科胎前产后良方注评》）

【论述】藿香，出典逊——海边国也，属扶南。香形如都梁，可以着衣服中。（唐释道世《法苑珠林》卷四十九》）

【释名】兜娄婆香：时珍曰：《法华经》谓之多摩罗跋香，《金光明》谓之钵怛罗香，皆兜娄二字梵言也，《涅槃经》又谓之迦算香。（《本草纲目·卷十四·藿香》）

藿香出海边国，形如都梁，可着衣服中。《交州记》：藿香似苏合。《本草纲目》：藿香，《楞严经》谓之兜娄婆香，《法华经》谓之多摩罗跋香，《金光明经》谓之钵怛罗香，《涅槃经》又谓之迦算香。苏颂曰：岭南皆有之，人家亦多种，二月生苗，茎梗甚密，作丛，叶似桑柔而小薄，六七月采之，须黄色乃可收。李时珍曰：茎方有节，中虚，叶微似茄叶，气味辛，微温无毒，治风水毒肿，去恶气，止霍乱心腹痛吐逆，开胃温中，快气香口。梁·江淹《藿香颂》：桂以过烈，麝以太芬，摧泪天寿，天抑人文。谁及藿香，微馥熏，摄灵百仞，养气清雾。（《广群芳谱·卷九十五·藿香》）

瞿麦

【别名】藏文名帕夏吹。

【性味】苦、寒。

【归经】入心、肾、小肠、膀胱经。

【功能】清热利水，破血通经，清血热、解毒止痛。

【主治】小便不通，淋病，水肿，经闭，痈肿，目赤障翳，浸淫疮

303

毒，血热，血刺痛，肝胆热，痧症，产褥热。

【附方】《梅师方》治竹木刺入肉中不出。瞿麦为末，水服方寸匕，或煮瞿麦汁饮之，日三。（《证类本草·卷八·瞿麦》）

【论述】《月王药诊》中说："治血病。"

《图鉴》中说："味革，性凉，功效止刺痛，治肝热赤巴病。"

《四部医典》中说："治所有血热病。"

翼首草

【别名】藏文名榜司道布。

【性味】苦；凉。

【功能】清新除心热，血热，解毒。

【主治】时疫，麻疹，心热，血热，热痢，肠绞痛。

【论述】《月王药诊》中说："治瘟病时疫，解毒。"

《四部医典》中说："解疫毒，久热。"

《图鉴》中说："医治脱水，时疫，毒热，愈伤。"

藏麻黄

【别名】藏文名测屯。

【性味】苦，涩，寒。

【功能】清心、脾、肝之新旧热症及血热，利水，止喘、发汗。

【主治】身热，感冒，月经过多，外伤流血。

【论述】《四部医典》中说："止血、清肝热。"

《铁鬘》中说："麻黄性燥，凉。"

《如意宝树》中说："麻黄能消新、旧热，特别能清烦热。"

藏药青兰

【别名】藏文名巴日样古。

【性味】甘，苦，凉。

【功能】清肝、胃、肺热，止血，愈疮干"黄水"。

【主治】肝炎、头晕、神疲、胃热，口病，"黄水"病，便血，尿血，疮口不合。

【论述】《四部医典》中说："青兰治胃热，清肝热。"

《图鉴》说："味甘、苦，功效清肝热，止血，愈疮、干黄水。"

囊距翠雀花

【别名】藏文名雀果欠。

【性味】苦、涩；凉。

【功能】清热，解邪毒。

【主治】瘟病时疫，毒病，皮肤病。

【论述】《如意宝树》中说："清疫热，治毒病，赤巴病有特效。"

《四部医典》中说："功效是治邪魔、解毒、医治瘟疫。"

蓬莱草

【性味】酸、甘，微苦，寒，无毒。

【归经】入肺、小肠经。

【功能】祛风清热，消肿，解毒。

【主治】咽痛乳蛾，痈疽，肿毒，热痢，淋病，牙疳，带状疱疹。

【附方】若有人等患鼻大衄下欲死者，取生蓬莱和水煮，取汗不即留生。

若有妇人患倒子产难生欲死者，取蓬莱一升，以水三升煮取一升汁……令服即生无病……。（《新修大藏经·第二十卷·千手眼观世音菩萨治病合药经》）

葱

【性味】辛，温。

【归经】入肺、胃经。

【功能】发表，通阳，解毒。

【主治】伤寒寒热头痛，阴寒腹痛，虫积内阻，二便不利痢疾，痈肿。

【附方】治铁伤青肿方　生大葱适量，研细末，加入生姜汁调和，外敷患处，一日换药1次。（《少林寺秘方集锦·上部·少林寺跌打损伤方·少林外科单方》）

《梅师方》金疮血出不止，以葱炙熟授汁涂之，即止。（《医部全录·卷三百八十》）

跌仆伤秘方：葱姜、韭菜汁、松香、铜绿各等分，用米醋共研成膏，烘贴即愈。（《少林寺伤科秘方·卷八》）

葱白

【性味】辛，温。

【归经】入肺、胃经。

【功能】发表，通阳，解毒。

【主治】伤寒寒热头痛，阴寒腹痛，虫积内阻，一便不通，痢疾，痈肿。

【附方】治子悬　葱白汤：葱白二十七茎煮汁饮之。生胎即安，死胎即下。不效，再服此方。神效之极。（《竹林女科证治·卷二》）

《僧深方》云：若散发悉煮汁饮之。服葱白豉汤方：葱白半斤，豉三斤，甘草二两，生麦门冬四两（去心），凡四物，以水五升，煮取二升，分再服。（《医心方·卷二十》）

治刀械杀伤秘方：刀械杀伤，闷绝气未绝者，急用葱白入锅内炒熟捣烂敷患处，继患者呻吟易改为真三七末口津敷患处即愈。（《少林寺伤科秘方·卷六·少林刀枪伤秘方》）

治小儿跌伤面部青肿秘方：生葱白（三寸），同生姜共捣烂涂患处。（《少林寺伤科秘方·卷十》）

【论述】五辛……一者木葱，二者革葱，三者蒜，四者兴渠，五者兰葱。（《大藏经·诸经要集·卷第二十》）

麻黄

【性味】辛、苦，温。

【归经】入肺、膀胱经。

【功能】发汗，平喘，利水。

【主治】伤寒表实，发热恶，寒无汗，头痛鼻塞，骨节疼痛，咳嗽气喘；风水浮肿，小便不利，风湿顽痹，皮肤不仁风疹瘙痒。

【附方】治上气胸满者麻黄石膏汤方：麻黄四两，石膏一枚如鸡子大，小麦一升，杏仁半升，厚朴五两。右五味㕮咀。以水一斗先煮小麦熟，去之下药。煮取三升。去滓分三服。深师方用治火逆上气，喉中如水鸡名小投杯汤，咳者加五味子、半夏各半升，干姜三两。（《千金要方·卷十八》）

《深师方》又麻黄解肌汤疗伤寒三四日，烦疼不解者方：麻黄三两（去节），甘草一两（炙），杏仁七十枚（去皮光，熬），桂心二两，右四味，切，以水九升，先煮麻黄，减二升，掠去沫，乃内诸药，合煮，取二升半，绞去滓，分服八合，以汗出为度，忌海藻、菘菜、生葱。（《外台秘要·卷一》）

深师疗久上气咳，麻黄散方，麻黄一斤（去节），杏仁一百枚，甘草二两（炙），桂心一两，右四味捣筛，别捣杏仁如脂，合令调，临气上发时，服方寸匕，气下止，食顷气不下，更服一匕，可至三七，气发便服即止，忌海藻、菘菜、生葱。（《外台秘要·卷十》）

深师疗新久咳嗽脓血，连年不差，昼诳肩息，麻黄汤方：麻黄（去节）四两（一方二两），甘草二两，大枣十四枚（擘），右四味，切，以水九升，煮取三升，去滓，分温三服，日三，数用有效，忌海藻、菘菜、生葱等物。（《外台秘要引深师方·卷九·麻黄》）

深师疗卒咳逆、上气肩息、昼夜不止欲绝，麻黄汤方：麻黄（去节）、细辛各二两，甘草半两（炙），桃仁二十枚（去皮尖及两仁者研），右四味切，以水七升，煮取三升，去滓，分三服，秘方，忌藻菘菜生菜。（《外台秘要·卷九》）

又疗上气，咳嗽，喉中水鸡鸣，唾脓血腥臭，麻黄汤方：麻黄六两（去节），桂心一两，甘草（炙）、杏仁（去尖皮）各二两，生姜八两（一方用干姜三两），右五味切，以水七升，都煮取三升半，分五服，已

307

用疗咳唾脓血，喉中腥臭，得力后，长将丸服，忌海藻、菘菜、生葱。（《外台秘要·卷十》）

李时珍治人一妻，自腰以下肿，面目亦肿，喘急欲死，不能伏枕，大便溏滞，小便短少，服药罔效，其脉沉而大，沉主水。大主虚，乃病后冒风所致。是名水风也，用千金神秘汤。加麻黄，一服喘定十之一，再以胃苓汤，吞深师薷术丸，二日沁便长，肿消十之七，调理数日全安。（《续名医类案·卷十三》）

【论述】凡治痹证，不明其理，以风门诸通套药施之者，医之罪也。痹证非不有风，然风入在阴分，与寒湿互结，扰乱其血脉，致身中之阳，不通于阴，故治痹也。古方多有麻黄、白芷者，以麻黄能通阳气，白芷能行荣卫，然已入在四物、四君等药之内，非专发表明矣。至于攻里之法，则从无有用之者，以攻里之药，皆属苦寒，用之则阳愈不通，其痹转入诸府，而成死症者多矣，可无明辨而深戒欤？（《医门法律·卷三·律一条》）

僧继洪云：中牟有麻黄之地，冬不积雪，为泄内阳也。故过用则泄真气。（《本草纲目·卷十五·麻黄》）

猫眼草

【性味】苦，微寒，有毒。

【功能】祛痰，镇咳，平喘，拔毒止痒。

【附方】治趾间生疮方：鲜猫眼草捣烂、绞汁，稍加冰片调匀，涂擦患处，甚效。（《少林寺秘方集锦·上部·少林寺跌打伤方·少林外科杂病验方》）

猪毛菜

【性味】淡，凉。

【功能】降血压。

【主治】高血压病，头痛。

【附方】治眩晕、胸闷方：猪毛菜30克，知母12克，黄柏9克，生地

12克，天麻6克，延胡索4.5克，瓜蒌1枚，丹参30克，郁金4.5克，红花6克，柴胡4.5，木香2.4克，川楝子9克。上药以清泉水1500毫升煎煮，取500毫升。每日2次，连服4剂，效佳。（《少林寺秘方集锦·下部·内科杂病方》）

透骨草

【性味】甘，无毒。

【功能】祛风，除湿，舒筋活络，活血，止痛。

【主治】风湿痹痛，筋骨挛缩，寒湿脚气，疮癣肿毒。

【附方】损伤活络汤：透骨草、赤芍、一枝蒿各五钱，芥、防风、桔梗、祁艾、川椒各二钱，独活二钱半，水煎趁热熏洗，每日两服，轻者三日愈，重者九日愈，伤处已溃者禁用。（《少林寺伤科秘方·卷九》）

通草

【性味】甘，淡，凉。

【归经】入肺、胃经。

【功能】泻肺，利小便，下乳汁。

【主治】小便不利，淋病，水肿，产妇乳汁不通，目昏鼻塞。

【附方】《梅师方》痈疽发背，用母猪蹄一双，通草六分，绵裹煮羹食之。（《医部全录·卷一百七十八·通草》）

治妊娠泄泻　加味黄芩汤：黄芩二钱，白芍一钱，甘草五分，白术（蜜炙）三钱，茯苓一钱二分，通草八分。水煎服。（《竹林女科证治·卷一》）

莽草

【性味】辛，温，有毒。

【功能】祛风，消肿。

【主治】头风，痈肿，皮肤麻痹，瘰疬，乳痈，喉痹，疝瘕，癣疥，秃疮，风虫牙痛。

【附方】《梅师方》治齿肿痛。莽草、郁李仁各四两，水六升，煎取二升，去滓，热含冷吐。（《证类本草·卷十四·莽草》）

荸荠

【性味】甘，寒。

【归经】入肺经。

【功能】清热，化痰，消积。

【主治】温病，消渴，黄疸，热淋，痞积，目赤，咽喉肿痛，赘疣。

【附方】治肛门生疮方：马蹄、大黄各9克，水煎服。（《少林寺秘方集锦·上部·少林寺跌打损伤方·少林外科单方》）

莱菔

【性味】辛，甘，凉。

【归经】入肺、胃经。

【功能】消积滞，化痰热，下气，宽中，解毒。

【主治】食积胀满，痰嗽失音，吐血，衄血，消渴，痢疾，偏正头痛。

【附方】治饭后腹胀方：莱菔（白萝卜）种根1个，取水1500毫升煎至500毫升，1次服尽。（《少林寺秘方集锦·下部·内科杂病验方·内科杂病方》）

浮萍

【性味】辛，寒。

【归经】入肺经。

【功能】发汗，祛风，行水，清热，解毒。

【主治】时行热病，斑疹不透，风热瘾疹，皮肤瘙痒，水肿，癃闭，疮癣，丹毒，烫伤。

【附方】（深师疗癫）又方水中浮萍青一秤，浓煮以渍浴半日，用此方多愈。（外台秘要·卷三十》）

宋时东京开河，掘得石碑梵书大篆，一时无能晓者，真人林灵素逐字辨释，乃是治中风方，名去风丹也，诗云：天生灵草无根子，不在土间不在岸，始因飞絮逐东风，泛梗青青飘水面。神仙一味去沉疴，采时须在七月半，选甚瘫风与大风，些小微风都不算，豆淋融酒化服三丸，铁镲头上也出汗，其法，以紫色浮萍，晒干为末，炼蜜和丸弹子大，每服一粒，豆淋酒化下，治左瘫右痪，三十六种风，风头风，口眼㖞斜，大风癞风，一切无名风，及脚气，并打仆伤折，及胎孕有伤，服过百粒，即为全人，此方后人易名紫萍一粒丹（小注：此与豨莶丸相类，亦惟实症可用，虚者未必宜也。（《续名医类案·卷二·去风丹》）

夏枯草

【性味】苦，辛，寒。

【归经】入肝、胆经。

【功能】清肝，散结。

【主治】瘰疬，瘿瘤，乳痈，乳癌，目珠痛，羞明流泪，头目眩晕，口眼歪斜，筋骨疼痛，血崩带下。

【附方】治眩晕效方：夏枯草30克，麦冬、天冬各12克，生地24克，生石膏36克（打碎），杜仲9克，丹参15克，牡丹皮21克，知母肉、石决明（打碎）各10.5克。以龙泉水2000毫升加入上药内，煎取500毫升，每日2次。（《少林寺秘方集锦·下部·内科杂病验方·内科杂病方》）

香薷

【性味】辛，微，温。

【归经】入肺、胃经。

【功能】发汗解暑，行水散湿，温胃调中。

【主治】夏月感寒饮冷，头痛发热，恶寒无汗，胸痞腹痛，呕吐腹泻，水肿，脚气。

【附方】（深师方）又疗暴水风水气水肿，或疮中水，通身皆肿，香薷术丸方：干香薷一斤，白术七两，右二味捣术下筛，浓煮香薷取汁，和术为丸，饮服如梧子十丸，日夜四五服，利小便极良，夏取花叶合用亦

佳，忌青鱼，余忌同前。（《外台秘要·卷二十》）

《耆婆方》治人水病，四肢、脚肤、面、腹俱肿方：香薷一百斤，以水煮之令熟，去滓更煎，令如饴糖，少少服之，当下水，小便数即瘥。（《医心方·卷十》）

治一切暑毒二气香薷饮：香薷（净叶）、黄连（去须）、厚朴各二两，生姜四两。（《岭南卫生方·卷中》）

暑月至要之药香苓汤：香薷一斤半，茯苓（去皮）、陈皮、干姜（炮）各二两，甘草五两，厚朴一两（姜制）。上为细末，入盐少许，沸汤调服，不拘时。（《岭南卫生方·卷之中》）

二气香薷饮：治一切暑毒。香薷（净叶）、黄连（去须）、厚朴各二两，生姜四两，右先将生姜取汁，同黄连、厚朴，于银瓷器内罨一宿，炒令厚朴紫色为度，每服四钱，于银器铫内，以水一碗，煎至八分，入酒少许，再煎二三沸，冷服，暑毒作痢，先以此药，吞下加巴豆感应丸，荡劣暑毒，如示全瘥，却再服痢药，此理甚炒。（《岭南卫生方·卷之中》）

香苓汤：暑月至要之药。香薷一斤半，茯苓（去皮）、陈皮、干姜（炮）各二两，甘草五两，厚朴一两（姜制），右为细末，入盐少许，沸汤调服，不拘时。（《岭南卫生方·卷之中》）

局方煎之以酒以水，水中顿冷饮，胡洽居士水熬作圆，深师方取汁炼膏，简易方捣筛成末，酒调热服取汁，此各因其势而利导之。（《本草乘雅半偈·卷八·香薷》）

治妊娠中暑香薷饮：香薷二钱，厚朴（姜制）、白扁豆（炒）各一钱。水煎温服。（《竹林女科证治·卷二》）

韭菜

【性味】辛，温。

【归经】入肝、胃、肾经。

【功能】温中，行气，散血，解毒。

【主治】胸痹，噎膈，反胃，吐血，衄血，尿血，痢疾，消渴，痔漏，脱肛，跌打损伤，虫蝎螫伤。

【附方】刀伤奇效治方：韭菜汁拌陈石灰，阴干研末敷于患外，可立即止血止痛。（《少林寺伤科秘方·卷六·少林刀枪伤秘方》）

治刀斧砍伤秘方：韭菜同石灰拘捣成饼贴墙上干透，研末敷伤处即愈。（《少林寺伤科秘方·卷六·少林刀枪伤秘方》）

荆芥

【性味】辛，温。

【归经】入肺、肝经。

【功能】发表，祛风，理血，炒炭止血。

【主治】感冒发热，头晕，咽喉肿痛，中风口噤，吐血，衄血，便血，崩漏，产生血晕，痈肿，疮疥，瘰疬。

【附方】治男子、妇人风气攻注，两眼昏暗，眵，羞明，睑眦肿痒，或时赤痛，耳鸣头眩。荆芥穗一两半，苍术（米泔浸一宿，去皮，锉，炒）、白蒺藜（炒）、防风（锉，炒）各二两，甘草（炒）一两。上并为细末。不拘时，入盐少许，沸汤或酒调下一大钱，神妙。（《太平圣惠和剂局方·卷七·菩萨散》）

《龙木论》一切眼疾，血劳风气，头运、头旋、目眩。荆芥穗为末，每酒服三钱。（《医部全录·卷一百四十九》）

治临产血晕清魂散：人参、荆芥、泽兰叶各一钱，川芎四钱，甘草三分。共为末，每服二钱，或水煎服。（《竹林女科证治·卷三》）

治产后厥阴感风参归汤：人参、当归、荆芥各一钱。水煎服。（《竹林女科证治·卷三》）

治产后泻痢的奇散：荆芥穗（盏内慢火烧存性，不得犯油火），麝香（少许），研末，沸汤下一钱。（《竹林女科证治·卷三》）

舒盘活络汤：荆芥6克，防风6克，透骨草15克，羌活3克，独活7.5克，桔梗6克，祁艾6克，川椒6克，赤芍15克，一枝蒿15克。以上药煎浓汁趁热熏洗，每日三次。轻者3日可愈，重伤者9日可3愈，专治被卸拿所致或其他原因引起的皮肤青肿，隐隐作痛者。（《少林寺秘方集锦·上

部·少林寺跌失损伤方·跌打损伤方》）

治老人摇头不止方：荆芥9克，乌梢蛇9克，白蒺藜15克，苍耳子9克，僵虫6克，全虫4.5克，天麻9克，天竺黄2.4克。水煎服。（《少林寺秘方集锦·下部·内科杂病验方·内科杂病方》）

六问：产生精神恍惚，狂言乱语，何以治之？答曰：此因元气虚弱，或风邪所感，神不守舍。宜用后方：荆芥八分，菖蒲（去毛）八分，远志八分，枣仁八分，丹皮五分，前胡四分，橘红四分，茯苓八分，益母草八分，甘草五分，水煎服。（《法门寺妇科胎前产生良方注评》）

治点伤右凤尾脉（未时点中）秘方：荆芥、红花、归尾、生地、血竭、儿茶、川芎、白芷各二钱，防风一钱半，栀子八分，细辛八分，甘草一钱。（《少林寺伤科秘方·卷三·治点伤诸穴秘方》）

茵陈蒿

【性味】苦，辛，凉。

【归经】入肝、脾、膀胱经。

【功能】清热利湿。

【主治】湿热黄疸，小便不利，风痒疮疥。

【论述】 平江有张省干者，病伤寒眼赤，舌缩，有膏，唇口生疮，气喘失音，脏腑利已数日，势甚危。此证伤寒家不载，诸医皆欲先止脏腑，忽秀州医僧宝鉴大师者过，投以茵陈五苓散、白虎汤而愈。诸医问出何书？僧云："仲景云：五脏实者死，今赖大肠通，若更止之，死可立而待也。五苓以导其小肠，白虎以散其邪气。"诸人始服。（《云麓漫钞·卷五·茵陈五苓散》）

茵芋

【性味】辛，苦，温，有毒。

【归经】入肝、肾经。

【主治】风湿痹痛，四肢挛急，两足软弱。

【附方】 深师茵芋酒，疗新久风，体不仁，屈曳或拘急，肿或枯焦，皆主之。施连所增损方甚良。茵芋二两，狗脊二两，踯躅花二两（生用），乌头二两（生用），附子二两（生用），天雄一两（生用）。右六味切，以酒一斗，绢囊盛药渍之，冬八九日，夏五六日，初服半合，不知增之，以知为度，忌猪肉、冷水。（《外台秘要·卷十九》）

洋芨草

【性味】甘，苦，辛，性寒。

【功能】清热解毒，和血调经。

【主治】痈肿毒，跌打损伤，痔疮出血，月经不调。

【附方】治毒蛇咬伤方：先用麻绳将伤口上段扎紧，再用火罐或嘴吸伤口毒液，清除蛇齿，立敷蛇药膏，而后内服解毒剂。蛇药膏：千叶蓍30克，浙贝15克，轻粉3克，明矾6克，共研细末，用生蜜调成膏。（《少林寺秘方集锦·上部·少林寺跌打损伤方·少林外科杂病验方》）

威灵仙

【性味】辛咸，温，有毒。

【归经】入膀胱经。

【功能】祛风湿，通经络，消痰涎，散癖积。

【主治】痛风顽痹，腰膝冷痛，脚气疟疾，癥瘕积聚，破伤风，扁桃体炎，诸骨鲠咽。

【附方】《崔氏通海上集》时商州有人患重足不履地，经十年不差。忽遇新罗僧见云：此疾有药可理，遂入山求之，遂服数日，平复，后留此药名而去。（《证类本草·卷十一·威灵仙》）

《图经本草》唐贞元中，周群巢作《威灵仙传》云：商州有人病手足不遂，不履地者数十年，良医弹技莫能疗，所亲置之道旁以求救者，遇一新罗僧见之，告曰：此疾一药可活，但不知此土有否。因为之入山求索果得，乃威灵仙也。使服之，数日能步履，山人邓思齐知之，遂传其事。《本草纲目》：气味苦温，无毒，治诸风，宣通五脏，去腹内冷滞，心膈痰水久积，癥瘕痃癖气块，腰膝疼。疗折伤，散风邪，久服无有温疟疾。

《志林》服威灵仙有二法，其一，净洗阴干，捣筛为末，酒浸牛膝末，或蜜丸，或为散酒调。牛膝之多少，视脏腑之虚实而增减之，此眉山一亲知患脚气至重，依此服半年，遂永除。其一法：取此药粗细得中者，寸截之，七十寸作一贴，每岁作三百六十贴，置床头。五更初，面东细嚼一贴，候津液满口咽下。此牢山一僧，年百余岁，上下山如飞，云得此药方。二法皆以得真为要。真者有五验：一味极苦，二色深翠，三折之脆而不韧，四折之有微尘，如胡黄连状，五断处有白晕，谓之鸲鹆眼。无此五验，则药本根之细者耳。又须忌茶，以槐角、皂角芽之嫩者，依造草茶法作，或只取《外台秘要》代茶饮，子方常合服乃可。（《广群芳谱·卷九十八·威灵仙》）

《茶香室丛钞》云：宋钱易《南部新书》云，贞元初，山人邓思齐，献威灵仙草，出高州，能愈众疾。禁中试有效，特令编付史馆。按明季李时珍《本草纲目》引苏颂曰：贞元中，嵩阳子周群巢作《威灵仙传》云，威灵仙，去众风，通十二经，朝服暮效，先时有人病手足不遂，不履地者数十年，一新罗僧见之曰：此疾一药可活，不知此土有否？入山求索，果得，乃威灵仙也。服之数日，能步履。山人邓思齐知之，遂传其事。是威灵仙唐时始出，前此所无也。（《茶香室丛钞》）

治点伤志室穴方：威灵仙3克，桂枝3克，川芎3克，川断3克，桃仁3克，陈皮2.4克，甘草0.9克，当归4.5克。水煎后加入黄酒30克调匀内服。（《少林寺秘方集锦·上部·少林寺跌打损伤方·点穴致伤救治方》）

治点伤吊筋穴方　威灵仙6克，川断3克，狗脊3克，当归3克，虎骨4.5克，桃仁0.6克，淡竹叶1.2克，苏叶1.5克，防风1.5克，干姜1.5克。以上药，取水、酒各半煎服，连服3剂。（《少林寺秘方集锦·上部·少林寺跌打损伤方·点穴致伤救治方》）

治点伤开空穴秘方：开空两耳也。威灵仙、当归、山药、木通、虎茨各一钱五分、茯苓、脚樟各二钱、大腹皮、甘草各一钱，木香八分，童便引酒炖服。（《少林寺伤科秘方·卷三·治点伤诸穴秘方》）

佩兰

【性味】辛，平。

【归经】入脾、胃经。

【功能】清暑、辟秽，化湿，调经。

【主治】感受暑湿，寒热头痛，湿邪内蕴，脘痞不饥，口甘苔腻，月经不调。

【论述】四月八为春夏之际，殃罪悉毕，万物普生，毒气未行，………浴佛法时当取三种香，一都梁香，二藿香，三艾纳香，合三种草香接而渍之，此则青色水，若香少者，可以绀黛秦皮权代之。又用郁金香，手接渍之于水中，接之以作赤水，以水清净用灌像讫以白练白绵试之，断后自占更灌名曰清净。（《大藏经·卷五十四·诸经要集卷八》）

泽兰

【性味】苦辛，微温。

【归经】入肝、脾经。

【功能】活血行水。

【主治】经闭，癥瘕，产后瘀滞腹痛，身而浮肿，跌仆损伤，金疮，痈肿。

【附方】《僧深方》生发泽兰膏方：细辛二两，蜀椒三升，续断二两，杏仁三升，乌头三两，皂荚二两，泽兰二两，石南二两，厚朴二两，莽草二两，白术二两，凡十一物，㕮咀，以淳苦酒三升渍铜器中一宿，以不中水猪肪成煎四斤，铜器中东向灶饮以华薪，三沸三下，膏成，以布绞去滓，搅白涂之。（《医心方·卷四》）

治室女虚热经闭　泽兰汤：泽兰叶二钱，当归一钱，甘草五分。水煎空心服。（《竹林女科证治·卷一》）

治乳痈　泽兰汤：泽兰叶一两，青皮三钱，白及五钱，枸橘叶三十片。水煎，入酒半钟服。（《竹林女科证治·卷三》）

治点伤左手中指脉（巳时点中）秘方：泽兰、生地、当归、碎补、桂枝各三钱，杜仲、赤芍、菖蒲、枳壳、独活、没药（去油）各二钱，田三七、红花、甘草各一钱，穿山甲一钱半。（《少林寺伤科秘方·卷三·治点伤诸穴秘方》）

治点伤右头上云睛脉秘方（午时点中）：乳香（去油）、没药（去油）、地榆、归身、防风、荆芥、藁本、红花、归尾各二钱，川芎、白芷各一钱半，天麻三钱，细辛八分。（《少林寺伤科秘方·卷三·治点伤诸穴秘方》）

跌打活命丹：泽兰叶五钱，红花一钱，丹皮三钱，青木香钱半，桃仁十个（研末），赤芍钱半，水煎酒三服。大便不通者加大黄（外用敷药方），白花草（又名苦荞公），梅子树根（去粗皮），桃子树根（去粗皮）各适量，葱头捣烂，用酒炒热，先熨后敷，用梅桃叶亦可。（《少林寺伤科秘方·卷八》）

芜荑

【性味】苦、辛，温。

【归经】入脾、胃经。

【功能】杀虫，消积。

【主治】虫积腹痛，小儿疳泻，冷痢，疥癣，恶疮。

【附方】《耆婆方》治小儿腹中有虫方：芜荑作末，每食随多少和，少少水食之乃止。（《医心方·卷二十五》）

地丁

【性味】苦，寒。

【归经】入心、肝经。

【功能】清热利湿，解毒消肿。

【主治】疔疮，痈肿，瘰疬，黄疸，痢疾，腹泻，目赤，喉痹，毒蛇咬伤。

【附方】治疗疮方：鲜地丁30克，猫儿草15克，煎成浓汁，再放入白糖60克，搅后待凉饮下，1~3剂可愈。（《少林寺秘方集锦·上部·少林

寺跌打损伤方·少林外科杂病验方》)

治小儿全身生疮方：鲜地丁草一把，水煎服。（《少林寺秘方集锦·上部·少林寺跌打损伤方·少林外科杂病验方》)

少林药捻：金械损伤，溃后成疮流浓流水久日不愈。地丁、蒲公英各一两，金银花八钱，乳香（醋制）、没药（醋制）各三钱，儿茶四钱，红花三钱，轻粉二钱，血竭八钱，冰片一钱二分，麝香五分，上药共碾成极细粉末，取上等好绵纸将药粉掺入，卷成为粗如绿豆细条的药捻，条长短不一，有三分、五分、一寸等长短各型备用，遇伤者先以盐水清洗疮口，然后上此药捻二至五枚甚效。（《少林寺伤科秘方·卷八》)

白蒿

【性味】甘，平。

【主治】风寒湿痹，黄疸，热痢，疥癞恶疮。

【附方】深师疗癞，身体亏目有疮必死方，取白艾蒿十束如升大，煮取汁，酿米七斗，一如酿法，酒熟稍稍饮之。（《外台秘要·卷三十白》)

深师方云：取白艾蒿十束如升大，煮取汁，以曲及米一如酿酒法，候熟，稍稍饮之。但是恶疾遍体，面目有疮者，皆可饮之。又取马新蒿捣末，服方寸匕，日三，如更赤起，服之一年，都差平复。角蒿，医方鲜有用者。（《证类本草·卷六·白蒿》)

《梅师方》恶疮癞疾，但是恶疮遍体，面目有疮者，皆可服之。用白艾蒿十束如升大者，取汁，以曲及米一如酿酒法候熟，稍稍服之。（《医部全录·卷三百七十一》)

白芥

【性味】辛，温，无毒。

【归经】入肺经。

【功能】温中散寒。

【主治】咳嗽气急，胃、腹冷痛。

【论述】胡芥、蜀芥其种来自胡戎而盛于蜀，故名。（《本草纲目·卷二十六·白芥》）

白头翁

【性味】苦，寒。

【归经】入大肠、肝、胃经。

【功能】清热凉血，解毒。

【主治】热毒血痢，温疟寒热，鼻衄，血痔。

【附方】《僧深方》治诸下利，胡虏之人不习食谷下者方用：白头翁二两，黄连四两，秦皮二两，凡四物，以水八升，煮取二升半，分三服。（《医心方·卷十一》）

车前草

【性味】甘，寒。

【归经】手太阳、阳明气分。

【功能】利水，清热，明目，祛痰。

【主治】小便不通，淋浊，带下，尿血，黄疸，水肿，热痢，泄泻，鼻衄，目赤肿痛，喉痹乳蛾，咳嗽，皮肤溃疡。

【附方】治阴茎肿胀方：鲜车前草30克，生地15克，黄柏9克，灯心草1.2克，水煎服，每日1剂。（《少林寺秘方集锦·下部·内科杂病验方·内科杂病方》）

马灯草

【附方】少林八仙散：马灯草15克，马钱子（油炸、去毛）60克，乳香（醋制）60克，没药（醋制）60克，土鳖虫30克，水蛭30克，麻黄45克，冰片3克。制法：先将冰片单研成细粉，再将余7味药碾细粉与冰片调匀，装瓶备用，密封。用法：内服0.9～1克，也可直接撒于伤处，或用醋调成糊状敷于患处。功能：活血破瘀，消肿止痛，祛风止痉。主治：跌打损伤、红肿疼痛、血瘀斑块、骨断筋伤、破伤风所致的抽搐以及风湿寒

腿、关节麻木、肢体瘫痪等。（《少林寺秘方集锦·上部·少林寺跌打损伤方·跌打损伤方》）

内外伤止血方：无论外伤出血，或是内伤脏腑出血，用鲜马灯草，特效。外伤者，取鲜草少许揉碎按压伤处，止血；凡内伤出血者，取鲜马灯草30克煎汤服下，可止血。（《少林寺秘方集锦·上部·少林寺跌打损伤方·少林单方、偏方》）

治鼻衄方：取马灯草叶（鲜者）1～2克，揉烂塞入鼻孔中立效。（《少林寺秘方集锦·下部·内科杂病验方·内科杂病方》）

奴哥撒儿

【论述】奴哥撒儿出西域，状如桔梗，治金疮，及肠与筋断者，嚼烂敷之自续也。（《广群芳谱·卷九十九·奴哥撒儿》）

马泡蛋

【附方】三宝止血散：马泡蛋一两，黄柏一两，三七三钱，共研为末，敷患处立能止血。（《少林寺伤科秘方·卷八》）

少林万能止血散：马泡蛋、生地黄、白及、金银花各一两，血余炭、自然铜（醋淬七次）各五钱，生大黄、生栀子、生黄柏、生黄连各三钱，儿茶五钱，乳香（醋制）、没药（醋制）各四钱，血竭三钱，麝香、冰片各一钱，共研为细末，贮于瓷瓶内，每日二钱，用黄酒冲下，分两次服完，重者可日服三钱。也可取药粉外敷患处，内外兼治者效果良好也。（《少林寺伤科秘方·卷八》）

阿婆未唎草

【附方】若有女人怀妊死腹中者，取阿婆未唎草一大两，以水二升和煮绞去滓，取一升汁……服即出一无苦痛。若不出胎衣者，变服此药即出差。（《新修大藏经·第二十卷·千手千眼观音菩萨治病合药经》）

第九章　树脂类药

白云香

【别名】藏文名宝依日。

【性味】苦、辛，燥，轻、锐、凉。

【功能】除"黄水"，消肿、愈伤、止痛、解毒。

【主治】"黄水"病，"龙"病，风邪身肿、浊热、皮肤瘙痒，疥癣，秃疮，金伤。

【附方】白云香、木香、宽筋藤、瞿麦、诃子、余甘子、毛诃子、决明子、五灵脂、茼麻子共研细末，制成散剂，主治痛风，痹病，关节疼痛等黄水病。

【论述】《月王药诊》中说："清热，敛黄水。"

《甘露点滴》中说："白云香温，燥，引黄水，治龙病，黄水，疝气。"

黑云香

【别名】藏文名固故勒。

【性味】大苦，寒，效重。

【功能】清热，消炎，止痛。

【主治】祛久肝病，瘰疬，麻风，"龙"病，各种炎症，创伤。

【论述】《铁鬘》中说："黑云香凉、重，医治新旧肝病。"

《四部医典》中说："医治邪魔病，疗疮，消炎。"

冰片

【别名】龙脑香，藏文名成布果。

【性味】辛、苦、涩。寒、凉，效钝、糙、轻、平。

【归经】入心、肺经。

【功能】通诸窍，散郁火，去翳明目，消肿止痛。清热，能去内部热盛，根治热病。

【主治】中风口噤，热病神昏，惊痰迷，气闭耳聋，喉痹，口疮，中耳炎，痈肿，痔疮，目赤翳膜，蛲虫病。高烧，热盛，血赤，风热。

【附方】损伤十宝散：冰片、麝香各一分二厘，辰砂、乳香（去油）各一钱二分，红花四钱，血竭、儿茶各二分四厘，归尾一两，没药（去油）一钱四分，以上共十味药，共为细末，贮瓷瓶内，用黄蜡封口备用。（《少林寺伤科秘方·卷八》）

【论述】龙脑香及膏香，味辛、苦，微寒（一云温），平，无毒。主心腹邪气，风湿积聚，耳聋，明目，去目赤肤翳。生婆律国。形似白松脂，作杉木气，明净者善。久经风日或如雀屎者不佳。（《证类本草·龙脑香卷十三》）

龙脑香树出婆利国，婆利呼为固不婆律，亦出波斯国。树高八九丈，大可六七围，叶圆而背白，无花实，其树有肥有瘦，瘦者有婆律膏香。一曰：瘦者出龙脑香，肥者出婆律膏也。在木心中，断其树，劈取之，膏于树端流出，斫树作坎而承之，入药用，别有法。《香谱》：形似松脂，作杉气，干脂谓之龙脑香，清脂谓之波律膏。子似豆蔻，皮有甲错。《海药本草》云：味苦辛，微温，无毒。主内外障眼，去三虫，疗五痔，明目镇心秘精。（《广群芳谱·卷八十·龙脑香》）

《酉阳杂俎·前集》云：龙脑香树，出婆利国，婆利呼为固不婆律。亦出波斯国。树高八九丈，大可六七围，叶圆而背白，无花实，其树有肥有瘦，瘦者有婆律膏香。一曰瘦者出龙脑香，肥者出婆律膏也。在木心中，断其树劈取之，膏于树端流出，斫树作坎而承之。入药用，别有法。（《酉阳杂俎·前集》）

《西域记》云：西方抹罗短吒国，在南印度境。有羯布罗香树，干如松株而叶异，花果亦异。湿时无香，木干之后，循理斫之，中有香，状类云母，色如冰雪，即龙脑香也。（《本草纲目·卷三十四·龙脑香》）

时珍曰：龙脑者……《金光明经》谓之羯婆罗香。（《本草纲目·卷三十四·龙脑香》）

王纶曰：龙脑大辛善走，故能散热，通利结气。目痛、喉痹、下疳诸方多用之者，取其辛散也。人欲死者吞之，为气散尽也。世人误以为寒，不知其辛散之性似乎凉尔。诸香皆属阳，岂有香之至者而性反寒乎？（《本草纲目·卷三十四》）

……含香法者……等分当以龙脑香、麝香、郁金香、牛黄……相和捣研，以天雨水和丸如麻子。（《大藏经·卷二十·如意轮陀罗尼经》）

……观世音爱乐，龙脑香、麝香、郁金香细捣和牛黄……以净水和之，作丸如梧桐子大……阴干莫令风日到。（《大藏经·卷二十·观世音菩萨秘密藏如意轮陀罗尼神咒经》）

《月王药诊》中说："清热、引起培根、龙病。石膏与冰片能治血赤巴性肺病。"

《四部医典》中说："解热，对长期发热不退的痼疾有效。"

《明释三十章》中说："冰片虽凉而寒，燥、糙、君臣相佐可退高烧，相和可使它药性轻。"

乳香

【别名】杜噜香

【性味】辛，苦，温。

【归经】入心、肝、脾经。

【功能】调气治血，定痛，追毒。

【主治】气血凝滞，心腹疼痛，痈疮肿毒，跌打损伤，痛经，产后瘀血刺痛。

【附方】《梅师方》治齿虫痛不可忍。嚼熏陆香咽其汁立差。（《证类本草·卷十二·熏陆香》）

若有人等卒患心痛不可忍者，为道尸疰，取杜噜香如乳头大者一丸……口中嚼咽不限多小。令吐即差。慎五辛、酒、肉、油物诸不净物及房内。（《新修大藏经·第二十卷·千手千眼观世音菩萨治病合药经》）

治拳击右胁疼痛方：乳香（醋制）、没药（醋制）各4.5克，当归15克，自然铜（醋淬七次）1.5克，红花、赤芍，苏木各9克，郁金6克，血竭1.5克，甘草4.5克。取泉水2000毫升煎取500毫升，加童便一杯，内取。（《少林寺秘方集锦·上部·少林寺跌打损伤方·跌打损伤方》）

治右胁痛方：乳香（醋制）、没药（醋制）各9克，龙脑1.2克，血竭6克，生甘草3克，冰片3克，白矾6克。上药共研细粉，如伤已破皮者，敷于患处，即可止痛、止血。如皮肤未破，仅有红肿疼痛者，可用香油调，涂患处，一二日可愈。（《少林寺秘方集锦·上部·少林寺跌打损伤方·跌打损伤方》）

治铲伤肩膀方：乳香（醋制）6克，没药（醋制）6克，当归9克，穿山甲9克，皂角刺6克，黄柏6克，金银花6克，连翘6克，浙贝6克，白芷6克，生甘草6克，地丁6克。水煎服，用黄酒30毫升冲下。（《少林寺秘方集锦·上部·少林寺跌打损伤方·跌打损伤方》）

少林驱毒汤：乳香（醋制）4.5克，没药（醋制）4.5克，穿山甲9克，蒲公英30克，金银花15克，黄柏9克，牡丹皮12克，玄参9克，连翘15克，野菊花30克，赤芍15克，皂角刺9克，生甘草6克。水煎服。每日1剂，连服3~5日，用黄酒冲服，效果更佳。（《少林寺秘方集锦·上部·少林寺跌打损伤方·跌打损伤方》）

少林九虎丹：乳香（醋制）30克，没药（醋制）30克，当归150克，川芎90克，天南星（制）90克，红花90克，白芷90克，防风90克，生甘草60克。制法：将上9味药共研成细末，用黄米粉适量打成稀粥，泛药粉为丸如豌豆大，置阴凉通风、干燥处。服法：成人每次9克，用黄酒冲服，日服2次。功能：活血化瘀，消肿止痛，排脓生肌。主治：跌打损伤，血瘀作痛，红肿不消，扭伤转筋，四肢拘挛。（《少林寺秘方集锦·上部·少林寺跌打损伤方·跌打损伤方》）

少林神通散：乳香（醋制、去油）4.5克，没药（醋制、去油）4.5克，血竭6克，儿茶6克、白芷9克，花粉9克，人中黄6克，三七6克，冰片3克。制法：上药共研细末为散，备用。用法：成人服1~2克，日服2次，用黄酒送下，也可配合外用，疗效更好。已溃者，将药粉撒于患处；未溃者，用陈醋调药粉为糊状涂于患处，疗效均好。（《少林寺履方集锦·上部·少林寺跌打损伤方·跌打损伤方》）

治点伤左脚内突一脉秘方（丑时点中）：乳香（去油）、没药（去油）、苏木各一钱半，木通、川断、赤芍、木瓜各二钱，石鳖、木香、独活、薏米各二钱，甘草七分，牛膝三钱。（《少林寺伤科秘方·卷三·治点伤诸穴秘方》）

治金枪伤重秘方，金枪伤重症者用：乳香（去油）、没药（去油），珍珠（豆腐制）、粉甘草、自然铜（醋淬7次）各等分，梅片、朱砂少许，共研细末，掺之神效。（《少林寺伤科秘方·卷六·少林刀枪伤秘方》）

接骨良方：乳香（去油）、血竭、银屑精、千金了、儿茶、金精石、没药（去油）、红花、琥珀、朱砂各二钱，自然铜少许，煅大土鳖一个，共研细末，好酒送下，每服一钱五分，甚效。（《少林寺伤科秘方·卷七》）

少林回春膏：乳香30克，没药30克，蜈蚣30克，金银花150克，连翘150克，地丁150克，黄柏150克，白芷150克，赤芍150克，猪苓150克，当归尾150克，生黄芪150克，川芎90克，白蔹150克，樟脑30克，轻粉30克，红粉30克，广丹90克，血竭30克，冰片9克，生甘草60克，麻油12公斤，穿山甲150克，儿茶30克，川黄连150克，生栀子150克。制法：先将乳香、没药、红花、轻粉、樟脑、冰片、儿茶、血竭8味药分别单研成细粉。取麻油12公斤置锅内，同时将16味草药倒入锅内用文火炸枝成炭，捞去药渣，待油降温后过滤，取纯药油，用文火熬至滴油成珠，使锅中油花由锅内沸面的边移向中心，烟气由浓黑色转青，最后转成白烟时，可离火下丹（边搅边下），严防丹粉聚结或落地。每300克药油约下丹110克，搅匀油膏后停炼，离火，并立刻倾入冷水中。浸泡10~15天，每天换水两次，以去尽火毒，再将油膏稍加温化，加入前8味细料，调匀即成。摊膏：7.5厘米1帖药膏需重9克，5厘米1帖药膏重5克，而后盖章注标，每盒装10帖，密封备用。用法：先把溃烂之处用盐水洗净然后贴药膏，每7天换1次。功能：解毒医疮，排脓除腐，生肌收敛，消肿止痛。主治：金伤溃破，恶疮脓毒，红肿疼痛，痈疽，对口疮，毒虫咬伤等。（《少林寺秘方集锦·上部·少林寺跌打损伤方·少林膏》）

治救刀伤秘方：凡杀伤不透膜者用乳香、没药各等分，研烂，用童尿半盏、好酒半盏同煎至半盏，温服，然后再用乌贼鱼骨或龙骨为末敷伤处即愈。（《少林寺伤科秘方·卷六·少林刀枪伤秘方》）

治兵器杀伤秘方：凡杀伤未透膜者用乳香、没药各一块，加皂角子研烂以童尿好酒各半盏同煎温服，然后用花蕊石散（没药、羌活、紫苏、细辛、草乌、厚朴、白芷、降香、当归、苏木、檀香、龙骨、南星、轻粉各二钱，蛇寒石三钱，童便煅三次，花蕊石五钱，童便煅七次，麝香二分，以是药共研为极细粉末，先用葱汤熏洗伤处，然后掺此药粉，宜软棉纸盖之，一日一次神效。）或乌贼骨研细末敷于伤口，立可止血、止痛。（《少林寺伤科秘方·卷六·少林刀枪秘方》）

寻痛住痛散：乳香、没药、淮乌、制川乌、穿山甲、木香、虎骨、自然铜、赤芍、紫荆皮各二钱，当归一钱半，小茴、大茴、沉香、白术、桔梗、牛膝、乌药各一钱，枳壳八分，甘草、香附、降香节各五分，生姜三片，水煎服。（《少林寺伤科秘方·卷八》）

少林英雄丸：乳香（去油）、没药（去油）、自然铜（醋淬7次）、地龙、地鳖虫、蜜陀僧、花椒各八分，共研末蜜丸，酒服，临时，打不觉痛，血不浸心者甚妙。（《少林寺伤科秘方·卷八》）

少林生肌散：乳香（去油）、没药（去油）、血竭、雄黄、浦黄、梧桐子、赤石脂、白芷、朴硝、寒水石、蜜陀僧、龙骨、轻粉、钟乳石、穿山甲、螃蟹粉、硼沙各五钱，蟾酥五分，朱砂、乌药各三钱，共为末，每膏一张各撒药粉数分，贴伤处，若兼疮痫再入麝香二三分贴背心即安，凡损伤不问老幼及有无瘀血俱用热童便以酒和服甚效。（《少林寺伤科秘方·卷八》）

诸伤止痛散：乳香（去油）、没药（去油）、血竭、粉草、羌活、独活、茴香、木香、沉香、制草乌、当归、川芎、白芷各一两，花粉、木瓜、肉桂各七钱，共为末，每服二钱用热酒送下神效。此方专治诸般远年

327

损伤全身疼痛等症。（《少林寺伤科秘方·卷八》）

治点伤右头上云睛脉秘方（午时点中）：乳香（去油）、没药（去油）、地榆、归身、防风、荆芥、藁本、红花、归尾各二钱，川芎、白芷各一钱半，天麻三钱，细辛八分。（《少林寺伤科秘方·卷三·治点伤诸穴秘方》）

熏陆香，微温。去恶气，恶疮。出天竺国及邯郸。似松脂，黄白色，天竺者多白，邯郸者夹绿色，香不甚。

【论述】乳香一名熏陆香，出大食国南，其树类松，以斤斫树，脂溢于外，结而成香，聚而成块。上品为拣香，圆大如头透明，俗呼滴乳，又曰明乳；次为瓶香，以瓶收者；次为乳塌，杂沙石者；次为黑塌，黑色；次为水湿塌，水渍色，败气变者；次为斫削杂碎不堪；次为缠末播扬为尘者。《本草纲目》：熏陆香一名马尾香，一名天泽香，一名摩勒香，一名多伽罗香。寇宗奭曰：熏陆香即乳乳，为其垂滴如头也，熔塌在地者为塌香，皆一也。李时珍曰：佛书谓之天泽香，言其润泽也，又是熏陆之类。寇宗奭言是一物，陈承言熏陆是总名，乳香是熏陆之乳头也。掌禹锡曰：按《南方异物志》云：熏陆出大秦国，在海岛有大树，枝叶正如古松，生于沙中，盛夏木胶流出沙上，状如桃胶，夷人采取，卖于商贾，无贾则自食之。气味微温，无毒，主风水毒肿，去恶气、伏尸、癌疹、痒毒，治耳聋、中风口噤不语、女人肉气，止大肠泄澼，疗诸疮，令内消。能发酒，理风冷，下气益精；补腰膝，治肾气，止霍乱，冲恶中邪气，心腹痛、痓气。长血活血，定痛伸筋，治妇人产难折伤。（《广群芳谱·卷一百·乳香》）

乳香、熏陆香考异：恭曰：熏陆，形如白胶香，出天竺者色白，出单于者夹绿色，香亦不甚。珣曰：案《广志》云：熏陆香是树皮鳞甲，采之复生。乳头香生南海，是波斯松树脂也。紫赤如樱桃，透明者佳。禹锡曰：按《南方异物志》云：熏陆出大秦国，在海边有大树，枝叶正如古松，生于沙中，盛夏，木液流出沙上，状如桃胶，夷人采取，卖于商贾，若商贾不至，则自食之。宗奭曰：熏陆木，叶类棠梨，南印土界阿吒 国出之，谓之西香。南番者更，即乳香也。（清·刘献廷著《广

阳杂记·卷第一》）

释名：马尾香，天泽香，摩勒香，多伽罗香，时珍曰：佛书谓之天泽香，言其润泽也。又谓之多伽罗香，又曰杜噜香。集解：恭曰：熏陆香形似白胶香，出天竺者色白，出单于者夹绿色，香亦不甚。（《本草纲目·卷三十四·熏陆香》）

气味：苦辛微温，无毒。主治：主风水毒肿，去恶气伏尸，癣疹痒毒。乳香同功。核曰：熏陆香，西出天竺，南出波斯等国。生沙碛中，树类古松，叶类棠梨。盛夏脂溢皮表，并皮鳞甲剥之为熏陆；溢脂之处垂滴乳头为乳香；斫凿其树，脂流成块为拣香；用瓶接贮为瓶香；淋沥根底，杂砂石为乳塌；色黑为黑塌；水浸色败气为水湿塌；斫削杂屑为杂末；播扬成尘为缠末。熏陆一种，近不易得，得原采垂滴乳头，圆明润泽老为贵。故内典谓之天泽香，言其温润丽泽也。天竺国者色黄白，波斯国者色紫赤。日久者溢脂重叠，累然，不成乳头者，即拣香也。修事，置缯囊内，挂窗隙良久，取研则不黏易碾；或同酒研如泥，水飞晒干；或糯米数粒，或灯心草数茎，或人指爪甲二三片，并研之亦易细。参曰：火烟上曰熏，四时日月经行之地曰陆。合生成功用，命名熏陆。顾盛夏脂溢皮表，效机衡之夏日在肤，泛泛乎若成万物之有余，所爱在外也。故主逆肌衡之自下而上，从内而外，致交通不表，恶气不发，风雨不节，菀槁不荣者。乃使与万物顺浮沉于生长之门，功用颇捷（《本草乘雅半偈·卷八·熏陆香》）

熏陆香，出大秦国。云在海边，自有大树生于沙中，盛夏时树胶流涉沙上，状如桃胶。夷人采取，卖与人。（唐释道世《法苑珠林》）

杜噜，此云熏陆《南州异扬 志》云，状如桃胶，《西域记》云，南印度阿吒釐国，重陆香树，叶似棠梨。（《南宋释法之《翻译名义集·众香篇三十四》）

苏合香

【性味】辛，温。

【归经】入肺、肝经。

【功能】通窍，辟秽，开郁，豁痰。

【主治】卒然昏倒，痰壅气厥，惊，温疟，心腹猝痛，疥癣，冻疮。

【论述】味甘，温，无毒。主辟恶，杀鬼精物，温疟蛊毒，痫，去三虫，除邪，令人无梦，久服通神明，轻身长年。生中台川谷。（《证类本草·卷十二·苏合香》）

陶隐居云：俗传云是师子屎，外国说不尔。今皆从西域来，真者虽别，亦不复入药，惟供合好香尔。（《证类本草·卷十二·苏合香》）

唐本注云：此香从西域及昆仑来。紫赤色，与紫、真檀相似，坚实，极芬香，惟重如石，烧之灰白者好。云是师子屎，此是胡人诳语，陶不悟之，犹以为疑也。（《证类本草·卷十二·苏合香》）

臣禹锡等谨按景书云：中天竺国出苏合，苏合是诸香汁煎三，非自然一物也。又云大秦人采苏合，先煎其汁以为香膏，乃卖其滓与诸人。是以展转来达中国，不大香也。（《证类本草·卷十二·苏合香》）

陈藏器云：按师子屎，赤黑色，烧之去鬼气，服之破宿血，杀虫。苏合香，色黄白，二物相似而不同。人云：师子屎是西国草木皮汁所为，胡人将来，欲人贵之，饰其名尔。（《证类本草·卷十二·苏合香》）

没药

【性味】苦，平。

【归经】入肝经。

【功能】散血去瘀，消肿定痛。

【主治】跌损，金疮，筋骨，心腹诸痛，癥瘕，经闭，痈疽肿痛，痔漏，目障。

【附方】治产后血晕　奇命散：没药、血竭各等分为末，每服二钱，童便好酒各半钟，煎数沸调服。（《竹林女科证治·卷三》）

少林金伤散：没药15克，乳香15克，血竭9克，苏木9克，当归24克，龙骨15克，三七粉30克。制法：将前6种药置瓷瓶或瓷碗中，加盖，外用黄泥封固，以文火烧煅45分钟左右方可停火。待温度降下后，打开瓷碗取出药粉，研成细粉，再与三七粉调和均匀，装瓶备用。用法：外伤出血

时，将药粉敷于患处止血，效果可靠。（《少林寺秘方集锦·上部·少林寺跌打损伤方·止血方》）

治点伤右手指边脉秘方（申时点中）：没药（去油）、木香、桂枝、川断、赤芍、归尾、泽兰、碎补、五加皮各二钱，地榆三钱，红花、独活各一钱半，田三七、炙甘草一钱，丁香五分。（《少林寺伤科秘方·卷三·治点伤诸穴秘方》）

少林万保丹：主治一切跌打损伤：没药（醋制）、乳香（醋制），白芷、天花粉各一两，粉甘草五钱，黄柏、黄芩、川黄连、生大黄各三钱，自然铜（醋淬7次）、血竭各五钱半，共研为细末，用蜜制丸如小弹子大，每服二丸，伤重者服三丸，黄酒送下。（《少林寺伤科秘方·卷八》）

【论述】没药，一作末药，皆梵言也。苏颂曰：今南海诸国及广州或有之，木之根株，皆如橄榄，叶青而密，岁久者则有脂液流滴，在地下凝结成块，或大或小，亦类安息香，采无时。按《一统志》云：没药树高大如松，皮厚二三寸，采时，掘树下为坎，用斧伐其皮，脂流于坎，得余方取之。气味苦平。无毒，破血止痛，疗金疮、杖疮、诸恶疮、痔漏、卒下血，目中翳晕痛，肤赤，破癥瘕宿血、损伤瘀血，消肿痛，治心胆虚，肝血不足、堕胎及产后心腹血痛。（《广群芳谱·卷一百·没药》）

核曰：出波斯及海南，今广州亦有之。其木根株，俱似橄榄，叶青茂密。岁久者，脂溢下地，凝结成块，色黑而香，状似安息。（《本草乘雅半偈·卷十·没药》）

《东西洋考·暹罗》载："没药：《图经》曰：海南诸国有之，根株如橄榄，叶青而密，岁久者，膏液流滴地下，凝结成块。《一统志》曰：树高大如松，皮厚一二寸，采时，掘树下为坎，用斧伐其皮，脂流于坎，旬余方取之。本朝充贡。"（《明·张燮《东西洋考》）

血余

【性味】苦，温。

【归经】入心、肝、肾经。

【功能】消瘀，止血。

【主治】吐血，鼻衄，齿龈出血，血痢，血淋，崩漏。

【附方】《梅师方》治鼻衄出血，眩冒欲死。烧乱发细研，水服方寸匕，须臾更吹鼻中即止。（《证类本草·卷十四·皂荚》）

江怀禅师：为驴咬下鼻，一僧用发入罐子盐泥固齐煅过，为末，急以鼻蘸灰，缀定以软绢缚，定效，用此擦落耳鼻亦效。（《医学纲目》）（《续名医类案·卷三十六》）

治鼻出血方：血余炭适量，研成极细末，塞入鼻中。另用冷水敷前额部，配合使用。（《少林寺秘方集锦·上部·少林寺跌打损伤方·武伤急救方》）

血竭

【性味】甘，咸，平。

【归经】入心、肝经。

【功能】散瘀定痛，止血生肌。

【主治】跌打折损，内伤瘀痛，伤外出血不止，瘰疬，臁疮溃久不合。

【附方】 治恶露不下 当归血竭丸：当归、血竭、蓬术、五灵脂（炒）。上为末，米醋糊丸，酒服二钱。（《竹林女科证治·卷三》）

九龙汤：血竭3克，儿茶3克，红花9克，当归15克，赤芍6克，龙脑0.3克，朱砂15克，桂心1.5克，附子1.5克。上述9味药共研为散，每次1克，用白酒30毫升冲服。主治一切损伤。（《少林寺秘方集锦·上部·少林寺跌打损伤方·跌打损伤方》）

治点伤天平穴（即神庭）方：血竭6克，虎骨6克，三七3克（研末、冲服），甘草1.5克，人中白3克，山羊血3克，自然铜（醋淬7次）6克，伏龙肝12克。以上药，水煎服。（《少林寺秘方集锦·上部·少林寺跌打损伤方·点穴致伤救治方》）

治点伤咽空穴秘方：血竭、茜草、桔梗、独活、杜仲、白术、红花、柏叶、连翘，葱引，水煎酒兑服。（《少林寺伤科秘方·卷三·治点伤诸穴秘方》）

治咽喉受伤秘方：血竭、独活、茜草、桔梗、杜仲、白术、红花、柏叶、连翘、葱白引，酒煎兑服。（《少林寺伤科秘方·卷八》）

治刀剁落指秘方：血竭四分，真降香六分，荔枝核（烧存性）四分，三味拌匀，将剁下手指头用口含以津润之，药备齐，断指相连，将药敷上用大笔管或竹筒两半个合，外用麻绳缚之，勿动摇。（《少林寺伤科秘方·卷六·少林刀枪伤秘方》）

伤后垂危欲死汤：治伤后瘀血攻心，垂危死者用：血竭、当归、百草霜、乳香（去油）、没药（去油）、官桂、大黄，好酒煎服神效。（《少林寺伤科秘方·卷八》）

延胡索

【性味】辛、苦，温。

【归经】入肝、胃经。

【功能】活血，散瘀，理气，止痛。

【主治】心腹腰膝诸痛，月经不调，癥瘕，崩中，产后血晕，恶露不尽，跌打损伤。

【附方】如皂角一条横过，痛不可忍，不思饮食，面色青黄，急服元胡散治之：元胡四钱，发灰三钱。共为末，酒调服下，服之半月，其块自消。（《宁坤秘笈·卷上》）

治经来胁气痛四物　玄胡汤：熟地黄、当归、白芍、川芎各七钱五分，玄胡索四两，沉香五钱。每服三钱，水煎服。（《竹林女科证治·卷一》）

治经来小腹痛　玄胡散：玄胡索四两，头发灰四钱，为末，酒调下。（《竹林女科证治·卷一》）

治胞衣不下　牛膝汤：延胡索五钱，牛膝、全当归各三钱。水煎服。（《竹林女科证治·卷三》）

治儿枕痛三圣散：当归一两，延胡索、桂心各五钱。上为末，每服二钱，童便或热酒调下。（《竹林女科证治·卷三》）

治胃痛奇效散：延胡索（醋炒）30克，广木香6克，良姜3克，陈皮6

克。上药共研为散，每服3～5次立效。（《少林寺秘方集锦·下部·内科杂病验方·内科杂病方》）

治脐周隐痛方：延胡索4.5克，木香4.5克，丁香1.5克。上药共研细末，每服2.4～3克。（《少林寺秘方集锦·下部·内科杂病验方·内科杂病方四》）

治坠车落马筋骨疼痛不止秘方：取元胡索末，用好酒送服二钱，每日二次甚效。（《少林寺伤科秘方·卷八》）

治拳伤胸部疼痛秘方：延胡索二钱，红花五钱，青杨树皮二两，桃枝一两，水煎加童便服。（《少林寺伤科秘方·卷九》）

安息香

【性味】辛，苦，温。

【归经】入心、肝、脾经。

【功能】开窍辟秽，行气血。

【主治】卒中暴厥，心腹疼痛，产后血晕，小儿惊，风痹腰痛。

【论述】时珍曰，此香群息，安息诸邪，故名。或云：安息，国名地，梵书谓之拙贝罗番。恭曰：安息香出西域。恭曰：龙脑香及膏香出婆律国。（《本草纲目·卷三十四·安息香》）

白胶香

【性味】辛、苦，平，无毒。

【归经】入脾、肝经。

【功能】活血，凉血，解毒，止痛。

【主治】痈疽，疮疥，瘾疹，瘰疬，金疮，齿痛，吐血，衄血。

【附方】僧继洪《澹寮方》治吐血咯血：用白胶香、铜青各一钱，为末。入干柿内，纸包煨熟，食之。（《本草纲目·卷三十四·枫香脂》）

【论述】《尔雅注》：枫树有脂而香，今之枫香是。《本草》：金光明经谓其香为须萨折罗婆香。枫脂为白胶香，五月斫为坎，十一月采之，气辛，味苦平，无毒。治一切瘾疹、风痒、痈、疽、疮、金疮；吐、衄、咯血，活血生肌，止痛解毒。烧过揩牙，永无齿疾。近世多以松脂之清莹者为枫香，又以枫香、松脂为乳香，总之，二物功虽次于乳香，应该亦仿佛不远。制用：取枫脂入水，煮二十沸，又冷水中揉扯数十次，晒干用。（《广群芳谱·卷七十五·枫香》）

【释名】白胶香，时珍曰：枫树枝弱善摆故字从风。俗呼香枫。金光明经谓其香为须萨折罗婆香。梵书谓之萨罗婆香。（《本草纲目·卷三十四·枫香脂》）

迷迭香

【性味】辛，温，无毒。

【功能】健胃，发汗。

【主治】头痛。

【论述】《广志》迷迭出西域。《魏略》：迷迭香出秦国。《本草》其草修干柔茎，细枝弱根，繁花结实，严霜弗凋，收采去枝叶，入袋佩之，芳香甚烈。主去恶气，令人衣香，烧之去鬼。（《广群芳谱·卷九十二·迷迭》）

【集解】藏器曰：广志云：出西海，魏略云：出大秦国。时珍曰：魏文帝时，自西域移植庭中，同曹植等各有赋。（《本草纲目·卷十四　·迷迭香》）

拙具罗香

【附方】若有人等患传尸、鬼气、伏连病者，取拙具罗香……烧熏鼻孔中，又取七丸如兔矢……吞即差。慎酒、肉、五辛及恶詈。以取摩那屎罗和白芥子……于病者床上烧……（《新修大藏经·第二十卷·千手千眼观世音菩萨治病合药经》）

桃胶

【性味】甘，苦，平，无毒。

【主治】石淋，血淋，痢疾。

【附方】若有人等患恶室入心闷绝欲死者，取桃胶一丸，大小亦如桃实大，以清水一升和煎，……顿服尽即差。（《新修大藏经·第二十卷·千手千眼观世音菩萨治病合药经》）

若有人等下血痢血者，取桃脂大如鸡子……令吞即差。（《新修大藏经·第二十卷·千手千眼观世音菩萨治病合药经》）

第十章　贝壳类药

石决明

【别名】藏文名瓦拉。

【性味】咸，凉。

【功能】解毒，愈伤，干"黄水"，清脑，祛翳。

【主治】中风，脑伤，食物及药物中毒，"黄水"病。

【论述】《月王药诊》中说："石决明医治骨裂缝。"

《四部医典》中说："医治脑病，解毒。"

贝齿

【别名】藏文名轮布。

【性味】咸，平。煅成炭后辛、苦，温。

【功能】消痞，干脓，燥"黄水"，止血，祛翳。

【主治】消化不良，痞块，肺脓肿，鼻衄，眼翳。

瓦楞子

【性味】甘，咸，平。

【归经】入肝、脾经。

【功能】化痰，软坚，散瘀，消积。

【主治】痰积，胃痛，嘈杂，吐酸，癥瘕，瘰疬，牙疳。

【附方】治反胃吐水方：瓦楞子（煅打碎）4.5克，陈皮6克，生姜3片，法半夏4.5克，炙甘草4.5克。以清泉水1500毫升，煎至250毫升，1次服尽，甚效。（《少林寺秘方集锦·下部·内科杂病验方·内科杂病方》）

第十一章　动物类药

土鳖子

【附方】接骨实效主用多年酒缸底土鳖子不拘多少个焙干研末，五铢钱（醋淬7次），为末各等分，每服一分，好酒送下。（《少林寺伤科秘方·卷七》）

木鳖子

【别名】藏文名冬毛宁。

【性味】苦，微甘，寒，有毒。

【归经】入肝、脾、胃经。

【功能】催吐，解毒，消肿散结，祛毒。

【主治】痈肿，疔疮，瘰疬，痔疮，无名肿毒，癣疮，风湿痹痛，筋脉拘挛，"赤巴"病，"黄水"病，中毒病。

【附方】治面部击伤肿痛方：木鳖子3个（香油焙灰用），无名异适量，自然铜（醋淬7次）3克，乳香（去油）9克，没药（去油）9克，苏木9克。制法：以上诸上药共研细粉，取蜜和丸，如小弹子大，每服3丸，白酒送下。（《少林寺秘方集锦·上部·少林寺跌打损伤方·止血方》）

【论述】《四部医典》中说："冬毛宁治赤巴病，止热性腹泻。"

方海

【别名】藏文名迪席仁。

【性味】味咸、甘；性凉。

【功能】利尿、消水肿。

【主治】尿闭，肾热，膀胱热，尿道结石，水肿。

【论述】《四部医典》中说："方海医治尿闭症。"

山羊血

【性味】咸，热。

【归经】入心、肝经。

【功能】活血，散瘀，通络，解毒。

【主治】跌打损伤，筋骨疼痛，吐血，衄血，便血，尿血，痈肿。

【附方】治点伤食仓穴（即下脘）方、山羊血0.9克（冲服），当归3克，紫草3克，骨碎补3克，白芥子3克，大黄3克，羌活1.5克，枳壳1.5克，石斛1.5克，乳香（去油）2.4克，甘草0.6克，灯心草0.3克。水、酒各半煎服。（《少林寺秘方集锦·上部·少林寺跌打损伤方·点穴致伤救治方》）

山羊角

【功能】镇静，退热，明目，止血。

【主治】小儿惊痫，头痛，产后腹痛，经痛。

【附方】治偏头痛头：山羊角9克研末，用温开水冲服，每日1剂，连服3个月，疗效佳。（《少林寺秘方集锦·下部·内科杂病验主·内科杂病方》）

羊肉

【性味】甘，温。

【归经】入脾、肾经。

【功能】益气补虚，温中暖下。

【主治】虚劳羸瘦，腰膝酸软，产后虚冷，腹疼，寒疝，中虚反胃。

【附方】治产后蓐劳　羊肉汤：精羊肉四两，当归、川芎各五钱，生姜一两。上以水十盏，煎至四盏，分四次空心服。（《竹林女科证治·卷三·羊肉》）

治头顶穿方：生羊肉120克，生甘草30克。先将羊肉切碎，再将生甘草砸碎，掺入肉内，置碾槽内碾成糊状，敷于患处。（《少林寺秘方集锦·上部·少林寺跌打损伤方·少林外科杂病验方》）

产后厥痛：胡洽大羊肉汤，治妇人产后大虚，心腹绞痛，厥逆。用羊肉一斤，当归、芍药、甘草各七钱半，用水一斗煮肉，取七升，入诸药，煮二升服。（《本草纲目·卷五十·羊》）

青羊肝

【附方】治眼睛无故突一二寸者，以新汲水灌睛中，数易水，睛自入。（《肘后备急方·卷六》）

《梅师方》治目暗，黄昏不见物者，以青肝切，淡醋食之，煮亦佳。（《证类本草·卷十七》）

肝虚目赤，青羊肝薄切。水浸吞之，极效。（《医部全录·卷一百五十》）

羊角

【性味】咸，凉。

【归经】入肝、心经。

【功能】清热，镇惊，明目，解毒。

【主治】小儿惊，风热头痛，烦闷，吐血，青盲肿毒。

羊乳

【性味】甘，温。

【功能】温润补虚。

【主治】虚劳羸弱，消渴，反胃，哕逆，口疮，漆疮。

【附方】刘禹锡《传信方》载其效云：贞元十一年，余至奚吏部宅坐客，有崔员外因话及此。崔云：目击有人为蜘蛛咬，腹大如有妊，遍身生丝，其家弃之，乞食于道，有僧教吃羊乳，未几而疾平。（《证类本草·卷十七》）

羊蹄

【性味】苦，寒，有小毒。

【归经】入心经。

【功能】清热，通便，利水，止血，杀虫。

【主治】大便燥结，淋浊，黄疸，吐血，肠风，秃疮，疥癣，痈肿，跌打损伤。

【附方】治羊胡疮方：羊蹄30克，黄柏15克，共研细末加冰片少许，若无流黄水者可将药粉撒于患处；若已结痂者，用生香油调成糊状，涂于患处，每日1次。（《少林寺秘方集锦·上部·少林寺跌打损伤方·少林外科杂病验方》）

五灵脂

【别名】藏文名拉格右顺。

【性味】甘、苦；凉，温，效锐。

【归经】入肝、脾经。

【功能】清肝、肾、胃、小肠热。生用行血止痛。炒用止血。

【主治】眼病，心腹血气诸痛，妇女经闭，产后瘀血作痛，外治蛇、蝎、蜈蚣咬伤。炒用治妇女血崩，经水过多，赤带不绝。

【附方】《岭南卫生方》云：有被蛇伤而垂困者，一僧以五灵脂一两，雄黄半两为末，酒下一钱，即愈。（《岭南卫生方·卷中》）

治崩漏虚实 独行散：五灵脂一两（炒令烟尽），研极细末，每服一钱，温酒调下。（《竹林女科证治·卷一》）

治妊娠心痛 手拈散：五灵脂（炒烟尽）一钱，草果一个，玄胡索、没药（去油）各八分，酒煎服。（《竹林女科证治·卷二》）

治产后血晕立应汤：熟地黄、当归各三钱，白芍二钱，五灵脂（半生半炒）、川芎各一钱。水煎服。（《竹林女科证治·卷三》）

治小腹绞痛方：五灵脂（醋制）4.5克，广木香2.4克，延胡索（醋制）4.5克，枳实2.4克，大黄9克，甘草2.4克。水煎服。（《少林寺秘方集锦·下部·内科杂病验方·内科杂病方》）

跌打急救方：五灵脂、元胡索、生大黄（各等分）共为细末，先将醋熬成稀糊，调上药末敷患处，干则再敷即愈。（《少林寺伤科秘

方》卷八P134）

【论述】《月王药诊》中说："排脓及坏血。"

《四部医典》中说："清热，尤其对胃、肝、肾热有速效。

乌梢蛇

【别名】藏文名那格布如勒。

【性味】甘；平。

【功能】明目，通经活络。

【主治】闭经，腹痛，麻风，眼病。

【论述】《四部医典》中说："蛇肉活血化瘀、医治眼病。"

水獭肉

【别名】藏文名萨木沙。

【性味】甘；温。

【功能】滋补强精，祛肾寒。

【主治】阳痿、遗精、体虚。

【论述】《晶珠本草》中说："补肾壮阳、祛肾寒。"

全蝎

【别名】藏文名地格拿格。

【性味】甘、苦、辛、咸；平，有毒。

【归经】入肝经。

【功能】祛风，止痉，通络，解毒，抑"龙"，镇痉，祛脑疾，通白脉，明目。

【主治】惊风抽搐，癫痫，半身不遂，口眼㖞斜，偏头痛，风湿痹痛，风疹疮肿，眼病。

【附方】正舌散：治风痰为患，舌本强而不言正舌散：蝎梢（去毒）一分，茯神（去心木，炒）一两，龙脑薄荷（晒干）二两。右为细末，每服二钱，温酒调下，更以擦牙颊间。（《岭南卫生方·卷之中》）

僧继洪《澹寮方》治诸疮毒肿：全蝎七枚，栀子七个，麻油煎黑，去滓，入黄蜡，化成膏，敷之。（《本草纲目·卷四十·蝎》）

治小儿惊风方：全虫30克，僵虫18克，天麻6克，石菖蒲4.5克，天竺黄6克，真牛黄1.5克，珍珠0.15克，犀角3克，琥珀6克，朱砂（水飞）1.5克。以上诸味药共研细末，装瓷瓶备用。1岁以下婴儿每日2次，每服0.3～0.5克；1～3岁小儿每服0.15～0.24克；4～8岁每服0.8～0.9克；9～12岁每服0.9～1.5克；13～16岁每服2.4～3克；禁忌：生、冷和有刺激的食物。（《少林寺秘方集锦·下部·内科杂病验方·内科杂病方》）

治掌变形如鹰爪方：全虫9克，地龙10克，蜈蚣6克，马钱子（油炸、去毛）3克，千年健9克，鸡血藤15克，白花蛇（酒制）4.5克，豹骨9克，当归9克，红花9克，荆芥6克，甘草4.5克。上药加水、酒各半煎服。（《少林寺秘方集锦·下部·内科杂病验方·内科杂病方》）

龙涎香

【别名】藏文名扎朝布瓦。

【性味】甘，酸。凉。气腥

【功能】清热，行气活血，散结止痛，利水通淋。

【主治】肾炎，脑病。咳喘气逆，气结积，心腹疼痛，淋病。

【论述】《晶珠本草》中说："医治肾病，脑病。"

龙涎香出西洋诸国。番舶径往大澳，原非西产。万历甲午，命福建两广办进，西人亦为之困，则广之一字累之也。《岭外杂记》云：龙枕石睡，涎沫浮水面，积而坚凝，惟鲛人能取之。新者色白，久色紫，又久甚则黑白者如百家煎。黑者次之，似五灵脂。其气近臊，和香焚之则翠烟浮空而不散。一说云：香有三品：一曰汛水，如前所记者，上品也；曰渗沙，乃漂泊洲屿间，风雨浸淫，久渗沙土者；一曰鱼食龙吐涎，群竞食之，粪浮于砂碛上，气甚腥秽，皆不可用。此物予尝于闽行省见之，舶商携有十三两，至问其价，云每两价一百二十两，问何据，云嘉靖间采办有案。予因取视之，形正如百药煎。初焚，微有腥气，已而清气逼人。时尽

343

倒累提旧牍检之，果得一牍云：每两价六十七两，且谓留上香五两，次香七两，以待再命。而库册业已失载，司帑者细检帑内废朽诸物，得两裹，封识宛然，香气无异新者。予考之闽广采办涎事，在嘉靖丙辰，与败物共处垂五十年而味不减，真异物也。后有知者语予曰：故事，商人自赴内库交纳，半为中官费，不必尽香价也。（明·魏濬《峤南琐记·卷下》）

珍珠

【别名】藏文名姆地格。

【性味】甘、咸；平，寒。

【归经】入心、肝经。

【功能】镇心安神，养阴息风，清热坠痰，去翳明目，解毒，镇静，生肌。

【主治】惊悸，怔忡，癫，惊风搐搦，烦热消渴，喉痹口疮，目生翳障，疮疡久不收口。中风，白脉病，中毒等症。

【附方】跌打通治秘方：珍珠（豆腐制）、滑石各一钱，炉甘石二钱，薄荷（水煮火煅）、硼砂八分，乳香（去油）、荸荠粉各一钱，共末，每服一至二钱，黄酒送下。（《少林寺伤科秘方·卷八》）

【论述】《四部医典》中说："珍珠医治脑漏，解毒。"

穿山甲

【别名】藏文名拿给。

【性味】咸；寒。

【归经】肝，胃。

【功能】溃痈，搜风活络，通经下乳，清热，解毒，消肿，活血。

【主治】痈疽疮肿，风寒湿痹，月经停闭，乳汁不通，外用止血，骨伤，产褥热。

【附方】治乳少　涌泉散：当归、黄芪（生用）、通草各二钱，穿山甲（炒研）、瞿麦各一钱五分，王不留行一钱五分，七星猪蹄一对。煮汁一碗，入酒一杯煎服。（以木梳于乳上梳之）（《竹林女科证治·卷

三》）

治小儿疳积神方：生穿山甲3片，砸碎。再取1个鸡蛋，打开一个小口，将山甲碎块投入蛋内，然后把缺口封塞好，置锅内隔水炖熟，每日吃一个，连吃10个即愈。（《少林寺秘方集锦·下部·内科杂病验方·内科杂病方》）

治小儿大头翁秘方：生穿山甲九片，三棱、莪术各一钱半，浙贝、赤芍各二钱，生甘草一钱，共研为细末，每服五分，连服二月，忌猪、牛、羊肉。（《少林寺伤科秘方·卷十》）

【论述】《四部医典》中说："穿山甲医治骨热。"

沙蜥

【别名】藏文名明吧。

【性味】甘、咸；温。

【功能】益肾补精，解毒、杀虫。

【主治】阳痿、遗精，肾寒。

【论述】《四部医典》中说："医治虫症，解毒。

狐肺

【别名】藏文名瓦劳。

【性味】甘；平。

【功能】滋肺、定喘。

【主治】肺脓肿，干咳，肺陈热。

【论述】《四部医典》中说："狐狸肺医治肺穿孔。"

《月王药诊》中说："狐肺医治肺病。"

兔心

【别名】藏文名礼邦宁。

【性味】甘；平。

【功能】能除"龙"，止心刺痛，安神。

【主治】心悸，心绞痛、癫狂、昏厥、邪症。

【论述】《四部医典》说："各种动物的心、肺、肝、肾、脾对相应的五脏六腑疾病有效。"

兔

【论述】明视，梵书谓愈为舍舍伽。（《本草纲目·卷五十一·兔》）

兔皮毛

【性味】苦，凉。

【功能】清热解毒、凉血。

【主治】传染病高热，疔疮痈肿、血瘀刺痛。

【附方】治难产胜金丹：兔毫笔（即败笔头一枝，烧灰存性，研），生藕汁一种，共调匀服。（《竹林女科证治·卷三》）

兔头骨

【性味】甘、酸、平。

【主治】头痛、眩晕、消渴、难产、恶露不下、小儿疳痢、痈疽疮毒。

【附方】《梅师方》兔肉合干姜拌食之，令人霍乱。（《证类本草·卷十七·兔头骨》）

海螺

【别名】藏文名冬。

【性味】涩，凉。

【功能】收敛脓血，干"黄水"，清骨热，散疮核。

【主治】内外脓症，诸毒病，眼病。

【论述】《月王药诊》中说："海螺医治骨折。"

《四部医典》中说："干脓、消除堵塞，清骨热。"

螺蛳

【性味】甘，寒。

【归经】入膀胱经。

【功能】清热，利水，明目。

【主治】黄疸，水肿，淋浊，消渴，痢疾，目赤翳障，痔疮，肿毒。

【附方】饶医熊彦诚，年五十五岁，病前后便溲不通五日，腹胀如鼓。同辈环坐候视，皆不能措力。与西湖妙果僧慧月相善，遣信邀至诀别，月惊驰而往，过钓桥逢一异客，风姿萧洒出尘，揖之曰："方外高士，何趋走如此？"月曰："一善友久患闭结，势不可料，急欲往问之。"答曰："此易事耳，待奉施一药。"即脱靴下水，探一大螺而出曰："事济矣。持抵其家，以盐半勺和壳生捣碎，置病者脐下三寸三分，用宽帕紧系之，仍办触器以须其通，"……漫使试之，曾未安席，然暴下。（《夷坚三志辛·卷五》）

僧继洪《澹寮方》治汤火伤疮：用多年干白螺蛳壳，研，油调敷。（《本草纲目·卷四十六·蜗螺》）

驴血

【别名】藏文名泵日哈克。

【性味】甘、咸；温。

【功能】祛风湿，干"黄水"。

【主治】痹病，痛风，"黄水"病。

【论述】《四部医典》中说："驴血医治风湿病，关节间积的黄水。"

狼舌

【别名】甘，辛，凉。

【功能】消肿。

【主治】舌疹，口腔炎症。

【论述】《四部医典》中说："狼舌医治舌肿胀。"

狼胃

【别名】藏文名章泡哇。

【性味】甘，热。

【功能】温中，消食。

【主治】消化不良，胃"培根"病，胃病，胃痞。

【论述】《四部医典》中说："外胃温，助消化。"

《晶珠本草》中说："提升胃温，消食化滞。"

猪血

【别名】藏文名帕格热格。

【性味】甘；凉。

【功能】燥"黄水"，解毒。

【主治】毒症，"黄水"病。

【论述】《四部经典》中说："猪血的功效是解毒、收敛溃疡。"

蛇蜕

【别名】藏文名珠勒巴克。

【性味】甘、咸；平，有小毒。

【功能】燥脓，干"黄水"，消肿、杀虫、止痒，下胎衣。

【主治】各种皮肤病、淋巴肿、乳腺炎，无名肿毒，死胎，胎衣不下。

【论述】《四部医典》中说："功效是医治白癜风，牛皮癣。"

《晶珠本草》中说："外用治牛皮癣，白癜风，雀斑；内服下胎衣。"

象牙

【别名】藏文名朗素。

【性味】甘；寒。

【功能】解毒，愈伤，生肌。

【主治】刀伤骨伤，脏腑内伤。

【论述】《晶珠本草》中说："象牙医治邪病，预防温疫。"

象皮

【别名】藏文名朗高。

【性味】甘，咸；寒。

【功能】敛伤，生肌。

【主治】天花病，伤口久不愈合。

【论述】《四部医典》中说："医治天花。"

野牦牛心

【别名】藏文名仲宁。

【性味】甘、涩；温。

【功能】除心"龙"，止痛安神。

【主治】心悸，心绞痛，神经衰弱，昏厥癫狂。

【论述】《四部医典》中说："各种动物的心、肺、肝、脾、肾都对相应的脏器病有效。"

熊脂

【性味】甘，温。

【归经】入膀胱、大肠、心经。

【功能】补虚损，强筋骨，润肌肤。

【主治】风痹不仁，筋脉挛急，虚损羸瘦，头癣，白秃，臁疮。

【附方】五种脂熊、罴、猪、驴、鱼等也……，风大百一用油脂治；火大热病用酥治之；水病蜜治；杂病用三药治之。（《大藏经·卷四十·四分律删繁补阙行事钞卷下》）

鹿角

【别名】藏文名沙如。

【性味】咸；温。

【功能】敛脓，利水。

【主治】水肿，乳腺炎，肺脓肿。

【论述】《四部医典》中说："功效同犀角相同。"

时珍曰：苏东坡《良方》云：鹿阳兽，见阴而角解；麋阴兽，见阳而角解。故补阳以鹿角为胜，补阴以麋角为胜。（《本草纲目·卷第五十一·鹿》）

鹿茸

【别名】藏文名瓜都日。

【性味】甘，咸，温。

【功能】燥脓，干"黄水"，益精补泻，强筋骨、壮身。

【主治】肺脓肿，创伤，胸部伤，瘀血，遗精，滑精，阳痿，月经不调，伤筋折骨。

【附方】僧继洪《澹寮方》斑龙丸：治诸虚。用鹿茸（酥炙，或酒炙亦可）、鹿角胶（炒成珠）、鹿角霜、阳起石（煅红，酒淬）、肉苁蓉（酒浸）、酸枣仁、柏子仁、黄芪（蜜炙）各一两，当归、黑附子（炮）、地黄（九蒸九焙）各八钱，辰朱砂半钱，各为末，酒糊丸梧子大，每空心温酒下五十丸。（《本草纲目·卷五十一·鹿》）

【论述】《晶珠本草》中说："鹿茸的功效同犀角。"

麻雀

【别名】藏文名柒勒沙。

【性味】甘；温。

【功能】益精壮阳，愈伤。

【主治】遗精，阳痿，体虚。

【论述】《四部医典》中说："麻雀肉强精。"

斑蝥

【别名】藏文名章热。

【性味】苦，辛；平，有大毒。

【功能】利尿，逐瘀散结，攻毒。

【主治】狂犬病，脉管病，秃疮，脓疮，痧疾。

【论述】《四部医典》中说："斑蝥的功效是脉泻疾病。"

犀角

【别名】藏文名色如。

【性味】苦、酸、咸；凉。

【功能】清热凉血，解毒定惊。

【主治】热病痉挛，谵语狂躁，发斑、吐血、衄血、麻风、胸腹内脓血，瘀血，黄水病。

【论述】《四部医典》中说："功效是干枯胸腹的脓血、黄水。"

《铁鬘》中说："犀角微温性燥，化血化气。"

蛤蚧

【别名】藏文名兴巴勒。

【性味】咸；温。

【功能】益肾补精。

【主治】遗精，阳痿，早泄，肾寒，腰腿痛。

【论述】《月王药诊》中说："蛤蚧医治精气耗损。"

《四部医典》中说："蛤蚧补精壮阳。"

《晶珠本草》中说："蛤蚧强精补肾，祛肾寒。"

蜜蜂子

【性味】甘，平。

【功能】祛风、解毒、杀虫。

【主治】头风、麻风、丹毒、风疹、虫积腹痛、妇女带下。

【附方】三宝补肺汤：野蜂卵籽30只，蝗虫（去头、翅、足）15只，蛋黄油（去鸡蛋黄熬制而成油）15毫升，饴糖30克。用法：先将蜂卵和蝗虫置砂锅内加水500毫升，煎熬至200毫升时去渣，用文火继熬至500毫升。待离火降温后，加入蛋黄油和饴糖搅匀，一日分2次服，每日1剂，连

服3个月。功能：补肺、健体，长期服可以治肺痨。（少林寺秘方集锦·下部·内科杂病验方·少林寺素喜法师秘方选》）

蜂蜜

【别名】藏文名章司。

【性味】甘；温，平。

【归经】入肺、脾、大肠经。

【功能】补中，润燥，止痛，滋补滑肠，止咳，解毒，引药归经。

【主治】肺燥咳嗽，肠燥便秘，胃脘疼痛，鼻渊，口疮，汤火烫伤，解乌头毒。"培根"病，"黄水"病，肥胖，便秘，干咳，受寒腹痛。

【附方】深师贴喉膏，疗伤寒舌强喉痛方：蜜一升，甘草四两，猪膏半斤。右三味，微火煎甘草、猪膏，令数沸，去滓，乃内蜜，温令销，相得如枣大，含化，稍稍咽之，忌海藻、菘菜。（《外台秘要·卷二》）

《僧深方》治灸疮不瘥方：白蜜一两，乌贼鱼骨二铢，二物，和调，涂疮上。（《医心方·卷十八》）

然诸病缘不过三种，谓风热痰饮。此三种病药能除。蜜及陈沙糖能除痰饮，酥与石蜜除黄热病，油除风气，稀糖一种能除三病。（《大正新修大藏经·第二十四卷·律部三（二）·根本萨婆罗中律摄卷第八》）

梅师治年少白发，拔去白者，以白蜜涂毛孔中，即生墨发，不生，取桐子捣汁涂上，必生黑者。（《续名医类案·卷十六》）

治马蝗蛊毒，觉是此物，先念解蛊毒咒，次饮生蜜，其毒化为水，凡中一切水族之毒，以蜜或饮或涂伤处，立解。（《岭南卫生方·卷之中》）

治难产 神应散：生蜂蜜、甜酒酿、麻油各一杯。上共煎数沸，入童便一杯服。（《竹林女科证治·卷三》）

治大便不通方：生蜜60克，加冷泉水一杯搅匀，1次服完。或用生香油30克，1次饮尽。（《少林寺秘方集锦·下部·内科杂病验方·内科杂病方》）

【论述】《四部医典》中说："治疗黄水病及培根病时为药引。"

《铁鬘》中说："野蜂蜜性温功效大。"

露蜂房

【性味】甘，平，有毒。

【归经】入胃、大肠经。

【功能】祛风，攻毒，杀虫。

【主治】惊痫，风痹，瘾疹瘙痒，乳痈，瘰疬，痔漏，风火牙痛，头癣，蜂螫肿疼。

【附方】《僧深方》治重舌方：烧露蜂房，淳酒和薄喉下，立愈有验。（《医心方·卷五》）

《新罗法师密方》云：八月中旬，取露蜂房置平物迫一宿，宿后取纳生绢袋悬竿阴干，十旬限后为妙散。（《医心方·卷二十八》）

《梅师方》治风瘾疹方：以水煮蜂房，取二升芒消傅上，日五度，即差。（证类本草·卷二十一·露蜂房》）

蜈蚣

【性味】辛，温，有毒。

【归经】入肝经。

【功能】祛风，定惊，攻毒，散结。

【主治】中风惊，破伤风，百日咳，瘰疬，结核，癥积瘤块，疮疡肿毒，风癣，白秃，痔漏，烫伤。

【附方】《耆婆方》避蛇方：蜈蚣一枚，纳管中带之。（《医心方·卷二十六》）

治牛癣效方：蜈蚣3条，全虫15克，苦参15克，当归15克，生地9克，荆芥9克，云茯苓9克，黄柏9克。以水1500毫升，煎取250毫升，每日2次，一连服10剂可愈。用蜈蚣7条，蛇床子9克，硫黄4.5克，雄黄4.5克，自然铜（醋煅）1.5克，轻粉1克，冰片0.9克。共研细末，以猪脂调成膏，涂抹患处，月余即愈。（《少林寺秘方集锦·下部·内科杂病验方·内科杂病方》）

【论述】颂曰：《本经》云"疗鬼疰。"故《胡洽方》治尸疰、恶气、痰嗽诸方多用之。

蜗牛壳

【别名】藏文名布照格。

【性味】甘、咸；凉。

【功能】消水肿，利尿、杀虫，防止瘟疫。

【主治】肾热，膀胱热，尿闭，各种水肿。

【论述】《四部医典》中说："蜗牛壳医治虫症、消除水肿。"

熊胆

【别名】藏文名杂木赤。

【性味】苦；凉。

【归经】入肝、胆、脾、胃经。

【功能】清热，镇痉，杀虫。治血，疗疮，去腐生肌、止痢，明目。

【主治】黄疸，暑泻，小儿惊，痔疾，蛔虫痛，目翳，喉痹，鼻蚀，疔痔恶疮。外伤，"赤巴"病，肝病，眼病，泻痢，对出血及伤口感染，效果尤佳。

【附方】治云翼方：熊胆1.5克，自然铜（醋淬七次）3克，黄柏3克，川黄连4.5克。上诸味药共研成细粉末，调匀装入瓷瓶内，每取少许，持公鸡尾长粗毛，蘸药粉，由眼角点入。（《少林寺秘方集锦·下部·内科杂病验方·内科杂病方》）

【论述】《四部医典》中说："熊胆的功效是去腐生肌、收敛脉道。"

《晶珠本草》中说："为胆类药物中之上品，功效止血、疗疮，治胆病，利目。"

麝香

【别名】藏文名拉司。

【性味】辛、苦；性凉。

【归经】入心、脾、肝经。

【功能】开窍，辟秽，通络，散瘀。解毒、杀菌、抗炎、驱虫、止痛。

【主治】中风，痰厥，惊，中恶烦闷，心腹疼痛，癥瘕癖积，跌打损伤，痈疽肿毒。肾病，肝病，炎症，肠虫，疮疡，跌打，毒蛇咬伤，麻风。

【附方】治妇人短气虚羸遍身浮肿，皮肤急人所稀见开麝香散方。麝香三铢，雄黄六铢，芫花、甘遂各二分。右四味治下筛，酒服五匕，老小以意增减亦可为丸，强人小豆大，服七丸，小品无雄黄。深师以蜜丸如大豆服二丸，日三，治三焦决漏水在胸外名曰水病，腹独大在腹表用大麝香丸，华佗方肘后，有人三二分为丸服。（《千金要方·卷二十一》）

深师疗胸痹，麝香散方：麝香四分，牛黄二分，生犀角一分屑末，右三味研，服五分匕，日三，忌生冷物葱蒜。（《外台秘要·卷十二》）

深师疗三焦决漏，水在胁外，名曰水病，腹独肿大，在腹表用大麝香丸，华佗方，麝香三铢（研），雄黄六铢（研），甘遂十二铢（熬），芫花十二铢（熬），右四味捣和下筛，和以白蜜，丸如大豆二丸，酒下，日三服，可至四丸，节饮食，禁肥肉、生菜之辈有效。（《外台秘要·卷二十》）

解诸中毒雄　朱丸：麝香一分（别研），雄黄（别研，水飞过）、朱砂（别研，水飞过）、赤脚蜈蚣（微炙，去足）、续随子各一两。上为细末，入雄黄、朱砂、麝香研匀，以糯米煮粥，和丸如鸡头，每服一丸，热酒吞下。（《岭南卫生方·卷之中》）

雄朱丸：麝香一分（别研），雄黄（别研，水飞过）、朱砂（别研，水飞过）、赤脚蜈蚣（微炙，去足）、续随子各一两。右为细末，入雄黄、朱砂、麝香研匀，以糯米煮粥，和丸如鸡头，每服一丸，热酒吞下，毒当与药俱下。（《岭南卫生方·卷之中》）

少室复脉散：麝香0.3克，土鳖虫7.5克，巴豆霜3克，苏合香0.9克，自然铜（醋淬七次）24克，乳香（醋制）3克，没药（醋制）3克，朱砂3克，木香3克，血竭3克。制法：以上10味药分别研细，调匀，装入瓶内备用。用法：成人每次内服0.6~1.2克，用黄酒冲服疗效显著。此药也可治疗外伤，取药粉适量，用生香油调成糊状敷于患处，疗效甚好。功效：醒神开窍、通阳复脉。用于治疗神昏、气厥、突然晕倒、不省人事等症。外用可以治疗跌打损伤，局部红肿、疼痛等。（《少林寺秘方集锦·上部·少林寺跌打损伤方·武伤急救方》）

杨家枪伤散：麝香1.5克，儿茶60克，没药（醋制）30克，乳香（醋制）30克，朱砂（水飞）30克，马灯草30克，白及30克，血竭24克，桃仁30克，赤芍30克，生甘草15克。制法：将上11种药（除麝香外）共研成细粉，每1.5克为1包，密藏备用。用法：成人每服1包，用黄酒冲下。也可外用，局部刀伤出血时，取药粉直接敷于患处止血；如已成疮，可以用生香油调药粉成膏，敷于患处，2~3日可愈。功效：消肿，止痛，止血，止痒，解毒。用于刀枪等铁器所伤而引起的局部出血、红肿疼痛、成疮等症。（《少林寺秘方集锦·上部·少林寺跌打损伤方·止血方》）

少林元明散：麝香0.3克，明矾0.6克，雄黄9克，三七6克，白芷9克。上药共研细末，治疗刀箭枪伤。（《少林寺秘方集锦·上部·少林寺跌打损伤方·跌打损伤方》）

七味愈将散：麝香0.3克，轻粉0.6克，枯矾6克，黄丹6克，松香6克，黄芩6克，冰片0.6克。将上7味药分别研成细末，再调匀装瓶密封备用。金伤时，先用盐和甘草合剂水洗净伤口，再取药粉撒于患处，用白纱布敷之，次日再用少林提毒膏贴敷。（《少林寺秘方集锦·上部·少林寺跌打损伤方·跌打损伤方》）

伤筋动骨丸：麝香1.5克，马钱子（油炸）刮去毛120克，红花150克，桃仁120克，没药（醋制，去油）120克，乳香（醋制，去油）120克，土鳖虫60克，麻黄90克，白芥子60克，当归90克，川芎90克，自然铜（醋淬七次）90克，生甘草60克。制法：先取麝香单研成细粉，再将余12味药碾成细粉，与麝香粉相合，取蜂蜜1000克置瓷锅内煮至黄泡沫消失时，过滤，趁热调药粉为丸，每丸重6克，用蜡纸包裹，装入蜡管内，放阴凉通风处备用。服法：成人每次1丸，用黄酒冲服，日服2次。功能：舒筋活血，通经活络，消肿止痛，解毒化瘀。（《少林寺秘方集锦·上部·少林寺跌打损伤方·跌打损伤方》）

紧那罗伤筋骨方：麝香1.5克，马钱子（油炸、去毛）120克，红花

150克，桃仁120克，没药（醋制）120克，乳香（醋制）120克，土鳖虫60克，麻黄90克，白芥子60克，当归90克，川芎9克，自然铜（醋淬七次）90克，生甘草60克。制法：先将麝香研成极细粉末，后将余药共碾成细粉赤细罗，加入麝香，调匀取蜜糖1030克，炼为丸，生丸重4.5克，用蜡纸包好，装盒备用。服法：成人每服1丸，每日2次，用黄酒送下。（《少林寺秘方集锦·上部·少林寺跌打损伤方·跌打损伤方》）

少林五仙膏：麝香0.6克，川黄连30克，生甘草60克，广丹9克，冰片0.6克，生香油脂5克。制法：先将黄连、甘草碾成细粉，麝香单研，然后将全药粉拌匀，取香油调药粉成糊状，装瓷瓶内密封备用。用法：已溃者先用温开水洗净，未溃者用白矾水洗擦，将药膏敷于患处，每日换药1次。功效：解毒、消肿、止痛、生肌、收敛。主治：痈疽疔毒所致的红肿疼痛，已溃或未溃，流脓流水，久不收口等。（《少林寺秘方集锦·上部·少林寺跌打损伤方·少林膏药》）

治点伤咽喉穴秘方　饮食不通，用五虎下西川方：麝香二分，马兜铃、青木香、半夏、山楂、元参各一钱，共为末服之。不纳香者用千金分气散：半夏、桂枝、赤芍、姜活、桑皮、陈皮各一钱，茯苓、红花、乳香、没药各一钱五分，木通、甘草、青皮、紫苏各一钱，红酒炖服。如气血不行再用后方：麝香、木香、羌活、桃仁、茯苓、木通、生地、独活、参三七、陈皮、甘草、藕节引酒炖服。（《少林寺伤科秘方·卷三·治点伤诸穴秘方》）

治点伤命门穴秘方：麝香、肉桂、参三七、牡蛎、青皮、木香、白术各三钱，细辛二钱，甘草五分，水煎服。（《少林寺伤科秘方·卷三·治点伤诸穴秘方》）

少林复原回阳散：主治跌打损伤之不省人事，晕倒在地，面色苍白，四肢发凉，失语僵尸等症。麝香三分，朱砂、神砂、琥珀各五分，羚羊角一钱，牛黄五分，高丽参一两，薄荷脑二分五厘，安息香一钱，制附子一钱，干姜一钱，炙甘草一钱半，共研极细末，装瓷瓶内备用。遇症时每服五分，重症一钱，用红糖水灌之立效。（《少林寺伤科秘方·卷八》）

【论述】《四部医典》中说："麝香解毒、医治虫病、肝炎、肾炎。"

释名：射文、香獐，梵书谓麝香曰莫诃婆伽。（《本草纲目·卷五十一·麝》）

麝香，山海经曰：翠山之阴多麝。本草经曰麝香味辛，辟恶杀鬼精，生于台山。葳蕤香……一名葳香。郁金香……远方所贡芳物，郁人合而酿之以降神也。苏合香，大秦国合诸香煎，其汁谓之苏合……榨其汁以为香膏。……鸡舌香……，五马州出……是草萎可含香口。……流黄香出南海边……青木香……出交州……天竺，是草根状如甘草。……甘松香……出凉州诸山。兜纳香。……藿香……出自南诸国……香形如都梁，可以著衣服中。木蜜香……木香……沉香……如同心草。甲香……芸香……芸草似菖蒲……兰香……同心之言其臭如兰……兜末香……又生香……神香……（《大藏经·五十三卷·法苑珠林卷》）

獾油

【别名】藏文名如木司勒。

【性味】甘、酸、咸；平。

【功能】愈伤，消炎，止痛。

【主治】烫伤，冻伤。

【论述】《晶珠本草》中说："獾油医治寒性龙病，肌肉肿块。"

蟾酥

【别名】藏文名巴勒冬。

【性味】甘、辛。温，有毒。

【功能】消肿，解毒，止痛。

【主治】咽喉肿痛，乳痈，瘰疬，结核，疮疡。

鹫粪

【别名】藏文名高塔勒。

【性味】辛；温。

【功能】消痞，消肿，增食欲，消食。

【主治】消化不良，痞块。

【论述】《四部医典》中说："鹫粪的功效是增热，医治痞块，肿胀。"

藏羚角

【别名】藏文名曹德日瓦。

【性味】涩、咸；寒。

【功能】助产，干"黄水"，止泻。

【主治】月经不调，崩漏，死胎不下，腹泻。

【论述】《四部医典》中说："功效是止腹泻。"

羚羊角

【性味】咸，寒。

【归经】入肝、心经。

【功能】平肝息风，清热镇惊，解毒。

【主治】热病神昏痉厥，诡语发狂，头痛眩晕，惊痫搐搦，目赤翳膜。

【附方】深师疗噎方：羚羊角屑、前胡、甘草各一两，人参、橘皮各二两，右五味切，以水六升，煮取二升，分四服，忌海藻、菘菜。

又方，羚羊角，右一物，多少自在末之，饮服亦可，以角摩噎上良。（《外台秘要·卷八》）

气味：咸寒，无毒。主治：主明目，益气，起阴，支恶血注下，辟蛊毒恶鬼不祥，尝不魇寐。核曰：出石城，及华阴山谷。今出建平、宜都，诸蛮山甲，及西域。形似羊，毛青，而夜宿独楼，挂角木上，以远害也。两角者多，一角者最胜。其角有节，蹙蹙园绕，以角湾深锐紧小，有挂痕者为真。修治，勿用山羊角。山羊角，仅一边有节，节亦疏；羚羊角，具二十四节，内有天生木胎者，此角有神。凡使不可单用，须要不拆元对，以绳缚之，用铁锉锉细，重重密里避风，旋旋取用，捣筛极细，更研万匝，入药免刮入肠。（《本草乘雅半偈·羚羊角》）

《耆婆方》治风噎方：羚羊角五两，炙通草二两，防风二两，升麻

二两，甘草四两（炙），五味，捣筛为散，以白饮服一方寸匕，日二。（《医心方·卷三》）

鹰骨

【性味】辛，咸，温。

【功能】续筋骨，祛风湿。

【主治】损伤骨折，筋骨疼痛。

【论述】角鹰，鹪鸠，梵书谓之嘶那夜。（《本草纲目·卷四十九·鹰》）

蟹

【性味】咸，寒。

【归经】入肝、胃经。

【功能】清热，散血，续绝伤。

【主治】筋骨损伤，疥癣，漆疮，烫伤。

【附方】接骨神效方：活蟹、土鳖、头发灰、麻黄四味入好米醋锅内，熬浓去渣，加荞麦面，熬成稠膏，此药愈熬愈熟，愈要转动，再以土鳖、活蟹二味擂碎，黄酒冲服神效。（《少林寺伤科秘方·卷七》）

治拳械伤筋方：螃蟹1具，老蜗牛数只，一起捣烂成糊，敷于患处，用稀白布包之。（《少林寺秘方集锦·上部·少林寺跌打损伤方·止血方》）

蟹爪

【功能】破血，消积，堕胎。

【主治】产后瘀积腹痛，癥瘕，产难。

【附方】治双胎一死一生　千金神造汤：蟹爪一升（即一盏），大甘草二两（半生、半炒），阿胶三两（半生、半炒），东流水十钟。先煎蟹爪、甘草至三钟，去渣，乘热化胶。分作三次，隔水顿服，每服一钟，生胎即安，死胎即下。（《竹林女科证治·卷二》）

中国佛药集论

蟹壳

【性味】酸，寒，有毒。

【功能】破瘀消积。

【主治】瘀血积滞，胁痛，腹痛，乳痛，冻疮。

【附方】接骨筋便效方：蟹壳炙存性，研末用酒调服尽醉，其骨自合。选用生蟹者疗效更佳。（《少林寺伤科秘方·卷七》）

蟾皮

【性味】辛，凉，微毒。

【功能】清热解毒，利水消胀。

【主治】痈疽，肿毒，瘰疬，肿瘤，疳积腹胀，慢性气管炎。

【附方】蛤蟆皮膏：蛤蟆皮30克，穿山甲30克，自然铜（醋淬7次）15克，儿茶15克，黄柏15克，土大黄15克，白芷15克，轻粉6克，血竭6克，冰片3克。制法：将上10种药共碾为细末，用陈醋调成膏剂装入瓶内，密封备用。用法：把药膏涂敷于患处，每日换药一次。功效：解毒排脓，软坚破结，活血散瘀，消肿止痛。主治：外伤成疮，或皮破或未破，附骨阴疽、脑疽、瘰疬、流注、痈疽恶疮等。（《少林寺秘方集锦·上部·少林寺跌打损伤方·少林膏药》）

蟾蜍

【性味】辛，凉，有毒。

【归经】入胃、大肠经。

【功能】破癥结，行水湿，化毒，杀虫，定痛。

【主治】疔疮，发背，阴疽瘰疬，恶疮，癥瘕癣积，臌胀，水肿，小儿疳积，慢性气管炎。

【附方】（深师疗癣秘方）又方取干蟾蜍烧灰末，以猪脂和涂之良。（《外台秘要·卷三十·蟾蜍》）

蝮蛇胆

【性味】苦，微寒，有毒。

【主治】主疮，治下部虫。

【附方】《梅师方》治臂腕痛。取死蛇一条，以水煮取浓汁浸肿痛，冷易之。（《证类本草·卷二十二·蝮蛇胆》）

蝼蛄脑

【附方】疗哽方，蝼蛄脑，右一物，吞即下，亦疗刺不出，涂刺疮上。（《外台秘要·卷八》）

鲤鱼

【性味】甘，平。

【归经】入脾、肾经。

【功能】利水，消肿，下气，通乳。

【主治】水肿胀满，脚气，黄疸，咳嗽气逆，乳汁不通。

【附方】治产后子宫突出：用鲤鱼烧灰，调清油，搽之即效。（《宁坤秘笈·卷上》）

又（深师方）疗眼盲脑痛方，鲤鱼脑并胆等分，调以注目眦，日三，良。（《外台秘要·卷二十一》）

治子满鲤鱼汤：白术（蜜炙）二钱，茯苓一钱五分，当归、赤芍各一钱，鲤鱼一尾，不拘大小，去鳞脏，白水煮熟，取汁），生姜五片。上将鱼汁一钟半入药，煎至一钟，空心服。以水尽，肿消为度。（《竹林女科证治·卷二》）

鲤鱼胆

【性味】苦，寒，无毒。

【归经】入心、脾、厥阴经。

【功能】清热明目，散翳消肿。

【主治】目赤肿痛，青盲障翳，咽痛喉痹。

【附方】深师疗眼忽赤痛方：鲤鱼胆一枚，黄连二十一枚，右二味，和淹于饭下蒸之，熟去滓，涂目眦，五六度愈，忌猪肉。（《外台秘要·卷二十一》）

鲫鱼

【性味】甘，平。

【归经】入脾、胃、大肠经。

【功能】健脾利湿。

【主治】脾胃虚弱，纳少无力，痢疾，便血，水肿，淋病，痈肿，溃疡。

【附方】《梅师方》鲫鱼不可合猪肝食。（《证类本草·卷二十·鲫鱼》）

鹤虱

【性味】甘，辛，平，有毒。

【归经】入肝经。

【功能】杀虫。

【主治】虫积腹痛。

【附方】观音菩萨最胜炒香丸法。尔时，观世音菩萨告大梵天王，却后未来，五浊恶世之时，十魔竟起，三灾八难，刀兵饥馑，苦劫诸难。生时若有，比丘于深山，坐禅持咒，修无上道。饥米所迫，我为人说妙香丸法，令此比丘永得解脱，不遭水米之难，大小便利，息经断绝。得如来大圆镜海，寿千万岁。获五通神妙香丸法，但依依经弥合。毗夜那（鹤虱），诸迦罗（人参），必屑（狗脊），摩那（朱砂），达多夜（松脂，炼过），贯众、禹石余、牛膝、茯苓，白蜜三两。上件药各一两新好者细捣为末，炼蜜为丸，丸如弹子大。若要服时，于佛前礼拜，发至愿，当度众生……永脱饥渴之苦。至须慎戒贪嗔、五辛、酒肉等物……后念天王护身真言：唵向那，底婆缚贺。念除饥真言：唵习缚贺，婆缚诃。念智积真言：唵悉罗伐，毗摩尼婆缚诃。念诸真言及服药一年后，身轻目明。二年，诸根通利。《大藏经》一转无遗。三年后，行疾如风。五年后，水上

363

不没。七年后，入米不烧。十年，万病不侵。十五年，肉眼变为天眼。二十年，知一切众生，心念如来大圆镜海，寿命无量，一切无碍，是真沙门也。（《敦煌古医籍考释·辟谷诸方第一种·甲本》）

鳖头

【主治】久痢脱肛，产后子宫下垂，阴疮。

【附方】治妇人翻花：用大鳖一个，重二斤者，破去肠杂，连头整个煮极烂，将汁碗盛，用旧绢蘸汁滴患处，使其渗入，其骨连头项煅灰研末，夜间试净掺之，其肉作羹令病者食之，三日即愈。（《宁坤秘笈·卷上》）

鳖肉

【性味】甘，平。

【归经】入肝经。

【功能】滋阴凉血。

【主治】骨蒸劳热，久症，久痢，崩漏，带下，瘰疬。

鳖甲

【性味】咸，平。

【归经】入肝、脾经。

【功能】养阴清热，平肝息风，软坚散结。

【主治】劳热骨蒸，阴虚风动，劳疟疟母，癥瘕痃癖，经闭经漏，小儿惊痫。

【附方】《梅师方》鳖目陷者煞人，不可食。

又方难产。取鳖甲烧末。服方寸匕，立出。（《证类本草·卷二十·鳖》）

鼠

【性味】甘，平。

【功能】虚劳羸瘦，臌胀，小儿疳积，烫伤，折伤，冻疮，疮肿。

【附方】《梅师方》治食马肝有毒，杀人者。以雄鼠屎三七枚和水研，饮服之。

又方治从高坠下伤损，筋骨疼痛，叫唤不得，瘀血著在肉，以鼠屎烧末，以猪脂和，傅痛上，急裹，不过半日，痛乃止。

又方腊月鼠向正旦朝所居处埋之，辟温疫。

又方治汤火烧疮，痛不可忍。取鼠一头，油中浸焦之，候鼠焦烂尽，成膏研之，仍以绵裹，绞去滓，待冷傅之。日三度，止痛。

又方治因疮中风，腰脊反张，牙关口噤，四肢强直。鼠一头和尾烧作灰，细研，以腊月猪脂傅之。

又方治狂犬咬人。取鼠屎二升，烧末，研傅疮上。

又方马咬人踏破仵疮，肿毒热痛方。鼠矢二七枚，马鞘五寸故者，相和烧为末，以猪脂和傅之。（《证类本草·卷二十二·牡鼠》）

鼠肾

【主治】惊风，狐疝。

【附方】难产方：用活雄鼠肾一对，加麝香三对，捣烂，分作三丸，好朱砂为衣，白滚汤送下一丸。男左手，女右手握出，如死胎头顶也，按此方屡经奇验，丸出急用清水洗净，没尚可再用一次，收藏不可轻泄其气。（《宁坤秘笈·卷上》）

鼠脑

【附方】（深师疗铁刺竹木诸刺在肉中折不出及哽不下）又方，鼠脑厚涂疮上则出，亦可用坟鼠，大效。（《外台秘要·卷八》）

蜗牛

【性味】咸，寒。

【归经】入膀胱、肝经。

【功能】清热，消肿，解毒。

【主治】风热惊，消渴，喉痹，疟腮，瘰疬，痈肿，痔疮，脱肛，蜈蚣咬伤。

【附方】治拳棒伤筋方：取蜗牛2具，蟹头1具，鲜公英30克，共捣烂漫成糊，加冰片少许，敷于患处，三日可愈。（《少林寺秘方集锦·上部·少林寺跌打损伤方·止血方》）

黑羽鸦胆

【附方】治双目云翼犯珠方：黑羽鸦胆3个，用针刺破，使胆汁流出，点眼，再用白蒺藜30克，木贼草30克，蝉衣9克，草决明9克，当归15克，知母9克，荆芥9克，密蒙花6克，杭菊9克，柴胡4.5克，水煎服更佳。（《少林寺秘方集锦·下部·内科杂病验方·内科杂病方》）

鹅爪子

【附方】治鹅掌风方：鹅爪子1对，煎熬成浓汁，待不烫手时，把患病手放入盆内浴洗。每天洗3次，一般3~5次为一疗程。（《少林寺秘方集锦·下部·内科杂病验方·内科杂病方》）

雁肉

【性味】甘，平。

【归经】入肺经，兼入肝、肾经。

【功能】祛风，壮筋骨。

【主治】顽麻风痹。

【论述】鸿，梵书谓之僧婆。（《本草纲目·卷四十七·雁》）

雁屎白

【附方】《梅师方》治灸疮肿痛。取雁屎白、人精相和研，傅疮。（《证类本草·卷十八·雁肝》）

蛟龙

【论述】时珍曰：按任昉述异记云：蛟乃龙屋，其看交生，故谓之蛟，有鳞曰蛟龙，有翼曰应龙，有角曰虬龙，无角曰蛟龙也，梵书名宫毗罗。（《本草纲目·卷四十三·蛟龙》）

黄牛肝

【附方】（深师）黄牛肝散，疗青盲积年方：黄牛肝一具，土瓜根三两，羚羊角屑三升，蕤仁三两，细辛六两，车前子一升，右六味药，合肝于瓶中，春夏之月封之十五日，冬月封之二十日，出暴干，捣下筛，酒服方寸匕，忌肉、鱼、五辛、生菜等。（《外台秘要·卷二十一》）

雀矢白

【附方】《僧深方》：取雀矢白，丸如麻子，服之即愈。治小儿口噤方（《医心方·卷二十五》）

鸽

【性味】咸，平。

【归经】入肝、肾经。

【功能】滋肾益气，去风解毒。

【主治】虚赢，消渴，久疟，妇女血虚经闭，恶疮疥癣

【论述】鹁鸽，飞奴，梵书名迦布得伽。（《本草纲目·卷四十八·鸽》）

鹿

【论述】斑龙，梵书谓之密利迦罗。（《本草纲目·卷五十一·鹿》）

鹿角

【性味】咸，温。

【归经】入肝、肾经。

【功能】行血，消肿，益肾。

【主治】疮疡肿毒，瘀血作痛，虚劳内伤，腰脊疼痛。

【附方】深师方疗五瘿。取鹿靥以家酒渍，炙干，内酒中，更炙令香，含咽汁，味尽更易，十具愈。

又深师方治马鞍疮。鹿角灰酢和涂之。（《证类本草·卷十五·鹿角》）

《梅师方》治人面目卒得赤黑丹如疥状，不急治，遍身即死。烧鹿角末，猪膏和涂之。

又方治卒腰痛，暂转不得。鹿角长枚五寸，酒二升，烧鹿角令赤，内酒中浸一宿，饮之。

又方治发乳房初起微赤，不急治之即杀人。鹿角以水磨浊汗涂肿上，赤即随手消。（《证类本草·卷十五·鹿角》）

鹿饭

【论述】若食鹿饭面不能益身，当所服四种含消药酥油蜜石蜜。（《大藏经·二十三卷·十诵律卷二十六》）

鹿脑

【附方】深师方刺不出方，以鹿脑厚敷上，燥复之，半日即出。（《外台秘要·卷二十九》）

蛇蚬

【附方】《耆婆方》治饮酒连日不解，烦毒不可堪方：取水中生虾蚬，若螺蚌辈，以荠豉合煮，如常食法，亦饮汁。（《医心方·卷二十九》）

蛇蜕

【性味】甘、咸，平，有毒。

【归经】入肝、脾经。

【功能】祛风，定惊退翳，消肿，杀虫。

【主治】小儿惊痫，喉风中疮，木舌重舌，目翳内障，疔疮，痛肿，疗疬腮腺炎，痔漏，疥癣。

【附方】支太医云：有十三种疔疮，其状在大方中。初起皆患寒热。又三十六疔亦是十三种数内。或今生一，明日生二或生三，或生十满三十六疔皆疗之方：蛇皮炙末和鼠矢，以针刺破疮，内中即拔出，差

止（《外台秘要·卷三十》）

秘传速产方：用高墙上蛇蜕一条，要头向下者佳。瓦上熔干为末一钱，加麝香三分，乳调为膏，贴脐上即产，速去，切不可久贴。（《宁坤秘笈·卷上·蛇蜕》）

治小儿耳聋方：蛇皮1根，大红枣5枚，置瓶内，倒入上等白酒120毫升，浸泡15天，密封瓶口。用时取药酒滴入耳内，每次3~5滴，每日2~3次，甚效。（《少林寺秘方集锦·下部·内科杂病验方·内科杂病方》）

豚卵

【性味】甘，温。

【功能】补肾纳气，哮喘，疝气，少腹急痛，癃闭。

【附方】 又疗阴阳易病方，取豚卵二枚，温令热，酒吞之则差。（《外台秘要·卷三》）

《梅师方》蜈蚣入耳。以猪脂肉炙令香，掩耳自出。

又方蚁子入耳。以猪、羊脂炙令香，安耳孔，自出。

又方治产后虚劳，骨节疼痛，汗出不止。取猪肾造腌臡，以葱、豉、米，如法食之。

又方治痈疽，发背，或发乳房初起微赤，不急治之即杀人。母猪蹄两只，通草六分，以绵裹和煮作羹食之。

又言治热病有䘌，上下蚀人。猪胆一枚，苦酒一合，同煎三两沸，满口饮之，虫立死，即愈。（《证类本草·豚卵》）

象皮

【性味】甘，咸，温。

【归经】入膀胱经。

【功能】止血敛疮。

【主治】外伤出血及一切创伤，溃疡久不收口。

【附方】 少林练功方：象皮切片，制半夏、制川乌、制草乌、全当归、瓦松、皮硝、川椒、侧柏叶、透骨草、紫花地丁、海盐、木瓜、红花各30克，鹰爪1对。制法：以上16味药全放入盆内加陈醋3公斤，清泉水4公斤，浸泡1周加酒120毫升，然后装入瓷瓶内封。用法：每练功前取药汁250克倒入盆内，再加沸水1公斤，泡30分钟后，擦洗双手工艺和双臂。功效：活血理气，强筋壮骨。（《少林寺秘方集锦·上部·少林寺跌打损伤方·少林练功药方》）

铁扇散：此为少林寺前人学自异僧的药方。象皮15克（切片、焙干），龙骨15克，柏香（即松香中黑色者）30克（同松香30克一起熔化后倒入水中取出晒干），枯矾30克。诸药共研细末。如遇溃破流血不止，涂上药末至结痂痊愈。注意放置药物的地方温度不可过高，以防药物失效。（《少林寺秘方集锦·下部·内科杂病验方·少林寺还俗僧徐祗法秘藏方选》）

少林金枪秘方：象皮（切片焙干）、花龙骨各三钱，陈石灰、柏香（即松香中色黑者，松香与柏香同溶化水中，取出晒干）。白枯矾各一两，共研细末。若破伤者敷于出血处，用扇扇之，可立时收口结痂，忌卧热处。伤处发肿者，用黄连煎汁涂患处立消。戒饮酒、热灼。血妄行，勿穿厚衣着，宜防难愈矣。（《少林寺伤科秘方·卷六·少林刀枪伤秘方》）

蛇

【附方】少林活龙酒方药：活蛇3条，当归60克，红花60克，熟地60克，桑枝60克，赤芍药60克，木瓜60克，嵩山参60克，苏木60克，制川乌30克，制草乌30克，鸡血藤60克，天麻60克，法半夏30克，蜈蚣30条，白酒6000毫升。制法：先用丝线把3条活蛇并头于颈部扎紧，再把腰部、腰下部分三至四段扎紧。然后把酒倒入缸内，把蛇头按放缸中，溺死，再倒入余药，密封缸口，每天震摇3次。60天后埋入地下3尺深，40天后取出，滤出药酒汁，然后绞渣取汁与滤出液合并入缸密封，备用。服法：成人每日3次，每次15~20毫升。功能：活血散瘀。消肿止痛，舒筋通络，镇痉祛风，补血益气。主治：跌打损伤，腰腿疼痛，四肢麻木，半身不遂。（《少林寺秘方集锦·上部·少林寺跌打损伤方·少林药酒》）

少林活龙酒：治跌打损伤，腰腿疼痛，四肢麻木，半身不遂。活蛇三条，当归、红花、熟地、桑枝、赤芍、木瓜、嵩山参、苏木、鸡血藤各二两，制川乌、制草乌、制半夏各一两，蜈蚣三十条，天麻二两，取白酒三斤二两，浸泡上药两个月，然后埋在地下三尺，续四十日，刨出去渣，取药酒贮瓷罐内，密封口，每服半两，日服三次。（《少林寺伤科秘方·卷八》）

蚯蚓

【性味】咸，寒。

【归经】入肝、脾、肺经。

【功能】清热，平肝，止喘，通络。

【主治】高热狂躁，惊风抽搐，风热头痛，目赤，中风半身不遂，喘息，喉痹，关节疼痛，齿衄，小便不通，疔疮，痄腮，疮疡。

【附方】治痄腮效方：蚯蚓5条，白糖30克，冰片0.3克。水煎服。（《少林寺秘方集锦·下部·内科杂病验方》）

跌打损伤神效方：专治跌打损伤昏花，用蚯蚓火烧存性为末，热酒送下立效。或用竹中白节同木耳烧灰，老酒冲服立效。（《少林寺伤科秘方·卷八》）

少林保命丹：白头地龙（童便制）二十四条，地鳖虫（姜汁制），三百六十个，各浸制为末，加乳香（去油）、没药（去油）、血竭各一两，天雷石（醋制七次宣去火毒）一两，共末，以米糊制丸，如弹子大，共做三十六丸，每丸可救一人。胡桃、红花煎酒磨化送下。（《少林寺伤科秘方·卷八》）

猪胆

【性味】苦，寒。

【归经】入肝、胆、肺、大肠经。

【功能】清热，润燥，解毒。

【主治】热病，里热燥渴，便秘，黄疸，哮喘，泄泻，痢疾，目赤喉痹，耳聤，痈肿疔疮。

【附方】深师方青盲方：猪胆一枚，一味微火煎之，可丸如黍米，内眼中食顷良。（《外台秘要·卷二十一》）

《梅师方》肛门生疮，盖肛门主肺，肺热即肛塞，肿缩生疮：白蜜一升，猪胆一枚，相和，微火煎，令可丸，丸三寸长，作挺，涂油，纳下部，卧气后重，须臾通泄。（《医部全录·卷二百五》）

猪脂膏

【性味】甘，凉。

【功能】补虚，润燥，解毒。

【主治】脏腑枯涩，大便不利，燥咳，皮肤皲裂。

【附方】《梅师方》身面白丹，白瓷瓦末，和猪脂涂之。（《医部全录·卷一百三十三》）

神效续骨方：猪板油拾两（蜡月猪佳），白蜡八两（炼过），飞丹四两（水飞），自然铜四两（醋淬7次），白矾十二两，蜜佗僧四两（研），麒麟、血竭各一两，没药（去油）、乳香（去油）、辰砂各一两，以上十味药先入锅内熬油，次下蜡将锅留火放地上，入蜜陀僧、飞丹，自然铜和匀，细火熬至滴水成珠，方下矾、竭、乳、没、砂五味住搅匀，待凝作丸如弹子大，入笋壳，每遇跌打伤重者，用一丸再加猪油少许，火上化开涂伤处，以油纸包缚。甚者以灯草，括好用竹片夹绑，再用一分作小丸滚热。葱、酒吞下痛止，若再痛乃骨折者，四次即愈。如牙痛者，一贴牙根即止。（《少林寺伤科秘方·卷七》）

金枪珍宝贮备囊：凡刀斧伤，跌仆打摔，敷上即时止血止痛，更不化脓，伤处可见水，屡试验有力者可合以济急：雄猪油一斤四两（热化去渣），松香六两（热化去渣），轻粉四两（炒研末），黄蜡六两（热化去渣），樟脑三两（碎），麝香六分，冰片六分，乳香、没药各一两（去油），血竭、儿茶各一两（研极细末），先将黄蜡、松香、猪油热化，待冷加入前诸味药末拌匀，收入瓷瓶内，勿冷，泻气，备用。（《少林寺伤科秘方·卷六·少林刀枪伤秘方》）

腊猪脂

【附方】《梅师方》一切疗肿，面和腊猪脂封之，良。（《医部全录·卷三百六十六》）

猪蹄

【性味】甘，咸，平。

【归经】入胃经。

【功能】补血，通乳，托疮。

【主治】妇人乳少，痈疽，疮毒。

【附方】治乳少通际汤：黄芪生用一两，当归五钱，白芷一钱，通草二钱。上用七星猪蹄一对煮汤，吹去浮油，煎药服之，服的覆面睡卧即有乳。如未效，再服一剂。（《竹林女科证治·卷三》）

猫头

【性味】甘，温，无毒。

【主治】瘰疬，痈疽，恶疮，痔疾。

【附方】治瘰疬方：取鲜活猫头1具，去皮，去毛，置锅内用文火熬成膏，再投入广丹120克，搅匀即成。（《少林寺秘方集锦·上部·少林寺跌打损伤方·少林外科·杂病验方》）

猫屎

【附方】小儿疟疾：乌猫屎一钱，桃仁七枚，同煎，服一盏立瘥（《温居士方》）

猪牙

【附方】《僧深方》云：取猪牙车骨髓，涂囟上，日一，十日止。良，治小儿解颅方。（《医心方·卷二十五》）

猪肉

【性味】甘，咸，平。

【归经】入脾、胃、肾经。

【功能】滋阴，润燥。

【主治】热病伤津，消渴，羸瘦，燥咳，便秘。

【附方】治拳伤面部青肿方：取肥猪肉250克，黄花菜500克，共捣烂成膏，另加冰片少许，敷于患处。（《少林寺秘方集锦·上部·少林寺跌打损伤方·止血方》）

猪肝

【性味】甘，苦，温。

【归经】入肝经。

【功能】补肝，养血，明目。

【主治】血虚萎黄，夜盲，目赤，浮肿，脚气。

【附方】《耆婆方》治雀盲方：取猪肝去上白幕，切作脍，以淡姜齑，三朝空腹食之，瘥。（《医心方·卷五》）

治妇人阴痒：生猪肝一片，用针刺多孔，或鸡肝亦可，纳入阴中，虫自引出，数次即愈。（《宁坤秘笈·卷上》）

疗饮中蛊毒，令人腹内坚痛，面目青黄，淋露骨立，病变无计方。猪肝一具，蜜一升，共煎之令熟，分为二十服。秘方、小品方同。支方分作丸亦得。（《肘后方·卷七》）

中蛊腹痛：支太医秘方：以猪肝一具，蜜一升，共煎，分二十服。或为丸服。（《本草纲目·卷五十·豕》）

猪肾

【性味】咸，平。

【主治】肾虚腰痛，身面水肿，遗精盗汗，老人耳聋。

【附方】此乃血荫胎，不能养肾，肾水不足，以致腰痛。宜用猪肾丸：猪腰子二个，青盐四钱（入腰子内蒸，煨干为末）。蜜丸，空心酒服

即愈。（《宁坤秘笈·卷上》）

治妊娠腰耳鸣　猪肾丸、猪腰子一副（去膜），青盐二钱，熔干为末，蜜丸，空心酒下二三钱，七日见效。（《竹林女科证治·卷二》）

治妊娠腰痛猪肾丸：猪腰子一对（劈开两片，去油膜，纳姜制杜仲于内，合住，线扎），隔水蒸熟，熔干入青盐二钱，共研末，蜜丸，空心，淡盐汤下。（《竹林女科证治·卷二》）

猕猴肉

【性味】酸，平，无毒。

【主治】诸风劳，久疟。

【论述】沐猴，为猴，胡孙、马留狙，梵书摩斯陀。（《本草纲目·卷五十一·猕猴》）

猕猴骨

【性味】平，酸，无毒。

【归经】入心、肝经。

【功能】祛风湿，通经络。

【主治】风寒湿痹，四肢麻木，关节疼痛。

【附方】治点伤太阳太阴穴秘方：血窜两目晕死者先服七厘散、猴骨、朱砂、参三七、琥珀、自然铜、血竭各二钱，人中白、沉香、红花、乳香、没药、山羊血各一钱，共为末好酒送服，外用八宝丹点眼。（《少林寺伤科秘方·卷三·治点伤诸穴秘方》）

猪心

【性味】甘，咸，平。

【归经】入心经。

【主治】惊悸，怔忡，自汗，不眠。

【附方】治婴儿惊啼　团参散：人参、当归各等分（同为末），猪心一个（切作三片）。上先取猪心一片煎汤，调药末二末二钱服，或水煎亦

可。（《竹林女科证治·卷四》）

少林补心汤：猪心1个，朱砂3克，当归30克，生地30克，酸枣仁、柏子仁、柏仁各12克，大枣5枚。先将猪心洗净、切开，把朱砂（研细）撒入，然后用麻绳把猪心缠紧。将诸药放砂锅内，加水炖2小时，吃锗心、喝药汤，可治心虚、烦不安、多梦，效果良好。（《少林寺秘方集锦·下部·内科杂病验方·少林延寿方》）

啄木鸟

【性味】甘，平。

【功能】补虚，开郁，平肝。

【主治】虚劳，疳积，噎膈，瘤病，痔瘘。

【附方】深师方治蛀牙有孔，疼处以啄木鸟舌尖绵裹，于痛处咬之。（《证类本草·卷十九·啄木鸟》）

鸭血

【性味】咸，寒。

【功能】补血，解毒。

【主治】劳伤吐血，痢疾。

【附方】治经来潮热不食　鸭血酒：白鸭一只，用铜刀取血，调热陈老酒服。（《竹林女科证治·卷一》）

鸭卵

【性味】甘，凉。

【功能】滋阴，清肺。

【主治】膈热，咳嗽，喉痛，齿痛，泄痢。

【附方】治产后泻痢　鸭子煎：生姜十两（捣汁），鸭子一个，蒲黄三钱。上取鸭子打破，入姜汁内搅匀，同煎至八分，入蒲黄再煎六七沸，空心温服。（《竹林女科证治·卷三》）

白鸡

【附方】（深师方）又疗骨哽咽，不得下饮食方：白鸡翼翮大毛各一枚，著铜器中烧之，焦作灰，饮服一刀圭，立下。（《外台秘要·卷八》）

鸱鸺

【性味】酸，微咸，小毒。

【功能】祛风，定惊，解毒。

【主治】眩晕，癫，瘰疬，疟疾，噎食。

【附方】治对口疮方：猫头鹰头1具，炖熬成膏加入适量冰片搅匀，敷于患处，半月可愈。（《少林寺秘方集锦·上部·少林寺跌打损伤方·少林外科杂病验方》）

治小儿瘰疬方：捕山内猫头鹰1只（单用头，去皮、毛），黄柏15克，牛耳草根30克，牡丹皮30克。将三味药置锅内，倒入墨龙潭泉水5000毫升，熬煎成浓汁，滤去药渣和骨块，再用文火熬成稠膏，加入冰片许、涂抹患处。（《少林寺秘方集锦·上部·少林寺跌打损伤方·少林外科杂验方》）

蚕蜕纸

【附方】治蛊毒方：蚕蜕纸不拘多少，用清油纸烛烧为灰，研级细，以新汲水调一钱，顿服，即活。（《岭南卫生方·卷之中》）

狼牙

【附方】《耆婆方》云：狼牙丸治寸白方：狼牙四分，芜荑三分，白蔹四分，苟脊四分，干柒四分，右五味，捣筛，丸如豌豆，服十丸。（《医心方·卷七》）

海螵蛸

【性味】咸，微，温。

【归经】入肝、肾经。

【功能】除湿，制酸，止血，敛疮。

【主治】胃痛吞酸，吐衄，呕血，崩带下，血枯，经闭，腹痛癥瘕，虚疟泻痢，阳蚀烂疮。

【附方】治腹内痞块不消方：乌贼90克，穿山甲90克，当归105克，赤芍105，白芷90克，莪术（醋制）60克，大贝90克，木香45克，枳壳75，大黄75克，生甘草75克，土鳖虫45克。以12味药共研成细末，每次服4.5克，每日2次，用黄酒30毫升冲服。（《少林寺秘方集锦·下部·内科杂病验方·内科杂病方》）

治刀刃伤出血秘方：乌贼骨（亦墨鱼骨，又名海螵蛸），研末掺患处极效。（《少林寺伤科秘方·卷六·少林刀枪伤秘方》）

治小儿旋耳疮方：乌贼骨12克，川黄连15克，黄柏9克，炉甘6克，冰片1.5克。制法：先将前4味药共研成细末。过细箩，掺入冰片（研细）拌匀，装入瓷瓶内密闭备用。用法：先清洗患处，然后取药粉撒上，每日1次。若已结痂，可用香油调成糊状敷于患处，外用白纱布包扎。一般3~5日可愈。（《少林寺秘方集锦·下部·内科杂病验方·少林寺素喜法师秘方选》）

五灵散：治跌打损伤可止血生肌。海螵蛸、川贝、血竭、乳香（去油）、没药（去油）各等份，为末敷之。（《少林寺伤科秘方·卷八》）

僧继洪《澹寮方》治底耳出脓：海螵蛸半钱，麝香一字，为末。以绵杖缴净，吹入耳中。（《本草纲目·卷四十四·乌贼鱼》）

桑螵蛸

【性味】咸，甘，平。

【归经】入肝、肾经。

【功能】补肾，固精。

【主治】遗精，白浊，小便频数，遗尿，赤白带下，阳痿，早泄。

【附方】治妊娠遗尿　桑螵蛸散：桑螵蛸（炙黄），研极细末，米饮调下二钱，空心服。（《竹林女科证治·卷二》）

鹿靥

【主治】瘿病。

【附方】深师五瘿丸方，取鹿靥以酒渍，炙干，再内酒中更浸，炙令香，咽汁，味尽更易，十具愈。（《外台秘要·卷二十三》）

虾蟆

【性味】甘，寒。

【归经】入脾经。

【功能】清热解毒，健脾消积。

【主治】痈肿，热疖，口疮，瘰疬，泻痢，疳积。

【附方】治蛊已蚀下部，肚尽肠穿者。取长股虾蟆（青背）一枚，鸡骨、支方一分。烧为灰，合内下部，令深入。小品同，支方屡用大效；姚方亦同。（《肘后备急方·卷七》）

《梅师方》治疳癣疮方：取蟾蜍烧灰末，以猪脂和傅之。（《证类本草·卷二十二·虾蟆》）

《梅师方》治疳：无问去处，皆治之。以虾蟆烧灰，好醋和傅，日三五度，傅之，差。（《证类本草·卷二十二·虾蟆》）

肿毒初起：大蛤蟆一个剁碎，同炒锻石研如泥，敷之。频易。（《本草纲目·卷四十二·蟾蜍》）

虾蟆灰

【附方】《梅师方》治虫䘌，虾蟆灰醋和，敷，日三五。（《幼幼新书·卷二十六》）

蛤蟆墨

【附方】少林解毒膏：蛤蟆墨9克，硫黄12克，雄黄9克，冰片3克，上等白酒适量。制法：涂擦患处。功能：解毒，杀虫，止痒，止痛。主治：诸虫咬伤，局部红肿疼痛，灼热发痒等。（《少林寺秘方集锦·上部·少林寺跌打损伤方·少林膏药》）

蛤墨散：蛤蟆墨（在农历五月端阳节这天早晨，在太阳未出来以前，捉一只癞蛤蟆，把肚子剖开，去掉五脏，另取一块京墨打碎填进蛤蟆肚腹，然后用线肚皮缝合，吊挂在屋檐下，晾干约一百天，取出墨块即成）15克，轻粉12克，儿茶1.2克，乳香（去油）9克，没药（去油）9克，三七2.1克，麝香1.5克，白芷15克，冰片1.5克。制法：以上9味药，分别研成细粉，调合均匀，装瓶，密封备用。功能：除毒祛湿，散瘀止痛，消肿驱臭。对于金疮所致的脓毒恶疮，亦有良效。初期者取少量药粉，用黑芝麻油调成糊状，涂伤口处，用白纱盖之。一般1~2次可愈。若日久不愈者，除外涂此药外，还需内服少林逐毒汤，才能早日痊愈。（《少林寺秘方集锦·上部·少林寺跌打损伤方·少林外科杂病验方》）

狮

【论述】狮子出西域诸国。（《本草纲目·卷五十一·狮》）

牯牛胆

【附方】《龙木论》肝虚目暗，迎风下泪。用腊月牯牛胆。盛黑豆悬风处，取出，每夜吞三七粒，久久自明。（《医部全录·卷一百四十九》）

哈士蟆

【性味】咸，凉，无毒。

【归经】入肺、肾二经。

【功能】养阴滋肾。

【主治】虚劳咳嗽。

【附方】折伤接骨妙方：大蛤蟆生擒捣如泥，劈竹裹缚其骨自愈。（《少林寺伤科秘方·卷七》）

鱼

【论述】广南挑生杀人，以鱼肉延客，对之行厌胜法，鱼肉能反生于人腹中，而人以死，相传谓，人死阴役于其家，昔雷州推官司户符昌言，乾道五年亲勘一公事挑生，买肉置之盘中，俾囚作法，以验其术，有顷肉果生毛，何物淫鬼，乃能尔也，然解之亦甚易，但觉有物在胸膈，则急服升麻以吐之，觉在腹中，急服郁金以下之，雷州镂板印行者盖得之于囚也。（《岭南卫生方·卷之中》）

挑生之害，于饮食中鱼肉果菜，皆可挑生而中人，其候初觉胸腹痛，次日渐搅刺，十日毒在腹中能动，凡胸臆痛为在上膈，腹痛为在下膈。（《岭南卫生方·卷之中》）

鱼尾

【附方】《深师方》疗咽哽方，取鱼尾著衣领，令下推，立下。（《外台秘要·卷八》）

狗肉

【性味】咸，温。

【归经】入脾、胃、肾经。

【功能】补中益气，温肾助阳。

【主治】脾肾气虚、胸腹胀满，鼓胀、浮肿，腰膝软弱，寒症，败疮久不收敛。

【附方】卒患胁痛气将欲绝，时医语之，食新杀狗肉并使服酒，所患必除。病者向言，其狗肉者为可于市买索食之，饮酒之事愿舍身命终。（《大藏经·卷五十四·诸经要集卷十》）

狗肾

【性味】平。

【主治】妇人产后肾劳诸症者。

【附方】治肾虚腰痛方：狗肾250克，黄芪30克，人参15克，当归15克，熟地30克，巴戟天9克。将各味药置砂锅内加清泉水浸泡，用文火慢炖2小时取下，滤出药汁，每日2次，连服3~5天。（《少林寺秘方集锦·

狗齿

【性味】平。

【主治】癫痫、发背。

【附方】治小儿耳内生疮秘方：狗牙（烧灰）五枚，黄柏一钱，黄连一钱半，生甘草三分，冰片一分，共研细末吹入耳内。（《少林寺伤科秘方·卷九》）

治小儿秃疮秘方：狗牙四枚，川楝子四个，冰片一分，上两味焙黄研细，加入冰片调匀备用，遇时用芝麻油调成糊，涂患处，用白纱布盖之，若溃破者，干上药粉即可，此方甚妙。（《少林寺伤科秘方·卷十》）

治小儿秃疮方：狗牙4枚，冰片0.3克，芝麻油适量。（《少林寺秘方集锦·上部·少林寺跌打损伤方》）

治小儿耳内生疮方：狗牙5枚（烧灰），黄柏3克，黄连4.5克，生甘草0.9克，冰片0.3克。将上述诸药共研成极细粉末，取适量吹入耳内。（《少林寺秘方集锦·上部·少林寺跌打损伤方·少林外科杂病验方》）

狗胫骨

【附方】治小儿瘫拐方：狗胫骨（炙）30克，当归9克，舒筋草4.5克，木瓜6克，紫河车9克，龟板9克。上诸味药共研细末，每日2次，每服1.5~4.5克，连服3个月良效。再配合针刺阳陵泉、昆仑、承山、足三里，以补法为适；或根据体质也可平补平泻。（《少林寺秘方集锦·下部·内科杂病验方·内科杂病方》）

龟甲

【性味】咸、甘，平。

【归经】入肝、肾经。

【功能】滋阴，潜阳，补肾，健骨。

【主治】肾阴不足，骨蒸劳热，吐血，衄血，久咳，遗精，崩漏，带下，腰痛，骨痿，阴虚风动，久痢，久疟，痔疮，小儿囟门不合。

【附方】治崩后下白带　养阴丸：龟板（酒炙）、黄柏（酒炒）、枳壳（麸炒）、干姜、炙甘草，为末，醋丸，日服二次，温汤下。（《竹林女科证治·卷一·龟板》）

治脊背隆起方：龟板15克，杜仲（盐炒）9克，蜈蚣8条，全虫9克，虎骨6克，木瓜9克，赤芍9克，莪术（醋制）9克，苏木9克，穿山甲（炮）9克，甘草6克。上药加水、酒各半煎服，连服8剂。（《少林寺秘方集锦·下部·内科杂病验方·内科杂病方》）

鸡屎白

【性味】苦，咸；凉。

【功能】利水泄热、祛风解毒。

【主治】臌胀积聚，黄疸，淋病，风痹，破伤风，筋脉挛急。

【附方】食米成瘕：好食生米，缺之则口中出清水。以鸡矢同白米各半合，炒为末，以水一钟调服。良久，吐出如米形，即瘥。昔慎道恭病此，饥瘦如劳，蜀僧道广处此方而愈。（《本草纲目·卷四十八·鸡》）

峨眉僧，治一人肚腹四肢肿，用干鸡矢一升，炒黄，以酒醅三碗煮一碗，滤汁饮之，名牵牛酒，少倾腹中气大转动利下，即脚下皮皱，消也未尽，隔日再作，仍以田赢二枚，滚酒瀹食白粥，调理而愈，其人牵牛来谢，故以名方。（《续名医类案·卷十三·》）

鸡子

【性味】甘、平。

【功能】滋阴润燥、养血安胎。

【主治】热病烦闷，燥咳声哑，目赤咽痛，胎动不安，产后口渴，下痢，烫伤。

【附方】（深师疗劳复）又方取鸡子空壳碎之，熬令黄黑，捣筛，热汤和一合服之，温补取汗愈，鸡子壳悉服之。（《外台秘要·卷二》）

深师疗咳逆唾脓血，鸡子汤方：鸡子一枚，甘草二分（炙），甘遂一分，大黄二分，黄芩二分，右五味切，以水六升，煮取二升，去滓，内鸡子搅令调，尽饮之良，忌海藻、菘菜。（《外台秘要·卷九》）

（深师疗鳜尿方）又方以鸡子和白敷之，浸淫为广，以大蒜磨研书墨涂之。一方以胡粉涂之，一方以猪膏涂之，又烧蒲灰敷之。（《外台秘要·卷四十》）

《僧深方》云：取猪肪煎吞如鸡子者一枚，即生，不生，复吞之，治产难方。（《医心方·卷二十三》）

《僧深方》治暴肿方：破鸡子捣令其黄白涂肿上，燥复涂，大良。（《医心方·卷十》）

治崩久不止鸡子汤：鸡子三个，葱三茎，姜一两。上将葱、姜共捣如泥。鸡子去壳和匀，入麻油半两，锅内同炒，酒煮温服。（《竹林女科证治·卷一》）

鸡肉

【性味】甘、温。

【归经】入脾、胃经。

【功能】温中，益气、补精，添髓。

【主治】虚劳羸瘦，中虚胃呆食少，泄泻，下痢，消渴，水肿，小便频数，崩漏，带下，产后乳少，病后虚弱。

鸡骨灰

【附方】治跌打损伤并金刃伤秘方：鸡骨灰八两，红糖三两，先把骨炭烧红，然后入糖共捣烂如泥敷患处，神效。如皮破出血不止者，以白葫芦内白膜巾之，再敷此药。（《少林寺伤科秘方·卷八》）

阿胶

【性味】甘，平。

【归经】入肺、肝、肾经。

【功能】滋阴补血，安胎。

【主治】血虚，虚劳咳嗽，吐血，衄血，便血，妇女月经不调，崩中，胎漏。

【附方】治棍打跌倒伤身方：驴皮膏30克，陈艾叶6克，红花9克，赤芍9克。水煎服。加黄酒为引，效果更佳。（《少林寺秘方集锦·上部·少林寺跌打损伤方·跌打损伤方》）

《梅师方》妊娠无故卒下血不止。取阿胶三两（炙，捣末），酒一升半，煎令消，一服愈。又一方：以阿胶二两捣末，生地黄半斤捣取汁，以清酒三升，绞汁，分三服。（《证类本草·卷十五·阿胶》）

治九月胎证　胶艾芎归汤：阿胶（蛤粉炒成珠）、当归、川芎、艾叶各二钱，炙甘草一钱。水煎服。（《竹林女科证治·卷二》）

治难产　阿胶汤：阿胶二两（炒珠），赤小豆一钟。水二碗煮豆令熟，去豆，入胶化服，每服半钟，不过三服即出。（《竹林女科证治·卷三》）

牡蛎

【性味】咸、涩，凉。

【归经】入肝、肾经。

【功能】敛阴，潜阳，止汗，涩精，化痰，软坚。

【主治】惊痫，眩晕，自汗，盗汗，遗精，淋浊，崩漏，带下，瘰疬，瘿瘤。

【附方】《僧深方》治目白翳方：牡蛎、乌贼鱼骨分等，下筛以粉目，日三。亦可治马翳。（《医心方·卷五》）

治恶露不止　牡蛎散：牡蛎粉、龙骨、川芎、生地黄、茯苓、当归、人参、艾叶、地榆各一钱，炙甘草五分。水煎服。（《竹林女科证治·卷三》）

治头上黄水疮方：用牡蛎研细末擦上，一日涂擦数次；或文蛤烧红冷后研细，敷于患处，效果更佳。（《少林寺秘方集锦·下部·内科杂病验方·少林寺还俗僧徐祗法秘藏方选》）

治腿部溃疡秘方：生牡蛎一两（研末），冰片少许，共研极细粉末，

敷患处，一日数次即愈。（《少林寺伤科秘方·卷八》）

牡鼠粪

【性味】苦，咸，寒。

【归经】入肝、肾、大肠经。

【功能】导浊行滞，清热通瘀。

【主治】伤寒劳复发热，疝瘕，腹痛，淋浊，经闭，疳积，乳痈，鼠瘘，疔肿。

【附方】《梅师方》折伤瘀血，伤损筋骨疼痛，鼠屎烧末，猪脂和傅，急裹，不过半日痛止。（《医部全录·卷三百八十》）

《梅师方》马咬踏疮，肿痛作热，鼠屎二七枚，故马鞘五寸和烧研末，猪脂调敷之。（《医部全录·卷三百八十》）

《梅师方》犬咬伤，鼠屎二升，烧末傅之。（《医部全录·卷三百八十》）

牡狗阴茎

【性味】咸，温。

【功能】补命门，暖冲任。

【主治】男子阳痿，女子带下。

衣鱼

【性味】咸，温。

【归经】入小肠、膀胱、肝。

【功能】利尿，通淋，祛风，解毒。

【主治】淋病，小便不利，小儿惊，疮疖，目翳。

【附方】《深师方》又主眼翳方，书中白鱼末，注少许于翳上。（《外台秘要·卷二十一》）

叩头虫

【性味】辛、微温，无毒。

【功能】强身健筋骨、除疟。

【主治】疟疾、筋骨酸痛、四肢痿痹。

【附方】接骨糊方：先将患者断骨按接好，用竹筋或杉木皮，竹毛扎好，再用药末糊上干则换糊，月余即愈。磕头虫、荞麦、黑山羊角、乳香（去油）、没药（去油）各等分，共为细末，调制成糊涂抹患处。（《少林寺伤科秘方·卷七》）

筛子乳

【附方】身体有疾，迎医往视，合药应用师子乳，王即募，得之者分土封之……，乃杀羊蒲桃酒数斛……，师子见酒肉即便饮食大醉而卧……（《大藏经·五十三卷·经律异相第十七》）

牛肉

【性味】甘、平。

【归经】入脾、胃经。

【功能】补脾胃，益气血，强筋骨。

【主治】虚损羸瘦，消渴，脾弱不运，痞积，水肿，腰膝酸软。

【附方】治气臌、水臌病方：用牛肉500克，皮硝（即朴硝）12克，放水2公斤，煮熟后吃肉喝汤。（《少林寺秘方集锦·下部·内科杂病验方·少林寺还俗僧徐袛法秘藏方选》）

七情五味，有伤中宫，停痰积血，互相缠纠，发为瘫痪，为劳瘵，为蛊胀，成形成质，为窠为臼，以生百病而中宫惫和，自非丸散所能去也。此方出自西域异人。其法：用黄肥牡牛肉二十斤，长流水煮成糜，去滓滤取液，再熬成琥珀色收之。每饮一钟，随饮至数十钟，寒月温饮。病在上则令吐，在下则令利，在中则令吐而利，在人活变。吐利后渴，即服其小便一二碗，亦可荡涤余垢。睡二日，乃食淡粥。养半月，即精神强健，沉疴悉亡也。须五年忌牛肉。（《本草纲目·卷第五十》）

【论述】王纶云：牛肉本补脾胃之物，非吐下药也，特饮之既满而溢尔。借补为泻，故病去而胃得补，亦奇法也。但病非肠胃者，似难施之。

（《本草纲目·卷五十·》）

牛喉

【附方】按普济方云，反胃吐食，药物不下，结肠三五日至七八日，大便不通，如此者必死。昔全州周禅师得正胃散方于异人，十痊八九，君子收之，可济人命。用白水牛喉一条，去两头节并筋、膜、脂、肉，及如阿胶黑片，收之。临时旋炙，用米醋一盏浸之，微火炙干淬之，再炙再淬，醋尽为度。研末，厚纸包收。或遇阴湿时，微火烘之再收。遇此疾，每服一钱，食前陈米饮调下。轻者一服立效。（《本草纲目·卷五十》）

牛尿

【附方】《梅师方》又方治水肿，小便涩。黄牛尿饮一升，日至夜小便涩利差小者，从少起勿食盐。（《证类本草·卷十五·牛》）

牛苏

【附方】若患疟者，取五色线童女合之，………则得除差，若热风病者，以牛苏、乌麻油干莲花须叶莲实穰煎以为膏……服及涂摩并数灌鼻则得除差。若厌蛊病者，以酥和膏……涂身上，后加捣干曲，遍覆揩取……则得除。若毒虫螫者……黄土泥涂所螫处则除差。若患喉肿……荜芨末蜜服之得差。若患眼痛……甘草水龙脑香水，数数洗之则得除差。若患耳痛……胡麻油茴香子煎，数沥耳中则得除差。（《新修大藏经·卷二十·不空素神变真言经卷·第九》）

牛乳

【性味】甘，平。

【归经】入心、肺二经。

【功能】补虚损，益肺胃，生津润肠。

【主治】虚弱劳损，反胃噎膈，消渴，便秘。

【论述】若毒药中者，牛乳石蜜……或净水……令饮毒除，若毒虫螫者……孔雀尾……拂之……黄土泥或……雄黄，数数厚傅。……或……煮豆并汁，豆中蘸之皆得除灭。……若传尸伏连少身力者，……长流河边随时涂坦，以白谷、稻谷、大麦、小麦、大豆、小豆、白芥子、茴香子、天门冬，等分和末……加水犹如面糊，先加拣生酥遍身浓涂。……若患头痛，以生酥、胡麻油、茴香子……微温涂头当即除差。若患齿痛……石榴枝……揩齿即令除差。若患耳痛……茴香子、胡麻油和煎二三十沸，滤去其滓，后当微温沥于耳中，当即除差。若患口疮……荜豆、绿豆煎汁和酥……含之经日当即除差。若患腹痛……仙陀婆监作汤服当即除差。……乌监阿惹而土木香，等分和水二大升，煎取九合……当饮服之，一切腹痛心痛疝癖痔病等皆除差。（《大藏经·卷二十·不空索神变真言经卷第二十八》）

牛屎

【附方】《梅师方》刺伤中水，服乌牛屎二升，三服止。（《医部全录·卷三百八十》）

《梅师方》治卒阴肾痛。烧牛屎末，和酒傅之，干即易。

又方治霍乱，吐痢不止，心烦，四肢逆冷，黄牛屎一升，以水二升，煎服一升，以绵滤过，去滓顿服。（《证类本草·卷十五·牛》）

黄牛屎

【附方】《梅师方》水肿溲涩，黄牛屎一升，绞汁饮，溲利瘥，勿食盐。（《医部全录·卷三百十一》）

牛胆

【性味】苦，大寒。

【归经】入肝、胆、肺经。

【功能】清肝明目，利胆通肠，解毒消肿。

【主治】风热目疾，黄疸，便秘，消渴，小儿惊风，痈肿，痔疮。

【附方】《龙木论》治小儿青盲外障候，此眼初患时，于母胎中或受惊邪之气，致令生后五七岁以来，便乃患眼。其初患之时，夜卧多惊，呕吐痰涎黄汁，渐渐失明。还从一眼先患，后乃相牵俱损，致使然也。宜服牛胆圆、犀角饮方立。（《幼幼新书·卷三十三》）

治刀枪伤秘方：牛胆一个，石灰不拘，白及五钱，为末入牛胆内阴干，每用少许敷之可止痛生肌。（《少林寺伤科秘方·卷六·少林刀枪伤秘方》）

马矢汁

【附方】深师疗癥疹烦满及血不止方，取新湿马矢绞取汁，服二升，微者一升立愈，若干者水湿取汁。（《外台秘要·卷十五》）

马尿

【附方】治跌损久年成疾发痛秘方：凡跌打损伤久年成疾，日后发痛，肌瘦如痨症，用白马尿，糯米泔，酒冲服二三次神效。再用鹅不食草一钱，好酒煎服，渣敷伤处，新久伤皆效。（《少林寺伤科秘方·卷八》）

马粪

【别名】白马通

【附方】又方马咬人或刺破疮，及马汗入疮毒痛。取马粪烧灰为一，研傅疮上，及马尿先疮，佳。

《梅师方》治吐血不止，烧白马粪研，以水绞取汁，服一升。（《证类本草·卷十七·马》）

（深师疗劳复）又方取马粪烧捣为散，冷酒服方寸匕良。三炊顷便验，神良。（《外台秘要·卷二》）

《梅师方》吐血不止，烧白马通以水研，绞汁一升服。（《医部全录·卷二百七十五》）

孔雀

【论述】越鸟，梵书谓之摩迪罗。（《本草纲目·卷四十九·孔雀》）

孔雀尾

【性味】苦、寒，无毒。

【功能】清热，利湿，止血。

【主治】干咳，黄疸，白浊，肠胃出血，刀伤，疮疡，烫伤。

【附方】或复女人断绪无子……应取少许孔雀尾安陈酥中箭之数沸，研令相得，投少石蜜量如枣许……饮之。（《曼殊室利菩萨咒藏中一字咒王经》）

乌翮

【附方】用乌翮、鸡翮、孔雀尾，著眼药，眼痛更增，佛言用匕长老优波离问佛，应用何等物作匕？佛言，若铁、若铜、若贝、若象牙、若角、若木、若瓦。（《大藏经·卷二十三·十诵律二十六》》）

乌鸡

【性味】甘，平。

【归经】入肝、肾经。

【功能】养阴退热。

【主治】虚劳骨蒸羸瘦，消渴，脾虚滑泄，下痢口噤，崩中，带下。

【附方】伤后补养方：乌鸡一双（去毛及腹内肠杂爪），人参一两，黄芪五钱，当归一两，诸药填入鸡腹，炖熟吃肉，喝汤，连吃三双。然后继服十全大补汤四剂渐愈。（《少林寺伤科秘方·卷八》）

猱

【性味】无毒。

【主治】五痔。

【论述】猱，时珍曰：猱毛柔长如绒，可以缉，故谓之猱，而猱字亦

从柔也。或云生于西戎，故从戎也。或云生于西戎，故从戎也。（《本草纲目·卷五十一·狨》）

鹦

【论述】鹦哥，干皋，梵书谓之臊陀。（《本草纲目·卷四十九·鹦》）

第十二章　矿物类药

千年石灰

【附方】石灰散：千年石灰三两（用韭菜汁拌匀做饼贴墙阴处凉干），赤石脂五钱，龙骨五钱，人指甲二钱，冰片、麝香共五分，共研末搽之（此系内宫秘方极其神效）。（《少林寺伤科秘方·卷六·少林刀枪伤秘方》）

治刀枪伤秘方：千年石灰一两，上等白石膏一斤（煅用三钱），净板松香一斤（提净用五钱），白蜡八钱，独活三钱，冰片一钱珍珠一两，豆腐（煮过）一钱，共为细末掺之。神效。（《少林寺伤科秘方·卷六·少林金枪伤诸治秘方》）

万年灰

【别名】藏文名道顺。

【性味】辛；温，有毒。

【功能】破痞、消食、祛胃"培根"。

【主治】胃痞，消化不良。

古石灰

【附方】治一切金枪伤秘方：古石灰、新石灰、丝瓜（初生两叶者，连根带叶）、韭菜连根各等份，捣一千捶作饼，阴干研末掺之，血止、痛定，生肌收口神效也。（《少林寺伤科秘方·卷六·少林刀枪伤秘方》）

石灰

【性味】辛，温、有毒。

【归经】入肝、脾经。

【功能】燥湿，杀虫，止血，定痛，蚀恶肉。

【主治】疥癣，湿疮，创伤出血，汤火烫伤，痔疮，脱肛，赘疣，内服止泻痢，崩带。

【附方】深师灰煎，疗瘤赘瘢痕疵痣，及痈疽恶肉等方，石灰一斗五升，湿桑灰四斗，柞栎灰四斗，右三味合九斗五升，以沸汤令调湿，内甑中蒸之，从平旦至日，还取釜中沸汤七斗，合甑三淋之，澄清内铜器中，煎令至夜，斟量余五斗汁，微火徐徐煎，取一斗，洗乱发干之，如鸡子大，内药中即消尽。又取五色綵剪如韭叶大，量五寸著药中亦消尽，又令不强，药成，以白罂子中贮之。作药时，不得令妇人、小儿、鸡、犬临见之，灰煎亦疗瘤，验其肉瘤石瘤，药敷之皆愈，其血瘤，瘤附左右胡脉，及上下、悬痈、舌本诸险处，皆不可令消，消即血出不止，杀人，不可不详之。（《外台秘要·卷二一九》）

《梅师方》治产后阴肿，下脱肠出，玉门不闭。取石灰一斗，熬令黄，以水三斗投灰中，放冷澄清，取一斗三升暖洗。

又方治金疮止血速差方：炒石灰和鸡子白，和丸如弹子大，炭火煅赤，捣末，以傅疮上，立差。（《证类本草·卷五·石灰》）

腋臭……石灰三升，苦酒三升，盘上和，……男先安左腋，女先安右腋。（《新修大藏经·第二十一卷》）

伤科　桃花散：专治跌打损伤，刀伤、狗咬伤、烂脚等症，用年久风化石灰一斤，炒至桃花色（存性），锦纹大黄一两（焙脆研末），上药用真麻油调敷，当日敷更效。（《少林寺伤科秘方·卷八》）

食盐

【性味】咸，寒。

【归经】入胃、肾、大肠经。

【功能】涌吐，清水，凉血，解血。

【主治】食停上脘，心腹胀痛，胸中痰癖，二便不通，齿龈出血，喉痛，牙痛，目翳，疮疡，毒虫螫伤。

【附方】《僧深方》治鬼击方：盐一升，水二升和之，搅令释作汁，饮之令得吐则愈，良。（《医心方·卷十三》）

《僧深方》云：治妊身腰痛方：熬盐令热，布裹与熨之。（《医心方·卷二十二》）

《梅师方》治心腹胀坚，痛闷不安，虽未吐下欲死，以盐五分，水一升，煎令消，顿服。自吐下，食出即定，不吐更服。

又方治金中经脉伤皮及诸大脉，血出多，心血冷则杀人。宜炒盐三撮，酒调服之。

又方治蜈蚣咬人痛不止。嚼盐沃上，及以盐汤浸疮，极炒。其蜈蚣有赤足者螫人，黄足者痛甚。

又方治热病，下部有䘌虫生疮，熬绵裹熨之，不过三度差。（《证类本草·卷四·食盐》）

中蛊吐血，或下血如肝：盐一升，苦酒一升，煎化顿服，得吐即愈。乃支太医方也。（《本草纲目·卷十一·大盐》）

蚯蚓咬毒，形如大风，眉鬓皆落：惟浓煎盐汤，浸身数遍即愈。浙西军将张韶病此，每夕蚯蚓鸣于体，一僧用此方而安。蚓，畏盐也。（《本草纲目·卷十一·食盐》）

治鼻子肿痛方：用毛巾放开水中，放上食盐60克，浸片刻后取出，温敷鼻子，日数次。（《少林寺秘方集锦·下部·内科杂病验方·少林寺还俗僧徐祗法秘藏方先》）

少林金伤治法：金伤者还其三也，一日伤其肉，二日伤其血，三日伤其气。三伤随带有毒，血者循行于全身，藏摄于肝，故伤损肝也。治法：手拔毒。用罐吸其毒汁，再以陈盐、甘草水洗之，后以愈将散撒于患处，白纱盖覆。（《少林寺秘方集锦·上部·少林寺跌打损伤方·跌打损伤方》）

疗中蛊毒吐血或下血皆如烂肝方：盐一升，醇苦酒和，一服立吐即愈。小品方同，支方：苦酒一升，煮令消、服、愈。（《肘后备急方·卷七》）

云母

【性味】甘，温。

【归经】入肺、脾、膀胱经。

【功能】纳气坠痰，止血敛疮。

【主治】虚喘，眩晕，惊悸，癫，寒疟，久痢，金疮出血，痈疽疮毒。

【附方】痰饮头痛，往来寒热：云母粉二两（炼过），恒山一两，为末，每服方寸匕，汤服取吐，忌生葱、生菜。深师方。（《本草纲目·卷八·云母》）

方解石

【别名】藏文名君西。

【功能】清"培根"热，止吐、止泻，消食，解毒，破痞，愈伤，接骨。

【主治】"培根"热，嗳气冷酸，呃逆，消化不良，腹泻，体虚衰弱，骨折外伤、诸痞症。

【论述】《四部医典》中说："医治脑病菌及黄水症。"

水银

【别名】藏文名乌勒楚。

【性味】辛，凉，有毒。

【归经】入心、肝、肾经。

【功能】攻毒，干"黄水"敛脓血，杀虫。

【主治】疥癣，梅毒，恶疮，痔疮，"黄水"病，皮肤病。

【附方】《梅师方》治胎死腹中不出，其母气绝。以水银二两吞之，立出。

又方治难产：以水银二两，先煮之，后服立差。

又方治痔：谷道中虫痒不止。以水银、枣膏各二两，同研相和，拈如枣形状，薄绵片裹，内下部，明日虫出。若痛者，加粉三大分作丸。（《证类本草·卷四·水银》）

（深师疗癫）又方水银研，蘘茹、藜芦、真珠（研）、丹砂（研）、

396

雄黄（研），右六味各一斤，皆研如粉，以三岁苦酒三石五斗，于瓮中渍诸药，令耗七日，于净温密室中渍浴，始从足渐至腰浸之，日一，以绵拭面目讫，以水洗两目，勿令入目也，可七日为之，勿令冷，神效，忌狸肉、生血等。（《外台秘要·卷三十》）

《僧深方》云：水银服如小豆二枚，治胞衣不出方。（《医心方·卷二十三》）

【论述】《月王药诊》中说："水银滋补、避邪、治诸病。"

水蛭

【性味】咸，苦，平，有毒。

【归经】入肝、膀胱经。

【功能】破血，逐瘀，通经。

【主治】蓄血，癥瘕，积聚，妇女经闭，干血成痨，跌仆损伤，目赤痛，云翳。

【附方】治恶露不下　没药丸：当归一两，白芍、桂心各五钱，桃仁（炒去皮尖，捣）、没药（研）各二钱五分，虻虫（去翅足，炒）、水蛭（炒焦）各二十枚。上为末，醋糊丸梧子大，淡醋汤下三丸。（《竹林女科证治·卷三》）

珊瑚

【别名】藏文名珠如。

【性味】甘；凉，平，无毒。

【功能】去翳明目，镇惊，清热，解毒，安神。

【主治】目生翳障，惊痛，吐衄，肝热，中毒等症。

【论述】《四部医典》中说："珊瑚清肝热，脉热，毒热。"

《佛经》云：七宝者，谓金、银、琉璃、车渠、马瑙、玻璃、真珠是也。或去珊瑚、琥珀。今马瑙碗上刻镂为奇工者，皆以自然灰又昆吾刀治之，自然灰，今时以牛皮胶作假者，非也。（《证类本草·卷五·青琅》）

白硇砂

【别名】藏文名扎察。

【性味】咸、苦、辛，温，有小毒，

【功能】利尿，通脉，消肿，止腐，解毒。收缩子宫，祛翳。

【主治】水肿，尿闭，胃病痞结，喉蛾，闭经，难产，胎衣不下，虫病，绞痛，眼翳。

【论述】《四部医典》中说："硇砂保护脉道和骨脂。"

《甘露点滴》中说："硇砂性锐、治尿闭、止腐、引黄水。"

《月王药诊》中说："治寒症、清理尿道、治尿闭、干黄水。"

白矾

【别名】藏文名达苏日。

【性味】涩、酸、咸，寒，有毒。

【归经】入肺、脾、胃、大肠经。

【功能】清热、解毒、止腐、止血、杀虫。消痰，燥湿，止泻，止血，解毒，杀虫。

【主治】口舌生疮，咽喉肿痛，呕血，痢疾，眼患，传染病等。癫痫，喉痹，痰涎壅盛，肝炎，黄疸，黄肿，子宫脱垂，白带，泻痢，衄血，口舌生疮，疮痔疥癣，水、火、虫伤。

【附方】《僧深方》女子阴中疮方：裹矾石末，如枣核，纳阴中。（《医心方·卷二十一》）

治中暑迷闷龙须散：白矾一两（生用），甘草（炙）一两半，五倍子、飞罗面、乌梅（去仁，不去核）各二两。上五味，为细末，每服三钱，新汲水调下。（《岭南卫生方·卷之中》）

凡初中蛊在膈上者，当用此药吐之 归魂散：白矾、建茶各一两。上二味为细末，每服五六钱，新汲水调下顿服。（《岭南卫生方·卷之中·》）

龙须散：治中暑迷闷，不省人事，暑月代一切暑药，亦可，奴仆出入，此药尤便。白矾一两（生用），甘草（炙）一两半，五倍子、飞罗面、乌梅（去仁，不去核）各二两，右五味，为细末，每服三钱，新汲水调下，如泄泻霍乱作渴，一服即愈。（《岭南卫生方·卷之中》）

归魂散：凡初中蛊在膈上者，当用此药吐之。白矾、建茶各一两。右二味为细末，每服五六钱，新汲水调下顿服，一时久当吐毒出，此药入口其味甘甜，并不觉苦味者是也。（《岭南卫生方·卷之中》）

苏东坡良方治虫毒蛊毒：雄黄、生矾等分。端午日研化，蜡丸梧子大。每服七丸，念药王菩萨七遍，熟水下。（《本草纲目·卷第九·雄黄》）

余居士《先奇方》治男妇遗尿：枯白矾、牡蛎粉等分。为末。每服方寸匕，温酒下，日三服。（《本草纲目·卷十一·矾石》）

不论何种原因致局部肿痛、身热不退而用诸药无效者，取白矾15克（捣成末），用丝瓜络适量煎汤冲服。喝汤药两碗后，盖被取其汗出，使热退，肿痛消。（《少林寺秘方集锦·下部·内科杂病验方》）

治伤后肿痛身热不退秘方：白矾研末，丝瓜络适量煎汤冲服，外用白矾每次一至三分，涂擦患处。（《少林寺伤科秘方·卷八》）

治耳流脓水方：用枯矾9克，冰片0.3克，研成细粉，撒入耳内，每日1次。（《少林寺秘方集锦·下部·内科杂病验方》）

治头上黄水疮方：用枯矾研细涂抹上（枯矾是用白矾炒化冷却后研末而成），擦数次即愈。（《少林寺秘方集锦·下部·内科杂病验方》）

金枪奇效方：明矾为末敷上即可止血止痛。（《少林寺伤科秘方·卷六·少林刀枪伤秘方》）

少林愈将散：枯矾、黄丹、松香、黄芩各二钱，麝香一分，轻粉二分，冰片二分，共末，贮瓷瓶内备用，遇伤时，敷患处用膏药贴之，二三日愈。（《少林寺伤科秘方·卷八》）

胡洽名粉隔汤：矾石一两，水二升，煮取一升，内蜜半合，顿服，须臾未吐，饮少热汤。

又方杜衡三两，松罗三两，瓜蒂三十枚，酒一升二合，渍再宿，去滓，温服五合，一服不吐，晚更一服。

又方瓜蒂一两，赤小豆四两，捣末，温汤三合，和服，便安卧，余摘之不吐，更服之。

又方先作一升汤，投水一升，一为生熟汤，及食三合盐，以此汤送之，须臾欲吐，便摘出，未尽更服二合，饮汤二升后，亦可更服，汤不复也。

又方常山四两，甘草半两，水七升，煮取三升，内半升蜜，服一升，不吐瓜蒂、赤小豆、盐，常山，甘草。

马齿矾石

【附方】深师疗鼠瘘方，马齿矾石（烧），真珠粉，右二味捣下筛为散，厚涂疮上，不过三，愈。（《外台秘要·卷二十三》）

白石英

【性味】甘，温。

【归经】入肺、肾、心经。

【功能】温肺肾，安心神，利小便。

【主治】肺寒咳喘，阳痿，消渴，心神不安，惊悸善忘，小便不利。黄疸，石水，风寒湿痹。

【论述】余者药分称之，如石英、钟乳、黄芪、白术，丸散汤煎汤等。（《大藏经·卷四十·四分律删繁补阙行事钞·卷下》）

白石脂

【性味】甘，酸，平。

【归经】入大肠、胃经。

【功能】涩肠，止血。

【主治】久泻，久痢崩漏带下，遗精。

【附方】图经曰：又斗门方治泻痢。用白石脂、干姜二物停捣，以百沸汤和面为稀糊，搜匀，并手丸如梧子，暴干，饮下三十丸。久痢不定，更加三十丸。霍乱煎浆水为引。（《证类本草·卷三·白石脂》）

石灰华

【别名】藏文名萨珠刚。

【性味】微甘；凉。

【功能】清热止咳。

【主治】肺热咳嗽，久热不愈，痈疽疮病。

石花

【性味】甘，寒。

【功能】养血，明目，补肾，利尿，清热，解毒。

【主治】视物模糊，吐血，血崩，腰膝疼痛，小便热痛，白浊，白带，汤火伤。

【附方】治老年脚跟痛方：取石花9克，红辣椒3个，乱头发1把。先把头发填入患者鞋底脚跟下，然后放上石花一层，再把红辣椒切开放在石花上，让患者穿鞋，脚跟用力下踏，1~3日可愈。（《少林寺秘方集锦·下部·内科杂病验方·内科杂病方》）

石膏

【别名】藏文名道珠刚。

【性味】辛、微甘；寒。

【归经】入肺、胃经。

【功能】清热，止咳，愈伤，退黄。生用解肌清热，除烦止渴。

【主治】肺热咳喘，跌打损伤，肺脓肿，伤热，骨折黄疸。热病燥热不退，心烦神昏，谵语发狂，口渴咽干，肺热喘急，中暑自汗，胃火头痛，牙痛、热毒壅盛，发斑发疹、口舌生疮。煅敷生肌敛疮、外用痈疽疮疡、溃不收口，汤火烫伤。

【附方】深师疗柔风，体痛自汗出，石膏散方：石膏二两（研），甘草一两（炙），右二味捣筛变散，以酒服方寸匕，可以七服，武家黄素方。（《外台秘要·卷十四》）

《梅师方》治熟油、汤、火烧疮、痛不可忍。取石膏半两，水半升。

（《证类本草·卷四·石膏》）

治吐血方：坐石膏30克，白茅根30克，三七1.5克研细末，川黄连9克，生地9克，以上诸药取清水1500毫升，煎药汁500毫升。加头胎婴儿小便一杯，冷服1剂即效。（《少林寺秘方集锦·下部·内科杂病验方·内科杂病方》）

【论述】《四部医典》中说："石膏医治各种肺病，治疗创伤引起的发热。"

《甘露点滴》中说："石膏凉、湿，利黄疸。"

磁石

【性味】辛，咸，平。

【归经】入肾、肝、肺经。

【功能】潜阳纳气，镇惊安神。

【主治】头目眩晕，耳鸣耳聋，虚喘，惊悸，怔忡。

【附方】治小儿误吞针方：生磁石研末，每服0.03~0.15克，可引针从粪便排出。（《少林寺秘方集锦·上部·少林寺跌打损伤方·少林外科单方》）

刀剪伤出血甚多治方：用磁石末敷患处，可止痛止血，乃可取盐炒三撮，用酒调服之。（《少林寺伤科秘方·卷六·少林刀枪伤秘方》）

治小儿误吞金针秘方：生磁石，研成极细粉末，每服一厘即可。（《少林寺伤科秘方·卷十》）

朱砂

【别名】藏文名礴拉。

【性味】甘，凉，有毒。

【归经】入心经。

【功能】清热、解毒，安神，愈伤，定惊，明目。

【主治】肺热，肝热，脉热及神经系统疾病。癫狂，惊悸，心烦，失眠，眩晕，目昏，肿毒，疮疡，疥癣。

【附方】《外台》：《深师》五邪圆：疗邪狂鬼魅妄言，狂走恍惚不识人，上继鬼忤，当得杀鬼圆方。丹砂、雄黄各别研，龙骨、马目毒公、鬼箭各五两，鬼臼二两，赤小豆三两，芫青一枚，桃仁百枚（去皮尖，熬，别研），右九味捣，下筛，细绢筛，和诸药拌，令和调后内蜡和之，大如弹圆，绛囊盛之。击臂，男左女右，小儿击头。合药勿妇人、鸡犬见之，所服蜜和圆如梧子，一服三圆，日三。忌五辛、生白物。（《幼幼新书·卷三十二》）

此症经来不止兼牛膜色一般，昏迷倒地乃气血变成，虽惊无事，用朱砂丸。朱砂一钱，白茯苓一两，水和为丸，姜汤送下五十粒，立效。（《宁坤秘笈·卷上》）

心常恍惚，遍身烦热，乃气血衰弱，受孕之故。宜用朱砂汤：猪心一个，不下水，用水一碗煎汤，研朱砂一钱，调服。（《宁坤秘笈·卷上》）

治失眠方：朱砂1.5克（冲服），酸枣仁（炒）30克，水煎服。（《少林寺秘方集锦·下部·内科杂病验方·内科杂病方》）

跌打七厘散：无论金刃它物伤至骨断筋折血流不止者皆可治。朱砂一钱二分，麝香一分二厘，冰片一分二厘，儿茶二钱四分，乳香、没药各一钱五分，血竭一两，红花一钱五分，共研极细末，贮于瓶内勿令泄气。凡遇损伤先以七厘用烧酒冲服，再量伤大小，用烧酒调敷，如金刃伤过重或食嗓割断，血流不止，急用此药干掺，立能止血定痛。（《少林寺伤科秘方·卷八》）

治点伤天平穴秘方：朱砂七分，砂仁六分，钟乳石、枳壳各一钱，童便引酒兑服。（《少林寺伤科秘方·卷三·治点伤诸穴秘方》）

【论述】《四部医典》中说："珠砂保护脉道和骨脂。"

光明盐

【别名】藏文名扎姆察。

【性味】甘、咸；温。

【功能】温中，消食，明目。

【主治】胃寒，消化不良，痧症，胃脘胀满，腹泻，头昏云翳。

【论述】《四部医典》中说："光明盐的功效是医治培根病，龙病，消化不良，寒性疾病。"

《铁鬘》中说："光明盐性凉，治寒症而不伤血赤巴，木保病，培根病忌用。"

《月王药诊》中说："医治寒性龙病，及赤巴血症。"

戎盐

【性味】咸，寒。

【归经】入心、肾、膀胱经。

【功能】凉血，明目。

【主治】尿血，吐血，齿舌出血，目赤痛，风眼烂弦，牙痛。

龙骨

【别名】藏文名如格瑞。

【性味】苦，甘，涩；平，凉。

【归经】入心、肝、肾、大肠经

【功能】镇惊，安神，敛汗固精，止血涩肠，生肌敛疮，清热，消肿，杀菌，止血，愈伤，干"黄水"。

【主治】惊癫狂、怔忡健忘，失眠多梦、自汗盗汗、遗精淋浊、吐衄便血、崩漏带下，泻痢脱肛、溃疡久不收口。脑炎、肠炎、外伤，遗精，体虚等症。

【附方】龙骨汤治伤寒已八九日至十余日，大烦渴热盛，而三焦有疮者多下，或张口吐舌呵吁，咽烂，口鼻生疮，吟语不识人，宜服此汤，除热毒止痢。神方：龙骨半斤碎。右一味，以水一斗，煮取四升，沉之井底令冷，服五合，余渐渐进之，恣意如饮，尤宜老少，无味殆如饮水，亦断下。（《外台秘要·卷二》）

《僧深方》治卅年疟　龙骨丸神方：龙骨四分，恒山八分，附子三分，大黄八分，凡四物治筛，鸡子和，发前服七丸如大豆，临发服七丸。（《医心方·卷十四》）

《梅师方》遗尿淋沥：白龙骨、桑螵蛸等分为末，每盐汤服二钱。（《医部全录·卷二百六十六》）

《梅师方》治失精，暂睡即泄。白龙骨四分，韭子五合，右件为散子。空心酒调方寸匕服。

又方治热病后下痢，脓血不止，不能食。白龙骨末，米饮调方寸匕服。

又方治鼻衄出血多，眩冒欲死。龙骨研细，吹入鼻、耳中。凡衄者并吹。（《证类本草·卷十五·龙骨》）

乃胎气虚弱，先用白扁豆花炒，酒服，后用闭日丸即愈：龙骨、海螵蛸、牡蛎、赤石脂各五钱，米糊为丸，酒送百粒。（《宁坤秘笈·卷上》）

治小儿发育迟缓方：生龙骨9克，生牡蛎12克，当归12克，太子参6克，枸杞子12克，熟地12克，赤芍9克，益智仁6克，茯神6克，山楂6克，陈皮6克，砂仁4.5克，白术4.5克，麦芽4.5克，鸡内金4.5克，生穿山甲4.5克，雷丸1.5克，槟榔1.5克，龙眼肉12克，鹿角6克，何首乌（酒蒸）6克，虫草4.5克。制法：将以上诸药研成细粉，取蜜200克，制成如小弹子大的蜜丸。服法：每日2次，1~3岁每日1丸；4~8岁每日1丸半到2丸；9~14岁每日2丸半~4丸；15~17岁每日5~6丸。功能：益气养血，壮骨生髓，活络散瘀，健胃消食，杀虫。（《少林寺秘方集锦·下部·内科杂病验方·少林寺素喜法师秘方选》）

【论述】《四部医典》中说："去腐肉，愈合伤口。"

金

【别名】藏文名塞尔。

【性味】涩，苦；凉。

【功能】长寿缓老。

【主治】各种宝石中毒。

【论述】《四部医典》中说："黄金能使人延年益寿。使老人身体结实，能解珠宝毒。"

自然铜

【别名】藏文名帕王龙宝。

【性味】辛，苦，平。

【归经】入肾、肝经。

【功能】散瘀，止痛，接骨续筋，愈脉，明目。

【主治】跌打损伤，筋断骨折，血瘀疼痛，积聚，瘿瘤，疮疡，烫伤，筋脉损伤，眼翳，视力减退。

【附方】治蝎子蜈蚣咬伤方：自然铜（醋煅）、轻粉、儿茶、雄黄、黄柏各等分，共研细末，用上等白酒调成糊状，涂抹患处立效。（《少林寺秘方集锦·上部·少林寺跌打损伤方·少林外科杂病验方》）

治点伤左脚眼脉秘方（戌时点中）：自然铜（醋淬7次）三钱，桔梗、牛膝、泽兰、钩藤、莪术、血竭、苏木、姜黄各二钱，木瓜、薏米各一钱半，独活、碎补、田三七各一钱，甘草七分。（《少林寺伤科秘方·卷三·治点伤诸穴秘方》）

接骨奇效方：自然铜一两，天撬石（好石英）一两，粪窖陈年砖上秽土一两，上三味药用猛火煅九次，酢淬九次再入后药，猫头骨一个（醋炙九次），凤凰蜕五钱（烧灰，即鸡蛋壳），没药（去油）三钱，乳香（去油）二钱，血竭一钱，共为细末，每服二钱，黄酒送下神效。（《少林寺伤科秘方·卷七》）

接骨绝方：自然铜（酢淬7次）三钱，古铜钱三个（红醋炙7次），土鳖虫二个（用阴阳瓦炙干），麝香三分，共研为细末，每服七厘，用酒调服。（《少林寺伤科秘方·卷七》）

八厘散良方：治一切损伤，用自然铜（醋煅淬七次，研末），血竭、乳香（去油）、没药（去油）各三钱，红花、木鳖（油灼去毛土炒），半两钱（醋煅7次），苏木屑各一钱，丁香三分，麝香二分，共为细末，每服五六分，伤重者每服七分，伤轻者三四分，以绍酒调服更妙。（《少林寺伤科秘方·卷八》）

少林救死活命丹：自然铜（醋淬7次）二钱，朱砂五分，孩儿牙齿

（火煅）一个，鸡蛋一个（取几支针插入蛋内，再取老陈土一块、桑木一节、清水一碗，同蛋在铜锅里煮熟，取黄去白），上四味药共研为丸，每服一粒，神效。但不可多用。（《少林寺伤科秘方·卷八》）

少林刀刃伤总治秘方：自然铜（醋淬7次）七钱，乳香（去油）、没药（去油）、归尾、红花、桃仁、赤芍、枳壳各三钱，珍珠（豆制品制）、粉草二钱，麝香三分，共为末服。（《少林寺伤科秘方·卷六·少林刀枪伤秘方》）

红铜

【别名】藏文名桑。

【性味】甘，辛；凉。

【功能】清肺肝之热，排脓去腐。

【主治】肺脓病，肺热病、肝热病，肝脓肿。

【论述】《四部医典》中说："铜的作用是能使脓血干枯、清肝热、清肺热。"

芒硝

【别名】藏文名亚巴恰拉。

【性味】咸，苦，温。

【功能】温中，消食，泻肿瘤，消水肿。

【主治】痞病，消化不良，水肿。

【论述】《四部医典》中说："升胃温、消痞块。"

赤石脂

【别名】藏文名木保边拉扎布。

【性味】甘，涩。平。

【功能】疗伤，接骨，燥脓及黄水，止血，除脑疾。

【主治】骨伤、骨折等。

【论述】《四部医典》中说："赤石脂分为雄赤石脂和雌赤石脂，功效是保护骨脂，医治黄水病，愈骨折，防脑病。"

阳起石

【别名】藏文名乌勒司勒。

【性味】咸；微温。

【功能】整顿舒筋健脉。

【主治】筋脉喝伤，关节麻木，腰酸腿痛。

【论述】《四部医典》中说："阳起石医治韧带损伤。"

铁屑

【别名】藏文名扎格彻。

【性味】辛，酸；凉。

【功能】消肿，清肝热，明目，解毒。

【主治】水肿，眼患，肝热，肝中毒。

【论述】《四部医典》中说："铁能解肝中毒，治眼病，医浮肿。"

钟乳石

【别名】藏文名瓦努。

【性味】甘；温。

【功能】愈伤，壮筋。

【主治】关节损伤，痛风，"黄水"病。

【论述】《四部医典》中说："钟乳石的功效同赤石脂同。"

胆矾

【别名】藏文名苏日万。

【性味】酸，辛；寒，有小毒。

【归经】入肝、胆经。

【功能】祛腐，解表，破痞，干"黄水"、杀虫。消积，催吐，祛翳。

【主治】风痰壅塞，喉痹，癫痫，牙疳，烂弦风眼，痔疮，肿毒，口舌生疮，目赤肿翳，食物中毒。

【附方】《梅师方》治甲疽，以石胆一两，于火上烧令烟尽，碎研末，傅疮上，不过四五度立差。（《证类本草·卷三·石胆》）

治胸臆痛：胆矾半七，投在一盏热茶内，候矾溶化，通口服。少顷以鸡羽搅喉中，即吐出毒物。（《岭南卫生方·卷之中》）

黎居士《简易方》治腋下狐臭：胆矾半生半熟，入腻粉少许，为末。每用半钱，以自然姜汁调涂，十分热痛乃止。数日一用，以愈为度。（《本草纲目·卷十·石胆》）

【论述】《四部医典》中说："胆矾医治痈疽消痞块，清除眼中云翳。"

青金石

【别名】藏文名姆门。

【性味】苦；凉。

【功能】干"黄水"、解毒。

【主治】"黄水"病，痛风，金伤。

【论述】《兰琉璃》中说："治疗毒物和黄水引起的麻风病。"

炉甘石

【别名】藏文名刚替克。

【性味】甘；凉。

【功能】清肝热，明目，干"黄水"，接骨。

【主治】肝热，目赤肿痛，骨伤，骨折。

【论述】《四部医典》中说："敛黄水，固脂愈骨折，治脑病，清肝热。"

绿松石

【别名】藏文名游。

【性味】甘；凉。

【功能】解毒、清肝热。

【主治】肝热、中毒等症。

【论述】《四部医典》说："绿松石解毒、清肝热。"

密陀僧

【别名】藏文名勒司勒。

【性味】咸、辛，平，温，有毒。

【归经】入肝、脾经。

【功能】消肿杀虫，收敛防腐，坠痰镇惊，接骨愈伤。

【主治】痔疮，肿毒溃疡，湿疹，狐臭，创伤，久痢，惊痫，骨病。

【附方】《圣惠》治小儿瘰疬溃，脓水不止。密陀僧散方：密陀僧、胡粉各二两，熊胆、芦荟、白及、白蔹各一两，右件药捣，细箩为散。敷疮口内效。（《幼幼新书·卷三十六》）

黎居士《简易方》治小儿口疮，不能吮乳。密陀僧末，醋调涂足心，疮愈洗去。蔡医博方也。（《本草纲目·卷八·密陀僧》）

治脚气长年不愈方：密陀僧30克，煅石膏、枯矾各6克，轻粉3克，炉甘石3克。上药共研细末，调匀。局部未溃者，用香油调药粉成膏，涂抹患处；局部已溃者，将药粉撒于患处。（《少林寺秘方集锦·下部·内科杂病验方·内科杂病方》）

【论述】《四部医典》中说："滋骨髓、生骨色。"

银朱

【别名】藏文名嚓勒。

【性味】辛，甘；凉，有毒。

【归经】入心、肺、胃经。

【功能】攻毒，杀虫，燥湿劫痰，收口生肌，清肺、肝、脉之热。

【主治】疥癣，恶疮，痧气，心腹痛。疮伤，肺肝热，神经系统病。

【附方】治疮散药方：银朱、轻粉各一钱，黄蜡清油各一两。先将黄蜡同油煎化，后入朱粉二味，和匀成膏，入瓷罐收贮，随疮大小敷搭二三次，疮痂即脱。（《岭南卫生方·卷之中》）

【论述】《四部医典》中说："银朱愈合疮口，清肺、肝、脉热。"

银精石

【别名】藏文名朗司日吱保。

【性味】甘，咸；平。

【功能】愈伤，解毒。

【主治】疮痈。

【论述】《四部医典》中说："银精石滋骨髓生骨色。

滑石

【别名】藏文名哈西格。

【性味】甘，淡；寒。

【归经】入胃、膀胱经。

【功能】清热，渗湿，利窍。利尿，破痞，泻脉，清热，燥"黄水"。

【主治】暑热烦渴，小便不利，水泻，热痢，淋病，黄疸，水肿，衄血，脚气，皮肤湿烂。血郁宫中，水肿，经闭，尿路结石，疮疡。

【附方】治产后小便不利　木通散：木通、滑石、葵子、槟榔、枳壳、甘草各五分。水煎服。（《竹林女科证治·卷三》）

《僧深方》治膀胱急热，不便黄赤　滑石汤方：滑石八两（碎），子芩三两，车前子一升，葵子一升，榆皮四两，凡五物，以水七升，煮取三升，分三服。（《医心方·卷十二》）

【论述】《四部医典》中说："滑石峻泻脉病，对尿路结石也有疗效。"

硝石（消石）

【别名】藏文名塞察。

【性味】咸、苦，温，有毒。

【功能】破痞瘤，利尿，杀虫。

【主治】尿闭，尿路结石。

【附方】婆罗门僧方治手足不遂大风，及丹石热风不遂。用硝石一两，生乌麻油二斤。置铛中，以土堑盖口，纸泥固济，火煎。初时气腥，熟则气香。更以生麻油二升，合煎得所，收不津器中。服时坐室中，重作

411

小纸屋，燃火于内，服一大合，发汗，力壮者日二服。三七日，头面疮皆减也，然必以火为使。（《本草纲目·卷十一·生硝》）

【论述】《晶珠本草》中说："硝石化血，托引疮伤黄水。"

硫黄（磺）

【别名】藏文名姆西。

【性味】酸，温，有毒。

【功能】敛脓血，干"黄水"、杀虫。

【主治】"黄水"病，脓病，血病。

【附方】僧继洪《澹寮方》治鼻上作痛：上品硫黄末，冷水调搽。（《本草纲目·卷十一·石硫黄》）

【论述】《四部医典》中说："硫黄的功效是医治邪魔病，收敛黄水症。"

《月王药诊》中说："医治诸病，尤其是对血和黄水病。"

黑冰片

【别名】藏文名吱日纳格。

【性味】辛，苦，温。

【功能】消食，止泻。

【主治】消化不良，寒性胆病及所致眼黄，胃胀痛，瘟疫及各种炎症。

【论述】《四部医典》中说："猪粪医治消化不良，温疫，胆囊痞块。"《晶珠本草》中说："黑冰片治刺痛，时疫，黄疸，特别是治疗胃病胜似甘露。"

黄矾

【别名】藏文名斯日苏尔。

【性味】涩，咸，平，有毒。

【功能】破痞，止腐，止痛。

【主治】痞癥，白喉，口腔溃疡。

【论述】《四部医典》中说："祛腐生肌、消除痞块。"

黄丹

【别名】藏文名力日。

【性味】涩，凉。

【功能】排脓去腐，清肌肉与血脉之热。

【主治】伤口溃烂，肌热，脉热。

【论述】《四部医典》中说："黄丹止腐。"

《晶珠本草》中说："黄丹能止腐，敛糜烂，清肌热，脉热。"

紫硇砂

【别名】藏文名卡如察。

【性味】咸，辛，温。

【功能】温中、祛"培根"、"龙"通便，解痛，止痛。

【主治】"培根"、"龙"引起的腹胀，消化不良；便秘，寒痧。"龙"性刺痛症。

【论述】《四部医典》中说："紫硇砂的功效是升胃火，治腹胀、呃送、胃寒、培根病和龙病。"

《铁鬘》中说："性温、重、润。"

雄黄

【别名】藏文名洞瑞。

【性味】苦、辛，温，有毒。

【归经】入心、肝、胃经。

【功能】燥湿，祛风，杀虫，解毒。除污排脓，消肿散结。

【主治】疥癣，秃疮，痈疽，走马牙疳，缠腰蛇丹，破伤风，蛇虫螯伤，腋臭，臁疮，哮喘，喉痹，惊痫，痔瘘。疮疡久烂，创伤，咽喉肿痛，蛇虫咬伤。

【附方】智化寺一僧病疮疥，自用雄黄、艾叶等药，燃于被中熏之，翌日遍身焮肿，皮破出水，饮食不入，投以解药不应而死，盖药熏入腹内而散真气，其祸如此。（《续名医类案·卷三十五》）

深师疗癣秘方：雄黄一两研，硫黄一两研，羊蹄跟一两，白糖一两，荷叶一两，右五味，以后三种捣如泥，合五种更捣，和调以敷之，若强以少蜜解之令濡，不过三差。（《外台秘要·卷三十》）

又疗癣神验方，用雄黄研，以浮苦酒先和，以新布拭癣上令伤，以药涂之，神效。（《外台秘要·卷三十》）

《僧深方》治癣方：末雄黄，酢和，行以布拭疮，令伤，以药涂上，神将近不传。（《医心方·卷十七》）

……眼药法者，……其药等分，雄黄、迦俱婆呢夜珊、红莲华须、青莲花叶、牛黄、郁金、姜小折华、荜拔、胡椒、海不沫……相和莒研。又以麝香龙脑香自生石蜜，各减前药半分相和精研。（《大藏经·卷二十·如意轮陀罗尼经》）

尔时观世音菩萨，为利益一切众生故，复说眼药之法成就最上，若有用者即得成就决定无疑：摩那叱罗，雄黄、迦俱婆婆树子汁、红莲花、青莲花、海沫（一名海浮石）、牛黄、郁金根（一金黄姜），小柏根、胡椒、毕拔、干姜。以前件药。并捣研为极细末，以龙脑香、麝香和之。诵心咒一千八遍。随心咒一千八遍，诵根本大咒一千八遍，以手取药触观世音菩萨足，即涂眼中已所有眼病。乃至有目青盲胎翳悉得除差。第二遍涂，一切状想、头痛、半头痛、口病悉得除差。第三遍涂，一切猛恶鬼魅，及以癫痫悉得除差。第四遍涂，一切悉频那夜迦悉得消减，第五遍涂，一切怨家斗争悉皆得胜。第六遍涂，一切罪障诸葛亮毒，应堕地狱受无闷罪悉得消减。一切恶梦恶法寿命增长，减一切罪离诸盖缠。一切怨家无降伏，一切障碍皆自消减，一切众生自然归伏。（《大藏经·第二十卷·密教部·三（一）观世音菩萨台意摩尼陀罗尼经》）

少林三黄膏：主治金伤成疮，阴疮厅痒，恶疮脓毒，无名肿毒，蝎蛟咬等伤。雄黄、硫黄各四两，大黄一两，蟾酥三分，冰片一钱，生粉草七钱。首先把生甘草、大黄二味去皮，研成细末，再把余味研末混合调匀，然后用生蜜或香油调成膏，贮于瓷瓶内备用，遇时涂于患处，用白纱盖之每日换药膏一次（用陈醋调膏亦可）。（《少林寺伤科秘方·卷八》）

苏东坡良方治虫毒蛊毒：雄黄、生矾等分。端午日研化，蜡丸梧子

大。每服七丸，念药王菩萨七遍，熟水下。（《本草纲目·卷第九》）

少林寺三黄膏：雄黄12克，硫黄12克，大黄30克，蟾酥1克，冰片3克，生甘草21克。制法：先将大黄、甘草二味药碾成细粉过细箩。再把雄黄研细与蟾酥、冰片、硫黄全料药粉掺匀，装瓶密封备用。用法：临证需要时，取出药粉适量，加陈醋调拌成糊状，涂于患处，每日换药1次。功能：解毒，止痒，除腐。主治：金伤成疮，阴疮奇痒，恶疮脓毒，无名肿毒，诸虫咬伤等。（《少林寺秘方集锦·上部·少林寺跌打损伤方·少林膏药》）

治疯狗咬伤方：先用火罐扣患部吸出毒液，再用雄黄、马钱子、生草乌、生南星、儿茶各等份研末敷之。（《少林寺秘方集锦·上部·少林寺跌打损伤方·少林外科杂病验方》）

治箭伤久日愈秘方：雄黄二钱，红花、藤黄、白矾各二钱，轻粉、黄柏、冰片、蛤蟆皮（炒炭）各五分，炉甘石一钱，以上各味药共研细末，贮瓷瓶内备用，先以盐水洗患处，然后敷药粉，用白纱盖之。（《少林寺伤科秘方·卷九》）

【论述】《四部医典》中说："雄黄医治肌肉腐烂。"

《月王药诊》中说："保护骨脂。"

黑矾

【别名】藏文名拿苏日。

【性味】涩，酸；平。

【功能】破痞，止腐。

【主治】痞瘤，口腔溃疡。

【论述】《四部医典》中说："祛腐生肌、消除痞块。"

硼砂

【别名】藏文名查拉。

【性味】甘、咸，凉。

【归经】入肺、胃经。

【功能】清热消痰，解毒防腐，活血化瘀，破痞，疗伤，收敛，燥"黄水"。

【主治】咽喉肿痛，口舌生疮，目赤翳障哽，噎膈，咳嗽痰稠。陈久性溃疡，动脉硬化，月经闭阻，便秘，"黄水"病。

【附方】少林宝石散：月石、寒水石、炉甘石、紫石英、花蕊石各五钱（醋淬煅成粉用），乳香（去油）、没药（去油）、轻粉、红粉各一钱半、血竭三钱，冰片五分。（《少林寺伤科秘方·卷八》）

接骨方：治跌伤断骨或从高坠下，或从骡马上跌折，筋骨碎断痛不可忍者用硼砂三钱，水粉三钱，当归三钱，共末每服二钱，以苏木煎汤送下神效。（《少林寺伤科秘方·卷七》）

飞龙夺命丹：硼砂24克，土鳖虫24克，自然铜（醋淬七次）24克，血竭24克，木香18克，当归15克，桃仁9克，白术15克，猴骨（醋制）15克，延胡索（醋炒）12克，三棱（醋炒）12克，苏木12克，五灵脂（醋炒）9克，赤芍9克，韭菜籽9克，生蒲黄9克，熟地9克，肉桂6克，补骨脂（盐炒）9克，广陈皮（炒）9克，川贝9克，朱砂9克，葛根（炒）9克，桑寄生9克，乌药6克，活6克，麝香1.5克，杜仲（盐水炒）6克，秦艽（炒）6克，前胡（炒）6克，蛴螬6克，青皮（醋炒）6克。制法：以上33味药，先取麝香、硼砂、血竭、自然铜分别研细，再将余29味药共研细粉，掺入麝香等细粉调匀。然后取黄米粉120克煮糊，泛药粉制成丸如豌豆大，晾干，装瓶备用。服法：成人每日3次，每次9克，用黄酒冲服。功能：活血祛瘀，通经活络，消肿止痛，舒筋壮骨。对于一切跌打损伤，毒邪恶疮，伤筋断骨，风湿腰疼，四肢麻木偏瘫，均有良效。（《少林寺秘方集锦·上部·少林寺跌打损伤方·跌打损伤方》）

【论述】气味：辛暖，无毒。主治：主消痰、止嗽，破癥结，喉痹。核曰：出南番、西戎。状甚光莹，有黄白二种：南番者，其色褐，其味和，其效速；西戎者，其色白，其味焦，其效缓。皆是炼结所成，台硇砂类。（《本草乘雅半偈·卷十·蓬砂》）

《四部医典》中说："硼砂愈合伤口舒脉。"

赭石

【别名】藏文名东泽玛日布。

【性味】苦，寒。

【功能】干"黄水"，燥脓，愈伤，接骨，清脑，除翳。

【主治】"黄水"病，月经过多，脉热，跌打损伤，骨折，脑患，眼白翳。

【论述】《四部医典》中说："赭石医台眼病，骨折，干黄水。"

雌黄

【别名】藏文名瓦拉。

【性味】辛，平，有毒。

【功能】愈伤，止腐，燥"黄水"，消肿杀虫。

【主治】疮疡溃烂，传染病等。

【论述】《四部医典》中说："雌黄医治肌肉腐烂。"

《晶珠本草》中说："雄黄、雌黄治瘰瘤止糜烂。"

磁石

【别名】藏文名卡布仑。

【性味】辛、咸，平。

【功能】镇静，愈伤，接骨，清脑。

【主治】神经系统疾病，骨折等。

【论述】《四部医典》中说："磁石能拔体内箭镞，医治脑病、骨病、脉道疾病。"

碱

【别名】藏文名宝察。

【性味】咸，甘，苦，平。

【功能】祛"培根"，消食通便，破痞止腐，解毒。

【主治】消化不良，胃"培根"病，痧症，便秘，血郁宫中，经闭，胎衣不下，疮疡。

【论述】《四部医典》中说："功效是止腐，消化食物。"

《如意宝树》中说："碱土助消化，治培根胃胀，胃病，中毒性肝病。"

《晶珠本草》中说："利水、泻下。"

摩挲石

【论述】熙宁中，阇婆国使人入贡方物，中有摩娑石二块，大如枣，黄色，微似花蕊；又无名异一块，如莲荷，皆以金函贮之。问其人："真伪何以为验"？使人云："摩娑石有五色，石色虽不同，皆姜黄汁磨之，汁赤如丹砂者为真。无名异，色黑如漆，水磨之，色如乳者为真。"广州市舶司依其言拭之，皆验，方以上闻。世人蓄摩娑石、无名异颇多，常患不能辨真伪。小说及古方书如《炮炙论》之类亦有说者，但其言多怪诞，不近人情，天圣中，予伯父吏书新除明州，章宪太后有旨令于舶船求此二物，内出银三百两为价，值如不足，更许于州库贴支。终任求之，竟不可得。医潘璟家有白摩娑石，色如糯米糍，磨之亦有验。璟以治中毒者，得汁粟壳许，入口即瘥。（宋·沈括《梦溪笔谈·补笔谈卷三·药议》）

摩娑石，主头痛。（《秘传眼科·龙木论·卷之九·诸葛亮方辨论药性》）

紫石英

【性味】甘，温。

【归经】入心、肝经。

【功能】锁心，安神，降逆气，暖子宫。

【主治】虚劳惊悸，咳逆上气，妇女血海虚寒不孕。

【附方】释法侃……及其少服紫石，老遂苦之。医诊云："须以猪肉，用厌药势。"（《续高僧传·卷十一》）

琥珀

【性味】甘，平。

【归经】入心、肝、小肠经。

【功能】镇惊安神，散瘀止血，利水通淋。

【主治】惊风癫，惊悸失眠，血淋血尿，小便不通，妇女闭经，产后停瘀腹痛，痈疽疮毒，跌打创伤。

【附方】深师疗误吞钩方，琥珀珠，右一物，贯著钩绳，推令前入，至钩所又复推，经牵引出矣。若水精珠卒无，珠坚物摩令滑用之也。（《外台秘要·卷八·琥珀》）

气味：甘平，无毒。主治：主安五脏，定魂魄，杀精魅邪鬼，消瘀血，通五淋。核曰：出水昌、舶上、西戎、高丽、倭国者良。即松树荣盛时，流脂入土，千岁后，沦结所成也。一种象物珀，内有物形；一种血珀，殷红如血色；一种赤松脂，形如琥珀，浊大而脆，文理皆横；一种水珀，浅黄色，多皱文；一种石珀，深黄色，重如砂石；一种花珀，文如马尾松，而黄白相间者次，别有一种密蜡珀，臭之作密蜡香，色黄白，即蜂蜜所化；一种枫脂珀，烧之不作松脂臭，即枫脂所化也。入药唯松脂、血珀最良。修治用水调侧柏子末，安瓷锅中，置琥珀于内煮之从巳至申，三十有异光，研松筛用。（《本草乘雅半偈·卷八·琥珀》）

治小儿夜啼方：琥珀6克，脑壳4.5克，珍珠0.9克，龙骨9克，生甘草4.5克，地龙6克，茯神9克。经上药共研细末，每服0.3~0.5克（每天晚上临睡前用温开水送服）。如能配合针刺风府、百会、后溪等穴，效果更佳。（《少林寺秘方集锦·下部·内科杂病验方·内科杂病方》）

铜绿

【性味】酸，涩，平，有毒。

【归经】入肝、胆经。

【功能】退翳，去腐，敛疮，杀虫，吐风痰。

【主治】目翳，烂弦风眼，疽，痔，恶疮，喉痹，牙疳，臁疮，顽癣，风痰卒中。

【附方】予兄奇峰生两瘤，大如拳，僧传一方，用竹刺将瘤顶上稍稍拨开油皮，勿令见血，细研铜绿少许，放于拨开处，以膏药贴之数日即溃

出粉而愈。（续金陵琐事）（《续名医类案·卷三十四》）

治哑瘴方：铜青、石绿各一两。上研为末，用水调生面为丸，如鸡子大，每服一丸，新汲水磨下。（《岭南卫生方·卷之中》）

金沙

【附方】治点伤百会穴秘方：金沙、银沙、自然铜、参三七、血竭各一钱，山羊血（如无则以地鳖虫代之）、甘草各五分，虎骨、桔梗、人中白各一钱五分，灯心引，水酒兑煎服。又方：人参、地鳖虫、地龙、当归、升麻、白芷、自然铜水煎服。（《少林寺伤科秘方·卷三·治点伤诸穴秘方》）

治心窝受伤吐血不食秘方：金沙、银沙、肉桂、神曲各八分，当归、红花、麦冬、枳壳、橘红、龙骨、沉香、三棱、莪术、甘草各五分，生姜引，酒炖服。（《少林寺伤科秘方·卷八》）

菩萨石

【论述】衍义曰：菩萨石，出峨眉山中，如水精明澈，日中照出五色光，如峨眉普贤菩萨圆光，因以名之。今医家鲜用。（证类本草·卷三·菩萨石草》）

嘉州峨眉山出菩萨石，色莹白明澈，若泰山狼牙石，上饶水精之类，日中照之有五色，如佛顶园光，因以名之。（《本草纲目·卷八·菩萨石》）

绿矾

【性味】酸，涩，凉。

【归经】入肺、大肠经。

【功能】燥湿化痰，消积杀虫，止血补血，解毒敛疮。

【主治】黄肿胀满，疳积久痢，肠风便血，血虚萎黄，湿疮疥癣，喉痹口疮，烂弦风眼。

【附方】治金枪伤内烂生蛆秘方：皂矾飞过为末，干掺，其蛆即死。

（《少林寺伤科秘方·卷六·少林刀枪伤秘方》）

硇砂

【性味】咸，辛，苦，温，有毒。

【归经】入肝、脾、肾经。

【功能】消积软坚，破瘀散结。

【主治】癥瘕痃癖，噎膈反胃，痰饮喉痹，积痢，经闭，目翳，息肉，疣赘，疔疮，痈肿，恶疮。

【论述】硇砂出西戎，形式如牙硝，光净者良。（《本草纲目·卷十一·硇砂》）

气味：咸、苦、辛、温，有毒。主治：主积聚，破结血，止痛，下气，疗咳嗽，宿冷，去恶，生好肌，烂胎。亦入驴马药用。核曰：出西戎，今西凉夏国，及河东、陕西，近边州郡亦有。然西戎来者，颗块光明，大者如拳，重三五两，小者如指面，入药最紧。边界者，杂碎如麻豆粒，颇夹砂石，虽可水飞澄去，入药则无力矣。（《本草乘雅半偈·卷九·硇砂》）

猪牙石

【论述】明目去翳，出西番。（《本草纲目·卷十一·猪牙石》）

婆娑石

【论述】衍义曰：婆娑石，今则转为磨娑石，如淡色石绿间有金星者佳，磨之如淡乳汁，其味淡。（《证类本草·卷三·婆娑石》）

姚宽西溪丛话云：舶船过产石山下，爱其石，以手扪之，故曰摩娑。（《本草纲目·卷十·婆娑石》）

婆娑石，一名婆萨石。《灵台记》云：质多者，味甜，无毒，性温，疗一切虫毒及诸丹石毒、肿毒、跗折。此石出西番山中，涧中有盘，形状礌魂，大小不常。色如瓜皮，青绿黑斑，有星者为上；似嵩山矾石，斑不至焕烂者为中，色如滑石，微黄轻者为下。但以人血拭之，羊鸡血磨，

一如乳，似觉膻为妙。西番以为防身之宝，辟诸毒也。（宋·钱易《南部新书·辛》）

铁上生衣

【附方】《深师方》主风头毛发落不生方：取铁上生衣，研以腊月猪脂涂之，并主眉物落悉生。（《外台秘要·卷三十二》）

铁马鞭

【主治】体虚久热不退，痧症腹部胀痛，水肿，痈疽，指疔。

【附方】治牙背牙腮受伤秘方：铁马鞭、骨碎补、五加皮、刘寄奴、纯麻、虎骨、活血丹、牛膝、白牙丹、泽兰、金不换七枝，生酒兑服。（《少林寺伤科秘方·卷八》）

铁浆

【性味】甘，涩，平。

【归经】入心、肺经。

【功能】镇心定，解毒敛疮。

【主治】癫狂乱，疔疮肿毒。

【附方】《梅师方》治时气病，骨中热，生疱疮，豌豆疮，饮铁浆差。（《证类本草·卷四·铁浆》）

铁锈

【性味】辛，苦，寒。

【归经】入肺、胃经。

【功能】清热解毒，镇心平肝。

【主治】疔疮肿毒，口疮，重舌，疥癣，烫伤，毒虫螫伤，痫病。

【附方】治点伤天宗穴方：铁锈1.2克，毛竹节（炭）1.5克，千年健（炭）1.5克，苏木心1.5克，白地龙4.5克。以上诸药共研为散，用陈酒冲服。（《少林寺秘方集锦·上部·少林寺跌打损伤方·点穴治伤救

治方 》）

治点伤所食穴方：铁锈1.5克，川芎6克。上2味药，用水煎服。如有外伤可取白玉膏敷贴患处。（《少林寺秘方集锦·上部·少林寺跌打损伤方·点穴致伤救治方》）

铁精

【性味】辛，苦，平。

【功能】镇惊安神，消肿解毒。

【主治】惊心悸，疔毒，阴肿，脱肛。

【附方】深师铁精散，疗惊恐妄言，或见邪魅，恍惚不自觉，发作有时，或如中风方：铁精、茯苓、芎劳、桂心、蝟皮（炙）各三两，右五味捣下筛，以酒服钱五匕，日三，不知，稍增至一钱以上，知之为度，忌酢物、生葱等。（《外台秘要·卷十五》）

铅丹

【性味】辛，咸，寒，有毒。

【归经】入心、脾、肝经。

【功能】解毒，生肌，坠痰镇惊。

【主治】痈疽，溃疡，金疮出血，口疮，目翳，汤火灼伤，惊癫狂，疟疾，痢疾，吐逆反胃。

【附方】治刀枪、斩伤秘方：黄丹四两，樟脑末二两，共研成极细末贮瓷罐内备用，若遇诸症调二匙，敷患处即痛止。此方还可专治刀斩伤跌打损破一切水、火误伤立愈。（《少林寺伤科秘方·卷六》）

金枪极效方：陈黄丹、陈石灰各六钱，桂片、乳香（去油）、没药（去油）、头发灰各一钱，炒为紫色，共研为细末，止刀箭伤出血、木器损伤，极其神效。（《少林寺伤科秘方·卷六》）

铅粉

【性味】甘，辛，寒，有毒。

【归经】足少阴经气分。

【功能】消积，杀虫，解毒，生肌。

【主治】疳积，下痢，虫积腹痛，癥瘕，疟积，疥癣，痈疽，溃疡，口疮，丹毒，烫伤。

【附方】深师疗眼翳方，胡粉注翳上，以疗三所翳。（《外台秘要·卷二十一》）

《耆婆方》胡粉和白蜜，敷之。（《医心方·卷四》）

《僧深方》治王烂疮方：胡粉烧令黄，青木香、龙骨、滑石各三两，右四物，治筛毕，以粱粉一升和之，稍稍粉疮上，日四五，愈。（《医心方·卷十七》）

海金沙

【性味】甘，淡，寒。

【归经】入小肠经、膀胱经血分。

【功能】清热解毒，利水通淋。

【主治】尿路感染，尿路结石，白浊，白带，肝炎，肾炎水肿，咽喉肿痛，疟腮，肠炎，痢疾，皮肤湿疹，带状疱疹。

【附方】治小便不通方：海金沙、金钱草各15克，黄柏、滑石粉各9克，木通6克，竹叶4.5克，灯心草0.6。述诸味药，以泉水1500毫升煎至500毫升，日服两次，当日可通。（《少林寺秘方集锦·下部·内科杂病验方·内科杂病方》）

海粉

【性味】甘，咸，寒。

【归经】入肺、肝经。

【功能】清热养阴，软坚消痰。

【主治】肺燥喘咳，瘿瘤，瘰疬。

【附方】治妊娠血块痛　海粉丸：香附（醋制）四两，桃仁（去皮尖）、海粉（醋炒）、白术（蜜炙）各一两，上为末，面糊丸，白汤下。

（《竹林女科证治·卷二》）

轻粉

【性味】辛，寒，有毒。

【归经】入肝、肾经。

【功能】杀虫，攻毒，利水，通便。

【主治】疥癣，瘰疬，梅毒，下疳，皮肤溃疡，水肿，臌胀，大小便闭。

【附方】休粮方：朱砂一分，腻粉一分，金、银箔各二片，水银（一分）。上件药并细研如粉，用南白腊消为丸，丸如弹子大。如要吃时，早晨面东，用茶一盏服之，忌热物。（《敦煌古医籍考释·辟谷诸方第一种·甲本》）

少林医疮膏：轻粉30克，金银花60克，儿茶30克，白芷60克，黄柏60克，土大黄60克，藤黄15克，人中黄60克，乳香（去油）30克，没药（去油）30克，冰片15克，香油800克。制法：将上述药物（除轻粉、冰片外）碾成细粉，过细箩，然后再加入轻粉、冰片调匀，取香油把全部药粉调拌成膏状，装入瓷瓶内备用。用法：敷于患处，每日换药1次。功能：解毒祛腐，消肿止痛。主治：金伤成疮，毒液恶臭，痈疽疔毒，已破或未破，无名肿毒疼痛等。（《少林寺秘方集锦·上部·少林寺跌打损伤方·少林膏药》）

治刀箭伤出血不止奇效秘方：轻粉四两（炒，研），黄蜡六两热化去渣、樟脑三两（研末），麝香六分，冰片六分，乳香（去油）、没药（去油）各一两，真血竭、儿茶各一两，共研极细末，先将黄蜡、松香、猪油热化，待冷加入前诸味药末，拌匀磁瓶内，勿泄气备用。（《少林寺伤科秘方·卷六·少林刀枪伤秘方》）

少林医疮膏：主治金伤成疮毒液恶臭，痈疽疔毒，已溃未溃久不收口，无名肿毒等。轻粉、儿茶、乳香（去油）、没药（去油）各一两，金银花、白芷、黄柏、土大黄、人中黄各二两，藤黄五钱，冰片五钱，油一斤十二两八钱，将右诸药分别研为细末，用香油调成软膏，放瓷罐内贮藏备用，遇时涂擦患处，用白纱盖之，每天换药一次。（《少林寺伤科

秘方·卷八》）

赤石脂

【性味】甘、涩，温。

【归经】入脾、胃、大肠经。

【功能】涩肠，止血，收湿，生肌。

【主治】久泻，久痢，便血，脱肛，遗精，崩漏，带下，溃疡不敛。

【附方】《斗门经》治小儿疳泻。用赤石脂杵罗为末如面，以粥饮调半钱服，立差。或以京芎等分同服，更妙。（《证类本草·卷三·赤石脂》）

玛瑙

【性味】辛，寒，无毒。

【主治】目生翳障。

【论述】玛瑙，文石，摩罗迦隶，佛书。（《本草纲目·卷八》）

虫白蜡

【性味】甘，温。

【归经】入肝经。

【功能】止血，生肌，定痛。

【主治】金疮出血，尿血，下血，疮疡久溃不敛，下疳。

【附方】治刀口伤秘方：白蜡四钱，飞甘石五钱，冰片五分，月石三钱，珍珠一钱，共为末，敷之神效，亦名万应神效散。（《少林寺伤科秘方·卷六·少林刀枪伤秘方》）

白玉膏：治一切破伤极效，用冬热猪油炖烊滤清，每七两油配白蜡三钱搅匀，铅粉四钱，轻粉二钱，冰片二分，制油二钱五分，擂匀为膏贴之。（《少林寺伤科秘方·卷八》）

芒消

【性味】辛，苦，咸，寒。

【归经】入胃、大肠经。

【功能】泻热，润燥，软坚。

【主治】实热积滞，腹胀便秘，停痰积聚，目赤障翳，丹毒，痈肿。

【附方】《梅师方》治火丹毒，水调芒消除之。

又方治一切疹，以水煮芒消涂之。

又方治伤寒发豌豆疮。未成脓，研芒消，用猪胆相和，涂疮上，立效。（《证类本草·卷三·芒消》）

《梅师方》火焰丹毒，水调芒硝末傅之。（《医部全录·卷三百六十九》）

《梅师方》一切风疹，水煮芒硝汤拭之。（《医部全录·卷三百六十九》）

治小儿夜盲方：朴硝4.5克，鸡蛋1个。先把鸡蛋打开倒碗内，再加朴硝，用筷子打碎迅速倒入沸水中，立即用毛巾盖碗口。片刻后，用筷子搅匀，1次服完，当日可愈。（《少林寺秘方集锦·下部·内科杂病验方·内科杂病方》）

三问：产后胎衣不下何以治之？答曰：宜服后方：朴硝一钱，贝母（去心）一钱，生蒲黄八分，川牛膝八分，当归一钱，红花七分，山楂肉六分，陈皮四分，威灵仙五分，香附四分，丹皮六分，甘草四分，童便引，水煎服。（《法门寺妇科胎前产后良方注评》）

龙窠石

【论述】《云仙杂记》卷四引《庐山记》云：中山僧表坚，面多瘢痕。偶溪中得石如鸡子，夜觉凉冷，信手磨面，瘢痕尽灭。后读《博异志》曰："龙窠石，磨疮瘢大效。"（《云仙杂记·卷四》）

龙膏

【论述】《韩擒虎话本》杨坚使均现患脑疼次，无人治疗，某等兄弟

八人，别无报答，有一合龙膏，度与和尚。若到随州使君面前，已（以）膏便涂。（《敦煌变文集·卷二》）

是某（体）患生脑疼，检尽方药，医疗不得，知道和尚现有妙术，若也得教（救），不必相负。法华和尚闻语，逐（遂）袖内取出合子，已（以）龙膏往顶门便涂，说此膏未到顶门，一半也无，方到脑盖骨上，一似佛手捻却，使君得教（救）。（《敦煌变文集·卷二》）

石硫黄

【性味】酸、热、有毒。

【归经】入肾、脾经。

【功能】壮阳，杀虫。

【主治】阳痿、虚寒泻痢、大便冷秘；外用治疥癣、湿疹、癞疮。

【附方】《梅师方》治阴生湿疮。取石硫黄研如粉，傅疮上，日三度。（《证类本草·卷四·石硫黄》）

《僧师方》治疮疡方：硫黄一分，矾石一分，水银一分，灶黑一分，右四物，治末，以葱涕和研，临卧以敷上。（《医心方·卷四》）

……除蛇蝎毒，自有硫黄、雄黄、雌黄之石，片子随身诚非难得。若遭热瘴，即有甘草、恒山、苦参之汤。……姜椒荜菝，且咽而风冷全祛。石蜜沙糖，夜餐而饥渴俱息。不畜汤药之直，临事定有阙如。（《大藏经·卷五十四·南海寄归内法传卷第三》）

治产后虚极生风　济危丹：乳香（去油研）、五灵脂（研）、硫黄（研）、元精石（研）、阿胶（蛤粉炒珠）、卷柏（生用）、桑寄生、陈皮（去白）各等分。先将四味末和入金石器内，微炒勿令焦，再研极细，再入余药和匀，生地黄汁为丸，每服二十丸。（《竹林女科证治·卷三·硫黄》）

治小儿疥疮方：硫黄3克，雄黄2.4克，明矾4.5克。共研细末，用上等白酒调成糊状涂擦患处，每日1次。少林高僧恒林大师方，用此方治愈患儿五十八名，疗效亦佳。（《少林寺秘方集锦·下部·内科杂病验方·内科杂病方》）

第十三章　菌类药

猪苓

【性味】甘，淡，平。

【归经】入脾、肾、膀胱经。

【功能】利尿渗湿。

【主治】小便不利，水肿胀满，脚气，泄泻，淋浊，带下。

【附方】此名磋经，因吃热物过多，积久而成，宜用分利五苓散，调其热毒，调其阴阳即安：猪苓、泽泻、白术、赤茯苓各一钱，阿胶（炒）、川芎、当归各八分，水煎，空心服，即愈。（《宁坤秘笈·卷上》）

五苓散：治伤寒瘴疾，感暑中湿，小便不利，头疼身热，烦燥发渴证，夏月主治尤多，第能伐肾气，下虚者不可过服。木猪苓（去皮）、赤茯苓（去皮）、白术（去芦）各一两半，肉桂（去粗皮）一两，右为细末，每服三钱，夏月背寒头痛，发热、无汗、小便坚涩，浓煎连须葱白汤调乘热服。冲冷额上有汗为效。或只用百沸汤调热服，及续啜热汤，冲令汗出，或冒暑极热之际，新汲水调亦可。热瘴痢疾，小便不利者，并用热水调之。大便水泻，小便不利，加车前子末煎沸服，不宜过多，瘀热在里身发黄疸，浓煎茵陈汤调下。一方加辰砂末，尤治蕴热心烦。毛崇甫，因母病孝诚感于北辰，梦授此药，亦可谓神方也。但五苓散用桂，正如小柴胡汤用人参，大承气汤用厚朴，备急丸用干姜之类，欲其刚柔相济，亦存攻守之意也。故方书谓，五苓散无桂及隔年者，俱不可用。近者铺家有去桂五苓散，不知者为其所误，如去桂而入人参，却谓之春泽汤，治烦渴有效。（《岭南卫生方·卷之中》）

茯苓

【性味】甘，淡，平。

【归经】入心、脾、肺经。

【功能】渗湿利水，益脾和胃，宁心安神。

【主治】小便不利，水肿胀满，痰饮咳逆，呕哕，泄泻，遗精，淋浊，惊悸，健忘。

【附方】《僧深方》茯苓汤：治肾着之为病，从腰以下冷痛而重如五千钱腹肿方：饴胶八两，白术四两，茯苓四两，干姜二两，甘草二两，凡五物，以水一升，煮取三升，去滓纳饴，令烊，分四服。（《医心方·卷六》）

《僧深方》治妇人面皯方：取茯苓治筛，蜜和，以涂面，日四五。（《医心方·卷二十》）

《僧深方》治月经至绞痛欲死　茯苓汤方：茯苓三两，甘草二两，芍药二两，桂心二两，凡四物，切，以水七升，煮取二升半，分三服。（《医心方·卷二十一》）

真武汤：治伤寒瘴病，数日以后，发热腹痛，头目昏沉，四肢疼痛，大便自利，小便或利或涩，或咳或呕者，皆宜服之。茯苓（去皮）、芍药、熟附子各三分，白术（炒）二分，右中　咀，每服四钱，姜五片，水一盏半，煎至六分，去滓食前温服。小便利者友茯苓，大便利者去芍药加干姜二分，呕者每服加生姜五片，《续易简方》云，不下利而呕者，去附子加生姜，然既去附子，但存三味似于太平易，更当临时消息之，治病之法本难遥度也。《活人书》云，太阳病，发其汗，汗出不解，其人仍发热，心下悸，头眩，身瞤动，振振欲擗地者，真武汤主之。意谓太阳经伤风，医者借用麻黄，既热不解，复成重虚，故宜术附芍药之类，又活人书云，少阴病二三日不已，至四五日，腹痛小便不利，四肢沉重疼痛，自利或呕咳，或小便利或不利，此为水气，真武汤主之。今并赘于此，以广用药者之见闻，亦不局于偏调也。（《岭南卫生方·卷之中》）

心虚梦泄或白浊：白茯苓末二钱，米汤调下，日二服。苏东坡方也。

（《本草纲目·卷第三十七·茯苓》）。

吐血症，初六脉俱洪数，须用茯苓补心汤。盖白茯苓能守王脏真气，能泄肾中伏火，能泻脾湿以健脾。（《慎柔五书·卷一》）

治经来狂言如见鬼神　茯苓丸方：远志（去骨）、茯苓各八钱，朱砂三钱，猪心一个。用早米糊为丸如桐子大，用金银汤送五十粒即愈。（《宁坤秘笈·卷上》）

治全身水肿方：茯苓、猪苓、泽泻各6克，山药30克，车前草30克，生熟地各9克，赤小豆90克。取水1500毫升加上药内煎至500毫升，1次服尽，每日2次。禁盐。（《少林寺秘方集锦·下部·内科杂病验方·内科杂病方》）

治血臌方：茯苓、当归、赤芍名15克，莪术6克，虻虫3个，苏木12克，红花9克，枳壳4.5克，木香4.5克，甘草6克，竹叶4.5克。上药加龙潭水1500毫升煎取250毫升，1次服完，日服2次，立效。（《少林寺秘方集锦·下部·内科杂病验方·内科杂病方》）

二十五问：胎前恶心呕吐何以治之？答曰：此恶阻也。由胃气怯弱，中脘停痰所致。宜服后方：茯苓八分，白术八分，黄芩六分，香附六分，陈皮五分，当归八分，白芍六分，乌药五分，藿香（炒）八分，砂仁（炒）一钱，厚朴（炒）六分，甘草五分，水煎服。（《法门寺妇科胎前产后良方注评》）

治点伤中脘穴秘方：在心窝下，食减气逼，两截不通，服此药：茯苓、黄芪各一钱五分，朱砂、乳石、枳壳、厚朴、砂仁、白芷、破故纸、茯苓皮、甘草各一钱，龙眼肉五枚，引酒炖服。如呕再服下方：黄芪、桔梗各一钱五分，枳壳、附子、黄芩、龙骨、枳实、甘草各一钱，木香、丁香各五分，炖酒服下。（《少林寺伤科秘方·卷三·治点诸穴秘方》）

治子烦　竹叶汤：白茯苓二钱，麦门冬（去心）、黄芩各一钱五分，淡竹叶七片，灯心十茎。水煎，日服二次。（《竹林女科证治·卷二》）

赤茯苓

【性味】甘、淡，平。

【归经】入心、脾、膀胱经。

【功能】行水，利湿热。

【主治】小便不利，淋浊，泻痢。

【附方】此乃受热毒所致，宜服五苓散二三贴即安：赤茯苓、猪苓、泽泻、白术各五分，水煎温服。（《宁坤秘笈·卷上》）

治子烦　竹沥汤：赤茯苓一两，以水一钟煎至七分，去渣入竹沥一杯和匀服。又竹沥一味，细细饮之亦妙。（《竹林女科治·卷二》）

木耳

【性味】甘，平。

【归经】入胃、大肠经。

【功能】凉血，止血。

【主治】肠风，血痢，血淋，崩漏，痔疮。

【附方】治点伤右脚背脉秘方：木耳七钱，钩藤四钱，白芍（酒炒）六钱，防风、薏米、川断各三钱，木瓜、五加皮各一钱，制川乌一钱半，牛膝七分。（《少林寺伤科秘方·卷三·治点伤诸穴秘方》）

马勃

【性味】辛，平。

【归经】入肺经。

【功能】清肺利咽，解毒，止血。

【主治】喉痹咽痛，咳嗽失音，吐血，衄血，金伤出血。

【附方】三宝止血散：马勃30克，黄柏30克，三七9克。将上3味药共研细末，刀伤局部出血时，敷于患处。（《少林寺秘方集锦·上部·少林寺跌打损伤方·止血方》）

少林万能止血散：马勃30克，生地30克，白及30克，金银花30克，血余炭15克，生大黄、生栀子、生黄柏、生黄连各9克，儿茶15克，乳香（醋制）、没药（醋制）各12克，血竭10克，自然铜（醋淬七次）15克，麝香3克，冰片3克。制法：以上16种药研成极细粉末，装入瓶内备用。用法：局部受伤出血者，立即取药粉敷于患处，能止痛止血。如有内伤、瘀血，可取6～9克药粉内服，用黄酒或童尿冲下。若是局部已成疮化脓、久治不愈，用生香油把药粉调成膏敷于患处，再适量内服，亦有好的疗效。功能：清热解毒，消肿止痛，止血化瘀，排脓生肌。主治：内外损伤出血、疼痛、疮毒等。（《少林寺秘方集锦·上部·少林寺跌打损伤方·止血方》）

第十四章　其他类药

人中黄

【性味】甘，寒。

【归经】入心、胃经

【功能】清热，凉血，解毒

【主治】伤寒热病，大热烦渴，热毒斑疹，丹毒，疮疡。

【附方】治小儿头生恶疮方：人中黄90克，蜂房15克，藤黄1.5克，黄柏6克，川黄连9克，土大黄9克，冰片1.5克。将前6味药碾成细粉，过细箩后掺入冰片，取芝麻油适量调药粉成糊膏，涂擦患处，每一次必须剪发。另配合内服仙方活命饮疗效更佳。（《少林寺秘方集锦·上部·少林寺跌打损伤方·少林外科杂病验方》）

人尿

【性味】咸、凉。

【归经】入肺、肝、肾经。

【功能】滋阴降火，止血消瘀。

【主治】阴虚发热，劳伤咳血，吐血，衄血，产后血瘀，血晕，跌打损伤，血瘀作痛。

【附方】跌打损伤欲死治：取女人尿桶，溺壶中白片煅红，酢淬（七次），研末，若昏死者，勿移动，若口闭者撬开用药末三分，陈酒冲灌服，吐出恶血即可活命矣。若移动过，不治也。（《少林寺伤科秘方·卷八》）

人指甲灰

【性味】甘，咸，平。

【主治】治鼻衄，尿血，喉蛾，目生翳障，中耳炎。

【附方】军中第一仙方，专治跌打损伤、刀箭伤科：用人指甲灰、血余炭各一钱，陈松香五钱，生狗头一个，刮净以露天大火煅存性，上药研细末掺于伤处，断骨即续刀伤即愈，若用酒冲服效果更佳。（《少林寺伤科秘方·卷八》）

头垢

【附方】《梅师方》治马肝杀人。取头垢一分，熟水调下。（《证类本草·卷十五·头垢》）

妇人月水

【附方】《梅师方》治丈夫热病差后，交接复发，忽卵缩入肠，肠中绞痛欲死，烧女人月经赤衣为灰，熟水调方寸匕服。

又方治剥马被骨刺破毒欲死。以月水傅疮口，立效。（《证类本草·卷十五·妇人月水》）

天灵盖

【附方】《梅师方》诸犬咬，疮不差，吐白沫者，为毒入心，叫唤似犬声，以髑髅骨烧灰，研，以东流水调方寸匕。（《证类本草·卷十五·天灵盖》）

少林伴君膏：天灵盖30克，白芷60克，川黄连60克，桂枝30克，潮脑、薄荷冰各15克，冰片6克，麝香0.6克。共研细末，用生香油制成流膏，密藏备用。用法：前额痛者，敷印堂血；偏头痛，敷太阳穴；头顶痛者，敷百会穴；头目眩晕者，敷上星穴，风池穴。功能：醒神、清脑、开窍、止痛。主治：头痛目眩，精神不振，中暑头晕等。（《少林寺秘方集锦·上部·少林寺跌打损伤方·少林膏药》）

【论述】别说云谨按：天灵盖，《神农本经》人部惟发一物外，余皆出后世医家，或禁术之流，奇怪之论，殆非仁人之用心。世称孙思邈有大功于世，以杀命治命，尚有阴责，沉于是也，近数见医家用以治传尸病，未有一效者。信《本经》不用，未为害也。残忍伤神，又不急于取效，苟有可易，仁者宜尽心焉。苟不以是说为然，决为庸人之所惑乱。设云非此不可，是不得已，则宜以年深尘泥所渍朽者为良，以其绝尸气也。（《证类本草·天灵盖》）

骨灰

【附方】治金刃伤秘方：用骨灰（投地有声者为优）同好松香各等分，共捣成一块，再用老韭捣汁拌湿阴干如此捣拌三四次，为细末，收贮，每遇金刃伤敷之立愈。切不可饮冷水稀粥，只食干饭。（《少林寺伤科秘方·卷六·少林刀枪伤秘方》）

牛黄

【别名】藏文名给旺。

【性味】苦、甘，凉。

【归经】入心、肝经

【功能】清心，化痰，利胆，镇惊，清热解毒，除痰，安神。

【主治】热病神昏，谵语，发狂，小儿惊风抽搐，牙疳，口舌生疮，痈疽，疔毒，内脏炎症，传染病高烧，小儿惊风抽搐，癫痫，咽喉肿痛，痈疽疮疡，热性水肿，黄疸。

【附方】耆婆万病丸治七种癖块，五种癫病，十种疰忤，七种飞尸，十二种蛊毒，五种黄病，十二时疟疾，十种水病，八种大风，十二种痹，并风入头，眼暗漠漠，及上气咳嗽，喉中如水鸡声，不得眠卧，饮食不作肌肤，五脏滞气，积聚不消，拥闭不通，心腹胀满……胞中瘀血冷滞出流不尽，时时疼痛为患，或因此断产，并小儿赤白小痢及胡臭、耳聋、鼻塞等病，此药以三丸为一剂，服药不过三剂，万病悉除，说无穷尽，故称万病丸。以牛黄为主，故一名牛黄丸，以耆婆良医，故名耆婆丸方……（《千金要方》·卷十二万·病丸散第七》）

牛黄、白檀香、郁金香、龙脑香、麝香、肉豆蔻、丁香、红莲花、青莲花、金赤土。已上物等分，用白石蜜和之，此是转轮香。诵咒一千八遍而和合。烧以熏亦涂额、涂眼、脸上，涂身。所去中处如日威光众所乐见。若在手者悉皆成就，一切众生若贵若饿。自身及财亦皆归伏。（《大藏经·第二十卷·密教部三（一）·观世音菩萨如意摩尼陀罗尼经》）

观世音陀罗尼和阿伽陀药法令人爱乐品第三：观世音菩萨复为怜愍众生故，说爱乐药所，令人见者生欢喜心。和合既了身上带行。最胜成就一切皆得遂意。牛黄、白檀、郁金香、龙脑香、麝香、豆股子、丁香、迦俱罗、莲华、青莲华、金薄，各等分，白蜜与药亦等分捣和，诵前咒一千八遍。用香或熏身熏衣，或涂眼脸上或点额涂身之时。若之及夫人太子，百官宫人男子如人等爱乐。钦羡道法发菩提心，身力财皆悉不惜，并能施之为给使说不可尽。犹如日月一切悉欲乐见，诸事皆能成办。若人常持此药，罪障消减。水漂火烧种种刀杖诸毒，紧缚烦恼皆得解脱，唯须至心，然此药不及辄内口中毒故。（《观世音菩萨秘密藏如意轮陀罗尼神咒经》）

治小儿跌床厥死方：牛黄0.3克，珍珠（豆腐制）0.1克，共研细末，每取0.03～0.15克，甚效。（《少林寺秘方集锦·上部·少林寺跌打损伤方·少林外科单方》）

治小儿惊厥不醒方：真牛黄0.3克，珍珠（豆腐制）0.1克，共研细末，每服0.03克，用温开水送服，立醒。（《少林寺秘方集锦·上部·少林寺跌打损伤方·少林外科单方》）

五宝丹：牛黄3克，麝香0.6克，琥珀6克，犀角粉6克，安息香9克. 制法：以上5种药分别研成极细粉末，然后取绿豆粉打成糊，泛药粉为丸如绿豆大，装瓶备用。服法：成人每次内服3克，用姜汤水送下，良效。功效：清热解毒，开窍醒脑。对于中暑、中风和各种损伤所致的昏迷不醒、气厥等危证均有良好效果。（《少林寺秘方集锦·上部·少寺跌打损伤方·武伤急救方》）

一问：胎前禁用何药？答曰：大寒、大热、攻破、有毒之品：牛黄、麝香、大戟、柴胡、刘寄奴、茜草、红花、白芷、桃仁、莪术、元胡、马鞭草、干姜、二丑、牙皂、肉桂、葛根、干漆、南星、通草、半夏、滑石、蒲黄、虫蜕、五灵脂、川乌、姜黄、归尾、槐花、鳖甲、茅根、牛

膝。（《法门寺妇科胎前产后良方注评》）

治小儿跌伤厥死秘方：牛黄一分，珍珠（豆腐制）三厘，共研细末，每服一厘，甚效。（《少林寺伤科秘方·卷九》）

治小儿头生恶疮秘方：牛黄三钱，蜂房、藤黄各五分，川黄连、土大黄各三钱，黄柏二钱，冰片五分，上诸味药共研细末，用芝麻油调涂患处，另服仙方活命饮疗效更佳。（《少林寺伤科秘方·卷十》）

阿伽陀药，主诸种病，及将息服法，久服益人神色，无诸病方. 此等即所谓海上奇方，如紫金锭之类，其所治之证皆与本草不相合而确有神验，真不可思议也。（徐灵胎《兰台轨范》）

【论述】《四部医典》中说："牛黄的功效是医治瘟疫、解毒、表肝火、治腑热。"

《月王药诊》中说："牛黄清热解毒。"

丑宝，时珍曰：牛属丑，故隐其名。金光明经谓之筐卢折娜。（《本草纲目·卷五十·牛黄》）

万龙含珠

【论述】房玄龄痘俱黑色，如龙眼大，一老僧见之惊叹，万龙含珠，今得见矣。（《续名医类案·卷二十六·黑痘》）

三车含誐药

【论述】女人怀孕至第八月胎，藏不安者，当用三药莲花、青伏钵、花蕨草各等分，以冷水相和，研令极细。后入乳汁及糖蜜等同煎，候冷服之，此药能安胎藏止息疼痛。（《大藏经·三十二卷·迦叶仙人说医女人经》）

大五桔子

【附方】九箭伤治方：大五桔子、真降香各等分，共研细末敷患处，可止血，结痂不怕下水，若加象皮一两更妙。（《少林寺伤科秘方·卷六·少林刀枪伤秘方》）

山柰

【性味】辛，温。

【归经】入胃经。

【功能】温中，消食，止痛。

【主治】心腹冷痛，停食不化，跌打损伤，牙痛。

【附方】刀伤奇效治方：取山柰适量研末收藏瓶内，遇患者，敷之良效。（《少林寺伤科秘方·卷六》）

川麻

【附方】治跌打及墙壁压伤秘方：川麻一分，木香二分，红花三分，甘草四分，共为末，用黄酒送服。（《少林寺伤科秘方·卷八》）

禹粮土

【别名】藏文名扎木草力格巴。

【性味】甘；凉。

【功能】清脉络热邪，敛脓生虫，消肿止痛。

【主治】脉热，脏伤，痔疮，脓肿。尤其对烧伤疗效较好。

【论述】《四部医典》中说："禹粮土清脉热，医治脏之伤，干枯脓血，尤其对烧伤有特效。"

白瓷瓦屑

【附方】《梅师方》治人面目卒得赤黑丹如疥状，不急治，遍身即死。若白丹者方：取白瓷瓦末，猪胆和涂之。（《证类本草·卷五·白瓷瓦屑》）

床荐下尘

【附方】王执中患脚气，指缝烂，每以茶末掺之愈，他日复肿而烂，用茶末不效，渐肿至脚背上，以为脚气使然，窃忧之，策杖而后敢行，偶卖药僧者见之，云，可取床荐下尘掺之，如其言而愈，此物不值一钱，而

能愈可忧之疾，其可忽哉。（《续名医类案·卷十九》）

蘘荷

【性味】辛，温。

【功能】活血调经，镇咳祛痰，消肿解毒。

【主治】妇女有经不调，老年咳嗽，疮肿，瘰疬，目赤，喉痹。

【附方】《梅师方》治卒中蛊毒，下血如鸡肝，昼夜不绝，脏腑败坏待死。叶密安病人席下，亦自说之，勿令病人知觉，令病者自呼蛊姓名。

又方治喉中似物吞吐不出，腹胀羸瘦。取白蘘荷根绞汁服，虫立出。（《证类本草·卷二十八·白蘘荷》）

鹰粪

【附方】深师方疗食哽方，鹰粪烧灰存性，右一物下筛，服方寸匕，虎狼屎皆可服之，佳。（《外台秘要·卷八·鹰粪》）

《僧深方》治食诸肉骨哽方：烧鹰屎，下筛，服方寸匕。（《医心方·卷二十九》）

瞿摩夷

【附方】若有人等恶肿入腹欲死者，取瞿摩夷烧和酒……涂肿上，又口令服即差。（《新修大藏经·第二十卷·千手千眼观世音菩萨治病合药经》）

瞿摩角

【附方】若有小儿头生诸疮者，取瞿摩摩角鳃，烧末和猪曙咒三七遍涂疮上即差。（《新修大藏经·第二十卷·千手千眼观世音菩萨治病合药经》）

瞿摩牸夷

【附方】若有人患小便不通者，取瞿摩牸夷绞取汁……令服即愈。（《新修大藏经·第二十卷·千手千眼观世音菩萨治病合药经》）

醍醐

【性味】甘，平，无毒。

【功能】养营，滋阴，润燥，止渴。

【主治】虚劳肺痿，咳唾脓血，消渴，便秘，风痹，皮肤瘙痒。

【论述】弘景曰：佛书称乳成酪，酪成酥，酥成醍醐。（《本草纲目·卷五十·醍醐》）

薄荷脑

【附方】少林行军散，专治伏天暑热似火，卒渴枯干，津耗而昏倒在地不省人事者，用薄荷脑一分，柿霜三分，枳壳一两，安息香一两，陈皮五钱，制半夏、牛黄、广木香各三钱，共为细末，贮于瓷瓶内，每遇患者内服一钱，用黄酒冲服立效，重者服一钱半。（《少林寺伤科秘方·卷八》）

薄荷冰

【附方】少林行军散方药：薄荷冰0.3克，柿霜1克，枳壳30克，藿香30克，陈皮15克，制半夏9克，广木香9克，神曲30克，干姜6克，桔梗30克，胖大海30克，安息香1克，麝香1克，山楂30克，生甘草9克。制法：将上味药按中药传统制法研成细粉，调匀后装入瓷瓶内密闭，置阴凉干燥处备用。（《少林寺秘方集锦·上部·少林寺跌打损伤方·武伤急救方》）

醋

【性味】酸，苦，温。

【归经】入肝、胃经。

【功能】散瘀，止血，解毒，杀虫。

【主治】产后血晕，疹癖癥瘕，黄疸，黄汗、吐血、衄血，大便下血，阴部瘙痒，痈疽疮肿，鲜鱼肉菜毒。

【附方】损伤验方：凡跌打损伤皮肉者，青肿未破，用陈醋调敷患处

即愈。（《少林寺伤科秘方·卷八》）

羯布罗香

【论述】其树松身异叶，花果亦别，初朱既湿，尚未有香。木干之后，循理而折之，其中有香；木干之后，色如冰雪，亦龙脑香。（《广群芳谱·卷八十·羯布罗香》）

樟脑

【性味】辛，热。

【归经】入心、脾经。

【功能】通窍、杀虫、止痛、辟秽。

【主治】心腹胀痛，脚气，疮疡疥癣，牙痛，跌打损伤。

【附方】《梅师方》治风热毒气上攻，咽喉痛痹，肿塞妨闷，及肺痛喘咳唾脓血，胸满振寒，咽干不渴，时出浊沫，气臭腥秽，久久咯脓，状如米粥。樟脑、牛黄各另研，桔梗、甘草（生用）各一钱，为细末，炼蜜丸，每两作二十丸，每用一丸噙化。（《医部全录·卷三百六十五》）

牙齿虫痛：余居士《选奇方》：用樟脑、黄丹、肥皂（去皮核）等分，研匀蜜丸。塞孔中。（《本草纲目·卷三十四·樟脑》）

墨

【性味】辛，平。

【归经】入心、肝经。

【功能】止血，消肿。

【主治】吐血，衄血，崩中漏下，血痢，痈肿，漏下，发背。

【附方】梅师方治鼻衄出血多，眩冒欲死。浓研香墨，点入鼻孔中。（《证类本草·卷十三·墨》）

酱

【性味】咸，寒。

【归经】入胃、脾、肾经。

【功能】除热，解毒。

【主治】蜂蚕虫伤，烫火伤。

【附方】《僧深方》治火疮方：酱清和蜜涂之，良。一分酱，二分蜜合和。（《医心方·卷十八》）

鹊巢中土

【附方】《深师方》蠼螋尿方：取鹊巢中土，以苦酒和敷之。（《外台秘要·卷四十》）

蓝叶

【附方】《梅师方》上气咳嗽，呷呀气息，喉中作声，唾黏，以蓝叶水浸捣汁一升，空腹频服，须臾以杏仁研汁煮粥食之，一两日将息，依前法理解了，吐痰尽方瘥。（《医部全录·卷二百四十七》）

蓝实

【性味】甘，寒。

【归经】入肝经。

【功能】清热，解毒。

【主治】温热发斑，咽痛，疳蚀，肿毒疮疖。

【附方】《梅师方》治虚伤人疮。取青布紧卷作缠，烧头内竹筒中，射疮口，令烟熏人疮中，佳。（《证类本草·卷七·蓝实》）

蓝靛

【性味】辛，苦，寒，无毒。

【归经】入心经。

【功能】清热，解毒。

【主治】时行热毒，疔疮痈肿，丹毒，疳蚀，天疱疮。

【论述】隋炀帝大业末年，洛阳人家有传尸病，兄弟数人，相继亡殁。后有一人死，气尤未绝，家中并哭，其弟忽见物自死人口中出，跃入其口，自此即病，岁余遂卒。临终谓其妻曰："吾疾乃所见之物为害，吾气绝之后，便可开吾脑喉，视有何物，欲知其根本。"言终而卒，弟子依命开视，脑中得一物，形台鱼而有两头，遍体悉是肉鳞，弟子致钵中，跳跃不止，试以诸味致钵中，虽不见食，须臾悉化为水，诸毒药因皆随消化，时夏中兰熟，寺众职水次作靛青，一人往，因以少靛致钵中，此物即遽奔驰，须臾间，便化成水，因传靛以疗噎。（《太平广记·卷二百二十》）

蓬达奈

【论述】《东西洋考·暹罗》载："《华夷考》曰，华言破肚子，盖果实也。产子暹罗之崛陇，如大枣而青。岛夷于以附远，渍以沸汁，舂皮自脱，圆满如大李，肉润腻，甘美可啖。"（《东西洋考》）

蒴藋

【性味】甘，酸，温。

【归经】入肝经。

【功能】祛风除湿，活血散瘀。

【主治】风湿疼痛，水肿，脚气浮肿，痢疾，黄疸，风疹瘙痒，丹毒，疮肿，跌打损伤，骨折。

【附方】《梅师方》治水肿，坐卧海里，头面身体悉肿，取蒴藋根刮去皮，捣汁一合，和酒一合，暖空心服，当微吐利。

又方治一切疹。用煮蒴藋汤，和少酒涂，无不差。（《证类本草·卷十一·蒴藋》）

墓头回

【性味】辛，温。

【归经】入心、肝经。

【主治】温疟，妇女崩中，赤白带下，跌打损伤。

【附方】一僧治蔡大尹内人，崩中赤白带下，用墓头回一把，酒水各

半盏，童便半盏，新红花一捻，煎七分，卧时服，日近一服，久则三服愈。（董炳集验方）（《续名医类案·卷二十三》）

油

【附方】治肚破肠出秘方：凡因人打伤或倒受伤，致胁破肠出者，急以油抹入，再煎人参、枸杞为汤淋之连食，另食肾粥十日可愈。再以冷水喷面更妙也。（《少林寺伤科秘方·卷八》）

新井香油

【论述】……身生恶疮治之不差……取其浴汁用以洗疮（右愈）……径到寺中，加敬至心，更作新井香油浴具，洗从僧，取其浴汁以用洗疮，寻蒙除愈。（《大藏经·卷五十·诸以要集卷八》）

土

【附方】若有人等食诸畜生灾毒，烦心闷欲死者，取净土一升，以水三升煮取一升汁……令服即差。（《新修大藏经·第二十卷·千手千眼观世音菩萨治病合药经》）

《梅师方》食生肉中毒。掘地深三尺，取土三升，以水五升，煎五沸，清之一，即愈。（《证类本草·卷五》）

木

【附方】有比丘口臭……听用嚼木，极长十六脂，极短四指以上……（《大藏经·诸经要集·卷二十》）

木灰

【附方】若有人等被汤烂伤者，取木灰和水……泥疮上，日三遍，又热瞿摩夷……涂疮上即差。（《新修大藏经·第二十卷·千手千眼观世音菩萨治病合药经》）

水

【论述】南方盛夏行路遇大热，饮水只可一二口，多则水气逼住，气不得伸，发紧沙立死，慎之，若毒微者，前诸解毒方，须用之即醒。（《岭南卫生方·卷之中》）

井华水

【附方】《梅师方》治眼睛无故突一二寸者。以新汲水灌渍睛中，数易水，睛自入。

又方治卒惊悸，九窍血皆溢出，以井华水面当止，勿使知之。（《证类本草·卷五·井华水》）

若有人等患腹中病痛者，取井花水和印成监（三七）二颗……服半升即差。（《新修大藏经·第二十卷·千手千眼观世音菩萨治病合药经》）

新汲井水

【附方】《梅师方》眼睛突出一二寸者，以新汲井水灌渍睛中，数易之，自入。（《医部全录·卷一百四十九》）

紫河车

【性味】甘，咸，温。

【归经】入肺、肝、肾经。

【功能】补气，养血，益精。

【主治】虚损，羸瘦，劳热骨蒸，咳喘，咯血，盗汗，遗精，阳痿，妇女血气不足，不孕或乳少。

【附方】《梅师方》治草蛊，其状入咽刺痛欲死者。取胞衣一具切，暴干为末。熟水调一钱匕，最疗蛇蛊、蜈蜣、草毒等。（《证类本草·卷十五·人胞》）

治心悸气短方：胎盘（焙干、研末）30克，炙黄芪30克，人参15克，白术12克，附子6克，朱砂（水飞，另包）1.5克。以上各药共研末为散，每次3克，日2次服，良效。（《少林寺秘方集锦·下部·内科杂病验

方·内科杂病方》）

喜子菜

【附方】治点伤外肾穴（即睾丸）方须方一人靠其患者脊背，医者用两手从患者小肚两旁由上往下按压。若无效，可取喜子菜、咸酸菜各30克，不煎后浴洗可愈。（《少林寺秘方集锦·上部·少林寺跌打损伤方·点穴致伤救治方》）

曾青

【性味】酸，小寒。

【归经】肝经。

【功能】明目，镇惊，杀虫。

【主治】内热目赤，疼痛，涩痒，眵多赤烂，头风，惊，风痹。

【附方】《龙木论》曾青膏方：曾青一两，龙脑、乳头香、朱砂、琥珀、真珠各半两，右为末，水三盏，银器内熬一盏；入蜜半两，再熬成膏。临睡点之。（《幼幼新书·卷三十三》）

棉花

【性味】甘，温，无毒。

【功能】止血。

【主治】吐血，下血血崩，金疮出血。

【附方】金枪急救方：白棉花絮烧灰，塞患处，止血、定痛，神效。（《少林寺伤科秘方·卷六·少林刀枪秘方》）

黄花菜

【性味】甘，平。

【功能】养血平肝，利尿消肿。

【主治】头晕，耳鸣，心悸，腹痛，吐血，衄血，大肠下血，水肿，淋病，咽痛，乳痛。

【附方】深师说行病未复，强食黄花菜，手足稍重；天行病差，食鲩鲙必变成痴，又食鳝鱼肉结气不化；天行病差，饮酒合阴阳复必死；天行病损未满三月日，食肉则复血，食盐豉令人四肢不举；天行病差，食诸菜有花者，三年肌肤不充；天行病示好转，食生瓜芥三月流肿也；天行病差，食菜合阴阳复必死。（《外台秘要·卷三》）

麻油

【性味】甘，凉。

【归经】入大肠经。

【功能】润燥通便，解毒，生肌。

【附方】治难产油蜜煎：蜂蜜、麻油、童便各一钟，共煎温服。（《竹林女科证治·卷三》）

若有人等患一边偏风，耳鼻不通手脚不便者，取胡麻油内木香煎……摩拭身上永得除瘥。又取纯牛苏……摩身上差好。

若有妇人患难产者，取胡麻油……摩产妇脐中及玉门中。若令口吞易生。（《新修大藏经·第二十卷·千手千眼观世间菩萨治病合药经》）

瓠子根

【论述】……女人怀孕至第五月胎藏不安者，当用瓠子根及伏钵花各捣筛令细，后入葡萄汁、乳糖同煎，候冷服之。此药能安胎藏止息疼痛。患者服之而得安乐。（《新修大藏经·第二十一卷·如来方便善巧咒经》）

盘碧穑波树

【论述】盘碧穑波树，出波斯国，亦出拂林国。拂林呼为群汉。树长三丈，围四五尺。叶似细榕，经寒不凋。花似橘，白色，子绿，大如酸枣，其味甜腻，可食。西域人压为油，以涂身，可去风痒。（宋·李昉等《太平广记·卷第四百六》）

庵摩勒

【性味】苦，甘，寒。

【归经】入脾、胃经。

【功能】化痰，生津，止咳，解毒。

【主治】感冒发热，咳嗽咽痛，白喉，烦热口干。

【附方】庵摩勒，味苦，甘，寒，无毒。主风虚热气，一名余甘，生岭南交、广、爱等州。《海药》梵云：庵勒果是也。味苦、酸、甘、微寒、无毒。主丹石伤肺，上气咳嗽。久服轻身，延年长生。衍义曰：庵摩勒，余甘子也。解金石毒，为末，作汤点服。佛经中所谓阉摩勒果者是此，盖西度亦有之。（《证类本草·卷十三·庵摩勒》）

酒

【性味】甘，苦，辛，温，有毒。

【归经】入心、肝、肺、胃经。

【功能】通血脉、御寒气、行药势。

【主治】风寒痹痛，筋脉挛急，胸痹，心腹冷痛。

【附方】《深师方》痔有雌雄，为病苦暴，有干燥肿痛者，有崩血无数者，有鼠乳附核者，有肠中燥痒者，三五年皆杀人，忌饮酒及作劳色，犯之即发。（《外台秘要·卷二十六》）

《梅师方》治虎伤人疮。但饮酒，常令大醉，当吐毛出。

又方治产后有血，心烦腹痛。清酒一升，生地黄汁和煎二十沸，分三服。（《证类本草·卷二十五·酒》）

患痢饮酒乃是佳药。（《大藏经·卷五十三·法苑珠林卷三十九》）

有一比丘，疾病经年危笃将死……师言须酒五升……为乞得酒，服已消差，差已怀惭。（《大藏经·卷五十四·诸经要集卷十七》）

四大不调……病者听瓮上嗅之，若差不听嗅，不差者听用酒洗身，若复不差，听作酒和曲作饼 食之，若复不差，听酒中自渍。（《大藏经·诸经要集卷十七》）

跌打损伤丸：专治一切跌打损伤及破伤风，并刀伤成痨，瘀血攻心，痰迷心窍，命危旦夕者。用烧酒三口、天竺黄、刘寄奴、大戟（红芽者佳）各三两，雄黄二两，归尾一两五钱，儿茶、上辰砂、人参、三七各一两，血竭三两，琥珀、明乳香（去油净末）、当门子、山羊血、轻粉各三钱，水银同轻粉研（至不见星）三钱，藤黄二两（以血炖藤黄，只留三钱为度）。各取净末用好黄蜡二十四两炖化，入前药勿离火搅匀，滚不炖化为丸，大丸每重一钱，中丸每重五分，小丸每重三分，瓷器罐收贮，遇疾时，重者每服三分，用无灰酒送下，立刻全愈。如被鸟枪打伤，铅子在内，危在顷刻者，服药一钱，喝酒数杯睡一时，汗出即愈。忌凉水生冷。（《少林寺伤科秘方·卷八》）

酒糟

【性味】甘，辛，温。

【功能】温中，消食，散瘀，止痛。

【主治】伤折瘀滞疼痛，冻疮，风寒，湿痹。

【附方】治腰腿痛方：用酒糟25公斤放大锅内炒热，装纱布袋内敷患处，以出汗为度。温降时，再炒热外敷，数次可愈。（《少林寺秘方集锦·下部·内科杂病验方·少林寺还俗僧徐祗法秘藏方选》）

曲

【附方】深师疗食饱烦闷，但欲卧而腹痛方，曲熬令香黄，右一味捣为末，服方寸匕，大麦芽亦佳。（《外台秘要·卷三十一》）

红曲

【性味】甘，温。

【归经】入肝、脾、大肠经。

【功能】活血化瘀，健脾消食。

【主治】产后恶露不净，瘀滞腹痛，食积饱胀，赤白下痢，跌打损伤。

【附方】治点伤童骨穴秘方：在风膊下如骨断肿痛，先用移掇后敷药。红曲、自然铜各五钱，乳香、没药各二钱，地鳖虫十个，酒药七个，小鸡一只，糯米一两，白臼内捣烂敷上，若发热即去药，又服接骨丹：当归、自然铜、虎骨、小茴、白芷、羌活、独活、白芍、厚朴、地鳖虫、猴骨各一钱，乳香、没药、肉桂各六分，血竭、乌药、甘草各五分，麝香二分，共为末，每服二钱，酒兑服。相按地鳖虫则须切断，以碗覆泥地上，隔宿能自接好活者方有效。（《少林寺伤科秘方·卷三·治点伤诸穴秘方》）

梁米粉

【附方】《僧深方》治霍乱腹胀满不得吐方：梁米粉五合，以水一升半，和如粥顿服，须臾吐，若不吐，难治。（《医心方·卷十一》）

浮烂罗勒

【论述】浮烂罗勒，味酸，平，无毒。主一切风气，开胃补心，除冷痹，和调脏腑。生康国，似厚朴也。（《证类本草·卷十二·浮烂罗勒》）

鸦片

【性味】苦，温，有毒。

【归经】入肺、肾、大肠经。

【功能】敛肺，止咳，涩肠，止痛。

【主治】久咳，久泻，久痢，脱肛，心腹筋骨诸痛。

旱烟

【附方】旱烟丝止血方：凡外伤出血者，可取旱烟叶，烘焦搓成碎末撒于伤处按紧，立能止血。（《少林寺秘方集锦·上部·少林寺跌打损伤方·少林单方、偏方》）

底野迦

【性味】辛、苦、平，无毒。

【主治】百病中恶，客忤邪气，心腹积聚。

【论述】底野迦，味辛、苦、平，无毒。主百病中恶，客忤邪气，心腹积聚。出西域。唐本注云：彼人云：用诸胆作之，状似久坏丸药，赤黑色。胡人时将至此，甚珍贵。试用有效。（《证类本草·卷十六·底野迦》）

骨噜末遮

【论述】若有人等患蛔虫绞心痛者，取骨噜末遮半升……服即差。若重者一升，虫即如索出来差。（《新修大藏经·第二十卷·千手千眼观世音菩萨治病合药经》）

砗磲

【性味】甘，咸，大寒，无毒。

【功能】主安神，解诸毒药及虫螫。

【论述】海扇，梵书谓之年婆洛抗婆。（《本草纲目·卷四十六·车渠》）

云南钱

【附方】接骨方：云南钱（即有锯齿海螺，烧灰），千里马（即马蹄内小蹄，自退下者佳），如无破鞋底烧灰亦可，老龙皮烧灰（即老桑树皮），飞罗面（焙黄），上药加陈酒熬成膏摊青布上贴之。（《少林寺伤科秘方·卷七》）

半两钱

【附方】续骨方：半两钱（钱上只有半两字）以火煅之入醋内淬数次，研细末七厘，甜瓜子（火焙干为末）七厘，和匀，用生酒服下即愈。不宜多服，多则旁生一骨。（《少林寺伤科秘方·卷七》）

古文钱

【附方】濠梁寻泉寺僧傅治打仆伤损，用半两古文钱，不拘多少，以铁贯之，用铁匣盛，以炭火煅通红，碗盛好酒、米醋各半升，铁钳开取钱，于酒醋中淬，再煅再淬，候苏落尽，如酒醋少，再添候钱淬尽，澄去酒醋，以温水淘洗，如此三次，淘洗数多尤炒，火毒不尽令人患哑，既净焙干，研极细，入乳香、没药、水蛭等分，同为细末，每服半字，或一字，生姜自然汁先调药，次用温酒浸，平服若不伤折，即时呕出，若伤折则药径下，缠缴如金丝，如弓上之筋神验，初服忌酒三日，刘谅县尉傅王丞相在东府时，施一接骨药云，用半两钱极有效验，恐即是此方也。（百乙方，雄按寺僧所用即一字散也）（《续名医类案·卷二十一》）

古铜钱

【附方】接骨大效方：古铜钱（醋淬四十九次）五个，骨碎补二钱（去毛焙），乳香（去油）三钱，没药（去油）三钱，自然铜（醋淬七次）、土鳖虫（炒干），共为细末，每服一分时，以瓜蒌仁七个，同研为末，放舌上，酒送下。头一次服须入麝香一厘。（《少林寺伤科秘方·卷七》）

梁上尘

【附方】《僧深方》治痈方：梁上尘、烧葵末分等，苦酒和敷之，燥复敷。治乳痈亦愈。（《医心方·卷十五》）

若有人等患小便不通者，取房内梁上尘细下，筛以三指撮和清水……服差。（《新修大藏经·第二十卷·千手千眼观世音菩萨治病合药经》）

炭末

【附方】《僧深方》治误吞钉箭针铁物方：治炭末，饮之即与针俱出。（《医心方·卷二十九》）

炭白灰

【附方】《僧深方》治疮中风水肿方：炭白灰一分，胡粉一分，凡二物，以猪脂和涂疮肿孔上，即不出痛上，大良。（《医心方·卷十七》）

鱼网

【附方】深师疗食鱼骨哽方，捕鱼网烧，饮服刀圭匕良，是鱼哽，烧

鱼网服之良。（《外台秘要·卷八》）

饴糖

【性味】甘、温。

【归经】入脾、胃、肺经。

【功能】缓中、补虚、生津、润燥。

【主治】劳倦伤脾、里急腹痛、肺燥咳嗽、吐血、口渴、咽痛、便秘。

【附方】时珍曰：《集异记》云：邢曹进，河朔健将也。为飞矢中目，拔矢而镞留于中，钳之不动，痛困俟死。忽梦胡僧令以米汁注之必愈。广询于人，无悟者。一日一僧丐食，肖所梦者。叩旬日而瘥。（《本草纲目·卷二十五·饴糖》）

常熟一富人，病反胃，往京口甘露寺，设水陆，泊舟岸下，梦一僧持汤一杯与之，饮罢便觉胸快，次早入寺，乃梦中所见僧，常以此汤待宾，故易名曰甘露饮，用于饴糖六两，生姜四两，二味合捣作饼，或焙或晒，入炙甘草末二两，盐少许，点汤服之，予在临汀，疗一小吏旋愈，切勿忽之。（《续名医类案·卷六》）

白饧糖

【附方】《耆婆方》治人下部热，风虚结成痔，久不瘥，令人血下，面黄、瘦无力方：白饧糖，但少少空腹食，瘥乃止。若是秋月弥宜。（《医心方·卷七》）

饧糖

【附方】近有樗子，戏以线锤置口中误吞之，有胡僧唉以饧糖，唉之半斤，即之谷道中，随秽而下，僧云凡谈吞五金者，皆可唉也，近峰闻略及续医说旧案，有僧用饴糖出眼中箭头甚捷。（《续名医类案·卷二十一》）

《焦氏笔剩·续集》云：一稚子戏以线锤置口中，误吞之，有胡僧唉以饧糖半斤，即于谷道中出。僧云：凡误吞五金，皆可唉也。（《焦氏笔

剩·续集》）

咸菹

【附方】《僧深方》云：少小手足身体肿方：取咸菹汁温渍之。汁味尽易。（《医心方·卷二十五》）

青黛

【性味】咸、寒。

【归经】入肝、肺、胃经。

【功能】清热、凉血、解毒。

【主治】温病热盛，斑疹、吐血、咯血、小儿惊、疮肿、丹毒、蛇虫咬伤。

【附方】《梅师方》治伤寒，发豌豆疮未成脓方：以波斯青黛大枣许，冷水研服。（《证类本草·卷九·青黛》）

刺蜜

【性味】甘、酸，平。

【主治】骨蒸，烦渴，血痢，腹泻，腹痛，头痛。

【论述】段成式《酉阳杂》云：北天竺国有蜜草，蔓生大叶，秋冬不死，因受霜露，遂成蜜也。（《本草纲目·卷三十三·刺蜜》）

夜明砂

【性味】辛、寒。

【归经】入肝经。

【功能】清热明目、散血消积。

【主治】青盲雀目，内外障翳，瘰疬，疳积，癥积。

【附方】治小哮喘方：夜明砂10粒，白矾0.5克，香油2汤匙，放酒杯里用文火煮沸，少冷却服，3次即愈。（《少林寺秘方集锦·下部·科杂病验方·少林寺还俗僧徐祇法秘藏方选》）

【论述】明州定海人徐道亨……淳熙中到泰州，宿于道旅。因患赤眼而食蟹，遂成内障……凡历五年，忽夜梦一僧长眉大鼻，托一钵盂，盂中有水。令徐掬以洗眼，复告之曰：汝此去当服羊肝丸百日。徐知为佛罗汉，喜而拜，愿乞赐良方。僧曰：用净洗夜明砂一两，当归一两，蝉壳一两，木贼（去节）一两，共碾为末；买羊肝四两，水煮烂，捣如泥，入前药拌和丸桐子大，食后温熟水下五十丸。服之百日复旧。（《医说·卷四》）

松脂

【性味】苦，甘，温。

【归经】入肝、脾经。

【功能】祛风，燥湿，排脓，拔毒，生肌，止痛。

【主治】痈疽，疔毒，痔瘘、恶疮、疥癣、白秃、金疮、扭伤、风湿痹痛、疬风瘙痒。

【附方】《外台秘要》集验疗龋齿……梅师方同之。取松脂锐如锤，龋孔内，须臾龋虫缘松脂出。

《梅师方》治耳久聋。松脂三两，炼巴豆一两，相和熟捣可丸，通过以薄绵裹，内耳孔中塞之，日一度易。（《证类本草·卷十二》）

（深师疗鼠瘘）又方松脂、硫黄、狼毒各二两，猪脑一具，白蔹二两，右五味，熬猪脑取汁，狼毒、白蔹咬　咀，以水三升，煮取一升，内脑汁中煎，令得五合，细末硫黄、松脂下筛，内中搅令相得，绵裹内疮中，七日知，一七日病除，神良。（《外台秘要·卷二十三》）

苏东坡《仇池笔记》治揩齿固牙：松脂（出镇定者佳），稀布盛，入沸汤煮，取浮水面者投冷水中（不出者不用），研末，入白茯苓末和匀。日用揩齿漱口，亦可咽之，固牙驻颜。（《本草纲目·卷第三十四·松脂》）

伏虎禅师服法：用松脂十斤，炼之五度，令苦味尽。每一斤，入茯苓末四两。每旦水服一刀圭，能令不食，而复延龄，身轻清爽。（《本草纲目·卷第三十四·松脂》）

烊胶

【附方】《梅师方》汤米灼疮：狗毛细剪，以烊胶和毛敷之，痂落即瘥。（《医部全录·卷三百七十六》）

松烟

【附方】深师疗天行毒病，鼻衄是热毒，血下数升者方：勿疗自差亦无所苦，亦可取好松烟墨捣之，以鸡子白和丸，丸如梧桐子大，水下一服十丸，并天所忌。（《外台秘要·卷三》）

生绢

【附方】妇人难产……以生绢、真朱砂，当其月佩之，令儿长命……（《新修大藏经·二十一卷·龙树五明论·卷上》）

绢

【附方】治临产损破胞补胎饮：黄丝绢（天生者，三尺，用炭灰淋汁，煮烂，以青水漂极净），黄蜡五钱，白蜜一两，马勃、茅草根各二钱。水二钟，煎二钟服。（《竹林女科证治·卷三》）

破鞋底

【附方】折伤续骨方：破鞋底一双（烧灰），飞罗面（焙黄）各等份，用黄醋调成糊，敷患处，以绢束之，杉木夹定，须臾痛止，骨有声即效。（《少林寺伤科秘方·卷七》）

波罗蜜

【性味】甘，微酸，平，无毒。

【功能】止渴解烦，醒酒，益气。

【论述】波罗蜜：梵语也，因此果味甘，安南人名伽结，波斯人名婆那娑，拂林人名阿萨，皆一物也。（《本草纲目·卷三十一·波罗蜜》）

空青

【性味】甘，酸，寒有小毒。

【归经】入肝经。

【功能】明目，去翳，利窍。

【主治】青盲，雀目，翳膜内障，赤眼肿痛，中风口渴，手臂不仁，头风，耳聋。

【附方】《耆婆方》治一切疔疮神方：末少少敷即瘥。（《医心方·卷十六》）

苦药

【论述】诸比丘病疥，脓血流污……用苦药涂。（《大藏经·二十三卷·十诵律卷二十六》）

苦苣菜

【附方】《耆婆方》恶蛇所螫方：取苦苣菜，捣薄螫处，又饮汁一、二升即瘥。（《医心方·卷十八》）

真降香

【性味】辛，温。

【归经】入肝、脾经。

【功能】理气，止血，行瘀，定痛。

【主治】吐血，咯血，金疮出血，跌打损伤，痈疽疮肿，风湿腰腿痛，心胃气痛。

【附方】刀伤出血不止方：真降香（用磁瓦刮末，碾成细末，敷之。（《少林寺伤科秘方·卷六· 少林刀枪伤秘方》）

刀疮药方：降香节、白松脂各一两，血竭一钱五分，文蛤（炒）五钱，没药五分，共研细末，掩伤处即愈。（《少林寺伤科秘方·卷六·少林刀枪伤秘方》）

谷糠

【附方】治小儿干癣方：谷糠9克。先取碗一个，在口上盖一层白纸，用麻线缠紧，然后把糠放在盖上，在糠的中心点燃，待糠快燃完时（勿将纸烧透），把纸和糠去掉，碗底会有少量黄棕色液体，即糠油。取此油擦涂患处，3~5次可愈。（《少林寺秘方集锦·下部·内科杂病验方·内科杂病方》）

糠

【论述】春三月有寒故不得食麦豆，宜食糠米、醍醐诸热物，夏三月不得食芋豆麦，宜食糠米乳酪；秋三月有热，不得食糠米醍醐，宜食细米、麦、蜜、稻黍。冬三月有风寒，阳兴阴合，宜食糠米、胡豆羹、醍醐。（《大藏经·五十三卷·法苑珠林卷九十五》）

豆腐

【性味】甘，凉。

【归经】入脾、胃、大肠经。

【功能】益气和中，生津润燥，清热解毒。

【主治】赤眼，消渴，休息痢，解硫黄、烧酒毒。

【附方】治腿足浮肿疼痛方：用豆腐渣适量，包贴患处，能消肿止疼。（《少林寺秘方集锦·下部·内科杂病验方·少林寺还俗僧徐祇法秘藏方选》）

摩那叱罗

【论述】摩那叱罗、青莲花、红莲花、雄黄、迦俱婆树子汁、海沫、牛黄、郁金根、小柏银、胡椒、毕拔、干姜，以前件药，并捣，研为极细末，以龙脑香、麝香和之……涂眼中已所有眼病。乃至有目青膏胎瞖肉悉徐除差，一切壮热，头痛半头痛口病悉徐除差。（《大藏经·二十卷·观世音菩萨如意摩尼陀罗尼经》）

芦荟

【性味】苦，寒。

【归经】入肝、心、脾经。

【功能】清热，通便，杀虫。

【主治】热结便秘，妇女经闭，小儿惊，疳热虫积，癣疮，痔瘘，瘰疬。

【论述】出波斯国，今惟广州来。生山野，滴脂成泪，状似黑锡，木脂也。采不拘时。（《本草乘雅半偈·卷十·芦荟》）

岗松

【性味】苦，寒，无毒。

【功能】去瘀，止痛，利尿，杀虫。

【主治】跌打损伤，风湿痛，淋病，疥疮，脚痒。

【论述】释晋明，齐州人，久止灵岩，晚游五台。得风疾，眉发俱坠，百骸腐溃，衰号苦楚，人不忍闻。忽有黑人教服长松，明不识人。复告云：长松，长古松下，取根饵之，皮色茎三五寸，味微苦，类人参，清香可爱。无毒。服之益人，兼能诸蛊毒。明采服，不旬日发复生、颜貌如故。今并代间士人多以长松参、甘草、山药为汤殊佳。然本草及方书并不著，独释惠祥作《清凉传》始叙之，然失于怪诞。（宋·王辟之《渑水燕谈录·卷八》）

山有药名长松，其药取根食之，皮色如茅尼。长三五尺，味微苦，无毒，久服保益，至于解诸虫毒，最为良验，土俗贵之。常采以备急，然《神农本经》及隐居所记，并无此药。近有沙门晋明，节操昭著，感空中声告，固尔而佳之。（《古清凉传》）

竹黄

【性味】甘，寒。

【归经】入心、肝、胆经。

【功能】清热豁痰，凉心定惊。

【主治】热病神昏谵妄，中风痰迷不语，小儿惊风抽搐，癫痫。

【论述】天竺黄：味甘，寒，无毒。主小儿惊风，天吊，镇心明目，去诸风热，疗金疮，止血，滋养五脏。一名竹膏。人多烧诸骨及葛粉等杂之。按《临海志》云：生天竺国，今诸竹内，往往得之。（《证类本草·卷十三·天竺黄》）

臣禹锡等谨按日华子云：平。治中风痰壅。卒失音不语，小儿客忤及痫痉。此县南海边竹内沙结成者耳。（《证类本草·卷十三·天竺黄》）

核曰：竹黄，出天竺国，及南海镛竹中。一名天竹，其内有黄，如黄土，着竹成片。竹亦有之，今大竹内往往亦得之矣。（《本草乘雅半偈·卷十·竹黄》）

释名：时珍曰：按许慎说文，龙字篆文象形，生消论云：龙耳之聪，故谓之龙，梵书名那伽。（《本草纲目·卷三十五·竹黄》）

吴僧赞宁云：竹黄生南海镛竹中。此竹极大，又名天竹。其内有黄，可以疗疾。（《本草纲目·卷三十五·竹黄》）

竹茹

【性味】甘，凉。

【归经】入胃、胆经。

【功能】清热，凉血，化痰，止吐。

【主治】烦热呕吐，呃逆，痰热咳喘，吐血，衄血，崩漏，恶阻，胎动，惊痫。

【附方】深师方疗卒急上气，胸心满，竹条下气汤方：生甘竹条一虎口，石膏一两，生姜、橘皮各三两，甘草三两（炙），右五味切，以水七升，煮竹条取四升半，去滓，内诸药，煮取二升，分二服。此方疗忽上气不止者，服两三剂差，忌海藻、菘菜。（《外台秘要·卷十》）

又疗伤寒哕，甘竹茹汤方：甘竹茹四两，生白米一升。右二味，以水八升煮之，取米熟汤成，去滓，分服，徐徐服，疗风热气哕甚神验，诸哕亦佳。（《外台秘要·卷二》）

治反胃吐水带血方：竹茹9克，生姜汁15克，伏龙肝9克，清半夏4.5克。水煎后1次服尽，立止。（《少林寺秘方集锦·下部·内科杂病验方

内科杂病方》）

伏龙肝

【性味】辛，温。

【归经】入脾、胃经。

【功能】温中燥湿，止呕止血。

【主治】呕吐反胃，腹痛泄泻，吐血，衄血，便血，尿血，妇女妊娠恶阻，崩漏带下，痈肿溃疡。

【附方】治火热侵胎　伏龙肝散：伏龙肝研末和井底泥，调敷肚上，以保其胎。（《竹林女科证治·卷二》）

治呕吐清水方：伏龙肝30克，捣碎置碗内，倒入沸水，用白布盖住，约停半刻分钟，再加生姜汁15毫升，搅匀放凉后1次服下。（《少林寺秘方集锦·下部·内科杂病验方·内科杂病方》）

白沙糖

【性味】甘，平。

【归经】入脾经。

【功能】润肺，生津。

【主治】肺燥咳嗽，口干燥渴，中虚脘痛。（另见蜂蜜）

【附方】《梅师方》治年少发白，拔去白发，以白蜜涂毛孔中，即生黑者。发不生，取梧桐子捣汁涂之，必生黑者。

又方肛门主肺，肺热即肛塞肿缩和疮。白蜜一升，猪胆一枚相和，微火煎令可丸，丸长三寸作挺。涂油内下部，卧令后重。须臾通泄。

又方治中热油烧外痛，以白蜜涂之。（《证类本草·卷二十·石蜜》）

【论述】集解：志约曰：石蜜出益州及西戎，煎炼沙糖为之，可作饼块，黄白色。恭曰：石蜜用水、牛乳、米粉和煎成块，作饼坚重，西戎来者佳，江东亦有，殆胜于蜀。（《本草纲目·卷三十二·石蜜》）

王灼《糖霜谱》云：古者惟饮蔗浆，其后煎为蔗饧，又曝为石蜜，唐初以蔗为酒。而糖霜则自大历间有邹和尚者，来住蜀之遂宁伞山，始传造

法。(《本草纲目·卷三十二·石蜜》)

车缸脂

【附方】《梅师方》诸虫入耳,车缸脂涂孔中自出。(《医部全录·卷一百三十七》)

白丁香

【别名】雀屎。

【性味】苦,温。

【归经】入肝、肾经。

【功能】化积,消翳。

【主治】疝瘕,癣,目翳,胬肉,龋齿。

【附方】《梅师方》治诸痈不消,已成脓,惧针不得破,令速决。取雀屎涂头上,即易之。雄雀屎佳,坚者为雄。(《本草纲目·卷四十八》)

母丁香

【性味】辛,温。

【功能】温中,散寒。

【主治】暴心气痛,胃寒呕逆,风冷齿痛,牙宣,口臭,妇人阴冷,小儿疝气。

【附方】深师疗眼泪出,鸡舌香丸方:鸡舌香二铢,黄连六铢、干姜一铢,蕤仁一百枚,矾石二铢(熬),右五味捣为末,以枣膏和丸如鸡距,以注眼眦,忌猪肉。(《外台秘要·卷二十一》)

水苏

【性味】辛,微温。

【归经】入肠、胃经。

【功能】疏风理气,止血消炎。

【主治】感昌，瘰疬，肺痿，肺痈，头风目眩，口臭，咽痛，痢疾，产后中风，吐血，衄血，血崩，血淋，跌打损伤。

【附方】《梅师方》治吐血及下血并妇人漏下，鸡苏茎、叶煎取汁，饮之。

又方治鼻衄血不止。生鸡苏五合，香豉二合，合杵研，槎如枣核大，内鼻中，止。又方卒漏血欲死，煮一升服之。（《证类本草·卷二十八·水苏》）

《梅师方》吐血下血，鸡苏茎叶煎汁饮之。（《医部全录·卷二百七十五》）

败鼓皮

【附方】治蛊毒方：败鼓皮烧为末，酒调二钱服之。（《岭南卫生方·卷中》）

【论述】梅师方云：凡中蛊毒，或下血或鹅肝，或吐血，或心腹切痛，如有物咬，不即治之，食人五脏即死，欲知是蛊但令病人吐水，沉香是浮者非也，用败鼓皮烧灰服方寸匕，鬼臾自呼蛊主姓名。（《续名医类案·卷二十一》）

附：古今度量衡比较表

一、古今重量换算

汉、晋：一斤=16两，1两=4分，1分=6珠，1珠=10黍

宋代：一斤=16两，1两=10钱，1钱=10分，1分=10厘，1厘=10毫

元、明、清沿用宋制，很少变动。

古代药物用量与法宝计量单位换算表：

时代	古代用量	法定计量
秦代	一两	16.14克
西汉	一两	16.14克
东汉	一两	13.92克
魏晋	一两	13.92克
北周	一两	15.66克
隋唐	一两	31.48克
宋代	一两	37.3克
明代	一两	37.3克
清代	一两	37.31克

二、古今容量换算

时代	古代用量	法宝计量
秦	一升	0.348升
西汉	一升	0.348升
东汉	一升	0.208升
魏晋	一升	0.218升
北周	一升	0.218升
隋唐	一升	0.588升
宋代	一升	0.668升
明代	一升	1.078升
清代	一升	1.0355升

图书在版编目（CIP）数据

中国佛药集论 / 张瑞贤等编著 . —北京 ：学苑出版社 ，2014.4

（中华佛医文化丛书 / 李良松主编）

ISBN 978-7-5077-4515-3

Ⅰ . ①中… Ⅱ . ①张… Ⅲ . ①佛教 - 中药学 Ⅳ . ① R28

中国版本图书馆 CIP 数据核字 (2014) 第 094477 号

责任编辑：战葆红
封面设计：徐道会
出版发行：学苑出版社
社　　址：北京市丰台区南方庄 2 号院 1 号楼
邮政编码：100079
网　　址：www.book001.com
电子信箱：xueyuan@public.bta.net.cn
销售电话：010-67675512　67678944　67601101（邮购）
经　　销：新华书店
印　刷　厂：保定市彩虹艺雅印刷有限公司
开本尺寸：710×1000　1/16
印　　张：32
字　　数：495 千字
版　　次：2014 年 8 月第 1 版
印　　次：2014 年 8 月第 1 次印刷
定　　价：100.00 元